JINGSHENKE JIBING
ZHENDUAN YU ZHILIAO CELUE

精神科疾病
诊断与治疗策略

屈建新　等/编著

U0350551

吉林科学技术出版社

图书在版编目（CIP）数据

精神科疾病诊断与治疗策略 / 屈建新等编著.-- 长春：吉林科学技术出版社, 2018.4
ISBN 978-7-5578-3810-2

Ⅰ.①精… Ⅱ.①屈… Ⅲ.①精神病—诊疗 Ⅳ.①R749

中国版本图书馆CIP数据核字（2018）第075367号

精神科疾病诊断与治疗策略

出 版 人 李 梁
责任编辑 孟 波 孙 默
装帧设计 韩玉生
开 本 889mm×1194mm 1/16
字 数 534千字
印 张 21.5
印 数 1-3000册
版 次 2019年5月第1版
印 次 2019年5月第1次印刷

出 版 吉林出版集团
吉林科学技术出版社
发 行 吉林科学技术出版社
地 址 长春市人民大街4646号
邮 编 130021
发行部电话/传真 0431-85635177 85651759 85651628
85677817 85600611 85670016
储运部电话 0431-84612872
编辑部电话 0431-85635186
网 址 www.jlstp.net
印 刷 三河市天润建兴印务有限公司

书 号 ISBN 978-7-5578-3810-2
定 价 158.00元

前　言

人类的健康包括躯体健康和精神健康,因此精神疾病也是危害健康的重要因素。焦虑症、强迫症、创伤后应激性障碍等精神疾患严重的影响患者的生活质量。目前,精神健康服务的设施和人才严重不足,远远不能满足人们对提高精神健康水平的需求。

本书主要介绍了各种常见精神疾病的诊断和处理,包括精神疾病症状学,器质性精神障碍,精神活性物质所致精神障碍,精神分裂症,心境障碍,应激相关障碍,心理因素相关的生理障碍,人格与行为障碍,心理发育障碍,儿童少年期行为和情绪障碍,精神药物治疗,无抽搐电痉挛治疗与重复经颅磁刺激治疗,康复治疗等内容,内容全面、实用,希望本书能够为广大的临床医务工作者提供一定的帮助。

本书的执笔者是来自我院一线工作的中青年临床医师,他们在繁忙的临床、科研和教学工作之余为本书的编著倾注了巨大的热情,但是鉴于编者临床实践的局限,编写中肯定存在许多不足之处,恳请读者不吝指正,希望能在本书再版时加以补充和修正。

目　　　录

第一章　精神科疾病概述

第一节　精神病学与精神障碍

一、精神病学

精神病学是一门研究各种精神障碍的病因、发病机制、临床表现、疾病的发展规律、治疗、预防以及康复的临床医学。

精神病学是临床医学中的一个分支,它的生理基础是神经科学,心理基础则与心理学、社会学、文化人类学密切相关。由于精神疾病本身的特点和复杂性,往往涉及其他方面的问题,如社会文化、司法问题、特殊人群等,在精神病学中又不断细分出新的分支,如老年精神病学、儿童精神病学、司法精神病学、跨文化精神病学等。

近50年来随着研究的深入发展和医学模式的改变,传统的、狭义的、以医院精神病学为基本观念的精神病学受到冲击,成为更新、更大范围内的精神病学。因此当代精神病学的概念已超过传统的精神病学概念所覆盖的范围,将"精神病学"改称为"精神医学"似乎更为贴切。

精神病学的发展概况如下。

精神病学的词汇出自希腊语,psyche,意为精神、灵魂,iatria为治疗之意。公元前5—4世纪,古希腊的医学家希波克拉底(公元前460—377)就提出脑是思维的器官,提出精神病的体液病理学说。祖国医学中早就有精神疾病的记载,如在公元前3—2世纪时的《内经》,就提到人的精神活动可归于"心神"等,并反映了朴素的唯物主义观点。进入20世纪以后,随着脑解剖学、生理学和心理学的发展,奥地利人弗洛伊德(1856—1939)提出了精神分析理论;俄国生理学家巴甫洛夫(1849—1936)提出了条件反射理论;德国的Jasper提出精神病现象学理论,从不同角度研究精神疾病。国内从20世纪90年代开始,精神卫生事业范围也在不断扩大。

20世纪50年代以来,分子生物学取得了长足的进步,精神病生物学基础的研究也得到了有力的推动。80年代以来,伴随各种脑影像技术及分子遗传学的研究发展,使生物精神病学提高到了一个新的水平。另外,社会环境、社会心理因素对精神疾病和行为问题的影响也逐渐受到重视。

精神病学是医学的一个分支,它既有学科本身的特殊性,又有与其他学科密切联系的共同性。与精神病学最密切联系的是神经科学,其次是分子遗传学的研究。医学心理学是心理学与医学相结合的一门学科,它是以心理学的理论和方法来研究和医学有关的内容,也是精神病学的基础学科之一。此外,医学社会学、医学人类学和行为医学等也与精神病学关系密切。

随着对精神病学研究的深入,其分支也日益增多。总体来说,精神病学分为两大类。

(一)生物精神病学

从生物学角度研究精神疾病的发生、发展、治疗、预防、康复的一个分支,包括生物遗传学、神经化学、精神生理学、精神药理学、精神电生理学、脑影像学等内容。

(二)社会精神病学

指从社会学角度研究精神疾病的发生、发展、治疗、预防和康复的一个分支,包括精神疾病的流行病学、社区精神病学、职业精神病学、跨文化精神病学、司法精神病学等内容。

此外,又可按不同年龄分为:婴幼儿-儿童精神病学、青少年精神病学、成人精神病学、更年期和老年期精神病学等;按性别分为:女性精神病学;按场所划分为学校和大学精神医学、职业精神卫生、社区精神医学等,在此不作详述。

二、精神障碍

精神障碍又称为精神疾病,是指在各种因素的作用下造成大脑功能失调,而出现感知、思维、情感、行为、意志以及智力等精神运动方面的异常,需要用医学方法进行治疗的一类具有诊断意义的精神方面的问题。其特征为认知、情绪、行为等方面的改变,可伴有痛苦体验和(或)功能损害。例如阿尔茨海默病有典型的认知(特别是记忆)方面的损害,抑郁症有明显异常的抑郁体验。

在精神病的临床工作中,除了和一般临床医学有共同点之外,还有一些区别点。

(一)病史和精神检查

提供病史者往往是由患者家属、同事、亲友等担任的,因此必须重视病史内容的正确性;其次,要重视病史内容中的心理社会因素、生活史和家族史等方面的内容。除了体格检查以外,还要重视精神检查。

(二)治疗和管理

在治疗方面,除了躯体治疗(药物治疗、物理治疗以及其他辅助治疗)外,还要注意做好心理治疗。

(三)执业素质

尊重患者、关心患者,是精神科工作人员的必备素质。由于精神病患者不能正确反映自己的痛苦和要求,因此医务人员更需关心患者,用诚恳、热情的态度对待患者。

三、精神障碍的病因学

精神障碍病因学是目前精神病学理论研究中的热点。与感染性疾病不同,大多数所谓功能性精神障碍没有明确的病因与发病机制,也无明显的体征和实验室指标异常。前人对精神障碍的病因做了大量探索,但至今仍有较多的精神障碍,包括常见的精神分裂症和情感障碍等的病因依然不明。但精神障碍与其他躯体疾病一样,均是生物、心理、社会(文化)因素相互作用的结果。例如,糖尿病和精神分裂症的发生都可认为是生物、心理、社会因素相互作用所致。

(一)遗传因素

人们已经认识到基因是影响人类和动物正常与异常行为的主要因素之一。到目前为止对精神疾病的研究显示的结论是:精神分裂症、情感性精神病、癫痫与某些类型的精神发育迟滞都有遗传倾向,是基因将疾病的易感性一代传给一代。

首先是家系调查证实了遗传因素的作用,然后进一步采取双生子同病率的调查研究。另外细胞遗传学和生化遗传学等都在进一步研究精神障碍的遗传因素,并取得了相当程度的进展。目前绝大多数的精神障碍是多个基因的相互作用,使危险性增加,加上环境因素的参与,导致疾病的发生。遗传性是先天既得性与后天获得性两者相互作用形成的。遗传性是否显现,需由病前和发病时的社会环境对患者的影响来决定。

遗传因素虽然对某些精神障碍的发生有一定的重要性,但也不可忽视外在环境的影响,例如良好的环境及对心理应激的控制可能减少和避免发病。如上所述,在多基因遗传病中,遗传和环境因素的共同作用,决定了某一个体是否患病,其中,遗传因素所产生的影响程度称为遗传度。了解遗传度最有效的办法是双生子研究。

目前,基因与环境的相互作用可产生疾病或行为问题已经成为人们的共识。人类基因组计划给我们展示了一个光明的前景,通过各种高科技手段和不懈的努力,我们将最终找到致病基因。

(二)理化生物因素

全身疾病尤其是累及中枢神经系统或大脑的感染、肿瘤、外伤、出血、中毒、血管与变性疾病、营养代谢障碍和精神活性物质等器质性因素,均可直接或间接地损害人脑的正常功能和结构,引起精神障碍。

从胚胎时期起,子宫内、外环境中的生物性致病因素均可导致胎儿畸形或严重发育障碍,智力发育迟滞,人格发展异常以至精神障碍。婴儿时期的营养缺乏、百日咳、流行性脑膜炎等以及感染、中毒、颅脑损伤等都可引起精神发育迟滞、人格发展异常与精神障碍。由于生命早期环境中有害生物因素的作用会累及个体的生理和心理健康,所以在医疗预防工作中须特别重视。

(三)素质因素

心理素质即气质,是指个体神经系统的解剖、生理、生化等特点所形成的不同信息容量与综合分析等功能。每个人大脑的结构不完全相同,神经细胞的数量与质量也是不同的,表现为不同的信息容纳量,对刺激的分析综合能力不同。每个人大脑皮质、边缘系统、网状结构与自主神经系统有不同的兴奋性和稳定性,因此对外界刺激的感受与耐受能力不同,情绪与动作的反应与调节的强度和速度也不同,这就构成了每个人心理活动不同的动力特征,即不同的气质。

人格即个性,指先天素质和后天习得性综合形成的个体精神活动模式。不同的性格是在每个人不同的气质背景上塑造出来的,是在不同的社会环境、生活经历中逐渐形成和缓慢发展起来的。

心理素质本身不是致病因素,但不良或易感的心理素质,如内向、脆弱的性格在有害的外界刺激之下,易出现某种精神障碍。反之,坚强外向的性格在同样的有害刺激之下,则可以表现出较好的耐受能力,不出现精神障碍。一个开朗、乐观的人,对他人也坦率、热情,乐于助人,也容易得到别人的帮助,在人际关系中误会与矛盾较少。与此相反,一个拘谨、性格抑郁的人,含蓄隐秘,对人戒备,不关心别人,别人也就比较疏远他(她),容易产生误会与隔阂,在困难面前显得悲观丧气,对心理应激的耐受能力较差,易患神经症、心身疾病、酒精与药物滥用等。个体素质和人格特征与某些精神障碍有比较密切的联系,例如精神分裂症患者中有些人具有内向人格特征。

躯体素质指个体以遗传为基础,在发育过程中受内外环境影响所形成的整体功能状态。包括体型大小、体力强弱、营养状况、健康水平、疾病抵抗能力,损伤修复能力,对精力消耗的耐受性等。它与遗传素质有关,也与后天生活经历相关。这是个体反应潜力和决定个体精神活动方式的生物学基础。

(四)性别与年龄因素

性别不同,其精神障碍的发生也有所差别。与男性不同的是,女性由于性腺内分泌和生理过程的特点,例如月经、妊娠和分娩等可出现抑郁、冲动、焦虑等表现。其原因可能与中枢的催乳素分泌变化有关。女性发生月经过少、泌乳等情况时,可反馈促使催乳素升高,常常伴发焦虑、抑郁和对应激的耐受性降低。经过治疗后催乳素水平会降低。孕妇罹患艾滋病或药物滥用等可引起胎儿畸形,后遗精神发育迟滞。

男性较多出现酒精所致精神障碍和烟草依赖等。男性抑郁症患者可有下丘脑促性腺释放激素——血睾丸酮反应迟钝,水平降低。经过治疗后症状可逐渐改善并恢复健康。

年龄因素在精神障碍的发生中也是有影响的。童年期由于精神和躯体发育未成熟,缺乏控制情感和行为能力,因此依然保持幼稚行为、情感和原始反射。儿童在这一时期对外界环境适应性差,对各种心理因素较敏感,容易出现情感和行为障碍。

青春期的内分泌系统特别是性腺发育逐渐成熟,自主神经系统尚不稳定,情绪容易出现波动,对外界应激因素较敏感。在遭到生活事件中的应激因素时较易出现强迫症、情感障碍和精神分裂症等。中年期是脑力和体力最活跃的时期,日常工作和生活较紧张,思考问题较多。当遇到生活应激事件时,易引起心身疾病和抑郁性障碍等。

更年期内分泌系统特别是性腺的生理功能开始衰退,更多出现情感脆弱、伤感、焦虑、抑郁、敏感、多疑等。老年期脑和躯体的生理功能处于衰老时期,容易患脑动脉硬化性精神障碍、帕金森病、阿尔茨海默病和其他脑退行性疾病所致精神障碍。

(五)机体的功能状态

机体的功能状态是指疾病发生当时机体所处的生理与心理状态。其本身不是发病原因,但当机体处于饥饿、疲劳、缺乏睡眠、高度紧张等不良的生理或心理状态时,可以成为破坏生理或心理平衡的应激源,均可能诱发躯体感染、工伤与交通事故以及反应性精神病。

机体的功能状态会影响免疫功能。例如,下丘脑-垂体-肾上腺皮质轴在应激中的调节作用之一是通过下丘脑的促肾上腺皮质激素释放激素改变外周糖皮质醇水平,影响免疫细胞反应性,因而容易诱发各种功能性或器质性疾病。

(六)心理、社会因素

任何个体都不可避免地会遇到各种各样的生活事件,这些生活事件常常是导致个体产生应激反应的应激源。人类面临洪水、地震、毒蛇、猛兽等自然灾害危及生命安全时,或面临战争、交通事故、抢劫、空难等人为灾难严重威胁生命时,均可出现应激反应,少数人可直接引起精神障碍。在日常生活中,恋爱婚姻与家庭内部问题、学校与工作场所中的人际关系常是应激源的主要来源;社会生活中的一些共同问题以及个人的某种特殊遭遇,如身体的先天或后天缺陷等则是应激源的另一重要来源。

有时因家庭纠纷,人际关系不和,事业失败和其他因素的刺激,容易促发心身疾病或心因性障碍等,也可削弱机体防御功能,从而诱发各种功能性精神障碍或躯体疾病。例如,因为失恋、失业(包括下岗)、退休后的失落感,或者子女成长后离别父母引起所谓的"空巢综合征"等。

心理社会因素一般可分为以下各类:求医问题、教育问题、职业问题或重大事件、家庭问题或重大事件、社会(环境)问题或重大事件、与法律有关的问题或重大事件等。应激性生活事件、父母的养育方式、情绪状态、社会阶层、社会经济状况、文化宗教背景、人际关系等均构成影响疾病的心理、社会因素。

心理、社会因素有时是精神障碍发病的原因,如反应性精神障碍、创伤后应激障碍等;但有时只:是作为相关因素影响精神障碍的发生、发展,如神经症等。心理社会因素还可以在躯体疾病的发生、发展中起重要作用,心身疾病就属于这种情况。

在临床上,与心理社会应激因素有关的精神障碍有急性应激反应和创伤后应激障碍。前者在强烈精神刺激后数分钟至数小时起病,持续时间相对较短(少于1个月),表现为精神运动性兴奋或抑制;创伤后应激障碍主要表现为焦虑、恐惧、事后反复回忆和梦中重新体验到精神创伤的情景等。慢性应激反应可能与人格特征关系更大,临床上可见适应障碍等。另外,社会、心理刺激常常作为许多精神障碍的诱因出现,应予充分注意。

除外来的生活事件外,内部需要得不到满足、动机行为在实施过程中受挫,也会产生应激反应;长时间的应激则会导致神经症、心身疾病等。

(七)精神疾病发生过程中各种因素的相互作用

同传染性疾病等病因明确的躯体疾病相比,由于认识的局限性和方法学问题,我们很难确定精神障碍的确切病因。只可说是多种因素综合作用的结果。其中既有遗传和素质因素等远因,也有生物性及社会心理性的因素作为促发因素,还有机体的功能状态不良等诱因。以上这些都与发病直接或间接相关。

纵观上述对精神疾病病因学探讨,生物、心理、社会因素在精神障碍的发生、发展过程中均起着重要作用。在各种影响因素中,要找到决定事物性质的主要因素。但同一精神障碍在不同机体中,又有不同的条件组合,有时可改变精神障碍的发展方向与结局。例如精神分裂症的发病主要是遗传因素起主导作用,但心理社会因素的促发作用也是不可忽视的。例如某人体检时被确诊为恶性肿瘤,当患者大脑接受此信息后,出现明显的心跳加快、血压升高、焦虑、抑郁等心身反应。而抑郁和焦虑又使患者发生行为改变,如退缩,甚至自杀观念或行为。而这些问题不仅严重影响对肿瘤的躯体治疗,同时导致患者免疫功能降低,加速了病情的发展。因此,从整体医学角度看,各种因素与疾病的关系表现为互为因果,对于精神疾病来说,更是应该引起重视的。

实际上,生物学因素与环境因素也不能截然分开,它们相互影响、相互作用,一同影响人类行为。以前做过的双生子研究发现,人们的行为特征及精神疾病有遗传性,但即使如此,同卵双生子也并非一定共病。这就涉及了遗传与环境如何相互作用的问题,这也是目前研究的热点。

从生物、心理、社会文化的角度来看,我们对精神疾病的理解还远不够完善。建立疾病的动物模型是了解精神疾病原因的重要手段之一,但由于人类精神活动的特殊性,多数精神疾病的动物模型的建立尚存在一定的困难。在某些最基础的领域,如基因表达,分子、细胞间的相互作用等,这些均是构成较高水平的认知、记忆、语言的基础。我们把这些来自不同领域的高水平的知识有机地整合起来并形成一个完整的系统,才能用来理解正常和异常的精神现象。总之,我们对许多精神障碍的病因研究仍无重大突破,但新技术、新方法的利用(如脑影像学),将加速这方面的进展。

第二节　精神障碍的分类与诊断标准

一、精神障碍的基本分类

(一)意义

分类是根据大量观察,将研究对象所具有的不同特性,按照某些确定的原则或标准分成类别与系统的一种程序。精神障碍的分类是将纷繁复杂的精神现象,根据已拟定的标准加以分门别类的过程。由于精神疾病中部分疾病的病因至今不明,所以只能根据临床现象判断进行分类,较之其他学科的分类更难于精确。对各种群体进行了解和研究,必需先按群体中各个体的特性和从属关系作科学的分类,才能作相互间的比较和恰当的对待和处理。各科的疾病也无不如此。疾病的分类学主要有以下几方面意义。

1.临床意义　按病类、病种和病型进行分类,才能作为诊断和鉴别诊断的基础,合理地进行治疗和预防。使用统一的国际分类法,易为不同地区和国家的医务人员所理解,有利于国际交流。

2.科学研究　以分类学为基础,对各种疾病才能有统一的命名认识,可对病因、发病机制、流行病学、临床表现、防治、预后等方面作进一步的探讨和相互间的交流,了解其规律性。

3.教学训练　合理的分类才能使各种疾病有明确的概念,这也是教学培训工作中所必需的。精神障碍内涵广泛而复杂,分类方法各异。在大的类别方面若按病因来分,有器质性与功能性两大类。按疾病特点来分,有精神病与非精神病性精神障碍两大类。按年龄来分,有儿童少年期、成年期和老年期精神障碍等类别。从各个病种来说就更为复杂,如 Alzheimer 病按病理改变来分类,苯丙酮尿症按代谢障碍来分类,Klinefelter 综合征按染色体畸变来分类,反应性精神病以精神因素作为病因来分类,情感性精神障碍和精神发育迟滞要以症状表现来分类,儿童孤独症以年龄和症状来分类,转换性障碍以弗洛伊德的病理心理机制学说来分类,甚至还有按发病环境和条件来分类的,如"旅途精神病"。虽有不少已获得公认,但分类学中还有大量的问题尚有争议和有待探讨,随着时代和科学的不断发展,精神疾病分类学也在不断地修改和完善。

为了便于理解,介绍分类学中几个常用术语的定义如下。

1.命名法 是指各种学科中的名词分类法、名词分类系统。生物分类学指动物、植物的分类学。疾病分类法是医学中疾病名称的分类学,是将各种疾病名称概括成层次分明的系统。在精神病学中,分类层次的最低层为病型,例如精神分裂症的紧张型,上一层是病种,即独立的疾病单元,例如精神分裂症、躁郁性精神病,再上一层是病类,如器质性精神病、心因性疾病。

2.诊断 严格科学的诊断,是在明确病因的基础上建立的。这在临床精神病学中,只适用于一部分疾病,如器质性精神病,而更大的一组精神病,即所谓内源性精神病,如精神分裂症、躁郁性精神病、偏执性精神病等,至今病因不明,也无组织病理。可见,根据目前的科学发展水平,诊断主要是依据临床特征,并参考病程和转归来建立的。这种情况虽不能令人满意,但从医学的发展历史来看,确有很多病先有诊断,后来才查明病因的,如麻痹性痴呆、脚气病、黏液性水肿等。随着对病因的新的发现,疾病分类法也就不断改进,这个过程是逐步完善的,但任何时候也不能希望它十全十美。

(二)历史回顾

1.祖国医学对精神疾病的分类 历史久远的祖国医学,很早就对精神疾病有所描述,其中涉及精神疾病的分类问题。早在公元前 3~2 世纪《内经》中就有癫、狂、痫的划分,所谓"重阳者狂、重阴者癫"即是按精神症状的表现对精神疾病的最早划分。明《医学正传》一书提出"狂为痰火实盛、癫为心血不足",更对这两者作了发病机制的阐述。明王肯堂在《证治准绳》一书中将精神疾病分为癫狂、烦躁和惊悸恐三大类。在烦躁下则有虚烦、躁、谵妄、循衣摸床、嬉笑不止、怒、善太息、悲。在惊悸下列惊、悸(怔忡)、恐、健忘、不得卧诸类,由大类划分成小类。清代陈士铎在《石室秘录》一书中,将精神疾病划分为狂病、癫病、花癫和呆病四类。这些都是我国早期医学界以朴素的唯物主义对精神障碍分类的一些尝试,由于受当时历史条件的限制,科学性有限,显得粗略笼统,同现代精神疾病分类学存在一定的差距。

2.西方国家对精神疾病分类的历史回顾 公元前,被人们称为医学之父的 Hippocrates 把精神疾病分为伴有发热的急性精神障碍,不伴有发热的急性精神障碍(躁狂症),不伴有发热的慢性精神障碍(忧郁症)、癔症和类似异性装扮癖。Pinel 描述了 4 种精神障碍:把智力障碍称为忧郁症、谵妄或剧烈躁动为躁狂症、思维障碍为痴呆、智能和情感缺失为白痴,即忧郁、狂症、呆症和白痴。Kraepelin 把早发性痴呆(相当于以后的精神分裂)与躁郁症、妄想狂区别开来,是精神病分类的一个重要里程碑。他把以往几位精神病学家所命名的几种疾病都归入于他称之为"早发性痴呆"之中,有 Morel(1857)所描述的早发性痴呆,Magnan 的慢性系统妄想症、Kahlbaum(1874)所报道的紧张症和 Hecker(1871)的青春痴呆。Bleuler(1911)重新命名为精神分裂症,这些都为日后精神病学的发展奠定了基础。

(三)分类

1.精神障碍分类的基轴　疾病分类的基轴有多种,如病因、解剖部位、病变性质、症状特点、处理手段、病程预后等。多数精神疾病病因病理不明,缺乏实验室诊断手段,加上学派众多,观点不一,给精神障碍的分类造成了一定的困难。

对疾病按病因、病理改变进行诊断与分类是医学各科所遵循的基本原则。在精神科的器质性精神障碍中,脑的感染、中毒、外伤所致精神障碍,重要内脏器官疾病与代谢、内分泌疾病所致精神障碍的诊断与分类,长期以来都遵循病因学分类的方向。但在实践工作中,就全部精神障碍而言,只有10％左右的病例可以说是病因、病理改变比较明确,而90％左右的病例属于病因不明的精神障碍。因此整个精神障碍的诊断和分类,不能全部贯彻病因学分类的原则。鉴于上述原因,目前分类的基轴主要依据症状表现。但必须指出,依据症状诊断能说明疾病当时所处的状态,如果症状改变,特别是主要症状改变,诊断可能随之改变。而且,相同诊断不可避免包括病因不同而症状相似的各种性质的疾病。但症状学分类有利于目前的对症治疗。

2.精神障碍的诊断标准　由于大部分精神障碍无确切的客观指标作为诊断依据,不同的医师对不同的疾病有着不同的理解和认识。所以,有了统一的分类并不等于彼此间诊断一致。诊断一致性不高一直是限制功能性精神疾病研究的重要因素,如在20世纪70年代以前,有的医生按照 Bleuler 提出的 4A 症状,即联想障碍、情感淡漠、矛盾意向、孤独等为精神分裂症的诊断依据,显然依此标准诊断精神分裂症是很重视阴性症状的,而这四个症状中究竟要出现几个才可以确诊则没有一致的认识;另有一些医生很少考虑阴性症状的诊断价值,强调 Schneider 首级症状或阳性症状对诊断精神分裂症的重要意义。Ash 曾组织三名医生对 5 种疾病、60 个亚型的 35 名患者同时检查,各人进行询问并独立做出诊断,这三名医生对 5 种疾病的诊断一致性为 45.7％,亚型的诊断一致性为 20％。造成诊断不一致的原因可以归纳为五个方面:患者自身的差异(由于患者在不同时间出现不同的病情)、机会差异(患者在不同时间处于同一疾病不同阶段)、信息差异(医生搜集患者资料的方式和侧重点不一样)、观察差异(医生对存在的某一现象的观察和判断不一致)和标准差异。Ward 的研究发现因标准差异所致的诊断不一致占 60％。

1978 年美国精神病学家 Spitzer 在前人工作的基础上,研究制定了精神障碍研究用诊断标准(RDC),在此基础上产生了《精神障碍的诊断与统计手册》(第三版)(简称 DSM-Ⅲ),使各种精神障碍有了诊断标准,极大地提高了诊断的一致性。诊断标准是将不同疾病的症状表现按照不同的组合形式,以条理形式列出的一种标准化的条目。诊断标准包括内涵标准和排除标准两个主要部分。内涵标准又包括症状学指标、病情严重程度指标、功能损害指标、病期指标、特定亚型指征、病因学指标等,症状学指标为最基本的,又有必备症状和伴随症状之分。下面以我国目前的精神分裂症的诊断标准为例,说明各种标准的意义。

(1)症状标准至少有下列 2 项:并非继发于意识障碍、智能障碍、情感高涨或低落。单纯型分裂症另有规定。①反复出现的言语性幻听;②明显的思维松弛、思维破裂、言语不连贯,或思维贫乏;③思想被插入、被撤走、被播散、思维中断,或强制性思维;④被动、被控制或被洞悉体验;⑤原发性妄想(包括妄想知觉、妄想心境)或其他荒谬的妄想;⑥思维逻辑倒错、病理性象征性思维，或语词新作；⑦情感倒错，或明显的情感淡漠；⑧紧张综合征、怪异行为，或愚蠢行为；⑨明显的意志减退或缺乏。

（2）严重程度标准：自知力障碍，并有社会功能严重受损，或无法进行有效交谈。

（3）病程标准：符合症状标准和严重程度标准至少已持续1个月，单纯型另有规定；若同时符合精神分裂症和情感障碍的症状标准，当情感症状减轻到不能满足情感障碍的症状标准时，分裂症状需继续满足精神分裂症的症状标准至少2周以上，方可诊断为精神分裂症。

（4）排除标准：排除器质性精神障碍及精神活性物质和非成瘾物质所致精神障碍。尚未缓解的精神分裂症患者，若同时患本项中前述两类疾病，应并列诊断。

二、精神障碍分类系统

（一）国际精神障碍分类系统

1853年法国巴黎的医学统计学家Bertillon提出了疾病死亡原因统计分类法，受到政府与公共卫生行政部门的重视，在近50年中几经修订，逐步推广使用。它便是当今国际疾病分类法的第一版，在1900、1920、1929、1938年的巴黎国际统计学会议上，命名为国际死因分类法的第2～5版。到1948年由世界卫生组织接手并更名为国际疾病、外伤与死因统计分类法第6版，首次成为一个综合性的疾病分类法，首次包括了精神疾病的分类，即其第五章标题为"精神病、神经症和人格障碍"。其中包括10种精神病，9种神经症和7种人格、行为与智能障碍。在1957年公布的ICD-7中，第五章内容无变化，到1959年调查，官方使用ICD的国家有英国、芬兰、新西兰、秘鲁和泰国。1966年1CD-8公布，两年后逐步推广使用，英、法、德、斯堪的那维亚国家都予以接受，美国参照ICD出版了DSM-Ⅱ（1968）。在ICD-8中，全部疾病添加了描述性定义，对诊断名词做出界定与解释，列出同义的其他诊断名词，确定包括与不包括的内容，这是一大进步。1975年WHO公布了ICD-9，到1978年生效应用，与ICD-8大致相同。精神病列有10类（290～299），其他非精神病性精神障碍由原来的10类（300～309）增至17类（300～316），而精神发育迟滞则由原来的6类（310～315）缩成为3类（317～319）。ICD-10于1992年正式公布，全部精神障碍归纳为10个大类（F0～F9）。

ICD-10的特点是每个疾病诊断都列出了诊断指标与鉴别诊断要点，其诊断指标与分类方法明显接受了DSM-Ⅲ的影响，但又保持了自己的某些特色。

ICD-10主要分类类别如下。

F00-F09 器质性（包括症状性）精神障碍。

F10-F19 使用精神活性物质所致的精神及行为障碍。

F20-F29 精神分裂症、分裂型及妄想性障碍。

F30-F39 心境（情感性）障碍。

F40-F49 神经症性、应激性及躯体形式障碍。

F50-F59 伴有生理障碍及躯体因素的行为综合征。

F60-F69 成人的人格与行为障碍。

F70-F79 精神发育迟滞。

F80-F89 心理发育障碍。

F90-F98 通常发生于儿童及少年期的行为及精神障碍。

F99 待分类的精神障碍。

(二)美国精神障碍分类系统

1935 年美国医学会制定了一个标准疾病分类法,DSM-Ⅰ公布于 1952 年,精神疾病部分是在 ICD-6 基础上作了一些补充,包括人格障碍与适应性障碍的内容,并首次提出对各个诊断名词的定义性解释,由于受 Meyer 学派影响,每个疾病名称后面缀有"反应"二字,如"分裂性反应"(即精神分裂症)。DSM-Ⅱ公布于 1968 年,与 ICD-8 密切配合,并作适当修改使其适合于在美国应用,DSM-Ⅱ将精神疾病分为 10 类,它与 DSM-Ⅰ不同之处是把每个疾病后缀词"反应"取消了,却又将前两类有躯体病因的疾病称为 disease,将躁郁症称为 illness 以示与 ICD-8 的躁郁性"精神病"在命名上有所区别。1980 年美国公布了 DSM-Ⅲ,它是在参照 ICD-9 疾病分类编码的基础上,增加了对每个疾病的诊断标准,提倡多轴诊断方法,并对某些疾病的分型根据临床实际需要有所扩充,如性功能障碍,儿童精神障碍的内容。DSM-Ⅲ将所有精神疾病一律称为精神障碍避免使用 disease 与 illness,不涉及疾病究竟有无躯体性病因。DSM-Ⅲ将精神疾病分为 17 类,187 个特殊诊断项目。

DSM-Ⅲ的制定,改变了许多疾病的概念,现分述如下。

(1)神经症作为分类学的概念被取消了,现在焦虑性障碍、躯体形式障碍与分离性障碍已完全分开,独立门户,并列于分类系统中,平起平坐,还有部分神经症病例被列入情感性障碍或性功能障碍的诊断范围。

(2)癔症,按症状学分类原则而分别列入分离性障碍,躯体形式障碍与做作性障碍三类不同疾病之中。

(3)在情感性障碍中,既包括重性情感性精神病(双相发作,重性抑郁),也包括心境恶劣障碍即抑郁性神经症,还包括环性情感障碍。在分类系统中打破了精神病与神经症的截然分界,即同一类疾病中,包括了轻的神经症性障碍与重的精神病性障碍,从而在分类学上,以此为出发点,"精神病"的名词亦被取消。

(4)采取纯症状学分类取向,而不考虑病因与疾病单元。这样同一病因有不同症状形式的疾病可能按症状表现划分为几种疾病(如癔症),而不同病因但表现基本相同的多种疾病可能按症状划分列入为一种疾病(如情感性障碍),在后者中包括了以往分列的内源性抑郁症、反应性抑郁症、药源性抑郁症、更年期抑郁症、抑郁气质等。从而以往的内源性、外源性、器质性、功能性精神病的概念亦被取消。

(5)一个病例可给多个精神障碍的诊断,即在第 1 轴上可有一个以上的诊断,与此同时每个病例有五轴诊断。第一轴注明精神障碍,第二轴注明人格障碍与特殊发育障碍,第三轴注明有关的躯体疾病,第四轴注明心理社会应激因素的强度(划分 7 级,每级有生活事件举例),第五轴注明已往一年来社会适应功能达到的最好水平(划分 7 级)。五轴诊断可以从各方面综合了解一个患者的状况,还有人提出更多的轴,如"病因"轴,"心理防御机制"或"心理应付方法"轴,也有人建议删去第四与第五轴,患者不愿意在病例中记载其心理社会应激强度与社会适应能力评分,要求保密。

（6）由于病程的延长或主要症状的变化,在 DSM-Ⅲ 系统中,诊断的更换成为自然的、合理的程序。后一个诊断的成立不说明被取消的前一个诊断有错误。例如,随着病程的延长,一个病例可以首先使用短暂反应性精神病,后来更换为分裂样精神病,最后更换为精神分裂症的诊断,视为合理和正当的过程。一个既有焦虑又有抑郁的患者,只要焦虑与抑郁成分有所消长,对这个患者的诊断即可由广泛性焦虑症更改为心境恶劣障碍,反之亦然,甚至两个诊断并列亦未尝不可。

1994 年公布的 DSM-Ⅳ 在 1992 年已有征求意见本发行,1993 年先印草稿本(DSM-Ⅳ draft)发行,疾病编码按协议将与 ICD-10 保持一致。ICD-10 已将全部精神疾病重新划分为 10 大类,而 DSM-Ⅳ 仍将沿袭 DSM-Ⅲ,继续划分为 17 类,但将精神分裂症,偏执性精神病与未分类的其他精神病性障碍合为一类(仿效 ICD-10),减少两类,将原来一类"受心理因素影响的躯体情况"重新划分为两类,即进食障碍与睡眠障碍。此外将性别定向障碍单列一项,从性心理障碍中划分出来,共增加两类,这样 DSM-Ⅳ 的分类仍为 17 类。

DSM-Ⅳ 系统将精神障碍分为十七大类。

（1）通常在儿童和少年期首次诊断的障碍。

（2）谵妄、痴呆、遗忘及其他认知障碍。

（3）由躯体情况引起、未在他处提及的精神障碍。

（4）与成瘾物质使用有关的障碍。

（5）精神分裂症及其他精神病性障碍。

（6）情感障碍。

（7）焦虑障碍。

（8）躯体形式障碍。

（9）做作性障碍。

（10）分离性障碍。

（11）性及性身份障碍。

（12）进食障碍。

（13）睡眠障碍。

（14）未在他处分类的冲动控制障碍。

（15）适应障碍。

（16）人格障碍。

（17）可能成为临床注意焦点的其他情况。

（三）中国精神障碍分类系统

1949 年中华人民共和国成立之前,我国没有自己的分类系统,一些正规医院的病案管理,直接引进与使用国外的分类编码。1958 年 6 月卫生部在南京市召开的第一次全国精神病防治工作会议上,提出了一个分类草案,将精神疾病划分为 14 类。1978 年 7 月中华医学会神经精神科第二届学术会议在南京市召开,提出成立专题小组对 20 年前的分类草案进行修订。1979 年在上海市召开《医学百科全书——精神病学分卷》编委会时,又进行了讨论修改,并在同年中华神经精神科杂志上正式公布,名为"精神疾病分类(试行草案)",将精神疾病分为 10

类。1981 年苏州精神分裂症学术会议讨论制定了我国的精神分裂症诊断标准,1984 年黄山情感性精神病学术会议讨论并制定了我国的躁狂抑郁症临床工作诊断标准,1985 年 10 月贵阳神经症学术会议讨论并制定了我国的神经症临床工作诊断标准。于是在 1981 年至 1985 年四年之间,最常见的三类精神疾病,我国逐个制定了自己的临床工作诊断标准。

1986 年 6 月中华医学会第三届全国神经精神科学会在重庆市召开,决定成立精神疾病诊断标准工作委员会,要求通过专题研究与现场测试,用 3 年左右的时间,制定我国全部精神疾病的诊断标准(CCMD)。1989 年 4 月在西安市中华神经精神科学会精神科常委扩大会议上,通过了"中国精神疾病分类方案与诊断标准",并定为第 2 版,而将 1981—1985 年先后制定的几类主要疾病的诊断标准作为我国精神疾病诊断标准的第 1 版。根据应用 CCMD 的前两版,特别 CCMD-2R 使用过程中存在一些争议以及与国际接轨的需要,中国精神障碍分类与诊断标准第 3 版工作组在 1996—2000 年期间,对 17 种成人精神障碍及部分儿童有关精神障碍的分类与诊断标准,开展现场测试与前瞻性随访观察,完成了 CC,MD-3 编制。CCMD-3 兼用症状分类和病因病理分类方向,例如器质性精神障碍、精神活性物质和非成瘾物质所致精神障碍、应激相关障碍中的某些精神障碍按病因病理分类,而"功能性精神障碍"则使用症状学的分类。

CCMD-3 的主要特点

(1)以前瞻性现场测试结果为依据:CCMD-3 的制订主要以前瞻性现场测试结果为依据,同时也参考以前的 CCMD 版本和 ICD-10、DSM-Ⅳ。例如,通过对同性恋 51 例完成了现场测试和至少 1 年的随访观察,本组同性恋者在个体成长过程中,均存在不和谐同性恋阶段,部分同性恋者需要医学帮助。ICD-10 将非和谐性同性恋归属性指向障碍,CCMD-3 也作了相似处理。

(2)分类更进一步向 ICD-10 靠拢。

(3)保留某些精神障碍或亚型:如神经症、反复发作躁狂症、同性恋等。

(4)根据我国的社会文化特点和传统,对某些精神障碍暂不纳入 CCMD-3,如 ICD-10 的 F52.7 性欲亢进、F64.2 童年性身份障碍、F66 与性发育和性取向有关的心理及行为障碍的某些亚型、F68.0 出于心理原因渲染躯体症状、F93.3 同胞竞争障碍等。

(5)CCMD-3 编写时,注意了文字表达和写作格式的规范,要求条目分明与规范,以增可操作性。

第二章　精神疾病症状学

第一节　概述

精神疾病症状学是临床精神病学的一个基本内容。精神科临床医生是根据其症状学的理论知识和应用技能水平来辨别精神疾病的症状并进而结合其他特征做出疾病分类学诊断。症状学的训练和修养对每一位精神科临床医生都是必不可少的，也是一项主要的基本功。

目前，精神疾病的诊断仍缺乏客观的"生物学指标"，因此我们便不得不根据患者的精神症状来进行精神疾病的诊断。在临床实践中证明，这种症状学诊断标准在很大程度上可区别各类精神疾病。既然症状学是诊断精神疾病的主要依据之一，那么对各种精神症状或综合征的辨认、识别、界定、评价便显得十分重要。

精神症状的辨认、识别，是精神疾病的诊断基础，其意义是不言而喻的。然而，一种不可取的思潮也有所蔓延，即"广谱抗精神病药物"的临床应用在一定程度上淡化了部分医生的诊断概念。如氯氮平既对各种类型的精神分裂症有效，又对躁狂症有效，因此在一部分人看来，"治好病才是主要的，管它什么症状和诊断。"如果这样的观点滋长起来，就会养成不重视症状分析和严格诊断的不良习气，对于临床基本功的提高和精神医学发展都是不利的，因此这种风气不应助长。

一、精神症状的研究方法

精神症状的现象学描述受个人经验、文化背景的影响，特别是不同地区、不同国别之间的差异尤为显著。虽然作为诊断主要依据的现象学描述方法与症状学名词的使用历史悠久，比较稳定，但缺乏公认的、统一的名称解释、定义和规范，加之精神疾病的诊断名称与概念变动较多，各国之间分歧也很大。为了消除在病史收集与精神检查过程中医师之间不同操作方法所造成的分歧，英美国家与 WHO 的专家们先后制定了一些定式检查方法，如英国 Wing（1969年）编制的精神状况现状量表（PSE）及其修订第 10 版（1990 年），后者作为神经精神科临床评定量表（SCAU）。这提示对于某病或某个患者，至少应按照规范的条目进行规范的检查，一方面防止症状的遗漏，另一方面使症状的评定或描述规范化，易于交流与统一，有利于提高诊断的一致性，其中统一精神症状的描述是重要的。规范化检查的进一步发展便逐渐形成了量表。

量表分为诊断量表和症状评定量表,后者主要是针对症状进行评定,每个症状从无到有、从轻到重均有描述的标准。这不仅解决了症状的有无问题,也解决了轻重问题,从而使症状严重程度的描述也有了量化的标准,这些量表在现代精神病学的临床实践过程中发挥了重要作用。

现概要地罗列几种分析研究症状现象学的方法。

(一)描述法

描述是将观察到的现象用文字记录下来的过程。描述的对象是精神症状,也就是患者的内心体验。著名的"Schneider 一级症状",主要是关于内心体验的描述,它为我们认识和诊断精神分裂症提供了重要参考依据。

描述的要求是不要失真,描述者不能有主观的判断和臆测,不能推测、猜想和推论,只能用朴实易懂的语言文字,原原本本地记录所观察到的现象。当年现象学的创始人 Husserl 的"现象学还原"可能就是这个意思,他力图排除对现象的任何价值判断,也排除有关对现象背后的本体和原因的任何断言,也就是说,描述的应该是赤裸裸的真实。

要进行客观的描述,不了解和认识对象是不够的,而且,不深入到患者内心世界里去,也是不可能描述的。换句话说"换位思维"的方法让你自己当一回"患者",自己"体验"这种病态的感受,这样的描述才自然真切。

观察是描述的基础。看到了什么,只能是外在的,而对患者内心的"观察",则应当和患者进行交流。而无论患者是主动的还是被动的,对于"交流"来说,医生有时是无意的,但大多数情况下是有意的。例如,我们平时的精神检查就是如此。精神检查是临床精神病学的一个基本技巧,对于精神科医生来说,做好精神检查,这是必备的基本功。为什么有的医生能发现更多的精神症状,而有的医生连交流都无法建立,这就是差异。

描述也是一项非常重要的基本功。描述的原则是,不允许用任何的术语或行话,而是用日常语言尽可能的精确描述,力戒含糊笼统,没有渲染,也没有猜测,更不允许有重大遗漏,符合临床精神病学要求的完整性。

(二)比较法

比较是一种针对类似现象的分析和区别的方法。例如幻觉和错觉,都是知觉障碍的表现形式,但却有差别,发现这种差异就是比较。

比较的前提是要求对某一现象有全面的了解和认识。比较的过程有两种情形,其一是与理论上的相近概念做比较;其二是与实践中遇到的相近现象做比较。前者称为识别,也就是识别是否符合某个症状的定义或概念。后者是鉴别,即两种相邻现象是否有区别或区别在哪些方面。例如,强制症状与强迫症状在中文上仅一字之差,而表现的形式和内容却有较大差别。然而,它们表现在我们面前的却都是"非随意性体验"的形式,这就需要我们进行比较,以便鉴别。

比较一般要有参照标准。一般的参照标准是我们教科书中关于某一症状的概念、定义或描述;另一种情形是脑海中理论概念,这就是上面提到的"识别"。

区别两个现象时,其中之一就是另一个现象的参照标准。这种情形一般是针对同时出现的两个相关现象。参照标准是相互的,目的是比较两种同时存在的症状有何不同。

比较是一种方法,它还有最基本的要求;那就是要具备尽可能的属性,因为一个现象的有关属性是比较的基本内容,如持续时间、效应、强度以及表现形式等等。有了这些属性的差异才能形成一个完整的比较。

（三）综合法

我们识别精神症状的目的是为了诊断和治疗,而其中诊断是治疗的前提。诊断是一个相对复杂的过程,但综合并不是诊断。

综合是对描述的全部现象进行分析融合的过程。例如某人感到有人整天在身边嘀咕议论,认为有人在喝的水里放了药,并为此而无法入睡。我们就将这些现象"撮合"在一起,汇总成一组精神症状。不过这是一个横断面的,我们还需要进行纵向的、发展的综合。除了本次情况之外,还需要综合上次或更早的有关情况。

传统的方法依然有用。例如讨论的方法给我们提供了严谨的思维模式,依然是我们主要的方法之一,因为它是联系的、发展的、动态的。

情感性精神障碍患者的纵向发展史是值得重视的。因此,在诊断中都强调了"过去"的发作情况。同样,对于精神分裂症、神经症、人格障碍等同样要关注过去的精神活动表现。这些表现是患者自身的重要参照标准,通过这些参照标准,我们可以全面、综合地分析患者精神症状的性质,是诊断的重要因素,不能忽视。

很显然,综合的过程存在着理解的差异。

（四）理解法

公说公有理,婆说婆有理。"横看成岭侧成峰,远近高低各不同",这就是指理解角度问题。从不同的方面理解问题自然存在着差异,说明理解存在着相对性。

理解的相对性包含着理解的多样性、极限性,以及开放性。其中多样性来源于一个人理解的方式或者角度。这就难免在临床过程中对症状或诊断的认定存在着差异,有时是很大的差异。但有时这种差异是人为造成的,例如,在对精神分裂症的一些描述中,我们就经常使用一些相当模糊的概念,如"分裂不分裂"、"协调不协调"、"现实不现实"等,这些现象存在的差异很大,因为它们缺乏可操作的具体概念,本身就是十分模糊的描述,显然差异就难以避免,理解的多样性就自然存在,因此,这是应该避免的。理解的极限性可能有助于对精神症状的理解,特别是一些原发性症状(例如原发性妄想),无法用一种合理的解释来认识,这种超越理解极限的表现,实际上就是一种精神疾病的症状,并与其精神病理过程有关。

（五）量化法

量化是从西方引进中国的。大约在 20 世纪的 80 年代,量表逐渐从国外介绍到中国来,这种方法无论对于中国还是其他国家,都是适用的。量化就是用数量的方法反映症状的一种方法。在标准化诊断或评价症状或治疗效果时,我们不仅要确定某症状是否存在,还要评定存在症状的严重程度、持续时间或出现的频度,这就要求对精神症状进行量化处理。我们在临床上经常使用的量表,如简明精神病评定量表(BPRS)、杨氏躁狂评定量表(YMRS)就是这种情况。

量化的方法是事先对评定或问卷的内容规定项目,并进行规范的评定,使用规定的评定分数的方法,对所评定的症状进行打分,有的是计算总分,有的是计算因子分。总之,用数量的方法完成症状评定。

量化有量表法和问卷法。量表法是最常用的,量表法有很多类型,我们经常在临床上使用的简明精神病评定量表就是其中的一种。

(六)图表法

指用图的形式来表达精神症状或精神症状的起伏变化过程。特别适用于情感性精神障碍,用以描记患者的情感高涨与低落的起伏变化以及与正常之间的交替。图表的好处是能清楚地显示症状的变化规律和交替的频率,而有利于对症状的描述。

二、精神症状属性原则

精神症状的产生涉及众多因素,包括生物的、心理的和社会的因素,其表现的内容受到文化的修饰。但是,精神症状的产生却遵守着几条基本原则,这就是属性原则。

(一)等级原则

我们在讨论"功能性"精神病时,不论是症状评述还是做出诊断,都强调意识的清晰性。

M.Bleuler 也强调有意识障碍、智能障碍及记忆障碍者不能诊断为精神分裂症。因此,对于"功能性"精神病的诊断,意识清晰是最为首要的条件之一;相反,不少脑器质性精神病及躯体疾病所致精神障碍,常伴不同程度的意识障碍,这些患者所表现的幻觉、妄想及其他症状就失去了特定的意义,其价值远远逊色于在意识清晰下的同类症状,更为准确地说,他们是在意识障碍的背景下产生的。

在医学范畴内意识清晰被描述为一种人类精神活动得以顺利、准确、有序进行的一种保证,它犹如一场大戏舞台的灯光效应。在生理学上则表现为脑电活动的警觉性,乃是在脑内上升性网状结构激活作用下产生的一种持续性状态,因此可保证精神活动得以顺利完成。这表明意识状态应处于首要位置,称为首要(一级)等级。意识及意识障碍对精神活动及精神症状具有统管作用。

如果在意识清晰状态下,某个体存在智能障碍,并且出现妄想、幻觉、冲动伤人等情况时,在以前,则诊断为"嫁接性精神病",意思是说这种"精神病"是在智能障碍,特别是在精神发育迟滞基础上产生的。这些背景下所出现的精神病性症状(如幻觉、妄想或行为紊乱)之价值,显然不同于智能无损害的状况。冲动伤人源自理解、判断及控制能力的削弱,即使在幻听和(或)妄想支配下出现行为异常,其最原始病因也只能归于智能障碍。在这种情况下,如有妄想,可能是一过性、并不坚信的;严格地讲,可能还构不成妄想。情感的易激惹则是由于智能低下所致的理解与判断缺损、好坏不分、是非不辨所引起的。即使这种患者出现幻觉,甚至是评论性幻听,我们也不能诊断为精神分裂症,而应诊断为精神发育迟滞伴精神病性发作。

这就是说,智能也往往是精神活动的一种保证,但它不是保证提供一种清晰的舞台或背景,而是保证提供精神活动的准确性、合理性以及逻辑性等。所以,我们不妨称智能障碍为二级等级。另外,我们从精神症状的重要性方面之需进行分级:哪些属于精神病性症状?哪些则属于非精神病性症状?

所谓非精神病性症状,是指可见于正常人,或轻度(非精神病性)精神障碍者(包括神经症、人格障碍、性变态等),不能作为诊断精神病的依据,包括焦虑、恐惧、紧张、抑郁、情绪兴奋、睡眠障碍、心因性幻觉等。而精神病性症状则主要或只见于精神病性障碍者。严格对这两者进行鉴别,对司法精神鉴定是极端重要的。

（二）两极原则

任何事物都存在着普遍联系和无限发展的属性,精神症状作为客观事实之一,往往也是精神活动异常状态下对立统一的表现形式。

情感的高涨使人心潮澎湃,喜形于色,口出狂言,雄心勃勃,但这种人往往会"乐极生悲",结果可变为情绪一落千丈、心灰意懒、悲观失望,甚至感到生不如死。对此,我们暂且不去深究这种转化机制或原因,但从现象学提供的情景告诉我们,情感高涨和情绪低落往往是某种情绪障碍的两极,从其隶属的疾病来看,分别属于躁狂症和抑郁症。事实上,躁狂和抑郁也是情感性精神障碍的两个不同时相。

自卑和自大常反映在同一个人的心理活动方面,当发展到精神病态时,这种相互对立的精神症状出现在同一个患者也是常见的现象。

在感觉方面,感觉敏感、感觉迟钝以及感觉消失构成一个连续过程,特别是感觉过敏和感觉消失可同时见于一个患者,特别是癔症患者。

给我们启示更多的是:目前提出的阴性症状及对应的阳性症状概念。在英语表达上,negative 与 positive 有对立之释。在精神科,阴性症状是指正常行为活动缺乏,包括情感淡漠、思维贫乏、意志缺乏和注意缺损,其生物学基础是多巴胺功能减退导致大脑皮质功能受损。而阳性症状则是指正常行为活动的异常化,包括幻觉、妄想、思维形式障碍以及行为紊乱,其生物学基础是中枢多巴胺功能亢盛,引起皮质功能受损、导致皮质下功能的释放。这种两极原则至少给我们如下启示。

(1)症状学的两极表现,反映事物变化发展的不同阶段,它提示了疾病的发展方向,如躁狂抑郁症,两种时相的相互转化就是疾病的自身发展。所以,通过现象学的变化,特别是早期表现,及时地中断转化,是保证治疗成功的关键之一。

(2)不同的对立表现可能代表着同一疾病的不同亚型.而非不同疾病。阳性症状为主要表现时称为精神分裂症阳性型或Ⅰ型,而阴性症状为主要表现时称为精神分裂症阴性型或Ⅱ型。躁狂、抑郁也分别代表着情感性精神障碍的不同时相,这提示症状向其对立面转化,不仅不该怀疑诊断,而更重要的应考虑是什么原因促使这同一疾病有不同类型或时相的转化。

(3)内因是变化的根据,外因是变化的条件。症状向对立面转化过程中是有因可查的,查及原因是治疗手段之一。例如,抑郁相的抗抑郁治疗可以转躁,阴性症状的精神分裂症应用左旋多巴胺冲击试验可使一部分患者出现明显的阳性症状。

(4)转化过程的混合或中间状态是一种复杂的表现形式,如混合型精神分裂症在临床表现上是阴、阳性症状的混合状态。另外,躁狂和抑郁的混合状态也是临床多见的,说明两种对立状态可同时存在。

(5)快速的循环性转化和交替是另一种表现形式。例如,快速循环型情感性疾病,可能存在特殊的病因机制,据现代研究,发现甲状腺功能 T_3、T_4 低下与这种快速循环有密切的联系。

（三）结构原则

所谓症状的结构原则是指某一患者在精神异常状况下总是以相对固有的一群症状按一定

结构而组成。例如,在精神分裂症患者,不仅存在思维联想障碍,而且伴有情感、意志等障碍及幻觉、妄想等;情感性精神障碍则以情感异常为中心及其"卫星"症状;抑郁症时以情绪低落为中心,伴有失眠、兴趣下降、食欲及性欲降低、疲乏等。神经症则很少出现幻觉、妄想,具有自知力,社会功能良好。说明这种有规律的症状结构是疾病自身的表现特征,是我们疾病分类学的重要指南,同时也是疾病诊断的重要基础。

一个合理的精神疾病分类来源于大量临床、科研和实践的总结与归纳。从历史的观点来看,从 Kraepelin,Bleuler 到现在的 CCMD-3,ICD-10,DSM-Ⅳ 等都是以现象学为基准的,而且更为重要的是以症状的结构原则为基准的,为此,单一的症状可能永远逊色于一组症状结构。Schneider 关于精神分裂症的"首级症状"观点已引起若干学者的异议。

数理医学是近代医学发展的重要方面之一,笔者认为精神疾病的诊断也应向这一方面发展。从贝叶式公式来分析,一个症状对所属疾病的诊断价值可能不大,如妄想对精神分裂症的诊断仅有参考价值,单一幻觉或思维联想障碍也同样仅有参考价值,如果以症状结构为主时则完全改变了诊断价值,设妄想的诊断效度为 0.5,幻觉为 0.5,联想障碍为 0.4,则其共同诊断的效度 $R=1-[(1-R_n)]=1[(1-0.5)(1-0.5)(1-0.4)]=0.85$,说明症状的结构原则在诊断疾病方面引入数理方法是有前途的。

(四)类聚原则

在某些精神异常的情况下,有些症状则有机地结合在一起,而另一些症状则不然。这就是症状的类聚原则。它服从于疾病的自然规律,这些使我们对疾病的亚型划分成为可能,或者将其分为不同类型。

例如,精神分裂症的偏执型是以妄想症状为中心.可伴有幻觉、思维联想障碍、病理性意志增强等症状,青春型患者则以愚笨的装饰、行为紊乱、联想散漫等为主要症状;而单纯型则以退缩、淡漠、思维贫乏、意志缺乏为主要临床相。

症状的类聚原则反映了症状之间潜在的相互关系。笔者等曾对 30 例精神分裂症的 BPRS 18 项症状进行类聚分析,结果发现可分为 4 类,其一是情感交流障碍、运动迟滞和情感平淡,属于阴性症状因子。其二是思维形式障碍、妄想、对健康的过分关心,属于思维障碍因子。其三是兴奋、焦虑等,属于情绪行为因子。其四为罪恶感、夸大、不合作、定向障碍,属于非特异因子。从每一个因子中来看,因子内症状的相关性都是较高的。

(五)"有"和"无"原则

在精神疾病的诊断中,虽然目前以症状学发现为依据。但是,一旦"有"确切的生物学病因,症状学便"失去"(无)了原应有的价值,在此,我们称之为:"有"和"无"原则。

脑外伤患者可以有精神症状,诸如行为紊乱、赘述、妄想,甚至幻听、人格改变,但无论其表现形式如何,症状学上有何特征和结构,这时候都可诊断脑外伤所致精神障碍;即使表现有记忆差、失眠、易激惹、易疲乏等神经症症状,也可下此同样诊断。有可靠证据的反复发作的癫痫患者,如果出现精神障碍,其症状学表现可完全相似精神分裂症时,则很少考虑癫痫与精神分裂症两者同时并存,多数学者倾向于诊断为"癫痫伴发精神障碍",或者"癫痫性分裂样精神病"。这种例子在临床很多,说明存在明确的器质性病因时,根据上述症状学标准来诊断,往往缺乏实际意义,甚至会导致误诊。这种"所致或伴发的精神障碍"的应用范围甚广,可以从轻微的神经症样到严重精神病性表现或者严重的痴呆,这似乎提示精神症状学的实际诊断价值是针对"功能性"精神疾病的。

事实上,这种"有"和"无"原则很大程度上是人为的,它本身便存在着认识上的误区,至少有以下几种可能:①无限地夸大现存的病因学价值。②未分清生物学上的联系与心理学上的联系。③视相关关系为因果关系。④传统的一元论的定式。显然,这都需要在临床上加以注意的。

三、精神症状的评估方法

(一)确认

包括两个方面,第一方面是要确认症状的实际存在,临床工作中有时由于医生对患者提问的意义不明确,引起患者误解而作出的随意回答,如问:"你耳朵听到有人讲话的声音吗?"答:"有的。"有的医生就会不加追究而草率地作出存在幻听的判断;又如问:"你走在马路上有人注意你吗?"答称:"有的。"有的医生就判断存在被注意感或关系妄想。其实这样的确认是存在问题的,必须作进一步提问才能阐明此现象的性质,精神分裂症患者会说:"肯定很多人在有意识注意我。"如果他回答:"是我自己怕别人注意我。"那么这患者可能是社交恐惧症。有时则由于患者所作出的似是而非、模棱两可的表示,例如对幻听提问的随便点头或"嗯、呀"的回答,而做出存在幻听的结论,这种情况也是常见的。第二方面要确认症状的实际内容,如听到患者讲"耳闻到声音"时,要追问是原素性的(虫叫声、机器声等)还是言语性的,后者则更要进一步了解是什么人在讲(男或女,熟悉或陌生)?讲些什么内容?有无争论性或评论性的?及对待所闻耳语所抱态度等。

(二)心理社会及环境背景

发现确实的精神症状之后,一定要与患者的心理社会及环境背景结合起来,才具有诊断学意义。例如有一个患者,诉说脑子里经常听到有人在说他是"乡下人",经深入了解,他在异地打工,感到有人看不起他,有人骂他"乡下人"(实际存在),这种现象表面看来似乎是"假性幻听",其实可能属于在自卑心理基础上的表象,因为他称在忙碌于其他事务时不出现,回顾此例此前的诊疗历程,已被诊断精神分裂症多年,经过抗精神病药治疗未能奏效。

缩阳症的行为表现非常奇特,如果离开其文化背景,很可能判断为精神病患者的怪异行为。在对超价观念与妄想进行鉴别时,如果仅从症状学特点去判断,有时难免做出错误的结论。

又如自言自语、独自发笑及冲动行为等,仅从现象观察,会通过有色眼镜看成是疾病的表现,如从其人具体的心理、环境基础及个人习惯等观察,有时并不一定属于病态。

(三)现实检验能力

在判断异常精神现象的病理意义时,现实检验能力也是需重视的一个方面,即个体能理解异常现象产生的原因,及客观真实性。例如宗教信仰的虔诚者有时会看到神的出现,听到神的讲话声,但他们知道这只是观察到的一种现象,是由于信仰引起;在使用精神活性物质的个体有时也会出现幻觉（如乙醇、苯丙胺、大麻、可卡因等），DSM-Ⅳ特对诊断加注标明："（指不诊断为精神障碍）具有完好的现实检验能力时出现幻觉，或不存在谵妄时发生错觉。完好的现实检验能力的含义：患者知道幻觉是由物质引起而不代表外在的现实。如果不存在完好的现实检验能力时出现幻觉，应考虑诊断为物质引起的精神病性障碍，具有幻觉。"

（四）综合观察

各种精神疾病都有其特有的精神症状组合，精神医学正是据此做出各种精神疾病的诊断，因此在理解精神症状意义时，一定要与相关精神症状进行联系，综合地进行判断。精神分裂症的各个症状间缺乏联系，不协调性是其最本质的特点；其他大多数精神疾病则多有中心症状，其他症状环绕着中心症状展开。

第二节　意识障碍

从精神医学方面说，"意识"一词是指对周围环境与自我的正确与清晰的认识，并作出适当的反应。因此意识障碍可分为两类：①周围意识障碍。②自我意识障碍。

一般临床讲的意识障碍，往往是狭义的，主要指周围意识障碍而言。而对自我意识障碍较少提及，后者主要是从精神病理学角度来探讨患者症状的性质、含义及心理变化特征。Jaspers 对自我意识障碍进行了深入研究，并作出较大贡献。

一、周围意识障碍

其主要特征是定向障碍，表现为对时间、地点、人物的定向与认识能力的减退或消失。另外还可伴有其他心理功能受损，包括①记忆力受损，意识障碍越严重，其记忆功能受损或遗忘则越严重。②对外界感知能力受损，往往可导致错觉。③主动注意力受损，严重时（如昏睡状态）可完全消失。④反应迟钝。⑤思维功能减弱。⑥自知力也受到影响，缺损或丧失。

周围意识障碍根据心理学改变特征可分为许多类型.较常用的分类法是分为：①意识水平下降，即个体对外界事物、现象的感知清晰程度降低，根据程度又分为嗜睡、昏睡和昏迷。嗜睡和昏睡的区别在于后者经客观刺激仍不能恢复定向能力，而前者存在。②意识内容改变，即不能真实反映现实的事实情况，谵妄是典型表现。③意识范围改变，即丧失反映现实情况的广度，典型表现为朦胧。

周围意识障碍的临床意义可分为：

1.病理性　如脑或躯体疾病、急性发病的某些非器质性精神障碍。

2.非病理性　如过度疲劳、人工催眠、参禅打坐、气功、中邪、做梦等。

周围意识障碍的临床判断常见下述误区：

1.过分依赖定向力　意识是一种心理状态，而不是心理过程，因此不能根据单一的心理过程障碍来判断意识障碍。定向力障碍是意识障碍的重要标志，但不要认为是唯一的标志，否则容易造成误判。例如处于急性精神病状态时，受到精神病性症状影响会误解定向；痴呆状态和严重记忆障碍时也丧失定向力,但不属于意识障碍。

还有当意识轻度受损时,常见如锂中毒早期,可表现意识恍惚、反应迟钝、注意力不集中等,但可能尚保持定向力,如不经仔细观察,容易发生漏诊。此时如让其进行定向力的进一步测试(如日期推算法),可以发现其受损的真实情况。

2.片面根据"遗忘"来判断意识障碍的存在 意识障碍发作后可以存在遗忘,但患者诉述有遗忘不一定就是意识障碍存在的可靠依据,这其中可能有人为的因素,尤多见于颅脑外伤者,在司法精神鉴定中更需警惕,何况轻度意识障碍也可能并未对过程完全丧失记忆。

3.误判为智能障碍 轻度意识障碍的临床表现有时类似于智能障碍,尤在老年人更需注意,两者性质不同,治疗方案也不同。

二、自我意识障碍

Jaspers 将自我意识障碍分成五类:自我能动性、自我统一性、自我同一性、自我界限性和自我存在性。现将障碍时的临床表现分述如下。

(一)自我能动性(自主性)障碍

正常人能意识到自己的精神活动是受本人支配与控制,即明了自己在想什么、喜欢什么、想干什么。所有这一切的精神活动都是在自己的愿望、要求、控制与支配下进行的。并且意识到这一切活动都是我的而不是别人的。

自我能动性障碍时可出现强制性思维、被控制感、思维中断、思维被插入、思维被剥夺及被动体验等。

被动体验时感到自己的思维、情感和意志行为不受自己控制,只能描述有这样体验,但不能具体说明究竟受什么控制。与物理影响妄想之区别在于后者能具体指出是受到某外力控制(如电脑、雷达、超自然力量等)。

有些强迫症患者不能解释自己的行为,当未充分理解提问的意义时会答"不受控制",易误解为被控制感,判断时需注意。

(二)自我统一性障碍

正常人在同一时间内意识到自己是单一的个体,即意识到此时此刻自己是一个单一的又是独立的人。

自我统一性障碍时发生"既此又彼"的体验,出现附体体验及双重人格等症状。

附体体验时觉得有神鬼、狐、蛇、人等寄居在体内,控制其思想及行为,寄居者(入侵者)是自我的一部分,多见于癔症。和附体妄想的区别,在于前者存在的时间较短暂,呈发作性;后者持久存在,并且坚信。和被动体验的区别,在于前者与自我的关系是和谐的,后者与自我的关系是失和谐的,违反患者的意志,认为在与他作对,对他造成危害和痛苦。

双重人格时体验到两个自我同时存在,并确信每一个自我都是自己的一种表现形式;或定义为:"觉得同时存在两个自我,两种往往是对立的人格,争着实现各自的意志和行为。""两个自我存在于同一时间、同一空间,但有两种人格、两种感情和意志,既是自己,又是另一个别人。"见于癔症、人格障碍和精神分裂症。例如有的患者诉述:"一个我管不了另一个自我;有一个我，又有一个我，我和我分开了。"

（三）自我同一性障碍

正常人对自己的过去、现在和将来意识到是同一个人，不会变化成其他人物或东西。

自我同一性障碍时发生交替人格，即"以此代彼"。届时相信自己完全变成了另一个人，并且改名换姓，同时语调和行为也发生改变。例如有一位女性癔症患者，发作时突然以男性的步态行走，声音变粗，询之何人，答称是："包龙图（宋代清官包公）。"原来她对丈夫不满，贬丈夫为陈世美（故事中的负心汉）。

（四）自我界限性障碍

正常人能意识到我与非我的界限，能分辨在体内与体外的界限。自我界限性障碍时产生被揭露感、思维被播散或被广播。

被揭露感又称被洞悉感，就是在没有向外界言明的情况下，感到自己的内心世界，包括现在和过去的想法、做的事情都被人知晓了，因此显得惊惶、害怕。与思维被广播的区别是：后者感到他的思想以某种别人可以直接感知的形式向四面八方扩散，即已经超越自我的界限；前者则仍限于自我范围内，只是感到他的想法被人知晓而已。

（五）自我存在性障碍

正常人对自己的存在有一个现实的、切实无误的体验，而不是恍惚的、虚而不实的。自我存在性障碍时产生人格解体症状。人格解体是一种有自知力的和不愉快的体验，患者有异乎寻常的陌生感、脱离感或不真实感，分为下述几种类型。

1.自我解体　感到自我变得不真实、空虚，有梦幻感或无我感，感到灵魂已离散，像"木偶"、"机器人"。

2.躯体解体　感到身体的大小、轻重、硬软发生变化，"身体像铅管一样"，失去真实感，是"虚的"，"什么感觉也体会不到"，于是对躯体采用敲、打、抚摸、掐刺方法，以求"实感"。

3.情感解体　感到丧失了情感体验能力，不知爱也不知恨，缺乏情欲。

4.现实解体　感到周围世界一切发生了改变，变得不真实、陌生，如在画中一样，没有立体感和生气，又如梦境，蒙上了雾或纱，见状像行尸走肉。神经症者知道是自己体验发生了改变，而非现实本身的改变，为此感到苦恼、恐惧，害怕发疯。

人格解体需要与虚无妄想区别，后者否认自己躯体、头脑、周围人及世界的存在，坚信他自己没有头脑、没有智慧，或认为躯体或某部分并不存在，称他是个死人，世界已经终止，所有人都已死亡，路人如行尸走肉。两者的不同点：①不真实与不存在的不同：前者感到不真实；后者感到不存在。②感觉与坚信的不同：前者有异常的陌生感、脱离现实感；后者则坚信发生了改变。③对待态度不同：前者感到不悦、苦恼、恐惧，具自知力；后者则泰然处之，缺乏焦急情绪。例如有的虚无妄想的患者，坚信自己已没有五脏六腑，只存在一个躯壳（Cotard 综合征），但仍无忧无虑地饱餐终日。

第三节　感知障碍

一、感觉障碍

人们借助于视、听、嗅、味、触等感官及内感受器可感知外界事物和躯体内部感官的活动状况。感觉是对外界事物的个别属性的反映，是人类最初级的心理过程，而其他一切较高级复杂的心理活动，归根结底都是通过感觉所获得的材料的基础上所产生和发展的。所以，人们对客观世界的认识活动，首先就是从感觉开始的。感觉障碍在精神病临床上并不多见，现择其主要的几种列举于下。

（一）感觉过敏

这是对外界一般强度的刺激，如对声光的刺激以及躯体上的某些轻微的不适感的感受性增高。例如，感到阳光特别耀眼，风吹的声音感到震耳，开关门的响声就好像射击声似的那样强烈，普通的气味感到常浓郁而刺鼻，皮肤的触觉和痛觉也都非常过敏，甚至感到衣服或被单接触到身体时也难以忍受。

这类症状多见于神经衰弱、癔症、感染后的虚弱状态，等等。

（二）感觉减退

与上一症状相反，对外界刺激的感受性减低，如强烈的疼痛，或者难以忍受的气味，都只有轻微的感觉。严重时，对外界刺激不产生任何感觉（感觉消失）。

感觉减退较多见于入睡前状态，抑郁状态、木僵状态，或在某些意识障碍时，以及癔症和催眠状态。感觉消失较多见于癔症。

感觉减退及消失常见于神经系统器质性疾病。但是，在精神疾病患者中，其区别在于，这类症状可不存在神经系统器质性损害的特征。如癔症患者所表现的感觉减退或消失，不符合神经系统的生理解剖分布。又如，患者的手或脚呈现手套或袜套式的感觉缺失，或出现以躯体中线为分界的某一侧皮肤感觉的减退或消失，同神经组织的分布范围也不同；同时这类感觉障碍的部位以及范围大小或界限，常常可以通过暗示作用而改变。

（三）感觉倒错

对外界刺激可产生与正常人不同性质的或相反的异常感觉，例如，对凉的刺激反而产生了热感。用棉球轻触皮肤时，患者产生麻木感或疼痛感，多见于癔症。

（四）内感性不适（体感异常）

躯体内部产生各种不舒适的或难以忍受的感觉，都是异样的感觉，且往往难以表达。例如，感到某种牵拉、挤压、撕扯、转动、游走、溢出、流动、虫爬等等特殊感觉。内感性不适的特点是不能明确指出体内不适的部位。因而，与内脏性幻觉不同。这些不适感常引起患者不安，可构成疑病观念或妄想的基础，较多见于精神分裂症、抑郁状态及颅脑创伤所致精神障碍。

二、知觉障碍

人们在正常情况下,看到的并不单纯是不同形式、不同颜色,而是一本书,一张画;听到的不仅是高低不一或音色不同的声响,而是人的歌唱或机器的轰鸣声,这些都是通过知觉的作用而获得的认识。感觉和知觉都是当前客观事物在人脑中的反映,但它们之间毕竟是有所不同的。其主要区别在于:感觉只是对事物的个别属性的反映,而知觉则是对某一具体事物的各种属性,以及它们相互关系的整体的反映。感觉的材料越丰富,知觉也就越完整、越正确。一般说,孤立的感觉是很少的,人们实际上都是以知觉的形式把客观事物反映到意识中来,知觉反映事物的外部表现及其相互之间的表面联系,所以,它们只能说是认识的初级(或第一)阶段。

知觉障碍是精神科临床上最常见的,而且是许多精神疾病的主要症状。常见的知觉障碍有错觉、幻觉和感知综合障碍。

(一)错觉

错觉是歪曲的感觉,也就是把实际存在的事物歪曲地感知为与实际完全不相符的事物。

错觉按照各种不同的感官,可分为错听、错视、错嗅、错味、错触及内感性的错觉。以错听和错视为多见。

以错觉发生的条件可分为:

1.物理性错觉　如远眺铁轨,显得轨距越来越窄;绘画的立体观正是利用错觉原理。

2.生理性错觉　如外界刺激强度不够,如光线弱、声音轻;有感官病变,如听力或视力差;疲劳状态;注意力过度集中或分散;催眠状态等。

3.情绪性错觉　当情绪高度紧张、恐惧、害怕、焦虑、期望时,如风声鹤唳、草木皆兵。

4.幻想性错觉　是在幻想作用下的错误感知,见于富有幻想的人,如看到白云变成白狗、树叶变成人脸。

5.病理性错觉　常见于器质性精神疾病,如谵妄状态等。

以上正常人的错觉是偶然出现的,一般通过验证,能很快纠正和消除;病理性的却信以为真,不易纠正,而且影响行为。

(二)幻觉

幻觉作为一种精神病性症状,在精神分裂症中十分常见。幻觉是一种主观体验,是一种异常现象。

当我们与一个有言语性幻听的患者接触时,不少人这样来问患者,你一个人单独在某地方或周围没有人时,能不能听到声音,这个患者可以毫不迟疑地回答,可以。通过这一现象我们可以发现,患者在感受这种体验时,是没有客观刺激的,这是真性幻觉区别于知觉的唯一的理论上和实践上的标准。从患者的主观体验来说,无法区别真性幻觉与确实的知觉。可以说,真性幻觉是一种病理的表象。这种病理的表象与知觉有相同的体验,以致患者把真性幻觉当成实际知觉来对待。

幻觉可按下列进行分类。

1.按幻觉出现的不同感官　可分为幻视、幻听、幻嗅、幻味、幻触、其他(内脏性、运动性、前庭性幻觉)。

以幻听最多见,又可分为原素性幻听与言语性幻听。原素性幻听的内容限于某种声响,如火车鸣声、汽笛声、打雷声、机器声、虫鸣声等。言语性幻听是精神病性症状之一,具有诊断精神病的重要价值,因此要善于发现和判断。幻听的内容多种多样,可以是陌生人的声音,也可以是熟悉人的声音。为了对付幻听,有的患者用棉花团塞住两耳;有的自言自语,对空谩骂,这样的行为表现对识别幻听具有重要意义。

幻视与幻听相比,无论发生频率、特异性都逊色很多。幻视内容多异,形象可清晰、鲜明和具体;有时却较模糊。精神分裂症患者大量的幻视并不多见,如果存在,需排除精神活性物质及器质性精神障碍。

幻嗅时多闻到尸臭、腐烂食品、烧焦物品、粪便等奇特的怪味,患者可用棉花团塞住鼻孔,以拒绝臭味;偶也可闻到奇怪的香味。当患者在饭菜里嗅出特殊的气味,可以认为饭菜里有毒而拒绝吃饭或喝水,形成被毒妄想。阵发性腐尸臭或恶劣气味的幻嗅,往往见于颞叶癫痫的"钩回发作"。

幻味常与幻嗅同时存在,形成被毒妄想。

幻触时感到皮肤或皮下有蚁爬感,或产生皮肤通电感。法国学者报道,流行性感冒患者可产生皮肤上液体流动感,称为潮湿性幻觉。

内脏性幻觉可产生于某一固定的器官或躯体内部,患者能清楚描述自己的某一内脏在扭转、断裂、穿孔,或者昆虫在胃内游动,可与疑病妄想、虚无妄想在一起出现,主要见于精神分裂症。

运动性幻觉常见有两种,第一种涉及本体感受器,如肌肉、肌腱、关节等运动和位置的幻觉。如一名患者虽确知自己睡在床上,但有一种像坐在轿子里被抬着走的颠簸感觉。第二种是言语运动性幻觉,有的患者虽然沉默不语,但本人却感到自己的唇、舌在运动,在讲话。都主要见于精神分裂症。

2.按临床意义分类 可分为:

(1)非精神病性幻觉:包括①入睡前或全醒前幻觉。②幻想性幻觉,即在沉迷于幻想或白日梦时产生的幻觉,此时能意识到并非真实的,乃由于自己主观的想象而产生。③心因性幻觉,是由于强烈的期待、情感等因素而产生的幻觉,如《简·爱》主人公在离开爱人之后,听到呼唤"简,你回来吧"的呼声。又如虔诚天主教徒在作弥撒时,看到玛丽亚显灵(幻视),听到天主的"神谕"(幻听)。④被催眠或暗示后所产生的幻觉。都可见于正常人。

(2)精神病性幻觉:是精神病性症状的内容之一,常同时伴有其他精神症状,见于某些精神病,如器质性精神病、精神分裂症等。

3.按幻觉产生的条件分类

(1)功能性幻觉:又称机能性幻听,指在出现正常知觉的同时出现同一感觉器官的幻觉,例如当患者听到自来水流出声、走路声、汽车鸣声时,同时出现一种客观上不存在的说话声。这里有两种声音,一种时流水声(正常知觉),另一种是说话声(幻听)。如果客观的流水声停止,幻听也不出现。

功能性幻觉要与错觉区别,如果把客观上存在的流水声听成言语声,这是错听,流水声与言语声"合二为一"。功能性幻觉的特点是两者都独立存在。

(2)反射性幻觉:存在某感官的刺激时,出现另一感官的幻觉,如听到关门声,就看到有人站在面前的幻视。

(3)思维鸣响、思维回响和读心症:患者思考同时体验到脑内有言语声,言语声内容与思考内容一致,而且呈同步出现,称为思维鸣响;由于自己的思想变成了声音,故又称思维化声。如果言语声音与思考内容一致,但呈先后出现(先有思考,再出现声音),称为思维回响。读心症是感到自己的思想被他人的声音读出来;或定义为有内部的异己声音,说出自己的思想。思维鸣响或思维回响和读心症的区别在于这个声音的所属不同,前者属于自己,后者属于他人。

读心症要与思维被广播区别,根据:①读心症是一种感知障碍,而思维被广播是自我意识障碍或思维障碍。②读心症与思考内容一致且同步,而思维被广播虽与思想有关但不同步。③读心症是一种感受(声音在客观上不存在),而思维被广播是一种理解(广播在客观上存在)。

(4)催眠期幻觉:幻觉产生在催眠状态,可见于正常人。

(5)幻想性幻觉:处于幻想状态下出现的幻觉,见于想象丰富的人。

(6)心因性幻觉:幻觉内容与心理因素有关。

4.按幻觉的完善程度和性质　当一个人回忆往事时,会感到形象历历在目、栩栩如生,脑内隐现人像、言语声、歌声等,但回忆一结束,这种形象也不复存在,这称为表象,与幻觉区别在于:①感性生动性。②体验来源是外部投射还是存在于体内。③是否从属我。④可否随意改变。

根据以上特征,幻觉可分为真性幻觉和不完全性幻觉,后者又称类幻觉,其特征介于真性幻觉与表象之间,主要包括假性幻觉和思维鸣响(或思维回响)。

假性幻觉与真性幻觉相比,具有下列特征:①患者所感受的幻觉形象,一般说来轮廓不够清晰、不够鲜明和生动,它并不具有真性幻觉的那种客观现实性,幻觉形象又往往是不完整的。②幻觉形象并不位于客观空间,而一般只存在于患者的心灵内、躯体内或脑内。③幻觉并非通过患者的感官获得,而是主观"体验"到的。

患者对假性幻觉体验的描述往往不够具体,有时会称感觉体验似乎源于外界,但显得不真实。

临床判断假性幻觉时,要非常注意与表象进行鉴别,尤其是强迫性表象,因为两者症状的诊断意义不同,后者见于强迫症。例如有的患者诉述:"我想的时候出现'幻觉',不想的时候不出现。"这已不符合假性幻觉的基本定义。

5.特殊幻觉

(1)命令性幻听:听到幻声命令其做某件事情,患者会无条件服从,具有极大的危险性。

(2)争论性幻听:听到有两种或两种以上的声音在为患者的是非、善恶开展争论。

(3)评论性幻听:幻声对患者的意向或行为进行跟踪性评论。例如患者坐着时,幻声说"他是懒汉",当起立扫地时,幻声说"他是假积极",他气愤地扔下扫帚,幻声又说"怎么样,他终于原形毕露了"。由于幻声是对患者的行为加以评论,因此又称"现场直播性幻听"。

争论性幻听和评论性幻听是 Schneider 的一级症状,对诊断精神分裂症具重要意义,因此必须明确其症状定义。临床上常有一种误解,认为有评论患者是非、善恶的幻听,就认为是评论性幻听,这样的结果就必然把评论性幻听扩大化,因为通常幻听内容多是在对患者说三道四。严格的定义应该是"要认定此症状为一级症状,患者的体验必须是以第三人称提到患者的真性幻听"(牛津临床精神病学手册),"幻声以第三人称谈论患者或对他的行为作出评论"(Fish 精神病症状学)。

(4)域外幻觉:一种超出感觉限度之外,而来源于客观空间的幻觉,如看到背面有人,听到宇宙天体传来的声音等,属于假性幻觉。

(5)阴性幻觉:感觉不到客观存在的事物,视而不见,听而不闻。

(6)自窥症:在面前看到第二个同样的自身,称阳性自窥症,又称自体幻视;看不到镜中出现的自身形象,称为阴性自窥症。

(7)性幻觉:是一种特殊的触幻觉,男性患者诉述有被迫勃起和性交感,并感到精液被人从阴茎中吸走;女性患者诉述被奸污或性交感,有时感到阴道内一直存在男性生殖器的幻觉。

(三)感知综合障碍

它是另一类较常见的感知觉障碍。患者在感知某一现实事物时,作为一个客观存在的整体来说,是正确的,但是对这一事物(包括患者躯体本身)的某些个别属性,例如形象、大小、颜色、位置、距离等,在综合为知觉过程中却产生与该事物的实际情况不相符合的感知。

感知综合障碍临床上常见的类型有以下几种。

1.视觉感知综合障碍　又称视物变形症,此时患者感到某个外界事物的形象、大小、颜色及体积等出现改变。例如,一位患者看到他父亲的脸变得很长,眼睛很小,像两粒瓜子那样,鼻子很大,脸色是灰白色的,像死人的颜色那样难看,整个形象变得非常可怕。患者看到外界事物外形增大(视物显大症)或变小了(视物显小症)。患者可看到家里养的小猫像动物园里的老虎一样大,而他的父亲在他看来却比他七、八岁的弟弟身材还要矮小。

2.空间感知综合障碍　患者感到周围事物的距离发生改变,如事物变得接近了或离远了。有的患者不能准确地确定周围事物与自己之间的距离,感到有的东西似乎不在它原来的那个位置上。在候车时汽车已驶进站台,但患者仍觉距离自己很远,而把汽车错过。患者想把杯子放置在桌子上,但由于桌子实际距离尚远,因而杯子掉落在地上。

3.周围环境感知综合障碍　患者感到周围的一切似乎都是不活动的,甚至是僵死的;或者相反,感到周围一切都在急速地、猛烈地变化着。另外,患者还可觉得周围事物变得似乎是不鲜明的,模糊不清,缺乏真实感,这种现象称之为非真实感。患者诉说:"我感到周围的东西似乎都变了,好像隔了一层东西似的!""好像都是假的。"可见于精神分裂症、中毒性或颅脑创伤所致精神障碍等。

4.对自身躯体的感知综合障碍　又称体象障碍,是指患者感到自己整个躯体或它的个别部分,如四肢的长短、轻重、粗细、形态、颜色等发生了变化。患者感到身体变得很轻,一阵风似乎就能吹到天上去;感到自己身体变得特别高大,好像巨人一样。手臂变得很长,一伸手似乎就达到隔壁院里。有些初期精神分裂症患者不断地照镜子(所谓"窥视症状"),看到自己的脸形变得非常难看,两只眼不一样大,鼻子和嘴都斜到一边,耳朵大得像猪耳。虽然患者还知道自己的面孔,但模样却产生了改变。如提醒患者用眼睛衡量时,体象障碍可以暂时消失,但不用目测时,体象障碍则重复产生。这些症状可见于精神分裂症、脑肿瘤、癫痫性精神障碍、脑炎等。

（四）观察

1.非精神病性幻觉特点　与精神病性幻觉相区别具有重要临床意义,前者可见于正常人,其特点如下。

（1）在特定条件下出现：如催眠状态、幻想状态等。

（2）非频繁和持续出现。

（3）不产生行为影响。

（4）存在现实检验能力：如吸食苯丙胺类物质后可产生幻觉,但同时存在现实检验能力。

（5）容易纠正。

2.对幻觉所持态度和反应　下列几种精神疾病对幻觉反应具有代表性。

（1）器质性精神障碍：当存在幻觉时会沉浸在幻觉世界中,表现惊恐,出现危险行为。幻觉出现同时常伴意识障碍。

（2）抑郁症：对幻觉（尤其幻听）内容表示认同态度,一般不害怕,例如听到幻声"你是失败者,你缺德",患者认同自己确实无能,是邪恶者;听到幻声"杀死你",则认同自己活该,早就该死。

（3）精神分裂症：有下述特征。

1）双重定向：接受幻觉,又接受现实知觉,例如一方面听到幻声称其是魔鬼（仙人、皇帝）,又体验是凡人。

2）对于诋毁的幻声表示气愤,显示对抗态度。

3）第三人称幻听与精神分裂症关系密切。

4）有的患者情感反应无所谓或呈喜悦。

3.幻觉的隐瞒和伪装　幻觉是精神疾病的常见精神症状,所以确定幻觉的存在和其特点是进行正确诊断的重要步骤。但很多存在幻觉的患者常加以隐瞒,隐瞒的动机与丧失自知力或无所谓态度有关。所以临床工作不仅要善于询问,而且要细致观察,对空谩骂和自言自语或独自发笑是存在幻听的常抱态度。但即使问及,也常遭否定。

伪装幻听是诈精神病者的常用技巧,识别时重视下列几点。

（1）幻听暴露突然、主动。

（2）幻听特点不符合精神疾病规律,容易受到暗示影响。

（3）呈单一症状。

（4）强调与某特殊事件有关。

（5）只有本人供述,缺乏客观证明。

第四节　思维障碍

在精神症状学中,思维障碍最难描述,其原因之一是各学者对思维障碍的归类认识不一致;其二是,思维障碍比较抽象,因此当在临床工作中发现某思维障碍时不容易确切辨别。思维障碍的归类方法有两分法,分为思维形式障碍及思维内容障碍;也有三分法,即将思维形式障碍再分为思维联想障碍和思维逻辑障碍;也有人再从思维联想障碍中分出思维自主性障碍。本书为了叙述方便,将思维障碍分为:思维形式障碍(包括思维联想障碍及思维逻辑障碍);思维速度及数量障碍;思维被占有或控制障碍;思维内容障碍。

一、思维形式障碍

(一)思维联想障碍

1.思维散漫及破裂性思维　联想结构松弛,内容散漫,对问题的叙述不够中肯,也不很切题,缺乏一定的逻辑关系,以致使人感到交流困难,对其言语的主题以及用意也不易理解。严重时发展成破裂性思维,概念与概念之间完全脱节。如果破裂性思维这种表现形式出现在有意识障碍的背景上,则称为思维不连贯。

在临床工作中为了发现患者是否存在思维散漫,医生需要有足够耐心,让患者自然地陈述,一问一答式的精神检查方法发现不了思维散漫。判别时还要了解患者原来的讲话习惯,因为有的人生来的讲话习惯就有些"散"。不要听患者讲了几句话,就轻易判断为思维散漫。

与患者接触过程中,还经常会遇到言语不切题现象,此时患者对提问的回答显得含糊、不切题,甚至无关,此现象与思维散漫不同,前者是患者在回答问题时的表现,后者是自发性言语中的话题转移。

2.接触性离题　可以认为精神分裂症有特别价值的一种思维联想障碍。在与精神分裂症患者交谈中可感到其有时离题,但并不完全离题。有人比喻,患者的谈话如在"打擦边球"。他的话和医生的提问沾了一点边,接着就离题,而患者接下去往往还会一而再再而三地沾上点边,也就是不切题但并非完全无联系,给人的感觉是若即若离,就像一个钟摆一样,来回摆动,却很难在中心的地方停下来。这种离题对诊断精神分裂症具有特征意义。可以这样来认识这种障碍的特点:患者的思维一半是正常的,一半是病理的,这种正常与病理交叉在一起,听起来"有正常的部分,也有异常形式"。

与思维散漫区别:在于后者①概念间联系不紧密。②完全离开主题。

(二)思维逻辑障碍

联想是遵从一定逻辑规律的。如果没有了正常的逻辑规律,就称之为推理障碍。在不少教科书中,将这一部分内容放在思维内容障碍或单独的逻辑障碍之中来描述,因为这种思维的内容障碍的确很明显。但是,从语言学上来说,这种障碍或异常与联想的关系更为密切。逻辑障碍的表现很多,这种思维的推理结论明显不符合逻辑,在上句和下句之间没有逻辑关系。可能是错误的归纳推理,也可以是按照前提所获得的结论,但并非妄想。逻辑障碍可能导致妄想,也可能是妄想的结果。

思维逻辑障碍常见有下列几种。

1.概念错乱　患者对概念曲解,或者将另一种不相干的概念置换、合并或混杂在一起。表现古今不分、中外不分、幻想与现实不分;或者张冠李戴,把不同的时、空间事物糅合在一起。如患者认为"自己是莎士比亚与诸葛亮的父亲",主要见于精神分裂症。

2.思维矛盾　属于矛盾症的一种,患者思想中出现两种对立的观念,且并行不悖,处之泰然。为精神分裂症的基本症状之一。

3.内向性思维　又名"孤独性思维"。指患者的联想与推理,只有他自己懂得,别人完全不能理解而莫名其妙,是精神分裂症的特征性症状。如一患者说"世上万物生长靠空气和阳光,所以我可以不吃饭,只要有空气和阳光,就能一辈子生活下去"。

4.词语新作　指患者自创新字或新词,或者用奇怪的图形或符号来表示只有他自己理解的特殊意义。这种新词也可能是将几个不同的字凝缩而成,则称为"概念凝缩",主要见于精神分裂症。有一个患者整天写 RAT,问他为何老是写"老鼠"这个英文单词?他回答"不是,"说"R 是人,A 是房屋,T 是两个人住在房子里,意思是婚姻美满。"

5.病理性象征性思维　为了表示这种象征性思维不是正常人的想法,所以冠以"病理性"三字。这种思维障碍的特点是把抽象概念与具体概念混淆在一起,而患者全不察觉其不合理性。存在概念的转换或替代,但替换的概念之间,仍然存在一定的关系,或象形,或有象征性意义的联系,而不是毫无联系的。例如有一个精神分裂症患者,剪坏了所有黑色衣服,捣毁了黑板及家中黑色外壳的电视机,究其原因,称"黑色"代表"死亡与毁灭",为了逃避这种厄运,才这样去做。所以他以破坏"黑色"物品的具体行动表示其逃避"死亡与毁灭"的抽象概念,而这种行为动机只有他本人才了解。

需要与相关症状鉴别,例如一患者看到家人在桌上滚动鸡蛋,理解叫他"滚蛋";见家人扫地,意指把他"扫地出门",这是关系妄想,不是象征性思维。还有如外出看见"10"路公交车开来,以为骂他是"贼",这既不是"音联",也不是象征性思维,也是关系妄想的一种形式。

6.隐喻性思维　这是指这样一种情况,患者存在荒谬判断,将两件不相干的事情简单地拉在一起或者等同起来;人们对这种思维进行分析后可以发现,实际上患者在说话时省略了关键的词(字),如果将省略的词(字)加上,其话就可以理解。例如,某患者对医生说:"你是一条鱼。"显得荒谬,如果改为明喻,加上"好像"两个字,即成:"医生你好像一条鱼,"形容这个医生圆滑,像鱼一样抓不住。

7.逻辑倒错性思维　是逻辑推理过程中的错误,例如有患者不吃荤菜,称"因为人是动物,因为肉类都是动物的尸体,因为人不能吃自己的尸体,所以我不能吃肉。"三个"因为"的前提正确,但推理错误,因此得出错误的"所以"结论。

二、思维速度及数量障碍

又称思流障碍或思维过程障碍。

(一)思维贫乏

对精神分裂症来说,具有特殊意义。思维贫乏是指联想的数量减少,概念短缺,内容空洞贫乏,词汇减少,言语单调。患者对精神检查合作,是判断是否存在思维贫乏的前提,因此检查者应让患者有足够时间回答和发挥。如果患者对精神检查不合作,不言不语或随意作答几语,就不要简单地判断为思维贫乏;还有就是在抑郁情绪下,患者思维言语显得迟缓,这种情况也不要认为就是思维贫乏,因为他是"讲不出"而不属于"无话可谈"。这些都是临床工作中常需避免的错误。

有时也可发现,有的患者话虽不少,但其内容含糊、重复、刻板,谈话中仅使用了些空泛的词汇,而缺乏实质性的思维内容,这种"空洞的哲学"也属于思维贫乏的表现。

(二)思维奔逸

为思维的加快和量增多,是一种兴奋性的思维联想障碍。主要指思维活动量的增多和转变快速而言。患者联想过程异常迅速,新的概念不断涌现,内容十分丰富。思维有一定目的性,但常常为环境中的变化吸引而转移其话题,不能贯彻始终(随境转移),或按某些词汇的表面连接(同音押韵,音联)或某些句子在意义上的相近(意联)而转换主题。患者表现健谈,说话滔滔不绝,口若悬河。患者自觉脑子特别灵,反应特别快,好像机器加了"润滑油"那样,不加思索即可出口成章,如从事写作,则颇有"下笔千言","一挥而就"之势。患者思维过程的逻辑联系非常表浅,结论虽不荒谬,但往往肤浅、轻率而不深刻,给人以缺乏深思熟虑或信口开河之感。由于思维常转换主题,不能贯彻到底,往往一事无成,缺乏客观效果,此类症状多见于躁狂症。

(三)思维迟缓

是一种抑制性的思维联想障碍。与上述思维奔逸相反,以思维活动显著缓慢,联想困难,反应迟钝为主要特点。因此患者言语简短,语量减少,速度缓慢,语音低沉。从谈话过程中可以看出,患者回答问题非常困难,虽然作了很大努力,一个话题半天也讲不出来。即使写一个简单的字条,几小时也写不出什么来。患者有强烈的"脑子变得迟钝了"的感觉,并为此而苦恼、着急。此类症状常见于抑郁症。

(四)病理性赘述

患者表达主题时极其迂回曲折,迟迟才达到目标。在解释某事的过程中,患者有时会讲出冗长乏味的细节,有时会做出附加说明。如果不打断他或督促他突出要点,这种赘述性回答或叙述会长达几十分钟。检查者往往不得不打断他的讲话以便在指定的时间内完成病史的询问,这种情况也可称之为"绕圈子"。赘述可与言语内容贫乏或丢失谈话目标同时存在,但它与言语内容贫乏不同,含有过多细节。也不同于失去谈话目标,如果给患者足够的时间讲话,最终仍能达到中心话题。它又不同于言语啰嗦,因为没有太多的重复。赘述主要见于老年性痴呆与其他器质性精神障碍。

(五)持续言语

其特点是患者对前后不同的提问,总是用前面已经回答过的话来回答,往往限于语句的末端部分。如医生问:"你今天来做什么?"患者答:"看病。"以后医生又接着提问其他问题,患者却仍然回答:"看病。"主要见于器质性精神障碍及癫痫患者。常与持续动作同时存在,称为持续症。

(六)重复言语

这是指患者常重复他所说的一句话的最末几个字或词。此时患者意识到这样是不必要的,但自己却不能克服,也不因当时环境影响而产生变化。例如:患者说:"这是一个什么问题,问题,问题,问题。"多见于癫痫与脑器质性精神障碍。

（七）刻板言语

刻板言语是指患者机械而刻板地重复某一无意义的词或句子。如患者总是重复"给我做手术吧！给我做手术吧……"。主要见于精神分裂症。

（八）模仿言语

是指患者模仿周围人的话，周围人说什么，患者就重复说什么。如医生问："你叫什么名字？"患者同样说："你叫什么名字？"又问："你今年多大了？"患者模仿说："你今年多大了？"上述症状常与刻板动作、模仿动作同时存在。常见于紧张性精神分裂与癔症。

（九）缄默

主要表现缄默不语，百问不答，也无主动言语，往往与违拗、木僵等症状同时存在，主要见于紧张型精神分裂症。不要与不合作时的不愿回答相混淆。

三、思维被占有或控制障碍

主要表现如患者感到难以控制自己的思维，不能由自己做主，如强迫观念；或者感到是由外界力量所强加，即强制性思维；或者感到自己的思维被控制或操纵；或者感到自己的思维被洞悉或被播散；或者感到自己的思维被外力剥夺等。以上总的可归属于不随意体验，其共同的特征如下：①体验内涵的来源不论是自我还是来源于非我或异己，都有一种被动感或身不由己的体验或无能为力的感受。②这种体验不是通过具体感官而感受到的。③因违背个人意愿，而呈自我失谐性。④体验表现与心理因素或环境很不相符，它有时是心理冲突的变形形式。⑤只能说明或描述，不可理解或解释。⑥具有病理特征性。

不随意体验主要包括下列3种。

（一）强迫体验

Schneider对强迫症状下了一个很好的定义：强迫症状是一种患者自知不对，但又毫无理由重复呈现，不能从其意识中解脱出来的症状。实际上其过程是强迫与反强迫的"斗争"，一种意念或行为的产生，立即伴有另一种抵抗这种意念或行为的冲动，由此引起了持久战。此过程主体仍然体验到这两种相反的意念都是自己的，而非外界或他人的，这种体验与心理刺激因素很不相称，它是心理冲动的变形形式，具有不可理解性的特征。同时由于两种意念的争斗使人产生强烈的不悦情绪，主要原因是"控制不了"而成自我失谐性表现，典型的强迫现象见于强迫症。

要与下列情况鉴别。

1.与强制性思维

2.正常的回忆和幻想　与强迫性思维不同，前者：①内容与重大的事件背景有关，回忆和幻想具有意义。②不一定感到痛苦。③无抵抗志向，自我和谐。

3.对立性强迫观念与矛盾观念　后者见于精神分裂症。强迫观念自觉存在，有抵抗意向；矛盾观念的存在不自觉，无抵抗意向，因此无痛苦体验。

4.创伤后应激障碍（PTSD）的闪回症状　与强迫观念的区别，前者：①存在异乎寻常的生活事件。②症状对个体有重大意义。③有情感体验。

（二）强制体验

是一种快而迅速的不随意体验，也就是患者强烈地感到他的意志不起作用，精神现象的出现完全违背了他的意志，使他不快而呈自我失谐性。由于它来得快而凶猛，患者根本来不及抵抗，感到完全无能为力，实际上也不存在持相反意念的意志抵抗；患者也并不感到自己的心灵中还有另一个意志在起作用，与外界因素也无明显联系，一般见于脑器质性精神障碍或精神分裂症。

（三）异己体验

在正常情况先由意志发动的和中止的活动被患者体验为由某种无形的力量所发动或中止，这种体验叫异己体验。意思是说，患者的意志为异己的或被异己化了。异己体验是一种原发性病理体验，它既不体现患者的任何动机和目的，也无法将其与人格或生活事件有意义的联系起来加以理解，因此具有不可理解性或不可解释性。但是这种体验往往是违背患者的意愿，在表达上它有"抵抗"之意，但在操作上，由于为"非我"所有，只能望而兴叹。异己体验是精神分裂症的特征性症状。

异己体验包括思维被广播，思维中断（被剥夺），思维被插入，躯体、情感和冲动的被动体验、强制性思维、假性幻觉、被控制感等。临床检查思维中断时，要排除患者是因内外原因引起干扰思路有关的条件。思维被广播需与思维被洞悉感及读心症区别，均已前述。思维被广播与关系妄想之区别，前者"我的想法电视（电台）里播了出来"；后者"电视（电台）里播出的节目在启发我、批评我"。

（四）被洞悉感

又称被揭露感，虽常见于精神分裂症，但非精神分裂症所特有，需要注意。可见于下述情况。

1.与心理因素有关　与心理因素相关的被揭露感有两种情形，其一与某种心理事件相关；其二与人格特征有关。前者可能没有病理性的意义，随着时间的推移会逐渐消失。例如，一个人有隐私而生怕别人知道，尤其是做了重大的错事甚至做了犯法的事情，愈害怕就愈觉得很可能别人已经知道了自己的心事。这种担心害怕的心理使"可能"简直成了"事实"。但如果得到别人的理解、同情和解释，当事人冷静下来后也会知道，那主要是自己顾虑而并无确证表明别人已经知道了秘密。

一些人的人格是以敏感和猜疑为特征，对于某些人格障碍的人来说就更明显。他们倾向于捕风捉影，他们有强烈的耻辱感和内疚，也可以强烈的自负或自恋，可以在本人并无不可告人之事的情况下感到别人知道了自己的事情或心情。这种人喜欢分析别人的言谈举止或态度，力图发现别人的"言外之意"或"别有用心"。

2.与特殊的神经症有关　被揭露感也可见于神经症，所谓特殊"神经症"，主要是指对视恐惧症或社交焦虑症。这类神经症患者除了可存在被揭露感之外，往往伴有牵连观念（此时称超价观念更准确）。由于在特殊的场合下出现了障碍，愈控制愈出问题，于是患者的回避行为便由此产生。我们这里说的出问题,就是患者在社交过程中,感到别人在看自己,感到自己的表情不对劲,感到自己的眼神流露出一些"邪恶"的想法或念头,而且别人已经看出来了,于是周围人一举一动好像就是专门针对自己的,这样,患者本人就更加相信,别人知道了自己的内心想法。虽然患者自己也清楚地知道别人不可能用特殊的方法刺探自己的心事,但事实让患者相信,别人从自己的表情或眼神知道了自己的想法。这种情形似乎只有社交焦虑症或对视恐惧症才可以见到。

3.原发性被揭露感 这种情况似乎只见于精神分裂症。当患者出现原发性被揭露感时,其并不是根据别人的言行作出判断,也不是根据妄想、幻听或猜疑恐惧心理所致,更不是从周围的情景变化来判断;也就是说,没有任何原因让他产生这种感觉,他似乎"直觉地"感到别人已经知道了他的思想,对这种感觉和体验说不出理由,谈不上根据,实际上他也不需要任何根据,有了这种体验和感觉就足以说明问题。因此对于精神分裂症来说,这个症状很有诊断意义,因为它属于原发性病态体验。这种情况下,往往还有其他的精神分裂症的特殊症状,如异己体验等。这种情况与妄想知觉有类似的现象。

4.继发性被揭露感 在精神病态下,尤其是偏执性精神病以及精神分裂症的患者,受到其他精神症状,如妄想、幻觉以及异己体验或异常情绪影响下,把别人的言行错误地理解为已经知道了他的思想。这种情况有以下几种情形。

(1)感知障碍:当患者听到很多人议论或评价自己的事情(幻听)时,推论自己的一些事情,特别是内心世界被知晓。另一种是感知障碍的思维鸣响或思维化声,当患者想到什么,他就可以听到说话声讲出他想的东西,这种情况在患者看来,不仅自己可以听到,别人也能听到,因此而产生内心被揭露感。

(2)思维障碍:在思维障碍基础上,特别是物理影响妄想的基础上产生内心被揭露感,这些患者认为,自己的精神活动,如思维、情感、意志、行为等受到外界某种力量的干扰、控制、支配和影响,这种力量可能是计算机、电波、卫星或某种仪器。这是一种异己体验,也是一种病态体验,患者可在此基础上产生内心被揭露感,因为患者觉得这是通过被控制或监控而被知晓的。另一种情形也可以见于妄想气氛或妄想心境,前者是患者突然感到气氛不对头,异乎寻常,感到紧张,有"要出事"或"出了什么事"的感觉,因此会产生内心被揭露感。有时连客观的气氛也没有,患者突然产生一种危险迫近或危在旦夕的恐惧心情,但危险具体是什么患者并不清楚,这是妄想心境,似乎觉得自己的内心被别人知道了,由此产生内心被揭露感。第三种情况是被害妄想的基础上可以产生被揭露感,如被跟踪、被窃听等,都是产生继发性被揭露感的原因。关系妄想同样也是产生继发性被揭露感的重要原因之一,患者觉得报纸上、电台电视里、其他人的言行等都是针对自己的,他会追究为什么会这样,其中之一就是"他们知道了我的事情",因此产生了这种继发性被揭露感。

(3)某些Schneider一级症状:在11项一级症状中,有一个症状叫思维被广播或思维扩散,这时患者体验到自己的思维活动不局限于自己的脑海里,而是已经超出了自我的范围进入外界,并被众人所感知,因此产生内心被揭露感,这是由于一种自我意识的界限性障碍所引起的。

四、思维内容障碍——妄想

（一）概述

在精神病学中，对妄想的确认与鉴别，无论在理论研究、临床诊断和司法精神鉴定方面，都具有极重要的意义。因为一旦确认患者存在妄想时，即可确诊其患有某种精神病，而可排除一切轻性或非精神病性精神障碍。因此，对有无妄想的诊断，必须特别谨慎。

精神病学中的妄想与民间所说的"痴心妄想"含义不同。它是一种病理性偏执观念，支配了人的思想、情感与意志行为；使其脱离了正常轨道，而出现一系列精神行为异常状态，并可造成意料之外的害人害己不良后果。

有些缺乏经验的医生有时可能将以下几种情况误认是妄想，包括①偏见。②迷信。③顽固的错误或超价观念。

真正的妄想具有以下特点：①并无事实根据，或者虽有某些作为妄想依据的细微情节，却被患者过分夸大与歪曲而构成。②不能接受劝导而改正，即使向他出具明确的客观否定证据，则仍坚信不疑。③妄想的内容与患者的知识水平、身份与社会地位则明显不相符。并非由于知识不足或误会引起的错误信念。

（二）妄想的分类

有下列分类方法。

1.**按照性质分类**　分为原发性妄想和继发性妄想。

（1）原发性妄想体验：属于一种原发性病理体验，它包含有妄想知觉、妄想气氛和妄想心境等。

1）妄想知觉：患者有一个真实的知觉，接着（时间长短不定）或几乎同时，便产生了一个妄想确信。妄想和知觉在内容上没有任何联系，但患者体验告诉他，妄想确信是在该知觉发生时出现的。知觉似乎给了患者某种特殊的启示，但究竟是怎样的启示，患者却说不出具体内容。我们曾见到一个读了两年的理科研究生某清晨跑步至铁路边时，他突然听见一老人在朗诵，患者立即确信，这个人很烦他。患者听见朗诵声是一个真实的知觉，既非错觉，也不是幻觉，但患者却确信，这个老头的确在厌恶他，虽然患者也说明厌恶他与朗诵声之间没有必然联系。显然，患者则是在听到朗诵声后歪曲了朗诵人的目的。

一般说，妄想知觉是在知觉的同时产生了异常意义。但也不一定在同时，有的妄想知觉与知觉相隔的时间不是几分钟、几秒钟，而是几小时，甚至几日几星期，也称之为妄想记忆，或"对往事的妄想性知觉"。看来，对妄想知觉而言，在知觉与其妄想之间的时间间隔长短是无关紧要的。

2）妄想气氛：兹举一例，某大学教师之子，某日随同事出差到某南方城市，一上火车卧铺车厢后，行李尚未放好便感到气氛异乎寻常，跟平时的出差感受不同，患者为此显得惊惶不安。同车的同事问其情况，他说"要出事"，看见乘警在车厢走动，就躲在洗脸间或厕所，以为是来抓他的，显得神色紧张；同车的同事安慰他，什么事也不会发生，不要害怕，患者认为同事在说假话，隐瞒实情，非要马上回家不可，同事无奈陪其中途下车，当日返家。回家后问家人如何，家人回答一切正常,但患者推断这是商量和安排好的,都在欺骗他。第4日出现被害妄想,内容明显而具体,并伴有评论性幻听。此时,妄想气氛随之消失,恐惧减轻。他认为迫害者原来是厂某领导,领导让其出差是一个幌子,而将其害死在路上以及害其家人是真。从以上的例子可以看出,患者的这种突发性体验实际上就是一种妄想气氛。

3)妄想心境:在有些情况下,并没有上述描写的那种客观气氛,患者突然产生一种危险迫近的恐怖感,但究竟是什么,患者并不明确,此种心情恐惧,称妄想心境。随着妄想内容的明确化,没有具体内容和明确对象的恐惧不安心情也就趋于消失。

(2)继发性妄想:是在已有的精神障碍基础上发展起来的妄想,有下列几种。

1)在幻觉影响下产生的妄想。

2)在情感障碍时产生的妄想,躁狂时可见夸大妄想;抑郁时可有罪恶、贫穷及虚无妄想。

3)先有内感性不适,然后发展为疑病及被害妄想。

4)意识障碍恢复后发展的妄想,妄想内容与意识障碍中的体验有关,例如谵妄时看见可怕的人欲杀害他,清醒后坚信有人迫害。做梦的情况也是一样,梦醒后把梦中的事当成事实,例如听到有人在梦中告诉他,现在的父母不是血统父母,梦醒后出现非血统妄想。这种妄想称为后遗性妄想。

5)与记忆障碍有关:被窃妄想常是在记忆障碍的基础上发生,多见于老年期精神病患者及老年性痴呆早期。

6)智能障碍者由于推理判断缺陷而产生妄想性解释。

7)其他,如一种妄想基础上所产生的另一种妄想。

2.按照结构分类　　分为系统性妄想和非系统性妄想。

(1)系统性妄想:结构严密,对象不泛化,推理性强,内容固定,情感常保持稳定,见于偏执性精神障碍。

(2)非系统性妄想:结构不严密,对象泛化,推理荒谬,内容多变,常伴其他精神活动不协调,常见于精神分裂症及其他精神病。

为了分辨妄想的结构情况,通常可通过下面五个方面进行了解,简称"五W",以被害妄想为例:

Where 在何处、何地迫害你?

What 用什么方式迫害你?

Who 谁在迫害你?

When 迫害从何日开始?

Why 为什么迫害你,或通过迫害要达到什么目的?

3.按照内容分类　　有很多分类法,这里简单分为对己不利及对己有利的妄想两大类。

(1)对己不利的妄想:如关系妄想、被害妄想、被跟踪妄想、被毒妄想、物理影响妄想、嫉妒妄想、罪恶妄想、贫穷妄想、虚无妄想、体臭妄想(认为自身发出一种怪味,令人讨厌)、附体妄想等。

(2)对己有利的妄想:如夸大妄想、名门(出身)妄想、钟情妄想、赦免妄想等。

（三）妄想有关的理论和实践问题

1.关于妄想的判断标准　长期以来,临床上判断妄想的存在是根据传统的"三个条件",应该说这样的妄想判断标准已为大家所熟悉,并沿用已久。但在学术界对此认识并不一致,有人认为这样的判断标准并不完善,因此还值得推敲。

许又新教授提出判断妄想的以下标准可做参考。

(1)妄想是一种坚信或确信,它不接受事实和理性的纠正,可以说是不可动摇和不可纠正。有一个女患者,十分坚定地认为自己亲生母亲是香港一歌星。其母为此领着她走亲访友引证事实,把出生证拿给她看,也难以纠正.而且还说:"假的还不好做吗? 生母就是生母,养母就是养母,这两个是不可能替代的。"结果让其母亲泪流满面,而其却视而不见。

(2)妄想是自我卷入的。A.Clare(1980 年)说:"妄想是自我卷入的,它包含着对个人极为重要的感受。"实际上,妄想的核心判断总是包含着"我",诸如"我有罪"、"我的爱人和某人有暧昧关系"、"人们在迫害我"、"上街时很多人的言行都是针对着我"等。可见,妄想的内容与个人的需要、恐惧或安全感等密切相关。很少有不涉及到"我"的妄想,只有少数被害妄想的患者可将被害对象涉及家人或亲人。实际上,这还是以"我"为中心,被害的对象是"我和我的家人"。因此,妄想是与"我"不能分开的。否则就应该审查这种妄想的可靠性了。

(3)妄想是个人独特的。这就是说,妄想是某个人所独有的信念,而不是任何集体或者与他人共同享有的信念。在此有两方面的情况。某一坚信被无线电和人造卫星干扰并被窃取内心思想、相信有人在害自己的精神分裂症患者,十分明确地表示:"其他人不可能有这种感受和思想,就是我一个人有。"但却不能解释其中的道理。另一种情形是妄想的存在明显有别于该主体所在文化群体或亚文化群体所拥有的信念,例如,带有宗教色彩的妄想在 19 世纪比现在更常见,这大概反映了过去宗教活动在一般人的生活中起着较大的作用。实际上,迷信或宗教在现代大城市中也有相当基础。正是由于每个正常人头脑里都浸透所属文化的价值观,妄想则容易被人们所辨认,因为同一群体对此信念不可能接受。从群体接受程度来看,接受程度越小,妄想可能性越大。真正的妄想,同一群体中,只有所属主体接受,并坚信不疑,此乃个人独特性所在。

2.妄想与其他变量的关系

(1)性别:这种情形特别见于钟情和嫉妒妄想等。①嫉妒妄想更常见于男性。患者可跟踪其配偶,并暗中监视,检查衣物、内裤精液等,也可伴有攻击或暴力行为。②钟情妄想,两性均不多见,但女性多见男性,有钟情妄想的女性可能坚信她被一个通常难以接触的男人所爱,他通常有较高的社会地位,近来也见到青年女患者对某影星或歌星的钟情妄想,并可有性幻觉,甚至胎动与妊娠妄想。③替身妄想,即 Capgras 综合征,以女性较多见。

(2)年龄:一般来说,儿童患者很少有妄想症状,以语言表达形式障碍和行为异常较多见。随着年龄增加,妄想则有增多之势,特别是被害妄想、关系妄想、疑病妄想等。偏执型精神分裂症的发病年龄一般都高于其他类型。青春型患者,实际年龄多在青春期,可伴有性色彩内容,如钟情妄想。青壮年及晚发型精神分裂症可有较多的 Schneider 一级症状及异己体验相关性妄想,如物理影响妄想。年龄对妄想的影响,可能有两点关系:①与其性心理发展过程有关。②生活的经历为妄想提供了"素材"。

（3）婚姻：与婚姻直接有联系的有嫉妒妄想。没有结婚的人很少有此妄想。对钟情妄想中的"情人"产生嫉妒妄想的极为少见。离婚的患者可能对原配偶产生被害、关系、被控制妄想等。

（4）文化：涉及文化的变异较大，仅举一个众所周知的例子：与农村或山区人相比，城里人或"现代人"患者的被控制可能是卫星、计算机或其他科技的东西。这说明一个人所处的文化环境及自身经历对妄想内涵的作用较明显。

3.妄想的评估　对妄想的评估较困难，至于其严重程度我们也很难用以下两个指针来估计，即自知力和妄想导致的行为异常。众所周知，精神分裂症的"冷性"妄想是显而易见的，一边是丰富而严重的妄想，一边则是"稳坐钓鱼船"——情感上无任何反应。妄想的存在本身表明自知力的缺失，但自知力缺失并不一定表明有妄想存在，或自知力存在时也可有不同程度的妄想，因此，如何评估妄想是精神科医生十分关注的事宜。

一般而言，对妄想的评估要从多维进行，它至少应包括以下几方面：①起病之诱因。②严重程度。③妄想内容。④妄想结构。⑤有无幻觉以及幻觉的特点。⑥有无 Schneider 一级症状及其表现形式和严重程度。⑦病前人格（主要考虑有无偏执性人格、分裂样人格的特性）。⑧病程特点。然而，要真正地做到这些方面尚有实际操作性困难。单就其严重程度而言，我们可以引证一下几个常用量表中关于这方面的描述。

BPRS 中对妄想的评估是根据"相信程度和对行为的影响"来完成的，其规定：如患者已将其信念付诸行动，那么可算完全相信。按患者最近一周内主观体验进行评分，是 1～7 级的评定方法，具体描述和方法见 BPRS。

SAPS 中按 0～5 级评定。首先列出了被害妄想等 12 项妄想，分别以 0～5 级评定，最后列出妄想总评。其规定根据妄想持续时间、是否沉溺于妄想、相信程度以及妄想对患者行为的影响、荒谬程度来评价。即 0 无；1 可疑；2 轻度：妄想肯定存在但患者常对此怀疑；3 中度：患者对妄想坚信不疑，但可能偶尔出现并且对其行为影响甚小；4 显著：妄想牢固，频繁出现并影响患者行为；5 严重：妄想复杂、完整并泛化，妄想牢固并严重影响患者行为，妄想可能有些奇特或不寻常。

4.妄想的心理学解释　妄想作为一个精神病性症状，其心理学机制甚为复杂。有一位精神病学专家有一种精辟观点，他说："如果一个人已经超越了世俗的追求，妄想也就不会发生了。"

用心理学的方法分析妄想时，使人们自然而然地想到与妄想体验有关的妄想气氛、妄想心境，其中的情绪体验都较明显。妄想体验有几个阶段，从妄想心境开始，经过构成概念到通过个人努力修正他的整个认识观以便弄清其体验的含义，这一过程也就是妄想的形成过程。

以上这种解释较为粗略，故有时需要一些心理机制的补充。有些理论家试图用逃避不愉快的形式来解释妄想，Buad 及 Mill 提出妄想是一种对逃避罪恶感和羞耻感事件的解释。精神分析学者则认为："我爱他，他不爱我，因此我恨他。"由于投射心理机制，在潜意识里转变为"他恨我，他要害我。"学习理论者认为，妄想的形成好像建筑在"为了回避某些高度不愉快情绪的一种学习过程"，诸如："我恨他，"可有不愉快体验，甚至有罪恶感或羞耻感，为了减轻或回避这些体验而有了"他害我，所以我恨他"的结果。

　　另一种心理机制被认为是出于个人欲望与环境冲突,便将内心的期望或矛盾归结为外界原因所造成的,从而形成妄想。特别是这种冲突下的焦虑会加强、促动这种"归因外化",而且还歪曲了感知,最后形成妄想。

　　用性格向极端发展来解释妄想的形成是基于临床可观察到的现象,偏执型人格障碍不仅是妄想的"易患特征",而且也是病理妄想产生的前提性基础。曾有人指出,偏执性精神病患者与他人交往中所遇到的困难,最终易导致妄想的形成,其过程具有教条性和过早做结论的倾向。而且敏感多疑是其另一特征。这时他往往坚信自己是阴谋的牺牲品。也有的学者认为这种人的情绪体验较一般人持久,这类情绪体验带来的感觉往往会累积起来,使思维发生畸变。

　　5.妄想与超价观念　　在临床上,两者的鉴别难度很大,而且更重要的是由于鉴别不慎,导致诊断误差,从而造成法律纠纷的并不少见,近年来这类案件有增多趋势,需要临床医生重视。

　　超价观念也是一种直接涉及自我的一种确信,其与妄想区别的要点之一是"事出有因",并非毫无依据,或无中生有,而往往有一定的事实(虽然歪曲、不完全),推理上有些逻辑性,听起来颇有道理;也就是说,超价观念具有一定的可接受性和社会真实性。就人格与个人经历而言,超价观念是可以理解的。但是,超价观念常常导致人际冲突。重要的一点是,妄想确信的程度与将信念付诸行动的坚定和范围之间往往并不协调;而有超价观念的患者总是坚定地把它贯彻在可能的行动中。因此,两者并不在于严重程度上的差别。

　　超价观念如果与人格有联系,往往是敏感多疑的偏执性人格,但这种超价观念与人格的其余部分是协调一致的,也不导致人格改变。然而妄想总与人格的改变相联系,如果是持续多年的妄想,几乎都有人格改变。

　　超价观念是缓慢发展的,常有一件或多件带有强烈情感的事件作为起点或发展中的里程碑,往往长期存在并持续多年,充分发展形式多见于 30～40 岁,童年或老年开始的超价观念较少。

　　有超价观念的人,可觉察到自己的信念、价值观和周围人有区别、有分歧,为了减轻这种分歧造成的紧张不安,患者往往积极进行"以理服人"般的"传道活动",利用各种机会和采取各种方式,不惜与人争辩不已。只要有听众,患者便不知疲倦地"传道"。这与妄想的"冷"活动形成对比。除非妄想还处于妄想知觉、妄想气氛或妄想心境阶段。妄想的"冷"主要表现在:①不问不说。②有些患者即使妄想存在,但却守口如瓶,甚至在生活或待人接物中不表现出来或偶尔流露一点。③可以没有任何行动。

　　妄想是一种病态的体验,应该说,体验在先,才有了一些可解释的现象,这些现象作为一种正向反馈,加强了患者病态的妄想体验。例如,有被害妄想的患者,对视察到的一切都用自己的价值观来解释,不利的、非我的、负面的都是"别人害我的证据"。妄想进一步得到加强,结果患者的坚信不疑更加坚定,因此坚信某人还会"继续下去"地害自己。而超价观念却是"回顾性的",没有"前瞻性"。往往是对过去的认同。所以妄想是与超价观念的区别还在于这种认同方向有差异。

　　从内容上来讲也有些区别,这是比较常用的方法。从程度上说,妄想也有等级,例如钟情妄想、非血统妄想、变形或变兽妄想,因为内容很荒谬,没有什么根据,在患者看来也不需要任何根据,同时妄想与患者的其他心理活动之间亦缺乏联系。面对这样妄想,即使是没有精神病学知识的人,也会觉得荒谬而不可理解。

但是下列妄想与相关观念(即超价观念)的鉴别就不那么"一目了然",主要是被害妄想、关系妄想和嫉妒妄想,现分述如下。

(1)被害妄想与被害观念:有下列情况之一,应考虑被害妄想可能:①想法的产生事出无因,毫无客观事实根据。②坚认被人饭里下毒、受电波照射等。③在别人看来并不介意的生活中小事,患者却确认为如有人雇员弄坏他的钢笔,把鞋带给丢掉等。④认为迫害自己的人联合起来,形成了集团或帮派。

另外从内容上进行分析也有助于区别被害妄想和被害观念,例如"发明得不到认可"、"别人踩着自己的肩膀往上爬"等都是被害观念的常见内容;还有具被害观念的人对于现实的态度往往限于感到受压制、排挤、被人瞧不起、造成不能抬头、生活困难等,而不是本人(或家属)会被谋害等,所以其提出的请求或上访目的仅要求解决以上具体问题,而并不是要求追究"揪出黑手"、"摧毁黑帮后台"等。

(2)关系妄想与牵连观念(或援引观念):有的教科书把关系妄想和牵连观念同列,都认为是妄想,并不适当。因为牵连观念是一种超价观念,并不是妄想。虽其觉得或认为别人的言语行动在指向自己,但仍感到根据不足,也并不坚信不疑,有时也能认识这是他主观上的感觉和想法。

牵连观念的产生与人格特点很有关系,如争强好胜、爱面子、自卑的人容易出现,他们对自己的这种体验感到困惑,但又保留着批判能力,但牵连观念仍照样出现,因此痛苦不已。

癔症人格的人遭遇不愉快体验时可以有牵连观念。其他如敏感而羞怯的人、社交障碍的人、具偏执性人格的人等都容易产生牵连观念。

牵连观念如果坚信不疑,不能据理说服就是关系妄想,两者的鉴别有时比较困难,那就要进行必要的随访,而不是局限于一时的检查发现。

(3)嫉妒妄想与嫉妒观念:嫉妒妄想最不容易与超价观念性质的嫉妒观念相区别。临床上,我们往往通过各种方法找证据,如果有证据,就不是妄想,没有证据就是妄想。显然这种方法是不够全面的。它不是区别妄想与超价观念的根本方法。

嫉妒是一种非建设性的情感。无论是可理解的嫉妒还是病态嫉妒,或嫉妒妄想都严重地损害着夫妻关系。然而这三种嫉妒却是完全不同的,特别是性质的差异。

嫉妒是一个相对广泛的概念。但是精神科所谈及的嫉妒,主要是性的嫉妒。

嫉妒意味着一种不公平感和不愿意与人分享,是一种对异性配偶的所有权和占有的特殊态度。所以性的嫉妒几乎只发生于夫妻之间,往往人格在其中起重要作用。

可理解的嫉妒主要指女性"红杏出墙"或者男性拈花惹草,当然要引起对方的嫉妒。这种可理解性主要针对社会道德规范而言,因为人的行为不符合社会规范时,就会受到一种谴责。所以有些人认为,这种嫉妒是"人人都有的"。因此具有可理解性。

病态嫉妒是一种超价观念。其行为和态度是很明显的,也就是说,病态嫉妒者将自己的态度和情感投入到行动中,可以对对方任意猜测、想象,但感受是真切而痛苦的,因此常常使家庭没有安宁。同样可以发生跟踪、监视、检查、审问等侵犯人权的事情,甚至暴力事件行为。这种情况往往见于偏执型人格障碍者,以及"醋心过重"的妇女和"大男子主义"者。病态嫉妒者对所认为的"情敌"有明显敌意，可以有严重的暴力行为；而嫉妒妄想者往往只攻击配偶，而较少攻击"情敌"。

嫉妒妄想，有的可能是病态嫉妒的发展，但非必然。嫉妒妄想被视为"对婚姻不忠实的妄想"，几乎只见于已经结婚的人。男性多见。他坚信妻子不忠实，即使没有证据也毫无迹象，患者不顾事实，而荒谬无稽地称妻子有外遇。患者想法的荒谬和不可纠正的特点对于诊断的意义较大，远远超过追究那些过去可能发生过的夫妻矛盾。

如果进一步区分病态嫉妒与嫉妒妄想，还可以从其他方面来认识。一般而言，对于病态嫉妒，女性显著多于男性；而嫉妒妄想者，男性显著多于女性。前者与人格有关，可以从其人格缺陷或障碍中找到解释。后者是不可理解的，是精神病的表现，最常见于偏执型精神分裂症和慢性酒精中毒。

在检查嫉妒妄想患者时，我们往往要求患者说出自己的证据，患者其实没有客观证据可言的，也确实说不出所以然。充其量说，对方外出买东西或去逛街时间太长，或者在马路边等车时东张西望等。显然这些不是证据，而是患者在妄想情况下的一种"推测性"解释。这些小事情与病态嫉妒的"要坚决捉奸在床"的决心和行为相差甚远。这说明嫉妒妄想和病态嫉妒存在差异。病态嫉妒不属于一种精神病性症状，而是一种超价观念，除多见于人格障碍与人格缺陷者外，也可见于正常人。在司法精神鉴定时，必须与嫉妒妄想严格区别，因为两者责任能力的评定有原则性不同。

6.妄想在诊断中的注意　由于妄想在诊断中的特殊地位，因此临床医生都会较专心地去发现面临的患者是否存在妄想，由于过分心切，往往会出现判断失误，为了做到谨慎，在临床工作中需注意下列环节。

（1）妄想的认定过程：在发现患者暴露某种想法时，首先要注意与有关精神现象进行鉴别，不要捕风捉影地一听说有"怀疑"、"迫害"等词就先占地认为就是妄想，猫在捉到老鼠之前，先要看清面前出现的是否是老鼠。

例如有一个患者，其突出的行为表现是不敢外出，称其原因是总觉得外面有人注意他，这种诉述有几种可能：①社交恐怖。②强迫观念。③超价观念，被注意感。④被跟踪妄想。为了搞清就需要询问一系列问题，如：如何体会到有人注意？'是陌生人还是熟悉人在注意？他们是真的在有意识的注意你，还是你自己的想法？除了注意之外，还采取什么方法在对付你？为什么有人注意你？等等。通过这样深入一问，大致就可明了精神现象轮廓，这是发现患者暴露某种体会时的必须检查过程。

其次是要进一步了解其想法的心理、环境和人格背景，以区别是超价观念还是妄想，是原发性妄想还是继发性妄想。

接下来是划分妄想内容的类型，是被害妄想还是嫉妒妄想等，尽可能做到名称到位。难以归类的情况也不少见，因为现在书籍中记载的都是传统性名称，随着时代发展，一定会有新的妄想内容出现，这时就要创造性地使用新名称，但注意不要任意地创造新词。在这里还要提的是，有些医生喜欢用"猜疑"一词，甚至描述时既说患者有被害妄想，同时又说存在猜疑，这其实大可不必。猜疑之词概念太笼统，不是精神科专业用语，如果肯定是妄想或者超价观念，就可明确标明。只有在精神现象的病理意义尚未阐明之前，作为描述才适用"猜疑"一词，但也只是权宜之计。

明确是妄想之后,最后还需了解一下患者所抱的态度,对妄想对象是"逆来顺受"呢,还是"以牙还牙",后者需提防暴力行为,这种了解无论对保护其他人安全还是保护医护人员安全都是必需的。

(2)妄想症状的记录:有的病史仅简单地记录妄想名称,而不记述患者具体的描述内容,这样的病史记录如果一旦需要进行诊断复核,就经不起考验。患者以后可以不暴露,或称"当时只是讲讲气话"、"随便说说的",复核者就会显得左右为难,这样的事件现正日益增多起来。所以遇到合作患者,一定要伺机一问到底,当暴露充分时,一定要非常详细地记录下其原始陈述,而且要多次进行精神检查。

第五节　情感障碍

情感、情绪和心境三个名词在精神病学中经常通用,尤其是情感和情绪并无严格区别。现在精神疾病分类也将原来的"心境障碍"改为"情感障碍"。

有的学者将情感分为正性和负性两种。正性情感包括高兴、喜悦、愤怒等,可增强生命活力;负性情感包括悲伤、抑郁、恐惧、紧张等,能降低生命活力。

一、病理性优势情绪

指在精神活动中占明显优势地位的病理性情绪状态,其强度和持续时间都与现实环境刺激不相适应。

(一)情感高涨

除了心境愉快之外,常伴有言语及动作增多,具有感染力,主要见于躁狂症。

与欣快的区别:后者①自得其乐。②不伴其他精神活动增多。③症状少变,与环境少联系。④伴认知功能障碍。⑤有器质性基础。

(二)欣快

其特点为诙谐、滑稽、表情轻松愉快,爱开玩笑或恶作剧。但言行往往愚蠢、幼稚,缺乏感染力,并常伴智能障碍。主要见于器质性精神病,以及慢性衰退的精神分裂症。

(三)销魂

处于一种特殊的喜欢愉快状态,或飘然如仙的心境,不一定伴有其他精神运动性兴奋。以海洛因"过瘾"时最为典型,也可见于酒醉、致幻剂中毒、癫痫症,以及器质性精神病、精神分裂症等。

(四)心境恶劣

表现情绪激惹、怨恨、愤恨、敌意、焦虑、烦躁,对周围环境及事物时时感到不满,因此易激惹发脾气。然而抑郁情绪不严重,较少有消极观念及行为。自己不愉快,还常引起周围人的厌恶；怨恨别人，而不是责备自己。还可经常有躯体不适感或疑病观念，主要见于过去所描述的抑郁性神经症。此外，癫痫症也可有此体验，具有发作性特点，维时较短暂，一般可在 1～2 日内消失。

与易激惹不同，心境恶劣时，主要处于情绪恶劣状态，处处事事感到不称心如意，"怨天怨地"，遇事时激惹生气；而易激惹只是在受到外界刺激时才引起激惹反应。亦与情绪抑郁不同，后者情绪低落突出，且持续存在，伴有精神运动性抑制，且自责内疚，自信缺乏，常存消极观念。

（五）焦虑

是一种常见的非精神病性精神症状，患者感到非常痛苦，甚至痛不欲生，并影响其社会功能。表现终日惶恐不安，提心吊胆，总感到会有不幸或祸事临头，但又不能说出所以然来。在严重焦虑时还可出现手指震颤、肌肉紧张、坐立不安、来回走动、搓手顿足，以及头昏脑涨、后颈僵痛等。主要见于焦虑症、抑郁症、更年期综合征等，也可出现在精神分裂症、器质性精神病等。

有的学者认为，典型的焦虑症必须具有：①焦虑心境。②运动性不安和自主神经紊乱（包括口干、出汗、心悸、胸闷、身体发热或畏寒、颜面发红或发白、食欲不振、腹泻或便秘、尿急尿频等），否则不能诊断为焦虑症。而作为焦虑症状，就不一定需具备以上症状。

然而，焦虑不仅是一种常见的精神症状，而且还是一种常见的反应性表现，即对事件或处境的一种反应。单纯的焦虑还有一种积极的效应，它可以是人生的一种动力，这一点我们每个人都有这方面的体会。心理学研究表明，焦虑虽然是一种痛苦的体验，但它具有重要的适应功能。第一是信号功能（"警报"功能），它向个体发生危险信号，当这种信号出现在意识中时，人们就能采取有效措施对付危险，或者逃避，或者设法消除它。焦虑提醒人们警觉到已经存在的内部或外部危险，在人们的生活中起着保护性作用。例如当人们闻到焦臭味后，可立即产生怕发生火灾的焦虑，S.Freud 称为"现实性焦虑"。只有并无任何原因，自己也不能理解为何如此惶恐不安而严重焦虑时，才属于病理性的。第二是动员机体处于战斗准备状态。焦虑发生时，使自主神经支配的器官进入兴奋状态，警觉增强，血液循环加速，代谢升高，为采取行动对付危险做出适宜准备。第三，参加学习和经验积累过程。焦虑帮助人们提高预见危险的能力，帮助人们不断调整自己的行为，学习应对不良情绪的方法和策略。

典型的焦虑见于焦虑症，抑郁症患者也同样可以有焦虑症状，有时可以达到共病的程度。因此有人称焦虑和抑郁是"姐妹症状"，几乎所有焦虑症者都伴有不同程度的抑郁症状，在各类抑郁症中，有明显焦虑症状者约占 2/3 以上。著名精神科专家刘贻德教授曾指出：如果仅有抑郁而缺乏焦虑症状的，则很难考虑是"内源性抑郁症"。强迫症与恐惧症者无一例外的都有焦虑症状，因此 DSM-Ⅳ 将它们与焦虑症共同归于"焦虑障碍"之内。

焦虑和抑郁虽经常相伴，但有区别。焦虑的特点是指向未来，指向可能的危险和不幸，在观念上不确定；抑郁则意味着已经造成的损失，是无可换回的既成事实，在观念上是确定的。

焦虑与疑病的区别，疑病症可伴有焦虑症状，焦虑症也可伴有疑病症状，但疑病症的焦虑集中于自己的身体和具体疾病；焦虑症的焦虑却是弥散的。

精神分裂症患者的焦虑，并不排除一开始就存在的焦虑，但是可能大多数的焦虑体验与精神病性症状关系比较明显；特别是在疾病的早期，幻觉的存在以及妄想形成的早期，尤其在自知力没有完全丧失的情况下,患者的焦虑是明显的。不但早期可以出现焦虑,在疾病的发展过程中,以及在疾病的康复阶段都可以出现焦虑,这种焦虑有可能是疾病症状学的构成之一,也可能是继发于其他症状或者是对外界的一种反应。对于精神分裂症而言,另外一种焦虑是不能不提的,这就是药源性焦虑。

药源性焦虑往往是应用了高效价的传统抗精神病药物或其他抗精神病药物剂量过大的情况下出现,患者的表现不仅有静坐不能的表现,而且在情绪上的烦躁不安也特别明显,甚至是冲动,在这种情况下需要分清是药物引起还是原发的症状,否则继续增加药物会进一步加重这种药源性焦虑。

(六)抑郁

抑郁也是一种常见的症状,它不仅可以附属于其他疾病,也可以作为中心症状而形成所谓的抑郁症。这样的患者可以表现情绪低落、绝望、无用和无助感明显、兴趣减少甚至消失,体验不到生活的乐趣、悲观、看不到前途,甚至有消极的念头和行为,这样就是抑郁症的表现。但是作为一个抑郁症状,相对来说就可能没有这样全面和深刻。患者的抑郁症状可以表现情绪低沉,整日忧心忡忡,愁眉不展,唉声叹气,重者忧郁沮丧,悲观绝望,感到自己一无是处,以致兴趣索然,大有"度日如年","生不如死"的感觉。外界一切都不能引起他的兴趣。

抑郁症状有时会表现面无表情、呆板,甚至类似于精神分裂症的阴性症状,这是需要鉴别的。真正能深入到患者的内心去体验患者,可能是最好的方法。

抑郁也是精神分裂症的一个常见症状,在整个病程中,其发生率在 $7\%\sim75\%$,但又因为不同的病期,抑郁症状发生率也不同,初发者 50% 左右,复发者 30% 左右。精神分裂症终身伴抑郁的危险性约 60%,明显高于普通人群的 $8\%\sim26\%$。

精神分裂症患者的抑郁症状与典型的抑郁症表现有些差异。一般来说,它不像抑郁症那样抑郁症状贯穿于整个病程,往往也不会构成主要临床相,常常随着抗精神病药物的应用,大部分抑郁症状得到缓解。从症状的特点来看,也没有明显的精神运动性抑制,从生物学上来说,也不一定有 DST 阳性现象,也不能完全用 5-HT 功能下降来解释。

精神分裂症的抑郁症状既可以是精神病症状的固有构成,也可以是对精神病性症状的反应,同时更可能是对自身患病的一种反应。但无论来源如何,这种抑郁症状在精神分裂症的临床表现中是客观存在的,也是不容置疑的。

但是精神分裂症的抑郁却不同于阴性症状,即使它们在外表上看起来有类似的地方,但实质上却有本质的差异。虽然有些研究发现阴性症状与抑郁症状之间有些相关的关系,但是最本质的心情低落几乎与任何一种阴性症状都没有联系。

精神分裂症的抑郁,如果在临床上占有一定的地位,有可能是分裂情感性精神病。因为这种情况是不同于伴有精神病性症状的抑郁症的。

在康复期,患者的抑郁症状可以很明显,在现代的诊断标准中,已经列出了精神分裂症之后的抑郁或精神病后抑郁。这种情形不少见,其中患者对自己疾病的认识以及由此引起的心理反应在其中占主要的地位。

在复发前,不少患者也可以出现抑郁症状,所以,对于有一定程度抑郁症状的精神分裂症患者,应该是复发的一种提示或者某种干预的提醒。

伴有抑郁的精神分裂症患者,自杀的概率比较高。

(七)恐怖(又称恐惧)

指对外界某种事物的特殊恐惧,而患者自己也知道这种恐惧是不必要的、非理性的,但难以自控,往往同时伴有明显的焦虑以及不同程度的抑郁。主要见于恐惧症、强迫症、精神分裂症,以及某些器质性精神障碍。

恐怖具有情绪的强迫性特征,故过去曾把恐惧症归类于强迫症的一种类型,称为强迫性恐惧症。

与焦虑有些相似,但焦虑是对于未来的担忧,而恐怖是对于当前事物、场所等的不安。

二、情绪诱发障碍

情绪的变化与外界刺激无关,或虽与外界刺激有关,但反应阈值发生了变化,产生反应过敏或反应迟钝。

(一)易激惹

表现情绪反应过敏,对刺激的耐受性减低,轻微刺激引起与强度不相应的反应,以阳性情绪表现为主。见于躁狂症、精神分裂症、器质性精神障碍及神经症。

(二)情绪不稳

情绪体验极易波动,易从一极端变为另一极端,但持续不久,可有(或无)外界诱因。外观给人印象是喜怒无常。

精神分裂症患者可见情绪不稳,其变化常缺乏内在体验,显得莫名其妙;也可见于器质性精神障碍。

(三)情感失禁

是一种情感失控现象,发作时患者心里明白,但无法控制其哭笑表现,常由轻微的刺激引起,例如当询问到患者某伤心事时,患者立即当众痛苦不止,片时收敛,自惭在众多陌生人面前"出了丑",但自叹不能控制。见于器质性精神障碍(尤其血管性痴呆)。

(四)激情发作

指在受刺激后,或并无刺激的情况下,突然发生剧烈的情感反应(如暴怒),同时可伴有攻击、破坏、伤害等行为,该时往往伴有不同程度的意识范围狭窄,理智缺损,行为不计后果,又可分为两类。

1.生理性激惹　　主要见于人格不健全者,气量狭小,易感情用事,遇细小刺激引起暴怒,没有严重意识障碍,也无妄想、幻觉等精神病性症状,事后能回忆过程。

2.病理性激情　　这是一种强烈的情绪表现,有下列特征:①其出现缺乏或仅有细小诱因。②发生骤然、强烈而短暂。③有严重意识障碍。④可发生冲动行为。⑤伴有自主神经变化,如面色苍白或发红、呼吸急促、心率加快等。⑥发作后有的瘫倒在地,对过程全部遗忘。⑦常有下列疾病基础,如器质性脑病(颅脑外伤、脑炎)、癫痫、器质性人格改变、精神分裂症、急性反应性精神病等。但要注意,不是在以上疾病基础上的激情发作都是病理性激情,判断时仍要注意掌握符合病理性激情的症状含义,不是精神疾病＋激情发作＝病理性激情,此点常有误解。

(五)强制性哭笑

多见于血管性痴呆患者,具有下列特征:①发生无诱因,无内心体验。②发生后不能自我控制,带有强制性质。③发生和终止均突然。④伴有呼吸肌、声带肌及泪腺的协同活动。

与情感失禁虽然都存在对情感表达控制能力的障碍,但有区别,情感失禁是只发生在有外界刺激的条件下,同时有内心体验;而强制性哭笑是自发性的情感反应,出现并无相应的外界刺激,发作时也无内心体验。

(六)情感淡漠

其特点似"情感源泉的枯萎",对外界环境缺乏相应的情感反应,真正的情感淡漠往往对心理生理反应测验呈阴性结果,即对特定的刺激在心率、呼吸、血压等方面与刺激前无变化。它不同于抑郁症的情感反应平淡,也不同于器质性精神病者的情感麻木。是精神分裂症的特征性症状之一,也见于器质性精神障碍。

情感平淡一词用得比较普遍,习惯使用上常把程度上比情感淡漠轻的称为情感平淡,例如患者对于本该引起明显情感反应的刺激却反应平淡,缺乏相应的内心体验。虽然有的学者并不认同,但从临床的实用立场而言,把情感淡漠与情感平淡之间的差异作这样的理解还是比较实际的。

评定是否情感淡漠要全面依据:①与亲人的关系和态度。②兴趣、爱好与生活追求。③对目前处境的态度。④日常生活的安排。⑤对未来的打算和愿望。评估时不仅限于外在表情、言语和行为的观察,更重要的是了解其主观上体验。对于暂时观察到的表情不活跃,可以使用"表情呆板"、"反应迟钝"。严格掌握"情感淡漠"或"情感平淡"的用词,因对临床诊断有重要意义。

(七)情感迟钝

指患者对客观刺激的情感反应虽有,但反应速度明显迟钝,其强度显著减弱。主要见于抑郁症与器质性精神障碍,也可见于反应性精神病、精神分裂症及其他精神障碍。

(八)情感麻木

指患者对外界强烈刺激表现毫无反应而呈麻木状态,主要见于器质性痴呆与晚期精神分裂症,也可见于癔症、反应性精神病(由于强烈刺激引起短暂的深度情感抑制所致,在发病机制方面与前者不同)。

(九)冷酷无情

为反社会性人格障碍的特征之一。表现极端自私、缺乏道德心、为满足个人欲望而不择手段。对他人冷酷无情,甚至对自己的亲属也可进行掠夺或施加暴行。

(十)情感幼稚

往往同时表现过分任性或"孩子气",常感情用事,缺乏理智。主要见于癔症、精神发育迟滞,以及青春型精神分裂症。

(十一)情感衰退

指患者对周围事物失去原有的那些情感体验,往往面部无表情,或者经常傻笑,它是患者整个精神衰退的一部分表现。主要见于慢性或晚期的精神分裂症、器质性痴呆患者。

三、情感协调性障碍

情感体验与外界刺激或外部表情不协调,或与内心体验自相矛盾。

(一)矛盾情感

精神分裂症患者对一个人或一件事同时存在两种对立的情感,如某患者坚信其妻与单位领导一起要谋害他,所以十分恨她,但同时又盼望她来医院探望他,陪伴他。与矛盾意志、矛盾思维共称为矛盾现象(矛盾症),是精神分裂症的基本症状之一。与正常人在某种特殊条件下所产生的情感矛盾相比,病理性矛盾情感具有下列特点:①并不限于个别事件,而是经常出现。②并无特殊的环境因素存在。③患者本人不感到此种矛盾状态的存在。④患者无苦恼和痛苦感受。

(二)情感倒错

精神分裂症患者的情感反应与外来的刺激不一致,如当听到亲人死亡的噩耗时,无动于衷,甚至流露出喜悦的表情。

(三)情感不适切

指患者对外界环境的情感反应不适当(常同时伴情感淡漠),或者其言语、思维活动与其情感表现不协调。主要见于精神分裂症、器质性精神障碍等。

第六节　注意障碍

注意是指精神活动时对一定事物的指向与集中。注意有四个特征:①保持。②选择。③范围。④转移,指停止注意原来信息源转而注意其他信息源的能力。

注意又分为主动注意(随意注意),乃对既定目标指向及集中的能力;被动注意(不随意注意),乃外界或内在的刺激而引起被动的指向及集中的能力。

常见的注意障碍有以下几种。

1.病理性注意增强　指特别注意(包括主动注意与被动注意)某些事物或特别容易被某些事物所吸引,常见于患疑病症或有妄想的患者。有被害或嫉妒妄想的精神病患者,对妄想对象的一举一动往往特别注意,并对妄想对象的举动赋予一种妄想性释义。

2.随境转移　主要见于躁狂症或躁狂状态的患者,是意志选择性障碍,其特点是:被动注意病理性增强,而主动注意却不能持久,极易被外界事物或新问题所吸引,因此注意目标不断转移。

3.注意减弱或迟钝　主动和被动注意均见减弱。主要见于疲劳或精神衰竭状态,以及器质性痴呆等。

4.注意(范围)狭窄　是注意范围的障碍。主要见于轻度意识障碍、癔症发作,以及器质性痴呆等。

5.注意涣散　是注意保持的障碍，主动注意减退，注意力不集中且不能持久。可见于过分疲劳、神经衰弱、儿童多动症、器质性精神障碍，以及精神分裂症等。

6.注意矛盾　是矛盾的表现之一，其特点是：对重大事物不够注意，却对一些琐碎事物特别注意。主要见于精神分裂症。

7.注意固定　是注意转移特性的障碍，可见于正常人的过分专心致志状态。处于病理状态的如有强迫观念的患者，注意固定于病态观念，而无法摆脱，此又称强制性注意；还有具有妄想病态的患者，其注意可高度集中在妄想上，固定而无法转移。

第七节　记忆障碍

记忆是使贮存于脑内的信息复呈于意识中的功能，是保存与回忆以往经历的过程。

记忆具有以下三个基本过程：①识记或铭记。②保存，即信息储存。③回忆与再认。在这三个过程中，无论哪个受损或发生障碍，都可产生记忆障碍。

根据记忆时间的长短可分为：①即刻记忆：对一二分钟发生的事物记忆。②短期记忆：对1小时内事物的记忆。③近事记忆：对48小时内事物的记忆。④远期记忆：对2日以上以至数年之久事物的记忆。

记忆障碍，常见的有以下几种。

1.病理性记忆过强　不包括记忆力特强的正常人，如所谓的"目下十行，过目不忘"的聪慧者。指患者记忆能力特强，甚至对久远的事件的具体细节都能回忆起来。见于轻躁狂、强迫症、偏执性精神病、偏执型精神分裂症等。但后者的记忆过强，只限于与妄想有关的事物，且往往赋予妄想性释义。

2.记忆减退　通称"记忆不好"，与记忆的四个基本过程都有关系，开始时往往涉及近事记忆，以后才涉及远事记忆，与年龄有关。见于正常人或神经症、器质性精神障碍等。虽也常说遗忘某事，但与下述的遗忘不同。

3.遗忘(记忆缺损)　可分为以下几种。

(1)顺行性遗忘：指对发病之后一段时间之内的经历遗忘。

(2)逆行性遗忘：指不能回忆紧接着疾病发生前一段时间的经历。根据遗忘时间的长短，可以推测疾病(尤其颅脑外伤)的严重程度及预后，逆行性遗忘的时间愈长，则疾病程度愈严重，预后愈不佳。

(3)界限性遗忘：又称阶段性遗忘，所遗忘的经历与强烈的精神创伤有关，见于癔症或应激相关障碍。

4.记忆错误

(1)回溯性错构：指对于一个真实事件的追忆中添加了错误的细节，如重度抑郁症患者在回顾往事时，常夸大自己的过失，并可进一步发展成罪恶妄想。具有妄想的精神病患者、精神分裂症与器质性脑病患者，都可出现这种错构现象。

（2）虚构：对实际上从未经历过的事，作虚幻的回忆，以填补自己被遗忘了的一段经历，常见于酒精中毒性精神障碍、颅脑外伤后等。在精神科临床中，常见具有妄想的精神病患者，通过幻想制造许多不存在的虚构性细节，从而使其妄想发展得更加"合乎情理"及系统化，称为妄想性虚构。

第八节　智能障碍

一、概述

智能又称智力，指人们认识客观事物，并运用知识与经验来解决实际问题的能力。它是先天素质、教育与社会影响、个人经验及努力等因素综合形成的产物。根据性质不同，又可分为：①抽象智能。②机械智能。③社会智能。许多人，这三方面的发展不一定平行，如有的人在抽象智能方面优秀，但社会智能却较差，也是很常见的；又如个别中度精神发育迟滞者，在数字记忆或计算方面特别优良且远远超过常人，但在其他方面却很差，甚至近于"白痴"，对这种人，有人称谓"白痴学者"。

智能并非单一的心理过程，它与人们的感知、记忆、思维等心理过程密切相关。目前临床上往往采取各种智商测试方法来评定人们智能的高低，但对测试结果必须细加分析，因为智商（IQ）测试结果并不一定代表他的真正智能水平。对以下 3 种情况应加注意。

1.儿童、青少年的智能表现随着年龄的发育成长，可有很大的变化。例如爱因斯坦幼年读书时，曾被视为"弱智"，但后来却成了世界上最伟大的科学家。儿童、青少年在智商测试时，可能因注意力不集中、情绪不稳定、一心贯注于他事（先占观念状态），以及周围环境影响等因素，而使智商测试结果下降。因此，必须多作几次，选择他（她）在情绪愉快、充分理解测试意义、取得他（她）的信任与良好合作下去进行，才能获得较可靠的结果。

2.精神疾病患者在发病期间，有意识或感知障碍，或者有明显抑郁与精神运动性抑制，或者有妄想并伴敌意，或者兴奋躁动、根本不合作时，对他（她）们进行智商测试，是根本毫无意义的。

3.在司法精神鉴定时，对被鉴定人进行智商测试，往往有很多不可靠因素（尤其测试结果明显过低时）。个体往往由于自我保护心理，使测试结果分数减低。因此必须参照其平时的社会智能水平进行修正，以排除其"装傻卖呆"的可能性。

二、分类

智能障碍有先天性或后天性原因。如果发生在大脑发育成熟之前（18 岁之前），称为精神发育迟滞；如果发生于大脑发育成熟之后（18 岁以后），称为痴呆，或称为某病所致智能障碍。

（一）按预后分类

可分为可逆性痴呆和不可逆性痴呆。

（二）按性质分类

可分为真性痴呆和假性痴呆，以下重点叙述。

实际分类上常用痴呆一词并不适当，因为只有当智能障碍严重发展时才称为痴呆，此处实际上主要指不同程度的智能障碍。

1.真性痴呆　即器质性痴呆，由于脑部严重受损而发生智能障碍。预后不佳，病情较重而且持续时期长，甚至终身不愈，可由脑部或脑外的器质性原因引起。在诸多器质性痴呆中，正常颅压脑积水引起者可属例外之一。

2.假性痴呆　指由于患者的精神病理性因素（或心理因素）引起的类似"痴呆"状态。因不是真正的器质性痴呆，故称谓"假性痴呆"。预后较好，经过适当正确治疗（包括药物与心理治疗）之后，病情可消除，智能可恢复到平日水平。主要见于以下几种情况。

（1）重度抑郁症：由于情绪严重低落、言语动作减少、思维迟钝、反应迟缓，以及精神运动性抑制，对提问回答不出甚至错误，因而误认为"痴呆"。尤其对中年后或老年期抑郁症患者更容易误诊为"早老性或老年性痴呆"。对他们使用抗抑郁剂使病情缓解之后，就容易区别了。

（2）反应性或心因性精神障碍伴有明显抑郁症状时，可误认为是"痴呆"。

（3）精神分裂症伴有严重抑郁症状或者出现木僵状态时，可误认为"痴呆"。

（4）癔症性假性痴呆：可表现为甘瑟综合征及童样痴呆等。

真性痴呆与假性痴呆的鉴别意义，在近年来显得日益重要，尤其在司法精神病学鉴定的损伤程度及因果关系评定上更为突出，有的人在遭受某种精神打击或轻度颅脑外伤后，长久地表现反应迟钝、表情呆滞、行为木然、对亲人缺乏感情、不能正确定向、记忆及进行计算，甚至日常生活也需人督促，持续可长达数月，甚几年，此种情况究竟如何论定，常使医生为难。

进行两者鉴别时，如果仅依靠临床现象常较困难，应该进行综合性观察，包括下述。

1.发病背景　真性痴呆发生有严重颅脑外伤及其他器质性疾病基础；假性痴呆仅有轻度颅脑外伤及缺乏其他器质性疾病基础。

2.临床特征　真性痴呆符合智能损害的临床规律，例如对同样难度作业胜任程度一致、检查发现与实际行为表现一致、对认识缺损积极采取补偿措施等；而假性痴呆可以发现其中许多不相称及矛盾的表现，给人以不真实感觉。

3.情感反应　由于症状的鉴别与个人的利益相关性，对真性痴呆者进行检查时可发现其对有关信息刺激的情感反应淡漠；而假性痴呆者尽管外观表现呆傻之状，但涉及有关信息刺激时显出难得的关心程度，可从其表情、言语、动作及自主神经系统变化等方面观察出来。

4.随访观察　真性痴呆的临床表现一般保持恒定，较少变化；而假性痴呆常见波动，有时"呆傻"严重，有时则可显得相对正常。因此观察者要对这方面的特点进行深入了解，并亲自进行多次检查。

5.客观检查　包括躯体、神经系统及实验室辅助检查。真性痴呆常有客观检查的阳性发现支持，而假性痴呆则属阴性。

第九节　意志和行为障碍

一、意志障碍

意志是人们由于某种需要或动机,自觉地确定目的,并支配行动,克服种种困难与阻力,以实现这个预定目的的心理过程。它是认识过程进一步发展的结果,同时又与情绪密切有关。

常见的意志障碍,主要有以下几种。

(一)意志增强

主要指个体在某种超价观念或妄想支配下所表现的固执、顽强、长期不懈地坚持某些目标和行动。主要见于偏执型精神分裂症、偏执性精神病与偏执型人格障碍。例如:偏执型精神分裂症患者在"创造发明妄想"支配下,埋头书写关于"自动机"荒谬离奇的设计,坚持数月之久,到入院时,已积累十几大册,近百万字。另有一偏执性精神病患者,无根据地怀疑同事勾结当地行政部门若干领导干部对他进行迫害,连续上诉上告20多年。

(二)意志减弱与意志缺乏

意志减弱指意志行动缺乏主动性与进取心,可见于单纯型精神分裂症、器质性痴呆与抑郁症等。意志缺乏则比意志减弱要严重得多,表现无任何主动意志要求,对前途毫无理想与打算,也无进取心,更不愿学习任何知识与技术。生活散懒,并且不讲卫生,甚至长期不洗澡、不理发、不换衣服,浑身邋遢、污秽不堪,令人难以接近。遇事被动,需人督促。为人孤独自闭;不愿与他人来往与交际。主要见于慢性精神分裂症与器质性痴呆。

(三)意志薄弱

指缺乏克服困难与纠正自己错误习惯或不良行为的决心与毅力,也缺乏这方面的信心。可见于药物依赖、性变态与衰弱型人格障碍等。

(四)易暗示性

指缺乏主观意向,容易接受外来的影响或别人的暗示,随别人的暗示或指示而行动,同时对别人有较强的依赖性。主要见于文化程度较低的愚昧者或迷信思想较严重的人、催眠状态、意志薄弱者、癔症或癔症性人格障碍、精神发育迟滞,以及气功所致精神障碍患者。

(五)犹豫不决

表现遇事缺乏果断,常反复考虑,不知如何才好;对模棱两可的事,更难以做出选择和决断。对此,患者有自知力并感到痛苦,主要见于强迫症。

(六)意志矛盾

属于"矛盾症"的一种表现。表现:对同一事物出现两种相反的意向,如见到朋友时,一面想去握手,一面又把伸出的手马上缩回来,是精神分裂症的一种特征性症状。它与强迫症"犹豫不决"的主要区别点是:患者对此无自知力,并且漠然不以为然。

（七）意向倒错

指一种荒谬与不合理的意向活动，如吞吃粪便、喝尿或痰盂水等。

二、动作和行为障碍

指患者的动作和行为异常，不合情理，或者荒谬离奇，令人难解，曾有"行为离奇"一词作为诊断精神分裂症的主要症状之一，后来由于该词含义较模糊，容易导致误解（如对少数民族的特殊行为模式不理解），因此现已不用。

动作和行为障碍又称精神运动性障碍，通常分类包括精神运动性兴奋（又分为协调性和非协调性）及精神运动性抑制（包括紧张症状群），其中有若干类型临床表现，由于在精神医学专著都有详细描述，不在此赘述。以下对部分问题进行重点讨论。

（一）木僵

1.木僵的症状鉴别　木僵与昏迷都表现为不言不语，对外界刺激缺乏反应，但木僵为动作和行为障碍，昏迷为意识障碍，两者本质不同，但现象表现有些类似，临床工作中常需进行鉴别，可参考下述鉴别表 2-1。

表 2-1　昏迷与木僵的鉴别

昏迷	木僵
属意识障碍	意识多清醒
眼睑松弛，眼球固定或呈无意识眼球移动	翻开眼睑时有抵抗感，眼球转动
闭目时眼睑无震颤、无抖动	可见眼睑震颤或抖动
不能起床活动	有可能起床活动
肌张力持久松弛或强直	肌张力多变化
不能站、坐	可保持某种姿势
不出现蜡样屈曲	可出现蜡样屈曲
有生命体征变化	无生命体征变化
瞬目、角膜、瞳孔对光反射消失	存在
有大小便失禁	大小便潴留
发病后不能回忆	大多能回忆

2.木僵的病因鉴别　常见于下列疾病。

（1）紧张症性木僵：见于精神分裂症发病时意识清醒，木僵常较完全，伴有缄默、蜡样屈曲、违拗、被动服从、模仿言动等。

（2）抑郁性木僵：木僵不完全，木僵表现有逐渐加重趋势，如对患者提起与他切身相关之事，可引起表情变化。主要见于抑郁症。

（3）反应性或癔症性木僵：发生在受到强烈精神刺激之后，立即陷于木僵状态，但木僵程度往往不完全。见于急性应激性精神病及癔症。

(4)器质性木僵:极需进行鉴别,常有意识障碍,木僵程度不完全,大小便多失禁(而非潴留),也罕见口腔内有大量积液(即无违拗)。检查时可发现神经系统阳性体征。常见于脑炎、中毒、脑外伤等器质性疾病(尤其累及下丘脑、第四脑室周围部位时)。曾遇到一例脑室肿瘤患者,以发作性木僵为临床表现,发作时神经系统病理体征阳性。发作后不能回忆发作过程,病理体征也消失。后经影像学检查确诊为脑室肿瘤。

还有一种罕见的疾病,称为周期性紧张症,也以发作性木僵为临床表现,曾遇一例,采用电休克治疗及抗精神病药不能控制,后用甲状腺素治疗后未复发。据研究认为其病因与氮的代谢障碍有关,但其性质不明。

(二)几种特殊行为症状

1.自残与自杀　可见于正常人,精神病患者中以抑郁症、精神分裂症为常见,也见于器质性精神障碍。

自剜眼睛与自阉行为:是自残、自杀的特殊表现,主要见于精神分裂症。精神分析学称谓"伊迪帕斯征",由于潜意识"伊迪帕斯情综"引起的罪恶感,使患者出现了伊迪帕斯王最后自剜双目流浪出走的相似行为。

另外,精神分裂症患者还可出现自阉行为,精神分析学亦认为与伊迪帕斯情综的后期有关,在潜意识内由于"阉割情综"所致,从而使患者产生这种特殊自残行为。

有的患者还可以将这种残酷冲动向外投射到他人,因此造成残害他人眼睛或阉割他人生殖器的危害行为。有的患者则受到妄想或幻觉支配。

2.Munchhausen 综合征　又称"做作性障碍"。指患者由于一种变态心理,往往伪造或虚构病史及症状(如自伤性血尿),千方百计要求住院,甘愿接受痛苦的检查与外科手术(如剖腹检查),结果并未发现器质性病变。又称"手术癖"或"住院癖"。

3.异食癖　表现喜欢吞食墙土、石灰、草根、烂泥、朽木、虫子等,往往与肠道寄生虫病(如钩虫等),或体内缺铁、锌等元素有关。多见于营养不良、神经质以及精神发育迟滞的儿童。可给予驱虫剂、补充营养及铁、锌等元素,并辅助以心理治疗(行为纠正)等措施。

4.食欲倒错　指患者乱吃东西(包括不能吃的东西),吞食污秽脏物等,常由于病理性幻觉、妄想、思维障碍、智能缺陷等所致。主要见于精神分裂症、较重的精神发育迟滞、器质性痴呆等。但也有的并无精神病性症状及智能缺陷,而只有心理变态的"嗜秽癖"(包括"嗜粪癖"),对后者当以心理治疗为主,进行行为纠正。

5.灌肠癖　指患者喜欢灌肠并成为瘾癖,不必要的每日灌肠而获得特殊快感。首先由日本学者报道:该患者因便秘使用灌肠后感到很舒服,以后灌肠次数增加,几乎每日1次。如果不灌肠就感到全身说不出的难过而焦虑不安。虽然已无便秘,也坚持天天如此,并向亲友、邻居等宣传灌肠的好处,能排尽体内毒素,大大有利于健康;还进一步组织与发展了一个"灌肠俱乐部"。对此,精神分析学者认为:嗜粪癖与灌肠癖都可能是退行与固着于肛欲期的表现。

6.噘嘴　患者嘴唇不自觉地向前噘,如猪嘴样。主要见于精神分裂症,偶尔亦见于器质性精神病。有的学者认为是一种原始反应,是退行到最原始心理状态的一种表现,在排除器质性精神病之后,可视为精神分裂症的一种特征性表现。

7.窥镜征　指患者经常不必要地照镜子,但说不出适当理由来,主要见于精神分裂症。精神分析学者认为这是退行到"自恋情综"的表现,因此称为"窥镜自恋"。有的则由于"变形妄想"所致,患者力图发现并证实自己业已变形的病态观念。是精神分裂症较常见的症状,也见于神经症及躯体变形障碍者。

8.自言自语　多数由于幻听所致。患者与幻听对话。有的患者对于幻听内容颇感兴趣时,可出现一种倾听姿态。常见于精神分裂症以及伴有幻听的其他精神病。但也应注意到自言自语也可出现于正常人,尤其是年老与孤独者,可用自言自语方式,以排遣心中的苦闷,不能误认为患了精神病。

9.模仿动物的行为　指患者学狗叫、猫叫或狼叫等,也可表现某种动物的特殊行为,如像青蛙样跳跃。主要见于青春型精神分裂症,有的则由"变兽妄想"所致。这些行为也可见于精神发育迟滞、器质性精神病等。

第十节　自知力

简单地说,自知力就是对自身精神状态的认识。精神疾病和其他非精神科疾病不同,对自身疾病状态缺乏认识是某些精神疾病过程中的基本属性。这种情况在精神分裂症过程中表现得尤为突出,几乎所有精神分裂症患者在其病程中都出现过自知力严重受损,大多数曾出现过自知力完全丧失。自知力状态不仅是评价精神分裂症病情转变的一个重要指针,而且可能直接影响对疾病的治疗。

一、自知力的概念和维度

自知力是精神病理现象中一个十分重要的问题。然而,有关自知力的定义却充满了争议。有人简单地把自知力定义为患者对自己精神状态的认识。其实,自知力不仅包括患者对自身疾病的认识,还包括他对疾病改变和他与外界关系的认识,自知力涉及认知、情感和对内在的和外部的世界改变的感受。

患者对疾病的自知力并不是一个独立的症状或综合征,对患者自知力受损程度的判断应建立在对患者详细精神状态检查的基础之上。从形式上来说,对患者自知力的判断很容易受检查者主观因素的影响。这类主观因素不仅包括检查者个人的经验,还包括对自知力维度的不同认识。Gregory 认为自知力包括 5 个维度:①对症状的认识。②对疾病存在的认识。③对精神疾病病因的推测。④对导致疾病复发因素的认识。⑤对治疗价值的意见。在这 5 个维度中,除了对症状的认识、对疾病存在的认识以外,其他 3 个维度都不直接反应对自身精神状况的认识。因此,有人对这些维度的划分提出了疑义,认为尽管后 3 个维度的认识对指导患者的治疗和预防疾病复发很有意义,但这已离开了疾病自知力的范围,有许多问题与人格自知力有关,对这 3 个维度的评判更容易受检查者主观因素的影响。David 简化了自知力的维度,提出了三维学说,认为自知力包括:①对疾病的认识。②对精神病性经验的正确分辨和描述。③对治疗的依从性。David 的学说曾在英国引起了争论。争论的问题之一是对治疗的依从性是否属于自知力的范畴。很明显,对治疗的依从性尽管与症状自知力有极密切的关系,但接受治疗的态度毕竟不完全是对自身精神状态认识的内在构成。除了患者主观因素外,接受治疗还与治疗条件、方法、反应等多方面的外在因素有关,因此,判定对治疗的依应性除了要考虑患者的主观因素外,还要考虑治疗本身的客观情况,而这些情况就与自知力完全无关。我们曾对一位多次精神分裂症复发而又处于创作高潮期的作曲家进行治疗,在患者的精神症状完全消失、自知力恢复后,他们对出院后的维持药物治疗问题进行了讨论。众所周知,抗精神病药有抑制创造性能力的作用,患者在多次接受治疗后也了解了这一作用。她坚决拒绝出院后继续每日服用 8 片奋乃静以维持治疗,并指出,服药后就无法创作,哪怕是每日只服 4 片奋乃静。或保证精神正常,或保证创作,患者选择了后者。然而,不能维持精神正常也就无法保证创作,最后,这位作曲家只好用自杀结束了这个无法两全的选择。把对治疗的顺应性无条件地归纳到自知力的范畴里,这样做或许会对指导临床治疗工作有一定帮助,但在理论上说,这种归纳似乎欠妥当。

治疗的依应性不仅可以受到客观因素的影响,在某种情况下,精神分裂症患者对自身疾病的认识也可能受到社会因素的制约。这就使得对自知力的评价工作变得更为复杂。

使自知力评价变得复杂的另一个原因来自检查者个人的认识差异。Gulliford 指出:有足够的证据表明,我们一直在接受这样的训练——把我们的希望强加给我们的患者。来自评价者本身的问题是一种主观的问题,因而更难排除。

牛津精神病学教科书建议,在判定患者的自知力时,最好询问四个问题:①患者是否意识到别人观察到的自己的异常现象。②如果意识到了,他是否认为这些现象不正常。③如果他认识到这些现象不正常,他是否认知到是由精神疾病引起的。④如果他认识到自己有病,他是否认为需要接受治疗。这些问题基本是根据临床现象提出的,便于操作,对四个问题的回答反映了患者不同程度的自知力。

美国综合精神病学教科书则将自知力分为六个等级:①完全否认有病。②对患病和需要帮助有一点认识,同时又持否认态度。③意识到有病,但又归罪于别人或外界原因。④意识到疾病是由某些自己不知道的原因引起的。⑤理解性自知力,能够认识到自身症状和社会适应障碍是由自己特殊怪异的情感活动和其他障碍引起的,但在实践中却不能运用自己的认识。⑥真实的情感性自知力,患者对自身疾病的认识可指导其改变自己的行为,并与别人讨论自己的问题。很明显,这种关于自知力的等级划分主要是依据患者对疾病状态的不同态度,而不是根据临床检查的操作性提问,划分也没有直接提到患者对治疗的态度。

根据精神分析的动力学说,有的学者认为理解性自知力和真实的情感性自知力的差异是由心理障碍造成的,只要解释清楚了导致理解性自知力的潜意识机制,解决人格上的问题,调整患者的情感体验,就可能产生真实的情感性自知力。从现象上说,自知力可分为人格自知力和对精神疾病的自知力,后者的对象只是患有严重精神疾病的人。综合精神病学教科书关于自知力的第 5、第 6 级划分中就包含了人格自知力的问题。这种划分会把许多神经症患者划到理解性自知力的范围,例如强迫症患者和恐惧症患者都完全"能够认识到自身症状和社会适应障碍是由自己特殊怪异的情感活动和其他障碍引起的,但在实践中却不能运用自己的认识。"这样,这类患者就应该被认为是自知力有缺陷的。这种观点显然与大多数临床精神病学家的认识不同,一般认为,强迫症、恐惧症患者是有疾病自知力的,不属于精神病。

二、自知力的划分

在我们的临床实践中,通常将自知力分为无自知力、部分或大部分自知力以及自知力存在。从这种实用性的原则来看,自知力从无到有是一个连续性的变量,从数理角度看,它具有可测性和可量化性特征。

然而,自知力是一个相当复杂的概念。它不是单维的线性量表可以刻画的。准确地说,它不像某些量表,如 BPRS 那样,对各项目分相加而得总分以反映疾病严重之程度。

简单地说,自知力可从以下维度来认识:①精神症状自知力,即认为某些不正常的精神活动是异常的或病态的。②症状蕴藏性自知力;如幻觉、妄想的真实体验表明自知力缺失。③疾病自知力,即认为这些异常的精神活动是精神病的表现。④治疗态度。应该说,它们不同维度之权重有所不同,如维度①和维度③就比维度②更重要,而治疗态度则又较其他维度重要得多,虽然如此,维度④又是建立在对疾病和症状的认识上,因此,评价自知力时则便需一个整套的方法,不能仅凭精神检查或印象而对之进行量化。

三、自知力的量表检查

为了减少主观因素对自知力评定的影响,同时使自知力评定数量化,有的学者编制了自知力评定量表。这里介绍 McEvoy 等编制的自知力和治疗态度问卷(ITAQ)和 Amador 等编制的评价"精神疾病有无察觉"的量表。

(一)自知力和治疗态度问卷(ITAQ)

1.在这次入院时,您是否有一些不同于绝大多数人的精神问题?请举例。

2.在入院时,您是否感到需要住院治疗?请举例说明。

3.您现在是否还有精神问题?请举例说明。

4.您现在还需要住院治疗吗?请说明。

5.出院后您可能再次出现精神问题吗?请说明。

6.出院后您还愿意得到精神科医生的帮助吗?

7.您现在愿意服药来治疗精神疾病吗?请说明。

8.出院后您是否还愿意服药来治疗精神问题?

9.您愿意服药吗?请说明。

10.药物对您有好处吗?请说明。

对每个问题按三级计分制记分。0 分为对这个问题无自知力;1 分为有部分自知力;2 分为有很好的自知力。得分范围是 0 至 22 分。量表制作者采用交谈法对患者的自知力进行评判,并与 ITAQ 测量结果作了相关分析,发现两者显著性相关,P 值小于 0.001,表明该量表对测定自知力有较好的效度。

（二）评价"精神疾病有无察觉"的量表

指导语:本量表要求受试者患有下列症状之一的精神疾病,首先应确认被试者在被调查期间有过哪些症状,症状的严重程度无关紧要。非症状性总结项目(1、2、3)通常是有关的,应该完成。评分时分别评出某项目的过去得分和现在得分,过去距现在时间的长短,由研究者根据调查目的决定。评分可分为0～5六个等级。0分表示不能评定或该项目无关;2分介于1分与3分之间;4分介于3分与5分之间。症状清单:4 幻觉、5 妄想、6 思维障碍、7 情感不适切、8 打扮或衣着怪异、9 动作刻板、10 社会判断能力低下、11 难以控制冲动行为、12 难以控制性冲动、13 不语症、14 情感淡漠、15 回避性淡漠、16 非社会性快感缺失、17 注意障碍、18 定向障碍、19 目光接触异常、20 社交困难。

评分标准

1.对精神疾病的认识　1分:被试者很清楚地知道自己患有精神病;3分:被试者不能肯定地认为自己有精神疾病,经说服,他或许能接受有病的观点;5分:不认为自己有精神疾病。

2.对药物作用的认识　1分:清楚地认识到药物对减轻症状有作用;3分:不能肯定药物的治疗作用,经说服,或许能接受这种观点;5分:否认药物的治疗作用。

3.对精神疾病社会结果的认识　1分:清楚地认识到疾病带来的有关社会结果;3分:不能确认有关的社会结果与疾病的关系;5分:完全不能认识精神疾病和由此引起的社会结果之间的关系。

4.对思维障碍的认识　1分:清楚地认识到联想和思维结构已被破坏;3分:不能确认这个问题,经说服,可接受这些观点;5分:完全不能认识到自己存在思维联想障碍。

5.对精神有关症状的认识　4分、5分和7分至20分,分别了解患者对有关症状的认识,了解被试者对这些体验的解释。1分:能认识到这些症状与精神疾病有关;3分:不能确认,但可以想到这种症状有可能与精神症状有关;5分:认为症状与精神疾病无关。

和 ITAQ 相比,评价"精神疾病有无察觉"的量表更注意患者自身精神障碍和自知力的关系,更容易反映患者的临床问题。

四、自知力在精神疾病中的意义

（一）精神分裂症

缺乏自知力是各国关于精神分裂症诊断研究一致率最高的精神病理现象。1973年,一项国际协作的研究结果表明,自知力缺乏是急性精神分裂症出现频率最高的临床现象,发生率高达 97%,而发生率第二的临床表现只有 74%。尽管自知力缺乏在精神分裂症中最常见,有关自知力与精神分裂症关系的研究却十分少见。这一多一少无疑反映了当代精神分裂症研究的一个缺陷,这一缺陷使得我们对这个十分重要的常见问题的认识还十分肤浅。

McEvoy 等用 ITAQ 对 83 名连续因精神分裂症急性发作入院治疗的患者进行测量,同时测定 BPRS 和临床疗效总评量表(CGI),并在 14 日后重测上述 3 个量表。有 12 人在 14 日内出院,19 人拒绝量表测定,83 人中有 52 人完成了上述研究。结果发现,患者入院时 ITAQ 分值很低,个体差异较大(8.3 ± 5.9),14 日后分值虽然有所升高,但评分仍较低(10.6 ± 6.5)。入院时,患者的 ITAQ 和 BPRS 或 CGI 都没有相关关系。McEvoy 等将患者先后测量的 3 个量表的变量进行了相关分析,以了解患者自知力变化和精神症状改变的相关关系,结果没有发现自知力的改变和精神症状的改善之间有对应的相关关系。为了确认自知力的恢复和症状改善的关系,研究者还以 BPRS 减少 10 分(表明精神症状明显缓解)和 ITAQ 增加 2 分(表明自知力有一定恢复)为标准,将患者分成 4 组进行 X^2 检验,仍然没有发现精神症状改善和自知力的恢复之间有显著的统计学关系。他们还发现,有的患者在精神症状改善的同时,自知力缺损反而加重,这些结果离开了研究者的预料,他们认为自知力和精神分裂症症状改善之间的关系远较人们想象的要复杂。这个结果表明,和对抗精神病药物有效的阳性精神症状不同,自知力缺损在精神分裂症的病程中可能是一个相对独立的临床现象,尽管自知力与许多精神症状有着密切的关系。McEvoy 等还对这 52 例患者进行了追踪观察,有 46 名患者完成了为期 2 年半至 3 年半的追访。调查结果表明,出院后患者生活环境的好坏与病情结果明显相关,出院时患者自知力恢复情况也与病情的结局明显相关,出院时自知力恢复越好,复发也就越少。出院时自知力状况与出院后生活环境不相关,这提示自知力不仅在精神分裂症急性发病期是一个相对独立于其他精神病症状的临床现象,而且是影响预后的一个独立因素。

Heinrichs 对 24 名有自知力、14 名缺乏自知力的复发早期的精神分裂症患者进行了研究,发现自知力的缺失与年龄、性别、社会阶层、种族、病期、以前住院次数、复发时 BPRS 评分以及复发时 BPRS 较以前的增值等因素均没有明显的关系。以后,有自知力的 24 名患者中只有 2 例因病情加重需要住院治疗,缺乏自知力的 14 名患者中却有 7 例需要住院治疗。Heinrichs 的研究证实了精神分裂症患者的自知力损害可能相对独立于其他精神病理现象,同时也证实了临床医生一个经验性意见,有自知力的患者可能预后较好。然而.Eskey 的研究却得出了相反的结果,他对 300 名住院患者进行了长时间的住院观察,发现自知力的存在与预后没有明显的相关关系。

根据对 46 名精神分裂症患者长期追踪研究,McEvoy 认为有自知力的精神分裂症患者能意识到自己的病态,在治疗上与医务人员合作,这些对预防疾病的复发很有意义,因而建议对精神分裂症患者进行认知治疗以改善他们的自知力。

Wode-Helgod 也认为需要对症状缓解的精神分裂症患者进行恢复自知力的治疗。Glass 等的针对性研究结果却令人失望,他们比较了自知力定向治疗和支持性心理治疗的疗效,发现两种治疗 2 年后的结果无明显差异,病程的结果只与进行心理治疗的医生的经验有关,并与精神分裂症阴性症状的改善有关。药物治疗对改善自知力缺损效果不佳,由于自知力主要涉及认知问题,适当的心理治疗应该成为改善患者自知力的一种有效手段。Glass 等的阴性研究结果并没有给心理治疗的研究画上句号。如何采用有效的心理治疗改善精神症状基本缓解了的精神分裂症患者的自知力,是临床精神科医生面临的一个尚待解决的问题。

以上这些为数不多的有关精神分裂症自知力的研究中,结果往往不致,这种不一致在很大程度上受到研究者观点和研究方法等主观因素的影响,这些因素使得许多研究结果失去了与其他结论进行比较的可能性,显然,对精神分裂症患者自知力缺损的意义认识是一个亟待深化的问题。

（二）抑郁症以及双相障碍

自知力对不同的精神疾病具有不同的意义，不同精神疾病自知力缺损的机制也不一致。赵靖平等曾对329例抑郁症患者进行Hamilton抑郁量表测定，发现量表中只有自知力这一个条目与总分无显著相关，条目信度差，表明自知力的缺损与抑郁的严重程度不尽一致。一般来说，抑郁症是有自知力的，但是也有相当一部分患者没有。所以，自知力对于抑郁症来说不是一个症状标准的要素，现有的标准都没有这样的要求，包括双相抑郁也是这样，特别是抑郁症存在有精神病性症状的情况下更是如此。而对于躁狂症来说，情况也是一样，虽然很多患者很情愿处在轻躁狂状态，因为在这种状态下的人感到很轻松、世界很美好。但这些患者仍能体会到当前确实比较高兴，与以前不同。

（三）神经症

在过去的关于神经症的描述中，自知力是一个重要的指针用于鉴别是"轻"的精神障碍还是"重"的精神病。但是在神经症的几个类型中，有些患者的自知力是不全面的，甚至没有自知力，例如某些强迫症患者。

第十一节　常见的精神疾病综合征

精神疾病的症状，有其产生的病理学基础和发生发展规律。有些症状并非单独孤立存在，而是几个症状互相联系，共同构成一组症状。几个症状组合成症状群称为综合征。由于这些综合征所包含的症状之间有着内在联系与规律性，这种关联与规律性，对疾病的诊断和鉴别诊断能提供帮助。因此，常见的综合征，就成为了精神疾病症状学需要讨论的一部分内容。常见的有以下几种。

一、幻觉综合征（又称幻觉症）

在意识清晰状态下，出现大量的内容丰富的言语性幻听，有时同时出现内容丰富、形象生动的视幻觉。单纯的幻觉，并不伴有妄想和其他症状，称幻觉综合征。见于慢性酒精中毒性精神障碍时，又称"酒精中毒性幻觉症"，有的患者仅有大量听幻觉，由于幻觉内容丰富，声音逼真，故支配患者行为，例如一位慢性酒精中毒性幻觉症男性患者，他的幻听内容是"让他注意安全"，于是患者睡觉时，枕下藏菜刀，后来，购买了铁板，打造成"胶囊式蜗居"，终年住在里面以求安全。

精神分裂症慢性期的单调、持续存在的"残留性幻听"也常见。

二、幻觉妄想综合征

在幻觉基础上产生妄想，或在原发性妄想之后产生继发性幻觉的病例很常见，多见于精神分裂症。幻觉与妄想同时存在，互相影响又互相依存，两者密切结合，内容一致。如一位精神分裂症偏执型患者,他的幻听内容是:"某某人要加害于你,你要'小心着点'",同时存在被害妄想。他坚信某某人要害他的证据是他"亲耳听到"某某人告诉他的。幻觉妄想综合征也可见于脑器质性精神障碍及其他精神病。

三、精神自动症

精神自动症所涵盖的症状群包括知觉、思维、情感、意志等多种病理性精神症状,这是一个较复杂的综合征。临床特点是:患者在意识清晰状态下,出现大量假性幻觉、强制性思维、被控制体验、内心被揭露感及系统的被害妄想或影响妄想,这些症状相互联系又组合成一体。患者认为自己的精神活动脱离了自己的控制。

在以往观察的病例中,精神分裂症以精神自动症占主要临床症状内容者,提示症状顽固不易消除,预后较差。精神自动症也可见于感染中毒性精神障碍,伴随躯体疾病的好转,一系列症状可逐渐消除。

四、疑病综合征

对自身健康的过分关心,将自身微不足道的不适感过分夸大,导致终日焦虑不安称疑病综合征。疑病综合征可见于很多疾病,在不同的疾病中可表现出不同的特点:精神分裂症患者的疑病综合征,常先有疑病观念,逐渐加重,形成牢固的疑病妄想,内容多荒谬离奇;神经症性障碍患者多表现为对自己的轻微不适过分夸大,如担心自己的失眠会持久不愈,导致重病,担心自己的病会转成不治之症等等;情感性精神病的抑郁性障碍疑病综合征的特点是疑病观念与自罪观念、自罪妄想同时存在;疑病综合征也可见于应激性精神障碍、感染中毒性精神障碍及颅脑外伤伴发的精神障碍。

五、虚无妄想综合征

虚无妄想综合征的虚无妄想内容多种多样,有的患者认为自己的躯体、心脏、血液等都不存在了;也有的患者认为自己的家人、房子、财产都没有了。常见于情感性精神障碍的抑郁性障碍,也可见于精神分裂症和老年性精神病。例如,一位精神分裂症女患者,终日追着她的经治医师叙述她的心脏早已不存在了,要求找一位能放置人工心脏的医师为她植入一颗心脏。

六、遗忘综合征

由识记障碍、时间定向障碍、虚构症和顺行性(或逆行性)遗忘症状群所组成的一组症状称遗忘综合征,常见于慢性酒精中毒性精神障碍、颅脑损伤伴发的精神障碍及动脉硬化性精神障碍、老年性精神病等。该综合征最早由前苏联专家柯萨可夫发现、描述与命名,因此又称柯萨可夫综合征。

七、紧张综合征

全身肌张力增高和紧张性兴奋、紧张性木僵同时交替出现,称紧张综合征。常见于紧张型精神分裂症,也可见于应激性障碍的急性反应性精神障碍和症状性精神病。

临床工作中注意到:由于不合理用药,有时可引起一种发病急、伴有高热、病程进展迅猛的急性紧张症,患者处于极度的、持续的紧张、兴奋、躁动状态,四肢肌肉紧张,大汗淋漓,常在数日或1~2周内持续发作导致躯体衰竭死亡。

八、情感综合征

以情感高涨或以情感低下为主的躁狂症状群或抑郁症状群,称为情感综合征,是情感性精神障碍的躁狂症和抑郁症的诊断依据。抑郁状态也可见于更年期精神障碍。

九、强迫综合征

又称强迫状态。由强迫观念、强迫情绪和强迫动作共同组成,常见于强迫性障碍。

强迫综合征,有时见于精神分裂症,其症状特点是:结构复杂,内容杂乱而又荒谬离奇,患者情感平淡、缺少对强迫症状的痛苦体验及要求摆脱症状的积极性等有别于强迫性精神障碍。脑器质性精神障碍的强迫症状多具有强制性和不自主性。

十、类妄想性幻想综合征

不具有稳定性,又能被现实说服的妄想症状群称为类妄想性幻想综合征。在这一特殊的"妄想"症状群中,其"妄想"内容不脱离现实,富有想象性与夸大性。"妄想"内容常反映本人的思想愿望、期待及幻想。主要产生于被监禁的罪犯,因此,精神病学的奠基人之一——克雷丕林(1896)将此称为"囚徒妄想"。

十一、替身综合征

又称"冒充者综合征"。患者常认为自己的妻子、丈夫、父母不是原来真实的人,而是由别人冒充的。例如,一位精神分裂症女患者,在其丈夫来医院看望她时,声称"他不是我丈夫本人,是由别人冒充的,虽然模样没变,但已换人了",为此大骂……

第三章　器质性精神障碍

第一节　谵妄

本病既往被称为"混浊状态"或"急性脑器质性综合征",是一种中等程度或严重的意识混浊,并且至少有下述四者之一表现明显:①错觉或幻觉等知觉障碍;②言语不连贯;③精神运动性不安、行为瓦解,动作是习惯性的或无目标导向的;④短暂而片断的妄想。

一、流行病学

有 15%～18% 的老年住院患者(65 岁以上)会发生谵妄。某些特殊人群中的发生率更高,如术后老年患者发生谵妄的比例可以高达 50%,冠脉旁路手术后患者谵妄的发生率为 30%,髋骨骨折手术和晚期肿瘤患者发生率为 40%,81% 重症监护病房中的机械通气患者发生谵妄。由于痴呆患者是谵妄发生的高危人群,这些研究均未将痴呆患者考虑在内,因此谵妄的实际发生率可能更高。

二、病因和危险因素

多种病因均可以导致谵妄的发生。常见的原因如下:

(1)药物中毒抗胆碱能药、镇静催眠药、皮质醇、洋地黄、抗癫痫药、左旋多巴、多巴胺能激动药、毒品、重金属、农药(有机磷)、工业毒物、一氧化碳等。

(2)酒精、阿片和具有镇静作用的抗焦虑药物等的撤药或戒断。

(3)代谢紊乱尿毒症、肝衰竭、心力衰竭、呼吸衰竭、电解质紊乱(尤其是低钠血症、高钙血症)、脱水、严重贫血。

(4)内分泌功能紊乱低血糖、糖尿病酮症酸中毒和非酮症高渗性昏迷、Cushing 综合征、甲状腺功能减退或亢进、垂体功能减退。

(5)系统感染,尿路感染、感染性心内膜炎、肺炎、败血症。

(6)颅内感染脑炎(尤其是单纯疱疹性脑炎)、脑膜炎、脑脓肿、HIV 感染、脑性疟疾、脑囊虫病,颅内炎症、脉管炎。

(7)头部损伤脑震荡后综合征、硬膜下血肿。

(8)血管性疾病蛛网膜下隙出血、脑卒中、静脉窦血栓形成。

(9)肿瘤局部占位性病变、颅内压增高、瘤性脑膜炎。

(10)维生素和其他营养缺乏维生素 B_1、烟酸等缺乏。

(11)其他疼痛、睡眠剥夺、感觉剥夺和扭曲(见于重症监护病房)。

三、危险因素

许多因素可以导致谵妄的发生风险增加。危险因素包括高龄(超过65岁)、严重的或多种躯体疾病、痴呆、感染或脱水、视力或听力损害、多种药物治疗、有戒断症状的酒精或药物依赖、肾功能损害、营养不良等。诱因包括：下呼吸道感染、尿路感染或应用导尿管、便秘、电解质紊乱(脱水、肾衰竭、高血钠、低血钠)、使用某些药物(尤其是有抗胆碱能活性或者精神活性物质)、疼痛、神经系统障碍(脑卒中、癫痫、硬膜下血肿)、缺氧、睡眠剥夺、手术(如股骨颈骨折)以及环境因素等,如住院、没有钟表、没有阅读的眼镜、应用限制措施(躯体或药物)等。

四、临床表现

(1)定向障碍谵妄患者中,时间和地点定向障碍非常普遍,在相对清晰的间歇期会出现波动。人物定向障碍通常发生在对医生或护士,较少发生在亲近的家庭成员身上,自我定向障碍罕见。

(2)注意缺陷保持注意方面存在障碍,通常注意力容易转移或难以集中。

(3)记忆损害短期和长期记忆都受损。从谵妄中恢复后,一些患者对整个过程失去记忆,部分患者对某些经历会有岛状记忆。这些经历通常是负性的记忆,因此应向患者保证谵妄是一过性的,在有躯体性疾病的患者中非常普遍。

(4)认知障碍通常是错觉或幻觉,可以是听觉或视觉的,但后者更为常见。幻觉可以是简单的视幻觉或复杂的幻觉:震颤谵妄典型的表现是常与生动形象的视幻觉或错认相联系。恐怖性的且形象生动逼真的幻视为其特征表现。

(5)思维和语言障碍常有思维形式的障碍,言语散漫、不连贯,片段的妄想,常见被害妄想。被害观念可以导致暴力行为,以及对工作人员造成意外的伤害。

(6)情感不稳可表现为焦虑、惊恐、害怕、生气、愤怒、悲伤、情感淡漠、欣快。

(7)精神运动障碍许多谵妄患者在精神运动行为方面会出现改变,表现为高活动性、低活动性或混合性。低活动性患者表现情感淡漠、嗜睡,常被误诊为"抑郁"。高活动性谵妄中,患者表现为激越、高警觉性和精神运动性兴奋。

(8)睡眠/觉醒周期紊乱非常普遍,从失眠到24h内睡眠觉醒周期完全解体,伴随白天和夜间片断的小睡或昏昏欲睡不等。夜间外部线索的减少会增加定向障碍而导致激越,表现为夜间症状加剧。恢复正常的睡眠周期是治疗的主要目标。

(9)躯体检查常缺乏特异性体征。

(10)脑电图异常可表现为广泛的脑电基础频率的减慢。

五、评估

回顾病情变化,查阅记录,尤其是药物使用情况和化验检查结果明确病前的功能水平。

六、病程和预后

谵妄常突然起病,一般持续不到 1 周,极少超过 6 个月,呈波动性,有不规则的间歇期。谵妄期间,患者死亡的风险增加;缓慢恢复或恢复不全面者常可能发展为痴呆状态,尤其是高龄老年患者。

七、治疗

1.对因治疗首要任务是明确潜在的病因并予以适当的治疗

2.支持治疗,调整环境

(1)宣教:向所有与患者互动的人(医生、护士、家属等)进行健康宣教。

(2)定向技术:保证清晰的交流,最好由同一个人执行。使用时钟和日历。

(3)环境最优化:减少不必要噪声,保持充足的光线;只要有可能,就让患者活动。

(4)纠正感觉受损:如配戴助听器、眼镜等。

(5)患者的状况最优化:注意饮水、营养、排泄、疼痛控制。

(6)环境安全:移走患者能自伤或伤人的物品。

3.控制精神症状

(1)应用抗精神病药物,如氟哌啶醇、利培酮、奥氮平、喹硫平。

(2)避免单一应用苯二氮卓类药物,除非戒断性谵妄。

(3)戒断性谵妄可应用氯硝西泮或劳拉西泮治疗。

(4)避免应用镇痛药,除非有明显的疼痛。

(5)避免应用抗胆碱能药物和抗胆碱能不良反应强的药物,如氯氮平。

(6)单一用药,从低剂量开始,逐渐增量。

(7)有规律地用药,尽可能避免开具必要时用药的建议。

(8)定期回顾用药量,逐渐减少并尽快停止。

第二节　　痴呆

痴呆是一种获得性的、以逐渐进展的、通常不可逆的、总体认知功能缺损为特征的一类综合征。记忆障碍常为首发症状,逐渐进展出现其他认知功能受损,包括失语、失认、失用、执行功能损害和人格衰退。为了做出诊断,必须存在正常功能的显著受损,而且必须排除其他可能的诊断。

一、病因学

(1)变性病所致痴呆如阿尔茨海默病、额颞叶性痴呆、路易体性痴呆、帕金森病性痴呆、亨廷顿病。

(2)血管性疾病所致痴呆如缺血性血管病所致痴呆(多发梗死性痴呆、大面积梗死性痴呆、关键部位脑梗死性痴呆、皮质下动脉硬化性白质脑病)、出血性血管病所致痴呆(蛛网膜下隙出血所致痴呆、亚急性慢性硬膜下血肿所致痴呆)、淀粉样变性脑血管病。

(3)颅脑外伤性痴呆。

(4)感染相关性疾病所致痴呆如多发性硬化性痴呆、人类获得性免疫缺陷病毒病(HIV)性痴呆、特异或非特异性感染所致痴呆、神经苍白密螺旋体苍白亚种(梅毒)性痴呆、进行性多灶性白质脑病。

(5)物质中毒所致痴呆如酒精中毒性痴呆、一氧化碳中毒性痴呆、重金属中毒性痴呆、有机溶剂中毒性痴呆、其他物质中毒所致痴呆。

(6)颅脑肿瘤性痴呆。

(7)代谢障碍性痴呆如甲状腺功能减退性痴呆、皮质醇增多症性痴呆、B族维生素缺乏性痴呆、叶酸缺乏性痴呆、烟酸缺乏性痴呆、脑缺氧性痴呆。

(8)其他原因正常压力脑积水性痴呆、癫痫性痴呆、系统性疾病所致痴呆。

二、临床特点

本病以慢性和选择性的精神功能衰退为特征。多数在数月到数年的时间内潜隐起病。通常为进行性的,几乎不可逆。

(1)认知功能减退记忆障碍常常为突出表现,首先出现近记忆受损,逐渐进展为远记忆损害。视空间障碍、抽象思维障碍、语言障碍、失认、失用也很常见。

(2)人格改变主动性不足、自私、对周围环境的兴趣减少、对人缺乏热情、缺乏羞耻感及伦理观念、行为不顾社会规范、本能活动亢进、脱抑制等行为异常。

(3)精神和行为症状幻觉、妄想、错认、抑郁、类躁狂、激越、无目的漫游、徘徊、躯体和言语性攻击、喊叫、随地大小便及睡眠障碍。

(4)生活能力下降,社会功能衰退日常生活能力明显下降,逐渐需要他人照顾,对他人的依赖性不断增强。严重者个人生活完全不能自理。

(5)其他躯体和神经系统症状和体征。

三、鉴别诊断

1.与谵妄的鉴别　谵妄主要表现为意识清晰度下降、睡眠节律紊乱、注意力不集中、定向障碍、自知力受损害,常因错觉、幻觉而表现出惊慌、害怕或兴奋躁动。多急性起病,病情昼轻夜重,具有波动性。病程持续数小时到数天不等,少数持续1个月以上。而痴呆主要表现为认知功能的进行性衰退,早期无意识障碍,有助于鉴别。

2.抑郁症的鉴别　抑郁症患者记忆力减退前有情感障碍史,症状可表现为晨重暮轻的波动性,有自知力;无失语、失用、失认等症状。通过鼓励或提示后记忆测验的成绩可以提高,经有效地抗抑郁治疗后,记忆障碍也同时好转。

3.精神病性障碍　具有相应的幻觉、妄想、思维逻辑障碍等,但不存在记忆障碍、失语、失用、失认等症状。

四、治疗原则

(1)促进认知功能的治疗:目前认为胆碱酯酶抑制药(加兰他敏、多奈哌齐、卡巴拉汀)和NMDA受体拮抗药(美金刚)对痴呆具有一定的疗效。

(2)精神行为症状的治疗:对于幻觉、妄想选用抗精神病药物,优先考虑毒副作用少的新型抗精神病药物。抑郁和焦虑状态可选用SSRIs类等毒副作用少的抗抑郁药;失眠患者可选用催眠药物。

(3)治疗伴发的躯体疾病。

(4)非药物干预。

①心理支持对患者和照料者同时进行。

②功能管理最大限度地鼓励患者增加活动量;鼓励独立进行生活自理、如厕和进食;通过沟通加以协助。

③社会管理包括其膳宿、社交活动、理财事务、法律事务(代理能力、立遗嘱以及监护权)等。

第三节　阿尔茨海默病

阿尔茨海默病(AD)为老年人最常见(70%)的痴呆原因。属于一组原因未明的原发性脑变性病变,起病缓慢隐匿,以逐渐加重的痴呆为主要临床症状,病情发展虽可停顿一时,但不可逆转。病理改变主要为皮层弥漫性脑萎缩,神经元大量减少,并可见老年斑、神经元纤维缠结、颗粒性空泡小体等病变,胆碱乙酰化酶及乙酰胆碱含量减少。病理检查对明确诊断和排除其他精神障碍有重要意义。

AloisAlzheimer 最早于1906年首次报道1例51岁的女性患者,并在1911年再次记载了

4 个病例。Kraepelin 根据报道,称这类病为 Alzheimer's 病。

目前,老年人口随着预期寿命延长,其人口比例增加,痴呆患者亦相应增多,痴呆患者对社会家庭都会带来负担,已成为公共卫生的重大问题。因此,老年精神卫生服务是迫切需要加强的问题。

一、流行病学

近二三十年来,阿尔茨海默病的流行病学受到重视,国内外对此有不少调查研究,但由于方法上、诊断用语、痴呆程度及调查人群年龄限度不同,所报道的患病率有所差异。重度痴呆患病率为 0.6%～6.2%,中度痴呆为 1.2%～9.7%,轻度痴呆为 1.5%～21.9%。

本病的患病率与年龄关系明显,随着年龄增长,患病率也增加。65 岁人群中患病率为 2%～5%,80 岁及以上人群中,患病率上升至 15%～20%。有人根据 1945—1985 年 40 年来有关痴呆患病率资料分析后,提出虽然方法学上有不同,影响到患病率的差异,但患病率与年龄的关系各个研究是一致的,大约每增加 5.1 岁,患病率增加 1 倍。

患病率还存在性别差别。欧美的资料提示女性多于男性,北京的资料显示女性患病率为 0.25%,男性为 0.13%。日本资料显示老年性痴呆患病率男女之比为 1:3。

2001 年中国 6 个城市对 55 岁及以上的 42890 名老人进行的流行学调查。北方地区 65 岁及以上居民痴呆患病率为 6.9%,其中 AD 为 4.2%,血管性痴呆(VD)为 1.9%;南方地区 65 岁及以上居民痴呆患病率为 3.9%,其中 AD 为 2.8%,VD 为 0.9%。无论北方或南方,无论城市或农村,AD 的患病率均高于 VD。

二、神经病理学与神经生化学

1.大脑皮质萎缩　大脑皮质各区出现萎缩,以前额叶、颞叶及顶叶受累最多,特别是海马结构,主要是大脑质量减轻。

2.神经元改变　神经元数量减少或丧失,皮质神经元脂褐质聚集,星形细胞增生。随着神经元丧失伴有大量的神经原纤维缠结(NFT)、老年斑(SP)或神经炎性斑(NP),这是 AD 的特征性病理改变。这些病理改变多见于萎缩皮质,以颞顶区最明显。

3.突触变性和消失　阿尔茨海默病中,突触变性出现较早,但只有在弥散性 SP 形成后,突触变性才变得明显,前突触终端密度减低最高可达 45%,而突触脱失可能与患者认知障碍有关。

4.神经元存在颗粒性空泡变性　该变化是由胞质内成簇的空泡组成,内含 0.5～1.5pm 大的颗粒,见于海马的锥体细胞。在正常老年人的海马也可以看到颗粒空泡变性,但程度很轻。

5.胆碱能功能记忆和认知功能与胆碱能系统有关　AD 患者胆碱能系统受损部位主要在海马、杏仁核、蓝斑和中缝核。

三、病因及危险因素

阿尔茨海默病的病因至今未明。因此对疾病的危险因素研究及控制十分重要。近二三十年来,流行病学、临床及基础实验室研究对危险因素提出了不少假说。

(一)遗传学

家系研究显示 AD 与一级和二级亲属的痴呆家族史有关。分子遗传学技术的发展为 AD 的病因学研究提供了广阔的前景。目前已知的与 AD 有关的遗传学位点至少有 4 个:早发型 AD 基因分别位于 21 号染色体、14 号染色体和 1 号染色体;相应的可能致病基因为 APP、S182 和 STM-2 基因。迟发型 AD 基因位于 19 号染色体,可能的致病基因为载脂蛋白 E (ApoE)基因。3 个常见的 ApoE 等位基因是 E-2、E-3 和 E-4。其中以 E-3 最常见。研究发现 ApoE-4 增加了阿尔茨海默病发病的危险性,并与发病年龄提前有一定关系。

(二)社会心理因素

患者病前性格孤僻,兴趣狭窄,重大不良生活事件与 AD 的发病相关。有研究发现晚发 AD 的相关危险因素是营养不良、噪声;早发 AD 相关的危险因素是精神崩溃和躯体活动过少。

四、临床表现

AD 起病潜隐,病情发展缓慢,无明确的起病期,病程呈进行性发展。发病多在 65 岁以后,少数患者发生在中年或更年期,这类早发的病例病程较晚发的进展为快。国外的资料显示男性平均发病年龄为 73 岁,女性 75 岁。

由于病情发展缓慢,疾病早期出现记忆障碍,容易误认为是老年人的健忘而不求医,只有当躯体病或突发精神症状才去就医。本病的主要的症状如下:

1.记忆障碍　AD 的早期突出症状或核心症状。其特点是近事遗忘先出现,记不住新近发生的事,对原有工作不能胜任。主要累及短时记忆、记忆保存和学习新知识困难。不能完成新的任务,表现为忘性大、好忘事、丢三落四,严重时刚说的话或做的事情转眼就忘记。记不住熟人的姓名、电话号码、反复说同样的话或问同样的问题。东西常放错或丢失,需要别人提醒或自备"备忘录"。随着病情的进展,出现远记忆障碍,记不清自己经历,记不清亲人的姓名及成员间关系和称呼,出门迷路,不知方向而走失,定向力障碍日益明显。随着记忆障碍加重,可出现虚构症状。早期有的患者对于自己的目前状况有一定的自知之明,知道自己记性不如以前。有的力图掩饰或试图弥补自己的记忆缺陷,有的则持否定态度或归咎于他人。

2.视空间和定向障碍　AD 的早期症状之一。如常在熟悉的环境或家中迷失方向,找不到厕所在哪里,走错卧室、外出找不到回家的路。画图测试不能精确临摹简单的立体图。时间定向差,不知道今天是何年、何月、何日,甚至深更半夜起床要上街购物。

3.言语障碍　患者的言语障碍呈现特定模式,首先出现语义学障碍,表现为找词困难、用词不当或张冠李戴。讲话絮叨,病理性赘述。可以出现阅读和书写困难,进而出现命名困难

(能认识物体或能正确使用,但不能确切命名)。最初仅限于少数物品,以后扩展到普通常见的物体命名。言语障碍进一步发展为语法错误、错用词类、语句颠倒,最终音素也受到破坏而胡乱发音、不知所云,或缄默不语。

4.失认和失用　失认是指感觉功能正常,但不能认识或鉴别物体,如不能识别物体、地点和面容(不认识镜中自己像)。失用是指理解和运动功能正常,但不能执行运动,表现为不能正确完成系列动作,如先装好烟斗再打火;不能按照指令执行可以自发完成的动作,如不会穿衣,把裤子套在头上,不会系鞋带,系裤带,用嘴嚼筷子;原是裁缝而不会裁剪衣服,不会用剪子等。

5.智力障碍　全面地智力减退,包括理解、推理、判断、抽象、概括和计算等认知功能。表现为思维迟钝缓慢,不能进行抽象逻辑思维,不能区分事物的异同,不能进行分析归纳,思维缺乏逻辑性等。

6.人格改变　额叶、颞叶受累的患者常有明显的人格改变,或是既往人格特点的发展,或向另一极端偏离。患者变得孤僻,不主动交往,自私,行为、身份与原来的素质与修养不相符合,如与孩子争吃东西,把烟灰抖在别人头发里,把印章盖在别人脸上,在门前大小便,不知羞耻。常收集破烂,包裹数层加以收藏。情绪变得容易波动,易激惹,有时欣快,无故打骂人,与病前判若两人。

7.进食、睡眠和行为障碍　患者常食欲减退,约半数患者出现正常睡眠节律的紊乱或颠倒,白天卧床,晚上则到处活动,干扰他人。动作刻板重复、愚蠢笨拙,或回避交往,表现得退缩、古怪、纠缠他人。

8.错认和幻觉　可出现错认,把照片或镜子中的人错认为真人而与之对话;少数患者出现听幻觉,并与之对话。有的患者出现幻视,多出现在傍晚,应警惕幻视可能是与痴呆重叠的谵妄的症状表现。

9.妄想　多为非系统的偷窃、被害、贫穷和嫉妒内容。也可以出现持续的系统性妄想,认为居室不是自己的家,家人策划抛弃他(她),往往会造成家庭和护理困难。

10.情绪障碍　情感淡漠是早期常见的症状,部分患者可出现短暂的抑郁心境,还可出现欣快、焦虑和易激惹。

11.灾难反应　患者主观意识到自己智力缺损,却极力否认,在应激的状况下产生继发性的激越,如掩饰记忆力减退,患者用改变话题、开玩笑等方式转移对方注意力。一旦被识破或对患者的生活模式加以干预,如强迫患者如厕或更衣,患者就不能忍受而诱发"灾难"性反应,即突然而强烈的言语或人身攻击发作。该反应的中止和发作往往都很突然。

12.神经系统症状　多见于晚期患者,如下颌反射、强握反射、口面部不自主动作,如吸吮、噘嘴等。晚期患者可见吞咽困难、厌食及明显体重下降。

五、病程和预后

1.病程　本病为慢性进行性病程,总病程一般为 2～12 年,大致可以分为 3 期:

第一期(早期):以近记忆障碍、学习新知识有困难、判断力下降、视空间和时间定向障碍、情感障碍、多疑、缺乏主动性为主要表现,患者生活自理或部分自理。一般持续 1～3 年。

第二期(中期):病情继续发展,远近记忆力均出现明显障碍,智能和人格改变日益明显,皮质高级功能受损,如失语、失用、失认,也可出现幻觉和妄想。神经系统可有肌张力增高等锥体外系症状,患者生活部分自理或完全自理。

第三期(晚期):呈明显痴呆状态,生活完全不能自理。有明显的肌强直、震颤和强握、摸索和吸吮反射、大小便失禁,可出现癫痫样发作。多因感染、恶病质而死亡,总的病程 5～10 年。

2.预后　总体预后不良,部分患者病程进展较快,最终常因营养不良、肺炎等并发症或衰竭而死亡。

六、心理学检查

此项检查是诊断有无痴呆及痴呆严重程度的重要方法。我国已经引进和修订了许多国际通用的简捷快速的筛查工具,具有良好的诊断效度,敏感性与特异性均较好。

1.简易智力状况检查(MMSE)　由 Folstein 于 1975 年编制,国际标准 24 分为分界值,18～24 分为轻度痴呆;16～17 分为中度痴呆;≤15 分为重度痴呆。我国因为教育程度不同,分界值有所不同:文盲为 17 分,小学(受教育年限≤6 年)为 20 分,中学及以上为 24 分。

2.长谷川痴呆量表(HDS)　共 11 个项目,包括定向力(2 项)、记忆力(4 项)、常识(2 项)、计算(1 项)、命名回忆(2 项)。我国按照受教育程度划分正常值:文盲≤16 分,小学<20 分,中学及以上<24 分。

3.日常生活能力量表(ADL)　1969 年由 Lawton 和 Brody 制订,主要用于评定受试者日常的生活能力。我国的常规总分为 18.5±5.5。

七、诊断和鉴别诊断

(一)诊断

由于 AD 的病因未明,临床诊断仍以病史和症状为主。首先是要符合痴呆的标准,可通过简易精神状况检查(MMSE)或长谷川智力测定量表快速检查,以助检测是否存在痴呆。确诊的金标准是病理诊断(包括活检和尸检)。

诊断可根据以下几点:①老年期或老年前期发生进行性的认知障碍;②以记忆尤其是近记忆障碍、学习新知识能力下降为首发症状,继而出现智力减退、定向障碍和人格改变;③体检和神经系统检查未发现肿瘤、外伤和脑血管病的证据;④血液、脑脊液、EEG 及脑影像学检查未发现特殊的病因;⑤无物质依赖或其他精神障碍史。

阿尔茨海默病是一种病因未明的原发性退行性大脑疾病,具有特征性神经病理和神经化学改变,它常常潜隐起病,在几年的时间内缓慢而稳固地发展,这段时间可短至 2～3 年,但偶尔也可持续相当长的时间。起病可在成年中期或更早(老年前期起病的阿尔茨海默病),但老年期的发病率更高(老年期起病的阿尔茨海默病)。在 65～70 岁之前起病的病例往往有类似痴呆的家族史、疾病的进展较快和明显颞叶和顶叶损害的特征,包括失语和失用。起病较晚病例的疾病进展较慢,以较广泛的高级皮质功能损害为特征。Down 综合征患者极易患阿尔茨海默病。

脑中有特征性变化:神经元的数量显著减少(尤其在海马、无名质、蓝斑、颞顶叶和前额叶);神经元纤维缠结造成的成对螺旋丝;(嗜银性)神经炎斑(其成分大多为淀粉,进展显著,尽管也存在不含淀粉的斑块)以及颗粒空泡体。人们还发现了神经化学改变,包括乙酰胆碱及其他神经递质和调质的胆碱乙酰基转移酶明显减少。

临床类型按 ICD-10 分为:①阿尔茨海默病老年期痴呆(Ⅰ型),此型起病在 65 岁以后,常在 70 岁左右起病,病情缓慢加重。②阿尔茨海默病老年前期痴呆(Ⅱ型),起病在 65 岁以前,病情发展与衰退较快,具有多种皮质高级功能的明显障碍。家族史阳性可作为佐证,但并非诊断的必要条件。③阿尔茨海默病,非典型或混合型。

按起病年龄及疾病特点可分为以下四型。

(1)早发性阿尔茨海默病性痴呆:起病年龄在 65 岁以前,病情恶化较快,伴有明显的多种高级皮层功能障碍,常早期出现失语、失写、失读和失用等症状。阿尔茨海默病家族史有助于诊断,但不是诊断的必要条件。

(2)晚发性阿尔茨海默病性痴呆:起病年龄为 65 岁或 65 岁以后,往往在 75 岁以上或更晚,进展缓慢,通常记忆损害为其主要特点。

(3)非典型或混合型阿尔茨海默病性痴呆:既不符合早发性阿尔茨海默病性痴呆也不符合晚发性阿尔茨海默病性痴呆的描述和诊断要点。混合性阿尔茨海默病性痴呆和血管性痴呆也包括在此。

(4)未特定阿尔茨海默病性痴呆。

(二)鉴别诊断

1.老年人良性健忘症 又称为年龄相关的记忆障碍,是一种正常的或生理性的非进行性的大脑衰老表现。记忆减退主要是记忆再现过程困难,不能自如地从记忆库中提取已经储存的信息,如记不住人名、地点等,但经过提醒可以回忆起来,人格保持完整,日常生活及社会功能亦完整无损,行为正常,自知力好。而 AD 的记忆障碍主要是识记、存储困难,即学习新知识困难,不能储存和保存记忆。

2.抑郁性假性痴呆 患者先出现抑郁症状,经过一段时间后才出现精神衰退,有明显的起病时间,病前可找到诱发性精神因素或生活事件,患者常关注其智能障碍,强调其认知功能缺陷,情绪忧郁或焦虑不安,经过抗抑郁治疗,情绪好转,智力障碍亦好转及恢复。

3.谵妄 又称为急性脑病综合征,因通常可在痴呆的基础上发生,慢性谵妄又可加重或演变成痴呆,因此,两者鉴别十分困难,谵妄的主要特点是:突然起病,持续时间短,表现有注意力不集中,思维不连贯,昼轻夜重的特点,如白天瞌睡,夜间症状加重,躁动不安等。可由躯体疾病引起,脑电图异常可作为辅助诊断依据。

4.各种已知原因的痴呆 指脑部疾患或全身性疾病所致的痴呆,如脑血管性痴呆、大脑占位性病变、正常压力脑积水、神经性梅毒、甲状腺功能低下、维生素 B_{12} 缺乏等,可通过病史、实验室检查及放射学检查予以鉴别。其中常见的是脑血管性痴呆,其鉴别点有卒中史,痴呆发生在卒中之后,认知功能损害不平衡,起病突然,病程呈阶梯式发展,人格相对保持完整,局灶神经系统体征明显,CT 检查有梗死灶或出血灶。

血管性痴呆(VD)与阿尔茨海默病(AD)的鉴别如表 3-1 所示。

表 3-1　VD 与 AD 的鉴别

项目	VD	AD
起病	较急,常有高血压	潜隐
病程	波动或阶梯性恶化	进行性缓慢进展
早期症状	神经衰弱综合征	近记忆障碍
精神症状	以记忆障碍为主的局限性痴呆	全面痴呆
	判断力、自知力较好	判断力、自知力丧失
	人格改变不明显	有人格改变
	情感脆弱	淡漠或欣快
神经系统	局限性症状和体征,如病理反射、偏瘫	早期多无限局性体征
CT	多发性梗死、腔隙和软化灶	弥漫性脑皮质萎缩
Hachinsk 评分	>7 分	4 分

八、治疗与预防

(一)治疗

1.治疗原则

(1)目前大部分本病患者无法根治,但治疗能延缓病情进展,使精神障碍获得改善,减轻心理社会性不良后果以及减少伴发疾病的患病率及病死率。

(2)提倡早期发现、早期治疗。应用恰当的药物、心理治疗、心理社会康复等。

(3)由于该病的慢性进行性病程,因此要采用长期的全程综合性治疗和护理。

(4)努力取得患者及其家属的配合,增强执行治疗计划的依从性。

(5)精神科医生除直接治疗患者外,还常作为合作伙伴或指导者,以团队工作方式与其他人员共同努力,最大限度地改善患者的社会功能和生活质量。

由于本病病因未明,针对病因治疗很难,一般采取以下措施:

(1)一般治疗:注意饮食、营养(高蛋白、各种维生素)、水电解质平衡,防止缺氧、脑水肿的发生;鼓励患者适当活动和锻炼,预防感染,尤其是肺和尿道感染;预防便秘、尿潴留,卧床患者还需防褥疮。

(2)促智药或改善认知功能的药物治疗:目的在于改善认知功能,延缓疾病的进展。

2.对症治疗主要针对痴呆伴发的各种精神症状

(1)抗焦虑药物如有焦虑、激越、失眠症状,可考虑应用短效苯二氮卓类药,以劳拉西泮、奥沙西泮、阿普唑仑最常用,其他可选择丁螺环酮等药。剂量应小且不宜长期应用。应注意过度镇静、嗜睡、言语不清、共济失调和步态不稳等毒副作用。有时候会出现矛盾反应,加剧焦虑和激越。并要注意识别导致或加剧患者焦虑和失眠的因素,如感染、尿潴留等,应详细检查患者的躯体状况,并及时处理。

(2)抗抑郁药有 20％～50％的 AD 患者可出现抑郁症状。首先要予以心理社会支持,改善其生活环境,必要时应用抗抑郁药。三环类抗抑郁药会导致直立性低血压、谵妄、口干、便秘,加剧青光眼和排尿困难,因此一般不选用。可选择毒副作用少的五羟色胺再摄取抑制药(氟伏沙明、喜普妙、舍曲林、帕罗西汀、氟西汀)和其他新型抗抑郁药,如文拉法辛、米氮平等。

(3)抗精神病药有助于控制患者的行为紊乱、激越、攻击性和幻觉妄想等。考虑选用毒副作用小的新型抗精神病药,如利培酮、奥氮平、喹硫平等,一般用量较小。传统抗精神病药物如氯丙嗪易引起直立性低血压和抗胆碱能等不良反应,氟哌啶醇易引起锥体外系反应,不建议采用。

(二)预防

一级预防因病因不明不能开展,应注意宣传;早期发现疾病,早期治疗等为二级预防措施;三级预防是尽量与家属配合,做好患者的护理及生活技能的康复训练。

第四节 脑血管性痴呆

脑血管性痴呆是由脑血管病变所致的痴呆综合征,包括多发性梗死性痴呆,即过去所谓的脑动脉硬化性痴呆。其发病、临床特征及病程与阿尔茨海默病不同,ICD-10 中描述其主要表现为短暂性意识障碍,一过性轻瘫或视力损害;痴呆可继发于多次急性脑血管意外,或继发于单次严重的脑卒中,但后者较为少见;记忆和思维的某些损害由此变得明显;痴呆也可在一次特别的局部缺血发作后突然出现,也可逐渐发生,痴呆是脑血管病导致脑梗死的结果,梗死灶通常较小,但有积累效应;常于晚年起病。

脑血管性痴呆起病较急,病程有波动,在痴呆综合征中大约占 10％,而阿尔茨海默病性痴呆占 50％左右,脑血管性痴呆是形成痴呆原因的第 2 位。在性别上也有不同估计,多数资料是男性多于女性,在芬兰则女性高于男性。

一、流行病学

据调查,动脉硬化性痴呆患病率为 0.9％,与阿尔茨海默病并存的混合性痴呆为 0.9％。北欧城市调查的患病率较低,为 0.09％。日本 1974 年多发性梗死性痴呆的患病率为 2.7％,1980 年为 1.7％,1982 年为 2.0％。我国 6 个城市 10 个中心的老年期痴呆流行学调查结果指出:我国 65 岁及以上居民,血管性痴呆的患病率北方为 1.9％;南方为 0.9％。这些患病率的差别可能与研究方法不同有关。

二、病因、发病机制与病理改变

(一)病因和发病机制

血管性痴呆的病因是脑血管病变(包括脑出血和脑梗死)引起的脑组织缺血、缺氧,导致脑功能衰退的结果。

脑血流量降低的程度与痴呆的严重者程度呈正比。研究发现,有明显脑动脉硬化的患者中出现脑血管性痴呆(CVD)的比例是没有脑动脉硬化患者的 5 倍左右。有观点认为,多发性小梗死灶对痴呆的发生具有重要的影响,小梗死灶越多,出现痴呆的机会越多,此观点已经被广泛接受。

此外,病变的部位与痴呆的发生也有重要的关系。痴呆的好发部位有:额叶内侧面(扣带回)、纹状体前部、内囊前支和丘脑,其他部位是额叶、颞叶及枕叶白质。梗死灶最常见的部位是:侧脑室周围白质、尾状核头、壳核、苍白球、丘脑、胼胝体前后部、脑桥基底部、小脑及内囊前支,多位于大脑前、中动脉深穿支的供血区。此外,大脑中动脉、后动脉分界区内发生梗死在优势半球的患者,也可以引起痴呆。

(二)病理改变

脑血管性痴呆的病理改变大致可分为局灶性和弥散性病变。

1.局灶性改变　大脑可见程度不同的梗死灶,大、中型面积的梗死多在大脑皮质,多系主干动脉分支梗死所致。严重的可见大脑半球白质梗死。小面积梗死多见于基底节及脑室周围,多系高血压性血管病引起多发的小腔隙梗死,有些小梗死灶 CT 检查不易发现,需要进行 MRI 检查,少数只有在死后检查时才发现。

2.弥散性改变　患者大脑出现广泛性萎缩,脑室扩大,以及弥散性血管性白质广泛病变。有时可见小型陈旧性高血压性脑出血灶。

三、临床表现

1.记忆障碍　痴呆早期,主要症状是记忆障碍,其中以识记障碍、近记忆障碍为主,晚期可出现远记忆障碍。与老年性痴呆比较,其特征是:虽然出现记忆障碍,但在相当长的时间内自知力保持良好。知道自己记忆力下降,常备有备忘录,有的患者为此产生焦虑或抑郁情绪,要求治疗。

2.言语症状　病理性赘述,表现为讲话啰嗦,没有主次,抓不住中心议题。流利型失语,表现为提笔忘字,讲话时忘记该选择哪个合适的词汇,为此中途停顿。

3.人格改变　痴呆早期人格相对保持完整,只有到痴呆晚期,人格改变才变得明显。由于在疾病的早期虽然记忆力下降,但日常生活能力、理解力、判断力和待人接物及处理周围事情的礼仪、习惯均保持良好状态,人格保持较好,所以被称为局限性痴呆或腔隙性痴呆。

4.情感症状　情感活动随着病情的发展而变化,早期表现为情感脆弱、焦虑、抑郁等情感障碍,逐渐发展为情感淡漠、无所谓、欣快、情感失控、强制性哭笑等。

5.精神病性症状　在疾病发展的过程中,部分患者可以出现精神病性症状,如被害妄想、关系妄想、疑病妄想等。在记忆障碍的基础上,可以产生被偷窃妄想、贫穷妄想、嫉妒妄想等。在妄想的支配下,可以出现相应的意志和行为障碍。部分患者会出现夜间谵妄、兴奋不安。

6.晚期症状　患者的行为和人格方面的障碍明显,变得自私、吝啬、收集废物、无目的地徘徊、生活不能自理、不认识家人等,达到全面痴呆。

7.神经系统症状和体征明显　多数伴有程度不等的偏瘫或颅神经障碍、吞咽困难、假性球麻痹、构音障碍、锥体束征阳性。失语、失用与失认比阿尔茨海默病多见。

四、临床类型

本病按 ICD-10 可分为 4 个亚型。

1.急性起病的脑血管性痴呆　痴呆常在多次脑卒中发作后迅速发生,卒中包括脑血栓形成、脑栓塞和脑出血。个别患者可由一次大量的脑出血所致。症状决定于受累血管在皮质的供应区,痴呆多是双侧性或多发性梗死造成,单个一侧梗死常为局灶综合征。

2.多发梗死性血管性痴呆(皮质为主)　逐渐起病,在数次小的局部缺血后发生。这些缺血在脑实质中形成腔隙,又称腔隙性梗死。腔隙是直径为 0.5～15mm 的深部缺血性梗死。受累血管常为大脑中动脉的豆纹支,后交通动脉或大脑后动脉的丘脑膝支、脉络膜支或丘脑穿支,病灶多在基底节、丘脑和内囊。患者有慢性高血压史,间以偶然发作的神经功能障碍,每次发作可恢复。神经系统体征逐渐明显而出现痴呆症状。在有腔隙状态时(腔隙达 10～15 个),20％～80％的患者出现痴呆,可见皮质高级功能障碍,早期自知力保留,情绪波动,忧郁,偶见幻觉妄想。脑电图呈局灶或广泛慢波,CT 可见一个或多个腔隙。

3.其他血管性痴呆(皮质下为主)　患者有高血压的病史,CT 检查证实缺血性破坏的多数病灶位于大脑半球深部的白质,皮质功能通常保持完整。1894 年 OttoBinswanger 对 8 例痴呆患者进行死后检查,发现有白质萎缩,都存在脑动脉粥样硬化。Binswanger 称此为"慢性进行性皮质下脑炎",以后 Alzheimer 等人以 Binswanger 名字对此病命名。1947 年 Neumann 对此病名提出异议,认为是与弥散性轴周性脑炎相似的原发性脱髓鞘病。至 20 世纪 80 年代在临床病理和放射学基础上,恢复称为慢性皮质下脑病。

病理学改变为大脑半球白质有多发梗死灶,并有明显萎缩,颞叶及枕叶后部白质比额叶受累为多。临床表现有记忆及认知功能障碍,常有精神运动迟滞、假性球麻痹及其他局灶神经系统体征,临床上很像腔隙性梗死,头部 CT 有助于诊断。

4.混合性血管性痴呆　皮质和皮质下均有梗死,累及深部和浅表结构。

有人以梗死部位进行分类:①腔隙状态;②慢性进行性皮质下脑病;③皮质性梗死;④边缘带梗死;⑤皮质多发性小梗死;⑥皮质和皮质下混合性梗死。WHO 的分类有按起病的急慢以及病变部位来分类。

五、诊断与鉴别诊断

(一)诊断

首先要符合痴呆的条件,但是认知功能损害是不均衡的;痴呆出现前多有卒中史,高血压史;病程呈阶梯性恶化,神经系统体征明显。但有的患者通过 CT 扫描或最终经病理学检查才可确诊。

（二）鉴别诊断

1.阿尔茨海默病　为慢性起病，痴呆为进行性加重，不能用已知的病因进行解释，局灶性神经系统体征罕见。Hachinski 等（1975 年）用缺血评分表（HIS）评定加以鉴别。该表共 13 项，共 18 分。其中 8 项如病情呈阶梯恶化、夜间谵妄、人格保存、忧郁、身体不适、情感失控、有高血压史和动脉硬化证据，每项 1 分；另 5 项如急性起病、病程有波动性、有脑卒中既往史、局部神经系统症状和神经系统阳性体征，每项 2 分。评分在 7 分以上考虑为血管性痴呆；在 4～7 分，考虑为变性疾病的痴呆。

2.老年抑郁性障碍　脑血管病后常出现抑郁情绪。与老年期抑郁障碍的区别点是病前无高血压或卒中史，亦无神经系统症状和体征，痴呆具有假性痴呆性质，抗抑郁药治疗有效，随着抑郁情绪好转，痴呆也随之减轻或消失，既往多有抑郁或躁狂发作史。

六、预后

血管性痴呆的病程快慢不一，多数为缓慢的，而且呈现明显的病情波动性，痴呆的症状呈阶梯性恶化的特点。若能及时治疗，多数患者可获得缓解，或者在相当长的时间内痴呆进展不明显。但如果卒中反复发作，或者由于精神创伤及其他躯体疾病，均可使病情进一步加重。

预后与脑血管病关系密切。脑血管病逐渐恢复，痴呆亦不再恶化或稍有好转。若反复出现卒中，肢体瘫痪加重，痴呆亦随之加重。大约有一半的患者因心脏缺血发作而死亡，有的合并肾脏疾病、糖尿病、心房颤动等。

七、预防与治疗

（一）预防

必须预防脑血管疾病，积极预防原发性高血压、脑动脉硬化、脑血管病、糖尿病、高脂血症等的发生。对出现脑卒中的患者应防止脑卒中再次发生及痴呆的出现。对已患痴呆症的患者则要加强神经功能训练，使肢体康复，对痴呆患者亦应加强生活技能的训练。

（二）治疗

治疗的原则是：改善脑血流，预防脑梗死，促进大脑代谢，以达到阻止恶化、改善和缓解症状的目的。

1.改善脑血流，促进大脑代谢　改善脑血流，促进大脑代谢，治疗阿尔茨海默病用药参考。尼莫地平治疗多发性梗死性痴呆，有效率达 92.3%，但应避免与其他钙离子拮抗药或 β 受体阻滞药合用。氟桂利嗪又称西比灵，系选择性钙离子拮抗药，具有抗血管收缩和保护脑缺氧的作用，毒副作用少。但用药后易产生震颤性麻痹，停药后症状可自行缓解。目前应用较多的药物还有：脑复康、舒脑宁以及己酮可可碱等药。中医治疗梗死性脑血管病采用的是活血化瘀方法，成药有复方丹参片、愈风宁心片、川芎嗪注射液等。针灸对肢体康复有作用。

2.针对精神障碍，对症治疗　针对幻觉、妄想、夜间谵妄、抑郁、失眠等精神症状可采用抗精神病药、抗抑郁药、镇静催眠药等。应注意选用不良反应和药物相互作用少的药物,最好单一用药,从小剂量开始,密切注意其不良反应。具体方案如下:

(1)焦虑、失眠。可选用氯硝西泮、艾司唑仑、阿普唑仑或劳拉西泮等。

(2)抑郁。可选用:①SSRIs,如氟西汀、帕罗西汀、氟伏沙明、舍曲林,或西酞普兰。②其他的新型抗抑郁药,如文拉法新、米氮平、噻萘普汀等。③一般不宜用 TCA。

(3)幻觉妄想。可选用锥体外系副反应较少的非典型抗精神病药物。

(4)兴奋紊乱。可选用弱安定剂或锥体外系统不良反应小的新型抗精神病药。

3.注意其他并发的躯体疾病的治疗　由于血管性痴呆的患者常合并高血压、冠心病、糖尿病、高脂血症、青光眼、前列腺肥大等躯体性疾病,因此治疗时应注意合并症的治疗,避免给预后和治疗带来不良后果。

第五节　遗忘障碍

遗忘障碍是以记忆损害为特征的一类综合征,表现为学习新信息(顺行性遗忘)和回忆往事(逆行性遗忘)存在困难。该障碍缺乏全面性的智能障碍基础,记忆损害导致社交和职业功能的显著减退,并且是在原有水平基础上的显著减退。有证据表明某种躯体性疾病或物质的使用导致该障碍的出现,而且均可排除谵妄和痴呆作为遗忘的原因。遗忘障碍可为短暂的(记忆损害持续1个月或不足1个月)或慢性的(记忆损害持续超过1个月)。遗忘通常累及部分或所有下列神经解剖结构:额叶、海马和杏仁核、背内侧丘脑、乳头体和导水管周围灰质。神经化学方面,NMDA受体介导的谷氨酸盐传递常与遗忘有关,主要由于它与边缘系统的记忆储存功能有关。根据 DSM-Ⅳ 分类标准,主要包括由于躯体疾病导致的遗忘障碍和物质导致的持久性遗忘障碍。

一、临床类型

1.威尼克脑病　为一种急性综合征,有典型的"四主征"(共济失调、眼肌麻痹、眼球震颤和急性意识模糊状态),由烟酸缺乏所致,通常与酒精滥用有关,与乳头体、PAG、丘脑核团和第三脑室壁的病理性病变相关。

2.柯萨科夫精神病　与乳头体萎缩相关的遗忘与虚构,通常发生于威尼克脑病之后,罕见的原因包括:头部外伤、缺氧性脑外伤、基底/颞叶脑炎、血管损伤等。

3.血管性疾病　海马部位的血管损伤(尤其累及后大脑动脉或基底动脉)可能导致遗忘障碍。其他可能的脑区包括:顶枕联合区、双侧中背侧丘脑、基底前脑神经核(如前交通动脉动脉瘤)。

4.脑外伤　加速力或减速力造成的开放性或闭合性头部外伤都可能导致前颞侧的损伤,导致顺行性或创伤后的遗忘明显,而逆行性遗忘相对不存在。预后与创伤后的遗忘持续时间有关,创伤后的遗忘持续时间短于1周的预后较好。

5.颞叶手术　内颞叶双侧损伤或手术都可导致储存新的短期记忆能力缺失,导致遗忘障碍。

6.缺氧性脑损伤　一氧化碳中毒造成的窒息、溺水等出现的缺氧状态都可能损害敏感的海马 CA1 和 CA3 区神经元,从而导致短期记忆的储存问题。

7.多发性硬化　40%的患者因颞叶斑块和导致回忆困难的间脑综合征而出现一定程度的遗忘。

二、治疗原则

1.对因治疗　针对导致遗忘障碍的病因进行治疗,如针对威尼克脑病患者立即补充维生素 B_1,监测并处理酒精戒断症状。

2.营养支持和对症治疗　一般的营养支持,改善脑循环,促进脑代谢。

3.心理和社会支持治疗　患者会由于记忆障碍而出现紧张、焦虑等情绪表现,应予以相应的心理支持和教育,必要时予以抗焦虑或抗抑郁药物。

第六节　癫痫所致精神障碍

癫痫是神经精神科的常见病。癫痫所致精神障碍是一组由反复发作的脑异常放电引起的癫痫发作特殊形式,临床表现以精神症状为主,由于累及的部位及病理生理改变不同,致使症状表现复杂繁多。反复癫痫发作所致的慢性脑损害也可导致持续性精神障碍。可分为发作性和持续性精神障碍两大类。ICD-10 诊断分类为 F06 脑损害和功能紊乱以及躯体疾病所致的其他精神障碍(F06.0～F06.9,F07.0)。

一、临床表现

1.发作前精神障碍　发作前数小时至数日,出现全身不适、紧张、易激惹、烦躁不安、情绪抑郁、爱挑剔或抱怨他人等前驱症状。一旦癫痫发作过后,症状随之消失。

2.发作时精神障碍　包括精神性先兆、自动症及精神运动性障碍。精神性先兆是大、小发作前历时短暂和紧接的幻觉,其幻视可为从简单到复杂的情景。自动症者表现为意识障碍、无目的咀嚼、刻板动作或哼哼作声,并可见各种幻觉,发作一般历时数秒,每次症状类同。少数患者发生较为持久、复杂的精神运动性障碍,呈现意识障碍,感知(如错觉、幻觉)、情感(如恐惧、愤怒)、记忆(如似曾相识、遗忘)等障碍。也可发生漫游或攻击行为,历时数十分钟至数日不等,事后对上述情况不能回忆。

3.发作后精神障碍　癫痫发作后,患者呈现意识模糊、定向障碍、反应迟钝,可伴幻觉(常为幻视)及各种自动症,或躁动激越行为,一般持续数分钟至数小时不等。偶可见非抽搐性发作持续达数日或数周之久,应视为持续性发作,如失神持续状态(持续性小发作、复合症状部分性发作持续状态等）。

4.发作间精神障碍　属持续性精神障碍一类,包括慢性癫痫性精神病(类似精神分裂症的发作间精神障碍,又称慢性癫痫性分裂样精神病)、智能障碍和人格改变。

二、诊断要点

(1)有癫痫史或癫痫发作的证据。

(2)呈发作性精神障碍者,一般历时短暂,有不同程度的意识障碍,事后不能完全回忆。

(3)持续性精神障碍,如慢性癫痫性精神病、智能障碍和人格改变等,见于发作间期。

(4)脑电图检查可证实癫痫,但阴性结果不能排除诊断。除标准检查外,尚可用脑电图的特殊检查技术提高阳性率。必要时应作 CT、MRI 等其他检查,以排除继发性癫痫可能。

(5)根据癫痫的证据,其精神障碍的发生、病程与癫痫相关,结合实验室检查结果可作诊断。

三、治疗

1.发作性精神障碍

(1)主要使用抗癫痫药。控制强直阵挛发作,用卡马西平日量 600～1200mg,用药前需查血常规,并注意过敏反应和粒细胞缺乏症。苯妥英钠日量 200～500mg;对失神发作,选用乙琥胺每日 750～1500mg,或丙戊酸钠每日 600～1800mg;复杂性部分性发作,首选卡马西平每日 600～1200mg,若精神症状严重,可并用精神药物。

(2)兴奋激越:可用氟哌啶醇 5～10mg,肌注,每日 2 次。症状控制后可改口服或停药。如出现明显兴奋、躁动,可适当应用镇静药,如氯硝西泮 1～2mg,肌注,每日 1～3 次。

(3)抑郁:可选用:①选择性 5-羟色胺再摄取抑制剂类抗抑郁药,如氟西汀每日 20mg,或帕罗西汀每日 20mg。②氯米帕明 12.5～25mg,每日 2～3 次。③SNRI:文拉法辛日量 75～150mg。④NASSa:米氮平日量 15～30mg。

(4)焦虑、失眠:用氯硝西泮 2mg,每日 1～2 次(镇静),或氯硝西泮 2～4mg,每晚 1 次,必要时可肌注(催眠)。

(5)癫痫间歇期无精神症状者,可不用精神药物。

2.持久性精神障碍

(1)慢性癫痫性精神病主要用抗精神病药。对有幻觉、思维障碍、行为紊乱等症状者,可选用对脑电生理影响和锥体外系副反应较少的药物。因氯氮平大剂量可导致抽搐发作,不宜应用于此类精神障碍患者。其他非典型抗精神病药物的致痫作用研究不多,临床均可应用。

(2)认知功能损害仍以控制癫痫发作(包括阈下放电)为主,防止脑损害加重,同时给予吡拉西坦等药物治疗。

(3)人格改变:癫痫所致精神障碍患者常伴有明显的人格改变,可给予中、小剂量的非典型抗精神病药治疗增强自控能力。

（4）对癫痫所致持续朦胧状态、幻觉妄想、抑郁状态，可慎用几次电抽搐治疗。顽固性者可考虑前额叶切断、脑立体定向深部结构毁损及杏仁核毁损术治疗。

（5）除躯体治疗外，对癫痫患者也需要进行心理治疗。对患者的工作学习应作适当调整限制，防止发作时的危险，消除自卑心理，鼓励保持正常活动。对于有智能障碍和人格改变的患者，要加强教育管理，防止惹祸肇事，应参加各种工娱治疗，促进康复。

第七节　颅脑外伤所致精神障碍

精神科临床与颅脑外伤问题的关系近年来日益密切，尤在司法精神病学鉴定中经常遇到涉及因果关系鉴定及伤残评定的案件，本文重点阐述颅脑外伤与精神科临床工作有关的基本问题。

一、颅脑外伤的分类

（一）按病理解剖部位
分为头皮损伤、颅骨骨折和脑损伤三大类，又进一步分为开放性和闭合性损伤。

（二）按颅脑外伤程度
国内分为四型。

1.轻型　单纯脑震荡，无或有局限性颅骨骨折。

2.中型　轻度脑挫伤，或伴有颅骨骨折，有蛛网膜下隙出血，无脑受压征。

3.重型　广泛颅骨骨折、严重脑挫裂伤、脑干损伤或有颅内血肿。

4.特重型　脑原发损伤严重，出现晚期脑疝。

二、病因及发病机制

脑损伤可以是直接的或间接的，后者是外力作用于身体其他部位，经过传导而间接引起脑损伤，例如胸部挤压所致脑伤、高处坠下足臀着地时外力传导所致脑伤，还有如头部从运动状态突然停止下来时的所谓"挥鞭样脑损伤"等。

脑损伤可以是原发性的或继发性的，继发性的有脑水肿和颅内血肿，后者如硬膜外血肿、硬膜下血肿、脑内血肿等，出血也可流入脑室或蛛网膜下腔。

脑挫伤急性期过后，由于胶质细胞增生、瘢痕形成，可遗留粘连、萎缩、脑室扩大等改变。

脑外伤所致精神障碍的发生机制除器质性因素外，还与社会心理因素有关。

（一）器质性因素
与脑损伤程度、部位、时期及后遗症等有关。损伤程度越严重、范围越广泛，越容易引起精神障碍；但在慢性期，很多研究表明，损伤气后遗症程度并不成正比。损伤部位与精神障碍发生也是有关的,颞叶损伤最常出现精神障碍,其次是前额叶及额叶眶部,顶叶及枕叶损伤引起精神障碍较少。前额叶、颞叶损伤常引起人格改变,顶叶损害可引起认知功能障碍,脑基底部损伤可引起记忆障碍。

(二)心理社会因素

包括受伤前的人格特征、对外伤的态度、外伤对生活及工作的影响、赔偿心理动机等。即使存在器质性因素,心理社会因素对疾病的发生、发展、预后等也起着重要作用。

三、颅脑外伤的精神障碍表现

颅脑外伤的精神障碍表现通常分为急性与慢性(远期)。急性期主要以意识障碍为主,轻度意识障碍表现神志恍惚,可能向朦胧、谵妄发展,严重时为昏迷。急性期患者通常在综合性医院急诊科诊治,急诊病史是精神科诊断慢性颅脑外伤相关精神障碍的重要依据。

慢性(远期)精神障碍有下列类型。

(一)脑外伤性癫痫

可发生在脑外伤后任何时期,发作与脑内瘢痕形成和脑部萎缩有密切关系,发生在脑外伤后 24 小时之内,称为即时发作;在 3 个月内发作,称为早期发作;在 3 个月以上发作,称为晚期发作。绝大多数在 2 年内发作。

脑外伤性癫痫发作与颅脑外伤严重程度、闭合性或开放性及损伤部位有关。大脑皮质运动区、海马及杏仁核的损伤最常发生癫痫;颞叶内侧损伤可导致精神运动性发作;如伴颅内感染、血肿、凹陷性骨折时均易引起癫痫。

癫痫发作类型较多为局限性发作、大发作及精神运动性发作,很少典型小发作。

诊断脑外伤性癫痫的条件,根据 Walker(1959 年)标准:

(1)有典型确实的癫痫发作。

(2)详细病史:严重颅脑外伤,外伤前无癫痫发作。

(3)癫痫发作类型和脑电图异常发现与颅脑外伤部位一致。

(4)排除外伤以外的脑器质性或躯体疾病所致的癫痫及原发性癫痫。

(5)实验室检查阳性发现:EEG、CT、MRI 等。

(二)颅脑外伤所致智能障碍

本疾病发展有以下 3 种形式。

(1)颅脑外伤急性期症状消退后迅速出现进展性智能减退。

(2)急性期后有恢复过程,再逐渐出现智能减退。

(3)昏迷几周后部分恢复,然后缓慢地呈现智能减退。

临床表现以认知功能障碍为主,轻度者健忘、注意力减退、工作效率降低等,严重时始动性降低,行动迟缓,表情呆滞,淡漠或欣快,记忆减退,不自主发笑,定向障碍,生活不能自理等。但据调查,颅脑外伤所致持久性痴呆较为罕见。

（三）颅脑外伤所致遗忘综合征

以记忆减退为突出临床表现，并不是指脑外伤后顺行性及逆行性遗忘症，而是由于与记忆有关的区域如乳头体、海马、穹窿、丘脑背内侧核等部位受到损伤有关。患者意识清楚，近及远事记忆都受累及，近记忆力障碍尤为明显，常有错构及虚构。

（四）颅脑外伤所致人格改变

多见于严重脑外伤患者，特别累及颞叶、额叶等，常与智能障碍并存，表现情绪不稳，行为粗暴、固执、自私，缺乏进取心，不讲社会公德，不注意个人卫生，不关心自己前途，也不关心家人生活，可发生冲动攻击行为，也可出现种种违法行为，如流浪、偷窃、殴斗、色情行为。

（五）颅脑外伤后综合征

CCMD-3包括脑震荡后综合征及脑挫裂伤后综合征，两者的区别在于前者属轻度脑外伤，后者为脑挫裂伤；客观检查前者阴性，后者有阳性发现。临床表现相同，主要是神经症状表现，有头痛、眩晕、疲乏及内感性不适；情绪易激惹、抑郁、焦虑；主诉注意集中困难、思考迟钝、记忆减退；睡眠障碍；疑病症状；自主神经功能失调等，有的可出现癔症样发作。可持续数月，甚至更长时间。其症状可能出现器质性基础，但常与患者的心理社会因素有关，尤当涉及责任和法律纠纷，如工作照顾和经济赔偿时，症状可加重或经久不愈。

（六）颅脑外伤所致精神病性障碍和情感障碍

这主要指严重颅脑外伤作为直接原因引起的器质性精神障碍，有的表现妄想、幻觉等精神病性症状，类似精神分裂症，颞叶和边缘系统受累与这类精神症状发生有关。也有的表现为情感高涨或抑郁，类似情感性精神障碍，但这些病例的临床表现不典型，情绪高涨往往表现为欣快、不稳定；情绪低落者表现为少语、呆坐、动机缺乏。这类疾病诊断的基础是发现已存在的器质性损伤证据。

四、诊断与鉴别诊断

（一）诊断步骤

(1)明确有无头部外伤史：这是确定颅脑外伤诊断的首要条件，颅脑外伤引起可以是直接的，也可以是间接的。诊断时不能仅靠供史人陈述及患者自诉，要对发生头部外伤现场进行调查，包括周围人提供的情况。

(2)明确头部外伤时有无意识障碍，包括昏迷时间。

意识障碍发生时可见面色苍白、四肢松弛、呼吸浅而不规则、血压降低、脉搏微弱等，清醒后有顺行性、逆行性或近事遗忘。

为了解患者的意识障碍情况及治疗过程，收集头部外伤后的急诊及住院病史有重要参考价值。

为了确定脑外伤的损伤程度，多年来国内外普遍采用格拉斯哥昏迷分级标准于临床（1974年 Teasdale 和 Jennett 提出）。根据记分多少，决定有无意识障碍及其程度。最高总分为15分，最低总分为3分。总分越高，表明意识障碍越轻或无意识障碍；总分越低，表明意识障碍越重。以总分 8 分为界,8 分以下表示有昏迷(表 3-2)。

表 3-2　格拉斯哥昏迷分级和记分法

睁眼反应	记分	语言反应	记分	运动反应	记分
正常睁眼	4	回答正常	5	按吩咐动作	6
呼唤睁眼	3	回答错乱	4	刺痛时能定位	5
				刺痛时躲避	4
刺激时睁眼	2	词句不清	3	刺痛时肢体屈曲(去皮质强直)	3
无反应	1	只能发音	2		
		无反应	1	刺痛时肢体过伸(去脑强直)	2
				无反应	1

根据记分,将意识障碍分为 3 型。

轻型:总分为 13～15 分,伤后意识障碍持续时间在 20 分钟以内。

中型:总分为 9～12 分,伤后意识障碍持续时间为 20 分钟至 6 小时。

重型:总分为 3～8 分,伤后昏迷或重度昏迷时间在 6 小时以上。

(3)躯体及辅助检查:包括全面的神经系统检查、脑脊液检查、脑电图、颅骨 X 线摄片、头颅 CT 及 MRI 检查、智力测定、神经心理学检查等。

(二)明确颅脑外伤与精神障碍发生的关系

颅脑外伤后出现精神障碍并不一定与脑外伤有关,两者一般有下列关系。

(1)脑外伤直接引起精神障碍。

(2)脑外伤对潜在疾病的诱发作用。

(3)脑外伤使原来的精神疾病加重。

(4)与脑外伤有关的心理因素影响。

(5)由于原来的精神疾病导致脑外伤发生。

(三)诊断过程中的注意事项

(1)辅助检查结果要进行跟踪观察,包括受伤当时及以后的对照检查,以了解脑部病变的演变及防止人为的伪差。

(2)详细调查患者外伤前的精神病史、癫痫发作史、病前人格及智能状况等。

(3)要排除其他病理因素对精神障碍发生的影响。

(4)要充分注意颅脑外伤后"疾病获益的心理机制"对精神障碍发生和发展的影响。

(四)误诊的原因及防止对策

精神科临床医生对颅脑外伤病例的诊断经验相对缺乏,因此出现误诊的情况相当多见,需要引起重视。为防止误诊,需注意掌握下列几点。

1.充分掌握颅伤和脑伤的区别　颅脑唇齿相依,颅伤包括头皮和颅骨,脑伤指脑实质受伤,有的患者头部受伤后出血很多,但检查后仅头皮受伤,对于这样病例不要误认脑实质一定受伤。

2.病史了解　供史人对受伤现场不一定了解,但为了某种利益驱使,可能提供不确切的病史,如称患者头部受伤后昏迷几个小时,几日等。医生如果不作核实,偏听偏信,就会误以为患者有昏迷史。因此有必要对病史进行核实。

3.神经系统检查及辅助检查 为了做到诊断的依据充分,客观检查必须动态进行,不但收集受伤后即时的,又要作随访检查。为了确定患者受伤后的心理学改变,有必要进行针对性的心理测验。凭主观印象容易出现误差。

精神科临床诊断经常出现的错误,是忽视病例的神经系统体征及辅助检查的客观发现,遇到家属提供病例有头部受伤"昏迷"史,之后出现了智能、人格改变,或精神病性症状,就任意地联系起来,诊断为脑外伤所致精神病。后来经过核实验证,否定昏迷史,神经系统及辅助检查又都是阴性,结果脑外伤的诊断被否定,这样的教训是很多的。要注意到一点,脑外伤所致智能障碍、人格改变及精神病性障碍都是发生在严重脑外伤的基础上,因此确立诊断时都强调具备客观检查阳性发现的证据,而且客观检查所发现的病变部位与精神障碍有关,否则诊断就不能成立。

4.多科会诊 由于精神科医生对颅脑外伤知识的局限性,因此遇到较为困难的病例时,可以邀请放射科、神经内外科专家联合会诊,这样可以少走弯路。

(五)鉴别诊断

典型的病例在诊断上并不困难,但由于颅脑外伤经常涉及法律纠纷及经济赔偿问题,所以人为的因素掺杂较多,精神科临床在做出该诊断时务必做到谨而又慎,鉴别诊断时特别需注意下列情况。

1.关于颅脑外伤后反应性精神障碍 可由轻度颅脑外伤或心理应激引起,临床表现符合"CCMD-3"应激相关精神障碍的特征,而神经系统及辅助检查却无阳性发现。诊断时需了解患者病前的人格特点、心理素质等。根据疾病程度可分为精神病状态和非精神病性障碍。

2.关于脑外伤后智能障碍的诊断及有关问题 颅脑外伤后出现反应迟钝、呆滞不语、生活不能自理的病例甚为常见,诊断上首先要区别是属于真性痴呆,还是假性痴呆,有时两者鉴别相当困难,可参考以下几点。

(1)外伤的程度:真性痴呆多出现在严重脑外伤后,而假性痴呆多出现在轻度脑外伤后或仅有颅脑外伤的背景。

(2)病程演变过程:真性痴呆病程持续,很少出现明显反复;假性痴呆的智能障碍多见起伏,有时严重,有时却明显减轻。假性痴呆虽是可逆性的,但如果索赔纠纷长期未获解决,病情可迁延数年不愈,因此不能根据病程久暂作为鉴别依据。

(3)对环境的反应:真性痴呆者对外界漠然,对任何刺激缺乏反应;假性痴呆者对外界保持接触,当涉及与颅脑外伤有关问题时,可观察到有强烈的情感反应,而且有夸张做作性表现。

(4)营养保持状况:真性痴呆由于长期生活不能自理,经常存在营养障碍;假性痴呆则不然,长时期保持较好的营养状况。

(5)神经系统体征及客观检查的阳性发现有助于明确真性痴呆。

(6)麻醉分析:学术界认识不一致,对某些病例可能有助于鉴别。

另外,由于脑外伤后智能损害程度与伤残评定等级密切有关,因此尽可能利用现有检查手段以体现客观性,智力测验最为常用。但在此种场合中,智力测验的结果常受到许多因素影响,如:①患者伴发的其他躯体及精神情况:例如失语的患者就难以理解题意及充分表达自己的意思;其他精神症状的影响,如缄默、兴奋、紧张症等都难以配合检查。②患者索赔的心理机制会影响心理测验效果,据报道这些患者在接受测验时的"伪装坏"现象十分普遍。③在评价智力测验结果时要注意对照伤前的智力水平,这一点在司法鉴定的伤残评定中尤需注意。

如果确实发现有与颅脑外伤严重程度不相一致的痴呆,要注意可能伴发的其他情况,例如硬脑膜下血肿、正常颅压脑积水、同时存在的早老性及老年性痴呆、血管性痴呆等痴呆性疾病。

还有关于医疗观察期的问题,因为在颅脑外伤的急性期,会由于脑水肿等原因,可能会显现严重的智能障碍,经过一个时期的积极医疗和观察随访后,智能障碍程度会有减轻或消失,因此现在诊断时普遍主张要有一个医疗观察期,有的主张 1~2 年或 2~3 年不等,一般认为至少应有半年以上的医疗观察期,这样做出的诊断结论才比较可靠。

3.区分精神病性障碍是颅脑外伤直接引起的,还是属于功能性精神病　最常见是颅脑外伤性精神病与精神分裂症的鉴别,根据精神病症状学表现可能无法区别,可根据下列几点:①是否确实存在脑外伤史。②根据客观检查有无严重脑外伤的证据。③精神症状是否发生在脑外伤后,还是此前已经存在。这项调查工作需要耐心细致,因为在这种情况下,欲全面了解患者伤前精神病史会存在一定人为阻力。

五、治疗

急性期一般在综合性医院进行治疗。在从昏迷到清醒过程中有时出现过渡状态,如朦胧、谵妄等,患者可以出现定向障碍、兴奋躁动、错觉幻觉等,此时需要精神病学处理,可应用有镇静效用的抗精神病药,以氟哌啶醇、奋乃静最为合适,需注意药物镇静作用与重陷昏迷的鉴别。此类病例在过程中很可能会出现继发性的很多病理情况,需提高警惕。

人格改变时可用锂盐及卡马西平等心境稳定剂。当出现精神病性症状及情感障碍时当根据症状选择适当的抗精神病药及抗抑郁剂,剂量都宜从小量开始,并密切注意药物副作用及躯体的禁忌证。第二代抗精神病药虽然副作用较小,但由于价格较昂贵,在法律纠纷尚未了结的情况下,可能会增加复杂性,医生应在考虑背景的条件下谨慎使用。

存在智能障碍时,由于很多属于不可逆性,因此康复治疗有其重要意义。

第八节　脑肿瘤所致精神障碍

一、概述

脑肿瘤的发生率在一般人中约为 0.05%。而在住院的精神病患者中,根据 Davison(1986年)对 1200 名患者 X 线头颅摄片的普查,发现 17 名有意料之外的脑肿瘤存在,约占 1.4%,比一般人的发生率要高近 4 倍。脑肿瘤在任何年龄都可发生,但以青壮年较多,男女无明显差别。

在精神科患者的脑肿瘤中，以脑膜瘤最多见，其次为胶质瘤、转移癌，再次为垂体瘤、其他肿瘤。因此，精神科医生应对前面3种肿瘤多加注意。

二、临床症状

脑肿瘤的临床症状，可从以下几方面来分析。

（一）颅内高压症

可表现头痛、呕吐、视力下降等。

1.头痛　开始时，常为阵发性的，早晚好发作，以后白天头痛次数增加，头痛部位多在额、颞部。咳嗽、喷嚏、（大便）用力、低头活动时头痛加剧，躺卧时减轻。

2.呕吐　常发生于清晨，头痛加剧时尤易发生。也可伴有恶心，呈现喷射性呕吐。严重时不能进食。幕下较幕上肿瘤呕吐更早更频繁。

3.视力下降　眼底检查，初期可发现视神经乳头边缘不清，以后呈现水肿；时间久了，就会变得苍白萎缩，视力则明显下降。

颅内压升高时，还可出现头晕、复视或眼球运动麻痹、抽搐、猝倒、意识障碍或昏迷，等等。

（二）脑肿瘤的局灶性症状

根据脑肿瘤的部位，可出现其相应的局灶性症状群。

1.额叶肿瘤　可出现额叶综合征，其神经科症状有强握或口咬反射、运动性失语、偏瘫、失写、癫痫抽搐、尿失禁，等等。精神科症状有注意力不集中、智能减退、反应迟钝、情感平淡或者不稳定、主动性缺乏、缺少预见、不能做出计划；也可表现伦理观念下降、缺乏羞耻感、情绪欣快、呈现愚蠢的滑稽状态（所谓病理性诙谐）、冲动控制能力减弱、社会性判断与适应能力欠缺，等等。

2.颞叶肿瘤　可出现颞叶综合征，如钩回发作、自身幻视等特殊症状。如肿瘤在左侧颞叶，可有各种幻觉、妄想、思维形式障碍、感觉性失语与阅读困难，等等；如肿瘤在右侧，可表现情绪障碍、抑郁或激惹、视听觉记忆缺陷，等等。颞叶肿瘤的精神症状，有时颇似精神分裂症，需要仔细鉴别诊断。

3.顶叶肿瘤　可出现顶叶综合征，包括对侧肢体感觉障碍，对点单感征，感觉易侧，刺激定位不能，失实体觉（不能辨认手中的东西是何物），皮肤划痕或书写感丧失，失用症（指不能随意完成有目的的动作，如穿衣、刷牙、开门、划火柴等等），体象障碍，脸面失认，手指（脚趾）失认，等等。

如果肿瘤在左顶叶缘上回，可出现一特殊的症状群——格茨蔓综合征：包括：①手指（脚趾）失认。②左右失认。③失写。④计算不能。⑤右同侧偏盲。

如果肿瘤在右顶叶，还可出现结构性失用症，又称克莱斯特失用症，是失用症的一特殊类型。以不能描绘简单几何或人面图形、不能用火柴梗或积木搭拼图形为特征。另外常伴"左侧空间忽略"，会将鼻子画到人面轮廓的右侧之外。令患者把东西放到桌面中央时，患者就往往会放到右面甚至放到桌子右侧的外面去。洗脸时，也可能只洗右脸，而不洗左脸。

　　如果肿瘤发生在由右顶叶缘上回、角回及上颞回后部时,还可出现一特殊的症状群——失认失用综合征。临床表现:身体失认、体象障碍、左侧偏瘫否认、穿衣失用、结构性失用、左右辨认不能、左侧空间忽略或失认、失计算、走路总向右走、将垂直或水平线看成歪斜的,等等。

　　如果肿瘤发生在顶叶——间脑联系部位时,由于联系功能障碍,则可能出现一特殊的症状群——失定位觉综合征。除定位刺激不能辨认外,还可有感觉易侧(左感到是右),身体各部位联系感觉异常(如感觉手直接连在肩部而不是前臂),或者感到自己有 3 只或更多的手或腿,如"千手观音"样感觉。

　　4.枕叶肿瘤　精神症状较少,可致视野缺损,对颜色视觉改变或丧失。如果肿瘤侵蚀到顶叶和颞叶时,则可发生复杂的视幻觉。由于此处肿瘤会较早引起颅内压增高,因此可发生其相应的症状。

　　5.间脑部位(包括间脑、丘脑、下丘脑,第三脑室附近部位)肿瘤　可出现明显的精神症状。

　　(1)间脑部位肿瘤:可有阵发性或周期性精神障碍,表现情绪波动大,时而抑郁时而情绪高涨,或者情绪控制能力减低,动辄引起暴怒;也可见无目的的兴奋躁动和发呆僵住相互交替的精神病态,每一时相持续 1~2 周。间脑肿瘤,也可出现阵发性嗜睡-贪食现象。间脑肿瘤还可出现与额叶肿瘤相似的人格改变,表现主动性差、行为幼稚、愚蠢的诙谐等,但自知力无损,是不同之处。间脑肿瘤,由于可使脑脊液循环慢性阻塞,导致大脑皮质萎缩,引起智能障碍或痴呆,尤易发生于中、老年人。

　　(2)丘脑肿瘤:可引起一特殊的症状群——丘脑综合征。指对患者轻触其对侧躯体,可使患者产生针刺样疼痛或极感难受,但在检查时,却发现该部位感觉减退。

　　(3)第三脑室囊肿:可有阵发性剧烈头痛,常突然发生突然停止,并可伴意识模糊或者谵妄。

　　第三脑室肿瘤(如颅咽管瘤):可出现记忆障碍或柯萨可夫综合征。

　　(4)胼胝体肿瘤:往往伴有严重的精神症状,可能由于损及邻近的额叶、间脑、中脑有关。胼胝体前部肿瘤因可引起颅内压增高,而发生头痛与明显的精神衰退。其人格改变与额叶肿瘤相似。如累及间脑,则可出现嗜睡,木僵,怪异的动作、姿势,而类似紧张症,

　　6.天幕下或颅后窝肿瘤　包括:小脑、脑桥小脑角、脑桥和延髓的肿瘤。如果阻塞脑脊液循环,即可引起颅内高压症。颅后窝肿瘤在手术前后易发生短暂性精神病,主要表现为抑郁或偏执状态。

　　(1)小脑肿瘤,可出现共济失调、步态蹒跚、双手轮替动作困难等。

　　(2)脑桥小脑角的听神经瘤,精神症状较少见。

　　(3)脑桥与延髓肿瘤可出现发作性缄默,意识模糊直至丧失(但与颅内压增高无关)。每次发作短暂,仅 3~10 分钟。同时伴发心跳、血压、呼吸、皮肤色泽、四肢肌张力改变。

　　7.垂体区肿瘤　垂体腺瘤压迫视神经,可引起视力减退。同时出现有关的内分泌障碍(如肢端肥大症等)。也可伴有头昏、头疼、记忆力减退、焦虑、抑郁等症状。接近第三脑室的垂体腺瘤、颅咽管瘤、松果体瘤、室管膜瘤都可出现明显的精神异常。当肿瘤压迫额叶或第三脑室时,可出现嗜睡、无欲、注意力不集中、判断不良、记忆减退,甚至虚构;易于激惹、欣快或抑郁,并可有幻觉或妄想。

（三）脑瘤手术后精神障碍

有的脑瘤患者,在手术前精神状态基本正常,但在手术后却出现了精神病态,如:意识不清或谵妄状态、兴奋躁动等等;同时可伴有偏瘫、失语、癫痫发作等神经科症状。这主要由于脑组织损伤、脑出血、脑水肿以及电解质紊乱所致。

（四）脑肿瘤精神障碍的社会-心理因素

患者的精神症状,除了上述两方面因素外,也不要忽略其社会-心理因素。不少患者在知悉自己患脑瘤后,心理压力往往十分沉重,甚至会引起"精神休克"。因此患者所出现的精神症状,不仅仅由于脑瘤本身所致,其中相当一部分则属于患者的应激性反应。表现为紧张、焦虑、恐惧、心境抑郁、饮食与睡眠障碍,或癔症发作等;严重时,甚至可发生幻觉、妄想、思维与行为紊乱,以及冲动、破坏,等等。对这些症状,就不能单纯地靠药物、手术等措施来解决,而必须对他(或她)进行心理治疗与支持、帮助,才能解决问题。

患者的脑部肿瘤与其心理压力,都可成为精神分裂症、躁郁症等的诱发因素。此时,需要慎重区别哪些症状是脑瘤引起的、哪些症状属于患者的应激性反应、哪些症状是脑瘤诱发的精神分裂症、躁郁症等。从而根据不同的具体情况,制定不同的治疗方针。

三、诊断

对脑瘤的诊断,在引进 CT、MRI 等摄影技术后,已不像过去那样困难。关键在于:①对有器质性精神病可疑症状的,尤其具有颅内压升高迹象的,必须进行进一步检查,以确定或排除脑瘤的可能性。②对所有可疑患者,都应进行 CT 或 MRI 检查。必要时,应作脑血管造影术。③对有颅内压升高迹象的,不要贸然作腰穿检查脑脊液,以免发生脑疝的危险。④鉴别诊断时,应考虑排除"假脑瘤"(慢性蛛网膜炎)、外伤后慢性硬脑膜外血肿、中毒性或其他病因所致的脑水肿、脑寄生虫病,等等。

四、治疗

对脑肿瘤的治疗当以手术为主。对恶性程度较高的转移癌、胶质母细胞瘤等,除手术外,也可施行放射治疗或化疗。但预后不良,手术后复发率也较高,存活时间往往不长。对恶性程度较低的脑膜瘤、听神经瘤、垂体腺瘤、颅咽管瘤等,预后较好,手术后复发率较低。

对症治疗:对脑瘤,除了手术、放疗、化疗等治疗手段外,对它伴发的一些精神症状也应采取必要的对症治疗措施。

(1)控制颅内压升高与脑水肿:如静脉注射高渗葡萄糖液、静脉滴注甘露醇,以及使用地塞米松等药,对颅内压升高或手术后脑水肿引起的意识不清,谵妄状态与精神错乱,可有一定帮助。

(2)对脑瘤所致的继发性癫痫,可选用适当与适量的抗癫痫药物。

(3)对脑瘤伴发的精神病性症状,如无明显意识障碍时,可选用适当与适量的抗精神病药物。从小剂量开始,逐步缓慢增加剂量。应选择镇静作用小、其他副作用低的药(如奋乃静等）。

（4）对由于心理压力引起的应激反应，除重点进行心理疏导外，对其恐惧、紧张、焦虑、抑郁等症状，可选用镇静作用小、其他副作用低的抗焦虑—抗抑郁剂，如多塞平、氟西汀、瑞美隆等。

（5）对脑瘤诱发的精神分裂症、抑郁症、躁狂症等，也可选用镇静作用小、其他副作用低的精神科对症药物，必须从小剂量开始，逐步缓慢增加剂量，并密切观察其药物反应。

第九节　艾滋病所致精神障碍

一、AIDS 所致精神障碍的临床概述

文献中曾报道过 HIV 患者所发生的各种精神障碍（Maj & Tortorella，2001 年）。他们指出，其中有些精神病性障碍、躁狂及焦虑障碍发生在 HIV-血清阳性患者并不比配对的血清阴性对照组更为多见；其他如人格障碍和药物与酒滥用确实比较常见，因为这些患者本身更有感染本症机会。而那些 HIV 感染患者伴有种种情绪问题也是经常的事实。具有困扰情绪时可出现适应障碍的概念，其临床价值就更有问题。为此，他们认为实际上存在 3 种 HIV 所致精神障碍：痴呆、谵妄、重症抑郁。其中痴呆与谵妄在本感染的 AIDS 期（CDC 的 Ⅳ 组，即“症状进展期”），患病率明显增加。

（一）痴呆

Navia 等（1986 年）首先报道和描述痴呆可见于 AIDS 患者，包括认知、运动及行为障碍的综合征，并称之为“AIDS 复合性痴呆”。WHO（1990 年）采用的名称为“HIV 伴发痴呆”。

1.临床表现　Maj & Tortorella（2001 年）作了较详细的描述，现摘要如下。

（1）通常起病隐潜。

（2）早期认知症状包括健忘、注意力不集中、精神迟缓以及对付复杂事件时的失措表现。

（3）早期行为症状包括淡漠、自发动作减少与情绪反应迟钝以及社交退缩。

（4）早期运动症状，包括丧失平衡与协调、笨拙、下肢软弱。

（5）也可发生抑郁、易激惹或情绪不稳、激越以及精神病性症状。

（6）早期的常规精神状态测验可能正常，或者只在口述或运动反应时显示缓慢，以及在 5 分钟或以上的时间后，再回想一系列客体有困难。

（7）神经系检查可能显示震颤、反射亢进、共济失调、快速轮替动作缓慢、额叶释放征象以及构音困难，而眼球运动测验时平滑追踪可能显示中断、缓慢，或者两眼迅速扫视运动不正确。

（8）晚期则通常呈认知功能全面性衰退和严重精神运动性迟缓，语言缓慢而单调并具有找字困难，以及可能进展至缄默；患者由于轻瘫变得不能走路和卧床，且通常对其病痛漠不关心，常见膀胱与肠道失禁以及可能发生肌阵挛与癫痫发作和某些感觉障碍等等。

2.神经心理学表现　HIV 伴发痴呆时的正规神经心理学检查，在测验精细运动控制、快速连续解决难题及视觉记忆（指对视觉形象的记忆）时通常显示出最突出的损害，但即使在最

晚期仍很大地保持着命名与语汇技能,这已看作为与皮质下痴呆相一致的表现。

通常应警惕可能存在的某些神经心理学征象如"抑郁性假性痴呆":表现如下:①在测验中行动的变异性(即不能领会简易的检查项目但却能回答较复杂的问题)。②与心境相一致的诉述,但它与客观行动不一致(即主体诉述对一测验有困难,而他或她的行动却接近完美)。③先应答"我不知道"或放弃,而当主体被进一步催促回答时,就继之以正确回答。然而,这种情况仍应该考虑 HIV-血清阳性患者可能并存痴呆和抑郁。

3.神经放射学、脑电图及实验室发现　　HIV 伴发痴呆时的主要神经放射学发现是脑萎缩。CT 与 MRI 都证明皮质沟增宽而较少见脑室扩大,并且 MRI 在 T_2 加权影像上常显示高强度信号异常。这些损害缺乏大面积的影响,最常见局限于脑室周围白质和半卵圆中心。EEG 可能正常或显示弥漫性慢波,尤其在晚期。

CSF 的最常见发现是总蛋白量增加(典型为 $50\sim100$mg/100ml)和 IgG 成分与指数增加,可能出现"无性系缺乏带",它对 HIV 的特异性或有或无。又可能发生脑脊液单核淋巴细胞增多($4\sim50$/mm³),以及 T 淋巴细胞子集(CD4 至 CD8)可能被逆转。HIVRNA 可用聚合酶链反应在脑脊液中加以证明;脑脊液中 HIVRNA 水平与痴呆的严重度有关。脑脊液分析能支持 HIV 伴发痴呆的临床诊断,特别在排除了严重中枢神经系机会性感染,尤其是隐球菌性脑膜炎。

4.诊断标准　　现列出目前较通用的两种标准。

(1)WHO(1990 年)制定的"HIV 伴发痴呆"标准如下:

1)达到 ICD-10 的研究用痴呆标准,具有几个变型:

A.记忆减退的严重度可能未达到足以损害 ADL("日常生活能力"的简称)。

B.运动功能减退可能出现,并且是由临床检查及尽可能由正规神经心理学测验所证实。

C.所要求的最短症状进展期是 1 个月。

D.失语、失用及失认是不常见的。

2)呈现系统性 HIV 感染的实验室证据。

3)必须排除来自病史、躯体检查或实验室试验的其他病因证据(特别是脑脊液分析,以及应作 CT 或 MRI 以排除活动性中枢神经系统其他感染过程)。

(2)美国神经病学学会(1991 年)的标准如下:

1)系统性 HIV 感染的实验室证据。

2)在下列认知能力中至少两项呈现异常(至少出现 1 个月):注意力/集中力、信息进程的速度、抽象/推理、视觉空间性技能、记忆/学习以及言语/文字。

3)至少存在下列之一:

A.运动功能或行动呈获得性异常。

B.动机或情绪控制减退,或社交行为改变。

4)缺乏意识模糊并有足够建立 b 的时期。

5)缺乏其他病因的证据。

WHO 和美国神经病学学会的标准都在 ADL 损害程度的基础上将痴呆的严重度区分为三等(轻、中、重)。

（二）谵妄

谵妄是 HIV 感染晚期症状进展时一种比较常见的并发症,它常被忽视或误诊为精神病或躁狂症。

导致 HIV 感染症状进展时发生谵妄的因素如下:CNS 其他感染、其他器官的感染、系统性感染、脑部肿瘤(CNS 淋巴瘤、Kaposi 肉瘤累及 CNS)、脑部其他占位性损害、代谢性紊乱、营养缺乏、肝性或肾功能障碍、外科介入、物质滥用或戒断、使用精神药物(特别是三环类抗抑郁药)以及使用抗病毒药(包括齐多夫定)。又 HIV-伴发谵妄的临床表现并无特异性。

（三）重症抑郁

对于确诊 HIV 感染患者伴发的重症抑郁,尚有下列困难。

(1)感染的躯体症状可能起混淆作用:疲劳、食欲与睡眠减少以及体重减轻等,类似抑郁表现,可能是 HIV 感染的躯体症状。

(2)HIV 脑部感染相关的认知损害可能起混淆作用:精神运动性迟缓、健忘以及注意集中困难,可能是此损害的早期症状。

(3)常见情绪性与行为性反应,和感染过程中的基本特点一致:失去与人们接触的兴趣、对以前的行为的内疚感以及想到死亡,都可能是这些反应的部分内容。

为了诊断重症抑郁,精神科医生查明此抑郁综合征必须具备:①至少持续 2 周。②大多在白天,几乎每一日。③出现的症状包括突出的抑郁心境、在所有或几乎所有活动中兴趣或喜悦减少、真正的自我贬低感以及持续自杀观念。如果进行详尽的神经心理学评估,证明缺乏认知损害,就应考虑某些症状如精神运动性迟缓或者思考、注意集中能力降低的可疑临床意义。

三、治疗和处置

（一）抗 HIV 治疗

目前尚无有效的治疗方法。可用的抑制逆转录酶(RT)的药物有 AZT、DDI、DDC 等等,据称目前联合应用两种逆转录酶和一种蛋白酶制剂的三联疗法取得了最佳疗效(吴志华,2000年)。

（二）机会性感染的防治

根据 CD4 细胞计数,大致可预计何时会发生机会性感染,同时应考虑预防性治疗。

本文只简略提及以上两种治疗,具体内容可参阅皮肤性病学专业书刊。

（三）对 AIDS 所致精神障碍的治疗问题

对于可能伴发的痴呆、谵妄及重症抑郁,需进行相应治疗和处置,但主要是对症性治疗。

1.痴呆　AZT 对几个认知度量有效,但主要缺点为抑制骨髓等不良反应。又用精神兴奋剂如哌甲酯和右旋苯异丙酸,可使 AIDS 患者的认知行为有所改善。但上述治疗只是一种探索,迄今尚未明确的疗效。至于心理社会干预的处置,此类痴呆也必须和其他痴呆一样,应该在这方面得到进一步的充分发展,甚至需要远比往常更多的关注。

2.谵妄　内科治疗包括针对基本病因(如有可能的话)、维持水与电解质平衡和营养、提供镇静处理和纠正睡眠-醒觉周期。又用低剂量抗精神病药治疗谵妄时的激越往往有效,但应防止发生严重的锥体外系反应及恶性综合征。多数学者认为环境性干预和护理照料颇为重要,其内容包含①提供一个光线良好、安静的房间,具有夜间微暗灯以及一只钟、一份日历以便定向。②限制来访者和工作人员人数,而允许所信赖的亲属或朋友与患者超过常规探望时间相聚在一起。③向患者和其他重要人士提供关于谵妄的性质、通常原因及可望逆转程度的再保证与解释。④护理时必须仔细观察、定时报告行为改变、给以情绪支持及帮助再定向。

3.重症抑郁 根据目前知识水平,当出现重症抑郁时的首要选择是药物治疗。三环抗抑郁药和 SSRIs 对伴发于 HIV 感染的重症患者都有效,也都能良好耐受。近代多半认为 SSRIs 可能比三环类更能耐受(除了同时有慢性腹泻的患者以外),但目前尚缺乏那些包含直接对照组在内的系统研究。有人已在某些病例报道及小样本病例研究中,提出了精神振奋药可改善 AIDS 患者的抑郁心境及嗜睡。

第十节 肝豆状核变性

一、病因

肝豆核变性症又称威尔逊病,对于此病的特征,有学者曾归纳为:①家族遗传史。②铜与蛋白质代谢障碍。③肾小管输送功能障碍。

(一)家族史

它是一种常染色体隐性遗传病,往往罹及同胞兄弟姐妹亦患同病,但父母却可不患此病。有的学者提出:父母近亲结婚者,发病率可能较高。

(二)铜与蛋白质代谢障碍

1.铜代谢障碍 正常人血清铜有 95％在铜氧化酶作用下与 α_2 球蛋白结合,形成血清铜蓝蛋白而排泄于外。由于患者体内血清铜氧化酶减少、活动力降低,使血清铜难以与 α_2 球蛋白结合,结果使血清铜蓝蛋白减少,尿铜排出增多,血铜及内脏器官组织铜量增高,以及铜吸收量增加。这些铜沉积于角膜,则形成特征性的 K-F 彩色环;沉积于肝脏,可引起肝脾肿大、肝细胞变性或坏死、肝表面形成特殊的金黄色结节,以及肝硬化与肝功能严重障碍。沉积于大脑,即可引起神经细胞的变性或坏死,胶质细胞增生,神经组织退化、萎缩或缩小。其中以豆状核与基底节最严重,并可罹及大脑皮质、丘脑、下丘脑、红核、黑质、脑桥、小脑等部位,皆有不同程度的同样病变,这是患者出现类帕金森征、肢端震颤、舞蹈动作、手足徐动、扭转痉挛、癫痫发作、智能减退以及各种精神障碍的主要病因。

2.蛋白质代谢障碍 主要表现为氨基酸尿症。患者在进食含蛋白质食物后,可引起尿中数种氨基酸排出量增多。患者的肝、脑病变,这也可能是病因之一。由于患者的尿液内可查到少量蛋白及红、白细胞与管型,因此,有的学者认为可能是此病引起的肾脏病变所致。

（三）肾小管输送功能障碍

除尿铜增加、氨基酸尿外，还可能有尿中糖、尿酸以及磷酸根排出量增多，血浆磷酸根减低现象；磷酸根在尿及血浆中的升降变化，可能与患者的骨质疏松、骨皮质变薄并易发生病理性骨折有关。

二、临床症状

肝豆核变性症的临床症状主要可分为以下几种。

（一）肝病症状

可表现发热，黄疸，肝肿大（并可伴捶痛），肝功能异常等；如未进行详细检查，易被误诊为"肝炎"。还可表现肝病面容，皮肤较粗糙、苍黑、毛发增多。病情严重者，可伴脾肿大、腹水、恶心、呕吐、呕血，甚至肝昏迷等。

（二）骨科症状

主要表现为：骨质疏松，易发生病理性骨折，关节畸形等。

（三）神经科症状

常见的有：表情呆木，如假面具样，口齿含糊不清，步态蹒跚，易于前倾侧倾，转弯困难，行走时双臂无协同动作，肢端震颤也颇常见，表现类似帕金森征。或者出现不自主舞蹈样动作、手足徐动、扭转痉挛、肌张力紧张等。有的患者，肢体肌肉可发生强直性痉挛，感到十分疼痛，甚至引起骨折。有的可发生癫痫性抽搐发作，以大发作或局灶进行性发作为主，而不见典型小发作与精神运动性发作。

（四）精神科症状

主要表现有：智能障碍，幼年起病者，可致轻到中度精神发育迟滞；慢性晚期患者也可发展至痴呆。少数早期患者可出现情绪不稳、焦虑、抑郁、记忆力减退、睡眠障碍等神经症综合征，或者癔症样发作。但是，到精神病院就诊者，往往以精神病性症状为主，包括：各类幻觉、妄想、言语荒谬、思维障碍、举动幼稚愚蠢、行为紊乱等等。其临床表现往往类似精神分裂症或躁郁症（以躁狂状态较多见，而罕见重性抑郁状态）。在癫痫发作后，也可出现意识朦胧状态。

三、诊断与鉴别诊断

对肝豆核变性症的诊断，首先应对它有所了解。因此病比较少见，对它不够认识，从而发生误诊者，笔者已遇到数例。其次，对有家族史、黄疸或肝病史、骨折史，以及具有震颤、口齿不清晰、帕金森征或不自主舞蹈等动作者，都应考虑或排除此病，需要进一步检查。①检查其角膜有无 K-F 彩色环，可疑时，则请眼科医生进行裂隙灯检查。②进行血清铜蓝蛋白测定，可发现明显低于正常水平。这两点是诊断此病的特征性指标。

在鉴别诊断方面，需要注意的是亨廷顿舞蹈症伴发的精神障碍。该病也有家族史，也可出现震颤、舞蹈等不自主动作以及其他锥体外系症状。然而亨廷顿舞蹈症是显性遗传，其上代父母之一必患该病,而与肝豆核变性症不同;更重要的是,上述两项特殊检查,皆为阴性。

精神检查:符合神经症表现。体格检查:未见黄疸,肝脾未扪及,神经系统无阳性体征。双眼角膜上边缘有可疑灰暗色环,因此建议他去眼科作裂隙灯检查,并测定血清铜蓝蛋白,结果皆为阳性。再请神经科会诊,同意肝豆核变性症的诊断,即到神经科进行正规治疗。后来随访1年,病情尚稳定。如果没有考虑到肝豆核变性症的可能,并不进行上述检查,就很可能漏诊。

四、治疗及预后

对肝豆核变性症的治疗,当以铜络合剂为主。过去我们使用 BAL(二硫氢丙醇),效果相当好。然而现在该药很难找到,而改用青霉胺,疗效似不如 BAL。D-青霉胺的成人剂量:每次300～600mg,每日 3 次。如有不良反应,可改用乙烯四甲铵继续治疗,是十分必要的。

在饮食方面,应避免含铜量较高的食品,如豌豆、蚕豆、玉米、蘑菇、巧克力、甲壳类或螺蛳类软体动物、动物的肝与血等等。同时补充钙剂、维生素 B 族、葡萄糖等。

对患者伴发的精神障碍,可采用相应的精神科药物对症治疗。如对焦虑、紧张,使用抗焦虑剂;对情绪抑郁,使用抗抑郁剂——氟西汀等;对精神病性症状,可使用锥体外系反应小的非典型抗精神病药。

本病预后不良,急性发病病情严重者,可在半年左右死亡。亚急性发病者,病情往往持续发展,经过治疗,虽可暂时或部分缓解,但越发越严重,往往在发病后 3～7 年内死于肝功能衰竭或感染(请参考以下病例 2)。

第十一节　系统性红斑狼疮所致精神障碍

由于本病在精神科临床中较多遇到,尤其在内科及皮肤科会诊中更多涉及,因此特辟本节进行阐述。目前认为系统性红斑狼疮(SLE)是由于某些外界致病因子作用在遗传免疫缺陷的易感个体,导致多器官组织损伤的一种自身免疫性疾病;有人认为免疫反应是神经系统病变的重要机制。脑内病理变化主要是小血管病变所致的散发性梗塞和出血,好发部位在皮质和脑干。出现神经精神症状可能与脑部病变、并发症(如高血压、尿毒症、心血管损害、电解质紊乱)及心理因素等有关。

一、神经精神症状的基本临床表现

(一)神经症状

发生率约为 25% 左右,主要有下列表现。

1.脑血管性障碍　据报道,分别与尿毒症占本病死因的第一、第二位,成为死因的主要是脑出血、脑软化等。其他的脑血管性障碍表现为偏瘫、失语、局部脑症状、构音障碍、视力障碍等。

2.癫痫发作 发生率占 SLE 患者的 10%～20%,也有报道高达 50%。大部分为全身大发作,也有局限性发作、精神运动性发作及失神发作等。本病的癫痫发作时期可分为 3 种情况,即病前期(即 SLE 的躯体症状尚未显现)、疾病期及末期,末期的癫痫发作与尿毒症、高血压和脑部大血管病变有关。死于癫痫持续状态的不少见。癫痫发作的过程大致与 SLE 的躯体情况恶化平行,尤其多数与其他神经或精神症状同时出现。

3.其他神经症状 脑神经病变最常见,可以突然发生,没有预兆,而且是一过性的,常表现动眼神经损害、瞳孔光反射障碍及眩晕,偶有第 5、7 对脑神经受损。此外尚有对称性周围神经损害、偏瘫,运动系统如震颤、锥体外系症状、步态不稳、舞蹈徐动症等。

(二)精神症状

可表现下列形式,包括急性脑病症候群、类似"功能性"精神病表现及神经症,大部分病程为一过性的,通常在 6 个月之内消失,大部随着本病的躯体情况恶化而再度复发。持久性的精神障碍可表现为智能及人格障碍。

1.急性脑病症候群 最常见,约占本病患者 30%,持续时间短暂,几小时或几日,临床表现符合一般急性脑病症候群特点,以意识障碍为主,病程中常见波动性,其发生与 SLE 恶化及并发症有关。

2."功能性"精神病表现 抑郁在本病相当常见,有人报道发生率占 20%,有人报道半数以上患者有抑郁症状,而且是重症抑郁。少见躁狂症状。

有人报道,本病表现精神分裂症样症状的患者比抑郁更为多见,有人持相反意见。临床表现各异,有表现紧张性兴奋与木僵,也有表现为妄想、幻觉状态,后者症状如被害、关系妄想、妄想知觉、被动体验、幻听及 Schneider 一级症状等。

3.神经症表现 如焦虑、抑郁、疑病等,症状时有变动,与躯体情况并不一定有关,有时可能是属于对慢性疾病的心理反应。

4.慢性脑病症候群 与脑部病变有关,造成脑部不可逆性改变。初期表现不喜活动,对工作没兴趣,工作效率减低。渐现注意力集中减弱,思考困难,遗忘,重复言语及行为,情绪不稳。晚期忽视社会道德规范,判断力差、多疑、智能减退。但严重痴呆不多见。

本病患者脑脊液检查可以完全正常,或有轻度改变。脑电图检查可见基本节律不规则,有低压快波及慢波,有痉挛发作的可见发作性脑电图异常。脑电图异常率占 60%～80%。

二、诊断和鉴别诊断

(一)SLE 患者发生精神障碍时的几种诊断考虑

(1)直接由 SLE 病变引起。

(2)由于治疗用皮质激素引起。

(3)对躯体疾病所产生的心理反应。

(4)精神障碍与躯体疾病及治疗药物无关,乃独立存在。

（二）造成鉴别诊断困难的原因通常有下列几种

（1）有部分 SLE 患者先出现神经精神症状，然后才被明显诊断为 SLE。原田氏共收集 13 篇文献，报道先有精神症状，后才确诊为 SLE 的病例，其间相隔最短为 4 周，最长为 13 年，最初表现有精神分裂症样症状、妄想幻觉、紧张性兴奋与木僵、躁狂及抑郁状态、神经症表现等。回溯过去曾经有过的躯体症状，部分患者有关节炎、高血压等。

（2）本病患者的神经精神症状在不同时期可有各异表现，如可先后出现急性脑病症状群、情绪障碍和精神分裂症样表现，而这些临床表现仅从精神现象学方面观察很难与相关疾病进行鉴别。

（3）SLE 可引起许多合并症，有些合并症也可引起神经精神症状，会使临床表现变得更加错综复杂。

（4）治疗影响。SLE 现代多采用皮质激素治疗，而且剂量较大，皮质激素可以引起精神症状，这些病例需要鉴别精神症状究竟是 SLE 引起，还是由于皮质激素所致。

（三）进行正确鉴别的基本原则

（1）凡已明确诊断为 SLE 的病例，当出现精神症状时，原则上根据一元论的认识方法去进行诊断，虽然有时精神症状出现与躯体状况并不一定平行，但在这些精神症状发生机制尚未完全阐明的今天，不宜首先考虑为另外种类的精神疾病。而且 SLE 所致精神障碍的类型很多，根据一时一事的临床表现而另列其他诊断名称，无疑是不适当的。当然根据文献报道，个别的病例可能同时存在两种情况，但这仅是少见病例，缺乏普遍性。至于临床上以精神活动改变为首发症状的 SLE 患者如何诊断的问题尚有争议，一种可能是在出现精神症状时已经存在躯体疾病，只是因为临床上没有注意到，或者因为现代 SLE 诊断技术尚不到位，以致未被诊断出来，这种可能性是存在的。作为总结教训，提示临床医生在诊断精神疾病时要提高对躯体疾病的警惕性。但如果确实无踪可觅，则当时对这样的病例进行相应诊断和治疗属于情理之中。

（2）当 SLE 患者出现精神症状时，一定要详细追溯有关病史及进行全面体格检查和辅助检查，其重要性一方面可以找到精神症状本质的客观依据，另一方面可以了解有关合并症的存在，有助于正确选用药物。

（3）目前皮质激素是治疗 SLE 的主要药物，皮质激素可以引起精神异常。当 SLE 患者在使用皮质激素治疗过程中（尤剂量较大时），出现了精神异常，该时医生诊断的重点应放在鉴别：精神异常是由于 SLE 引起，还是由于皮质激素引起。

（四）具体的鉴别方法

SLE 虽近代研究较多，但尚无根治疗法，而且由于长期的皮质激素治疗，会引起体型改变及其他副作用，无疑对于患者而言，其心理负担可想而知，在此基础上可引起种种应激心理反应，因此医生需通过深入精神检查了解患者的心理过程，并针对性进行心理治疗，这主要依靠医生的深入、细致的工作方法，鉴别上并无很大困难。临床上鉴别的重点在于区别精神障碍是由于 SLE 引起，还是由于治疗用皮质激素引起，这个问题在临床工作中经常遇到，而且较为困难，下面作重点阐述。

1.精神障碍由于 SLE 病变引起　包括 SLE 原发病变及合并症，诊断时可参考下列几点。

（1）半数以上患者表现不同程度的意识障碍，有的患者的"功能性"精神症状是呈现在意识障碍背景上。

（2）精神症状的不典型性，与各典型的精神疾病比较，经常有"四不像"特点。

（3）患者对精神症状有不同程度的体验，对治疗的依从性相对较好。

（4）精神症状消失后，自知力恢复较快。

（5）精神症状明显期常与 SLE 的躯体症状和实验室指标相一致。

（6）脑电图异常者，有时可发现与精神症状的消长平行关系。

（7）予皮质激素治疗后，精神症状会好转。

2.精神障碍由于皮质激素引起　据国外报道，皮质激素治疗引起精神障碍的发生率为 $5\%\sim10\%$，最早出现在服药后第 3 日，一般出现在 $30\sim60$ 日，皮质激素减量或中止后 $2\sim3$ 日至 $2\sim3$ 周内精神症状减轻或消失。使用剂量与产生精神障碍的关系，有的学者认为无关，也有人认为泼尼松日剂量超过 40mg 时易引起。有下列症状表现。①情感性症状：兴奋、抑郁、自杀等。②精神分裂症样症状，思维散漫、被害妄想、木僵、违拗、幻觉等。③神经症样症状：失眠、焦虑、恐怖等。④其他：意识障碍、痉挛发作、痴呆等。

3.精神障碍是由 SLE 病变引起，还是由治疗用皮质激素引起的鉴别方法　可根据下列几点：①躯体情况：存在 SLE 活动期的躯体表现和实验室发现，支持精神障碍是由 SLE 引起。②精神症状发生的背景：如发生在皮质激素（尤大剂量）治疗过程中（服药第 $1\sim2$ 日或长期用药者较少见），而该时 SLE 活动的迹象已不明显或正在改善，支持精神障碍由于皮质激素引起。③精神症状特点：鉴别上具有相对意义，两者可出现类似精神症状，皮质激素引起的精神症状较具有波动性、多变性、不稳定性特点；SLE 引起者精神症状相对比较恒定。④治疗试验：在权衡治疗利弊的前提下，如减少皮质激素剂量，精神症状获得改善，支持精神障碍可能是由于皮质激素引起。

大部分病例虽可根据以上原则进行鉴别，但在临床实践工作中鉴别困难的病例仍然存在，而且也不排除两者因素重叠所引起的精神症状。

三、治疗原则

（1）首先需明确精神障碍是由于何种病因引起，属于对于所患躯体疾病的心理应激反应，以心理治疗为主；属于 SLE 病变引起，着重治疗 SLE 病变，其具体方法，在内科学有详细介绍，此不细述。

（2）如果考虑精神障碍是由于治疗用皮质激素引起，则要权衡减少皮质激素剂量或者停用会否影响躯体疾病，需与内科及皮肤科医生共同商讨。认为这样做会造成躯体疾病加重，应该坚持以治疗躯体疾病为主，同时治疗精神症状；认为减少皮质激素剂量或者停用无碍于躯体疾病，可试行实施，同时观察躯体疾病的情况变化，如有恶化，仍宜恢复使用。

（3）控制精神症状：可根据精神症状类型，分别使用抗精神病药或抗抑郁剂，注意下列几点：①由于 SLE 患者有多脏器损害，因此选用时必须注意到对有关脏器较少或无损害的药物。②从小剂量开始，逐步递增。③及时处理药物副作用。④第二代抗精神病药（除氯氮平外）有副作用小的特点,对本病患者较为合适。⑤有镇静效用的抗精神病药对控制兴奋症状较为合适,但要注意观察对意识状态的影响。⑥控制精神症状后,可作短期巩固,不必长期维持治疗。

第十二节　内科疾病伴发精神障碍

较常见的内科疾病伴发精神障碍可大致分为两类:内脏疾病和内分泌、代谢疾病伴发精神障碍(其他目前较少见的如血液疾病及营养缺乏等所伴发者等,可参阅有关专业书刊而不在此赘述)。总的看来,这两类精神障碍的常见临床表现首先是谵妄或错乱等急性障碍,其后依次为痴呆、遗忘以及情感障碍与精神病性表现,等等。

Gross 和 Huber(1997 年)提出,一般内科情况所致精神障碍可能见于相当多的基础疾病种类(表 3-3),而与此相比则这种精神障碍本身只表现为有限的综合征谱系;如果要探索究竟是什么因素影响了各个患者所显示精神障碍的发生和形式,那么 Bonhoeffer 所系统阐述的"非特异性"原则应该是有用的,即他认为的不同的内科疾病可能导致相同的精神病理学表现,而一种基础疾病可能导致不同类型的器质性精神障碍表现。

表 3-3　可能伴发器质性精神障碍的内科情况

疾病组	举例
传染病	梅毒,HIV
肿瘤	类肿瘤性综合征,例如支气管癌时的边缘系统脑病
内分泌障碍	甲状腺功能亢进,甲状腺功能减退
营养与代谢障碍	营养不良,维生素缺乏,急性间歇性血紫质症
血液学疾病	严重贫血
胃肠道、肝胆系统及胰腺的疾病	吸收不良综合征,严重肝脏疾病,急性胰腺炎
肾脏及尿路的疾病	晚期肾衰竭
风湿性及自身免疫病	系统性红斑狼疮
中毒性障碍	非精神药物、重金属中毒的亲精神性作用

Lieb 等(1997 年)以系统性自身免疫性疾病为例,对上述"特异性"概念加以说明,其中有些疾病相对地常见伴发器质性精神障碍;又描述了较常见的状态为①偏执-幻觉综合征。②情感障碍(尤其抑郁综合征)。③认知综合征(不同严重度直至痴呆)。④其他障碍(例如器质性人格与行为障碍、器质性焦虑障碍)。他们提到在系统性红斑狼疮时 20%～60%的患者被观察到上述这些精神病理学异常,并认为这些综合征的"非特异性"与其他几类疾病如内分泌疾病等有关,因而出现一个特殊类型的精神病理学表现不可作为基础发病机制的可信指征。

"非特异性"原则不是普遍适用的,即使系统性自身免疫性疾病的个别病例诊断尚不够精确,其基础疾病与某些精神病理学综合征之间仍然有明确的相关性;例如情感性与偏执-幻觉性综合征最常见于系统性红斑狼疮和 Sjoegren 综合征,而痴呆则为脉管炎、抗磷脂综合征及 Sneddon 综合征的较特征性的症状。

此外,目前可能仍然很难区别迄今被描述的精神病理学特征与综合征,以致不能建立某些类型的"特异性"而形成了"非特异性"模式,现今在此基础之上的模式已受到了批判。鉴于目前对精神疾病之神经生物学理解的迅速进展.可以想象未来的研究在内科领域疾病过程和它们所致精神病理学表现形式之间将会建立较明确的相关联系。

一、内脏疾病伴发精神障碍

(一)心血管疾病方面

Frasure-Smith 等(1995 年)发现具有每小时 10 次或超过 10 次室性心律失常的抑郁症患者,在 18 个月内集中地发生因心肌梗死而死亡;此组患者的病死率为 83%,这是由"心律失常性死亡"所致。Rozanski 等(1988 年)曾指出已往有冠状动脉疾病患者发生心肌缺血的最常见促发因素是心理应激,此应激诱发的缺血比躯体应激诱发的较为常见。Carney(1988 年)在心脏导管插入术后 12 个月的随访中,发现重症抑郁障碍是心肌梗死、血管成形术及死亡的唯一最可靠的预警现象;而同时有心肌梗死与重症抑郁障碍史者在出院后 6 个月很可能死亡的比非抑郁患者继发梗死者多 5 倍。Glassman & Shapiro(1998 年)在一近代文献复习中,说明"目前认为抑郁与缺血性心脏病有关是充分明确的";又认为抑郁也是心肌梗死后死亡的独立危险因素,使死亡率增加 3~5 倍,还提出使用抗抑郁药治疗可能使冠状动脉心脏病与重症抑郁患者的死亡率降低。

(二)呼吸系统疾病方面

Greenberg 等(1996 年)认为哮喘发作的严重度与出现重症抑郁障碍、惊恐发作及恐惧发作程度是高度相关的;心理治疗、松弛法、生物反馈及家庭治疗在处置哮喘时可显示各自的功效。

Bates 等(1997 年)指出慢性阻塞性肺病(COPD)的药物治疗可引起精神疾病并发症,又强调 COPD 患者必须停止吸烟,因发生 COPD 吸烟者的呼吸功能(如用肺功能测定)比发生 COPD 不吸烟者更快下降。由 COPD 所致某些慢性缺氧可危及认知和心境,也可产生谵妄、心境不稳定以及日常活动受限制;而当药物处置不再改善这些情况时,补给氧气可改善认知功能和生活品质,但补给氧气无改善心境的肯定效果。Porzelius 等(1992 年)报道 38% 的 COPD 患者有惊恐发作,但一般认为对惊恐发作很有效的苯二氮卓类药物却对 COPD 患者用处很少;抗抑郁药对惊恐发作患者有用,低剂量抗精神病药(例如口服奋乃静 2mg,一日 2 次或一日 3 次)有时也用于严重恐惧和惊恐,特别在 ICU 中。

(三)胃肠道疾病方面

Clouse 等(1989 年)述及食管运动障碍可起因于平滑肌疾病(例如硬皮病)或自主神经系疾病(例如 Chagas 病),许多不能解释的食管运动障碍,需要精神科会诊;虽然处境性应激没有被确定与食管异常运动有联系,但大多数食管运动障碍患者具有工轴的精神疾病,特别是重症抑郁(52%)、普遍性焦虑障碍(36%)、躯体化障碍(20%)及物质有关障碍(20%)。Olden 和 Lydiard(1996 年)提出,虽然平滑肌松弛剂如钙通道阻滞剂对改善心理学量度比精神科治疗较为有效,但抗抑郁药与行为治疗对改善患者的主观性食管诉述和建立心理良好感可产生更为深刻的变化。

Lydard 和 Fossey(1993 年)报道肠道易激综合征患者寻求医疗处理时表现出高度的精神疾病发生率,最常见者为惊恐障碍(26%)、普遍性焦虑障碍(26%)、社交恐惧症(26%)及重症抑郁(23%)。Olden 和 Lydiard(1996 年)曾主张用三环抗抑郁药治疗那些呈现抑郁和腹泻主诉的肠道易激综合征患者可能有效,这是由于抗胆碱能作用,焦虑患者可能因使用丁螺环酮而获显效。

87%的非溃疡性消化不良者与 25%的内镜查出溃疡性证据而有消化不良者相比,具有一次或一次以上的焦虑障碍。迄今的研究没有证明行为性或精神药理性干预对非溃疡性消化不良有效。

(四)肝脏疾病方面

Abrams 等(1997 年)将肝性脑病定义为"必须伴随暴发性肝衰竭",其发病机制是伴发了范围广泛的肝坏死,通常由急性病毒感染或暴露于肝(细胞)毒素所致;导致暴发性肝衰竭的常见肝毒素为乙酰氨基酚、异烟肼、氟烷、丙戊酸、蕈毒素及四氯化碳。他们认为肝性脑病伴随急性暴发性肝衰竭和涉及慢性肝损害者的不同处有两点:第一,罕见由一个可逆因素所致;第二,常与大脑水肿有关,这可能是可逆和可治的因素。大脑水肿是导致死亡的首要因素,而使用甘露醇及控制激动措施可能有效应。

(五)肾脏疾病方面

Cohen(1996 年)提出,当大多数成年人患急性肾衰竭而血清肌酐水平急骤提升至大约 $353.6\mu mol/L$ 时开始出现精神异常,主要的神经精神病性表现包括嗜睡、谵妄、扑翼样震颤、神经肌肉过敏以及癫痫发作;他认为处理急性肾衰竭所致神经精神病性并发症的最佳方案是纠正肾衰竭的根本原因,而为了消除神经精神病性表现逆转时就可能需要应用抗癫痫发作药物和抗精神病药等对症治疗。

Cohen(1996 年)还提及慢性肾衰竭神经精神病性表现,包括易激惹、失眠、昏睡、食欲缺乏、癫痫发作以及不宁腿综合征,与急性相比则慢性时血清肌酐高达 $884\sim972\mu mol/L$ 还可能精神状态正常;而对慢性肾衰竭的处理,有时仍必须使用低剂量抗精神病药、抗癫痫药物或苯二氮卓类等对症治疗。

他又指出血液透析并非治疗慢性肾衰竭的良方,而且发生神经精神病性并发症的可能性较大。据报道许多患者在血液透析时发生进行性痴呆,称为"透析性痴呆";上述综合征是以进行性脑病、口吃、构音困难、言语困难、记忆受损、抑郁、猜疑、肌阵挛反射以及癫痫发作为特征。又发现此征与患者脑组织中的铝水平增高有关。

二、内分泌、代谢疾病伴发精神障碍

已故著名学者 BleulerM(1954 年)早就指出,虽然"非特异性"原则还在运用,个别内分泌疾病仍然有值得从精神病学观点考虑的各别特征。Heuser(1993 年)提及内分泌疾病和其他内科疾病一样,精神病理学表现可能是疾病的症状之一;这个事实再一次表明精神病学诊断必须具有内科的经验背景。Bleuler(M)(1954年、1964年、1979年)曾对内分泌疾病时的精神障碍做了大量有关理论与临床实际的研究工作,其中以临床表现方面的总结尤为突出,迄今仍为多数专业工作者参考引用。现作如下简要介绍。

BleulerM 将此类精神障碍概括为三大类:

第一类是内分泌变化本身引起的精神改变,系生理性内分泌功能亢进或减退对特殊脑功能系统的影响结果。各种内分泌疾病的精神改变带有某些共同特征,主要表现为:①全身驱动力增强或减弱。②内在心境激越或淡漠。③基本本能亢进或减退。④精神活动周期性变化。⑤一般不达到精神病性程度而呈现轻度人格改变,而且缺乏明显的认知功能障碍。Bleuler 首先命名为内分泌精神综合征。

第二类是急性严重的内分泌变化引起脑内全面性代谢障碍(代谢性危象)所致的外因性反应型(即:急性器质性精神障碍),如在甲状腺危象、糖尿病性昏迷时。

第三类是慢性严重内分泌疾病造成弥漫性的脑损害,从而出现慢性器质性精神障碍,发生于小儿则为精神发育迟滞。

现结合近年来的部分文献,简述几种较常见的内分泌疾病时的精神障碍如下。

(一)甲状腺功能亢进

Heuser(1993年)提出甲状腺功能亢进所致的典型精神病理学现象为情绪不稳、精神运动性激越以及焦虑与抑郁状态。Lishman(1998年)认为,值得注意的是老年甲状腺亢进患者也可能表现淡漠一抑郁性综合征而同时体重明显降低,从而可能使人想到是否患了肿瘤;在其他病例中可能产生类似那些器质性或分裂样精神病的表现。Irwin等(1997年)在罕见病例中有趣地发现治疗甲状腺功能亢进时似乎可能促发精神病性综合征,此现象曾被解释为激素水平迅速下降或短暂的甲状腺功能减退状态。当呈现抑郁或焦虑综合征而无以往精神病史时,如果甲状腺功能亢进一旦获得缓解则精神病症状大多可缓解;此时并不需要其他的心理社会性干预,除非抗甲状腺用药、放射性碘或甲状腺手术不能奏效。

(二)甲状腺功能减退

Lishman(1998年)指出甲状腺功能减退的临床表现中最突出的是情感异常,典型者为抑郁性心境改变伴同淡漠-嗜睡表现,也可看到激越性抑郁;正像甲状腺功能亢进一样,可能发生各种精神病现象。正如先天性甲状腺功能减退可以导致智能受损一样,后天性甲状腺功能减退也是潜在性的可逆性痴呆的较重要原因之一,其严重度取决于激素缺乏的时间与严重性。单用甲状腺激素替代治疗对许多甲状腺功能减退患者的抑郁有效,其效应可能维持一长时间;但就这样的病例而言,也是抗抑郁药的适应证,且疗效良好。

(三)甲状旁腺功能障碍

Heuser(1993年)报道认为甲状旁腺功能亢进与甲状旁腺功能减退的精神病理学表现大致是相似的;两种状态都可以伴发抑郁性情感障碍并同时出现疲劳和缺乏主动性,或者可能伴发认知缺损综合征。Okamoto等(1997年)在系统复习文献后,提出甲状旁腺功能轻度障碍就能引起精神病理学异常,但此前有人却认为是否可引致尚不能确立。Lishman(1998年)提出可能严重达到痴呆或谵妄。

（四）肾上腺皮质功能亢进

又名 Cushing 综合征。Kathol(1996 年)认为至少一半 Cushing 病患者呈现抑郁症状，而其中半数患者显示中度到重度，并且不少病例也可出现精神病性症状；当 Cushing 综合征消退时，有时必须对抑郁综合征施行精神科治疗。他还提到，虽然在纠正皮质醇过多血症后，Cushing 综合征所致抑郁有所缓解；但回复到情绪良好状态通常是缓慢和逐步的，因此对那些病例更应合理使用抗抑郁药及精神兴奋药。

（五）糖尿病

Lustman 等(1986 年)认为糖尿病患者的最常见精神障碍是焦虑性和抑郁性障碍，他报道一般糖尿病患者的焦虑性障碍可达到 45％及抑郁性障碍达到 33％。Rosenthal 等(1998 年)在对老年糖尿病患者住院与死亡率的 3 年前瞻性研究中，发现视网膜病和老年抑郁量表高抑郁评分的合并存在，这一情况与死亡率增高有最确定的关系。Kohen 等(1998 年)认为焦虑与抑郁的出现和 1 型或 2 型糖尿病的疾病水平无关，但对于决定患者的生活质量是重要的。Strachan 等(1997 年)总结多篇文献，认为非胰岛素依赖性糖尿病(NIDDM)患者较常发生神经心理学损害，包括记忆受损和认知迟缓，但还不能肯定这些缺损到什么程度将成为以后发展为明显认知缺损综合征的预兆。

第四章　精神活性物质所致精神障碍

第一节　物质依赖

物质依赖即是俗称的"成瘾"。它包括两个概念：①行为综合征；②躯体或生理依赖。最初的药物寻求行为也叫药物使用的"突出性"，药物和维持的需要成为患者生活中最重要的事情，优先获得物质超过了其他的活动和兴趣。因此药物的使用变得比其他事情更重要，如维持工作或人际关系，保持经济的偿还能力，维持好的躯体健康，还可能模糊了道德的界限导致违法行为和欺诈。

依赖不是一个通过再学习能改变的习得行为，而是物质与遗传易感性的个体相互作用而产生的一种原发性障碍，所以只有全部戒掉物质才能阻滞其进一步恶化。

一、成瘾物质的种类

这些物质包括：①酒精；②非法生产和销售的药物；③处方药和非处方药；④挥发性化学物质。

成瘾物质按照 ICD-10 有以下分类：

（1）鸦片类海洛因、吗啡、鸦片、美沙酮、二氢埃托啡、杜冷丁、丁丙诺啡等。

（2）大麻类。

（3）可卡因类。

（4）酒精类。

（5）镇静催眠药类：巴比妥类、苯二氮卓类。

（6）其他兴奋药如苯丙胺、咖啡因。

（7）致幻剂：麦角酸二乙酰胺（LSD）、仙人掌毒素等。

（8）烟草。

（9）使用挥发溶剂所致的精神和行为障碍。

（10）其他精神活性物质丙酮、苯环己哌啶（PCP）等。

二、物质依赖的诊断

美国精神障碍诊断统计手册第四版(DSM-Ⅳ)有关物质依赖的诊断标准是：以下症状符合 3 条且持续 1 年以上。

(1)出现耐受性：①剂量的增加；②效应的减低。

(2)戒断综合征的出现。

(3)长期大量成瘾物质的应用。

(4)长期渴望戒掉或控制成瘾物质的使用均未成功。

(5)耗费大量时间和精力获得、应用成瘾物质，或从成瘾状态中恢复。

(6)由于成瘾物质的使用影响到重要的社会、职业和娱乐活动。

(7)尽管知道这种物质可以造成躯体和精神损害，仍持续使用。

诊断标准里还包括了耐受性和戒断综合征这两个概念，两者均是指躯体对成瘾物质的一种需求。

(一)耐受性

使用者发现必须使用更多的成瘾性药物才能达到相同的效果，也就是使用量不断增加。改变成瘾物质使用途径也是耐受性的表现，如刚开始吸食毒品，以后改为肌内注射、静脉注射。在临床上，耐受性表现在同一个血液浓度水平，依赖的个体能够不显示或很少显示出中毒症状，而非依赖的个体却明显出现中毒症状。

药物耐受性是可逆的，停止用药后，耐受性将逐渐消失，机体对药物的反应又恢复到原来的敏感程度。这一特点对那些长期滥用药物者非常重要，一旦这些人断药一段时间后又恢复使用，如果还是用断药前相同的剂量，则会过量中毒，甚至死亡。

(二)戒断症状

戒断发生在停用物质时、物质减量时和躯体的代谢改变时。每种物质的戒断症状是特征性的，一些物质并不出现所谓的戒断症状；一些只出现比较轻的戒断症状；一些出现显著的戒断综合征。戒断症状发生和持续时间与所用药物的种类及剂量有关。临床显著的戒断症状出现在酒精、阿片类、尼古丁、苯二氮卓类、苯丙胺和可卡因的依赖。

戒断症状可以表现为自主神经功能亢进、意识障碍、精神病症状和癫痫发作。戒断的严重程度通常与物质的用量、形式和时间有关。

三、病因及发病机制

(一)遗传因素

酒依赖患者的一级亲属有双倍的风险产生酒精的问题，异卵双生子具有比较一致的高比率(虽然不是 100%的一致)。酒依赖患者的孩子有逐渐增长的风险出现酒的问题，即使是收养没有饮酒问题家庭的孩子，也同样如此。

东方人普遍具有一种没有代谢活性的乙醛脱氢酶,导致乙醛在体内的累积,并且在有反应的个体产生不愉快的"潮红"体验,这也许能够用来解释在这部分人群中与酒相关问题发生的比率较低的现象。

家族中有酒依赖病史的人更容易患酒依赖症,这可能与遗传敏感性有关。另外,家庭长期给予患者一个有酒问题的环境,如家庭成员经常出现酒精中毒状态、家人与酒相处的模式等都使患者更加容易患病。

(二)环境因素

文化、社会态度、同类的行为、法律、物质的价钱和供应均影响物质的第一次使用,社会和环境因素则影响进一步的使用。人格因素在第一次使用和持续性使用中起着重要作用。

研究表明人群烟酒消耗的多少,可以通过调整价格和供应时间、供应量来实现。但人们的态度对物质的消费也起着至关重要的作用,如20世纪80年代末期民众逐渐意识到酒对健康产生的负面影响,酒的销售量自动下降,虽然当时酒是自由供应而且价格也相对较低。

酒精和鸦片的渴求和戒断反应可以由环境条件反射性地产生,环境刺激是指依赖者暴露于与过去物质使用或戒断相关的环境,在这种情况下可以产生条件性的渴求或戒断。有些学者相信对药物诱发欣快的回忆引起的渴求比环境刺激更强。

四、临床表现

长期大量成瘾物质的使用,可造成以下病症:

1.医学并发症　特别是合法的成瘾物质(酒精、烟草)可造成几乎身体各个器官和系统的损害。

2.精神障碍并发症　几乎所有的成瘾物质均可以引起焦虑、抑郁等精神问题。

3.记忆障碍　多表现为近记忆障碍。

4.社会问题　特别是毒品和酒精可导致犯罪和意外伤害。

5.家庭问题　家庭成员长期在患者的成瘾模式中生活,受到相应的伤害,可严重影响家庭关系。

6.中毒　大量使用后的急性中毒,如毒品、酒精、安眠药等可致生命危险。

7.戒断　可表现为自主神经功能紊乱、意识障碍、癫痫发作和精神病性症状。酒精的重度戒断可导致死亡。

五、治疗

当我们把酒依赖的患病与糖尿病、高血压同等看待为慢性疾病时,就可能更加能够理解这类疾病。

慢性疾病均有"维持治疗"、"复发"等问题的存在,物质依赖也同样存在这些问题,不同的是物质依赖的治疗除了药物治疗外,更加强调心理和康复治疗。躯体的慢性疾病可以断药后复发,物质依赖如果没有坚持康复治疗同样也会复发,这是同样的道理。希望专业人员能够这样去看待"物质依赖"这类疾病,以便更好地从心理上接受这些患者。

所有物质依赖的治疗都遵循共同的原则和治疗程序。对于那些寻求帮助或咨询的人,特别是程度较轻的患者,给予简短干预与强化治疗(药物和心理)均有一定效果,且两者的效果是一样的。但对于那些较重的依赖者需要一系列的干预治疗,这里包括药物治疗、心理治疗和环境的监督。

对于长期使用的依赖者,在所有治疗之前,必须对个体进行仔细评估,而且治疗也必须是综合性的,也就是一个个体在不同的阶段同时接受几种治疗程序。例如毒品滥用的治疗方案是美沙酮维持治疗方案与社区治疗方案相结合。酒依赖的治疗是戒酒药物治疗,同时进行动机性个别治疗、团体治疗和自助治疗相结合。

第二节　阿片类物质

毒品是对海洛因、可卡因、大麻等非法药物的俗称。通常把使用这些非法物质称为吸毒。阿片类药物等非法药物的滥用和依赖(吸毒)在人类历史上历时已久,近几十年来,由于交通发达、信息沟通迅速、化学合成技术日益精湛而扩展了毒品的类别并提高了纯度,致使贩毒集团化和国际化,加之现代社会人们价值观的多元化,社会压力、精神应激的增加,非法药物的滥用与成瘾日益严重。据联合国 2000 年统计,除烟酒等社会性成瘾物质外,全球非法药物滥用者已高达 2 亿多万,占全球总人数的 3.3%,占 12 岁以上人口的 4.7%。非法药物滥用和依赖已严重地威胁到人类健康和社会安宁,成为当今世界最严重的社会问题和公共卫生问题之一。

我国在新中国成立后不久,在 1950 年开展了轰轰烈烈的肃清鸦片烟毒运动,短短 3 年间,烟毒在我国销声匿迹,令世人瞩目。20 世纪 80 年代改革开放以后,随着国际贩毒分子的活动猖獗、不断开辟新的贩毒路线,毒品在我国死灰复燃,且有愈演愈烈之势,据统计,至 2003 年底,我国登记在册的吸毒人数已超过 100 万,以阿片类药物中的海洛因滥用为主,受害者大都是 15～30 岁的青少年,男性高于女性,静脉注射使用毒品者日益增多,占 1/3～1/2 不等。吸毒不仅耗资,更严重的是它破坏生产力、破坏家庭和社会安定、增加犯罪率、传播艾滋病等恶性疾病,凡此种种,毒品对国民经济、人口素质和社会安定的危害是无法估量的,吸毒问题已成为影响我国人们身心健康及家庭社会的公害。

一、阿片类药物

阿片类药物指任何天然的或者合成的、对机体产生类似吗啡效应的药物,属中枢神经系统麻醉剂。阿片类药物通过作用于阿片受体而产生致欣快、镇痛、镇静、解痉、止泻、止咳等作用,也具有很强的依赖潜力。滥用阿片类药物能引起耐受性、精神依赖性和躯体依赖性,严重影响身心健康,损害家庭社会功能,阿片类药物是我国目前主要滥用的毒品。

(一)天然阿片类物质

包括罂粟、阿片、吗啡等。罂粟是制造吗啡和海洛因的原生植物,属罂粟科两年生草本植物,夏季开花,花谢两周后结出椭圆形的蒴果,在成熟的果实上切割,渗出白色浆汁,凝固后刮下、阴干后呈棕色或褐色,即为生阿片,阿片中含有 20 余种生物碱。吗啡是阿片中所含的一种主要生物碱,1803 年从阿片中分离并提取,吗啡的盐酸盐为白色有丝光的针状结晶,易溶于水。

(二)人工合成阿片类物质

包括海洛因、盐酸美莎酮、哌替啶(度冷丁)等。

1.海洛因　海洛因化学名为二乙酰吗啡,是吗啡的衍生物。纯净的海洛因为白色、有苦味的粉末,水溶性较大,脂溶性也极强,俗称"白粉"或"白面"。海洛因是目前阿片类物质中成瘾性最强的物质,滥用后果非常严重,被各国禁止生产。海洛因主要来源于非法生产,非法生产的海洛因其纯度不同,呈褐色、灰色到白色等不同颜色。在黑市上,通常把阿片称为Ⅰ号,呈黑色或褐色;把阿片制成吗啡这一过程的中间产物叫作Ⅱ号海洛因,也称为海洛因碱,呈浅灰色或深褐色;Ⅲ号海洛因是一种浅灰色或灰色的粗制海洛因,其纯度约为 40%,别名"金丹"、"黄砒"、"黄皮"等;Ⅳ号海洛因为精制海洛因,其纯度为 90% 左右,白色粉末状;Ⅴ号海洛因的纯度高达 99.9% 以上。海洛因依赖者通常所说和使用的"Ⅳ"号海洛因,并非真正的"Ⅳ"号海洛因,而是在Ⅳ号中加入了各种添加物后,所形成的粉状或块状物,其海洛因含量多在 10% 左右或以下,在美国,称之为"街头海洛因",我国则称之为"零包"。毒品黑市零售的"街头海洛因"中,添加物种类十分复杂,以盐酸奎宁多见,也有乳糖、果糖、咖啡因、普鲁卡因、烟碱、氰化物、淀粉、滑石粉、红糖、硫酸镁、麻黄碱等,还有巴比妥类、地西泮(安定)、安纳加、柳酸类止痛粉等。在这些添加物中,有的具有药物活性,如咖啡因、麻黄碱、安纳加等为中枢兴奋剂,而巴比妥类、地西泮(安定)、柳酸类止痛粉为中枢抑制剂。在海洛因中添加这些药物可加强或改变海洛因使用后的"体验",以出现海洛因依赖者所追求的某种"特殊效果"。

2.盐酸美莎酮　简称美莎酮,为二战期间在德国人工合成的麻醉性镇痛药,属吗啡受体纯激动剂,化学结构与吗啡不同,镇痛作用为吗啡的 4～6 倍。美莎酮的作用时间较长,口服吸收好,戒断症状较轻,无明显欣快作用,成瘾性较海洛因弱;主要应用于阿片类药物的脱毒治疗和维持治疗,长期使用也可产生依赖。

3.哌替啶(度冷丁)　是人工合成的麻醉性镇痛药,目前在临床上应用较为广泛。药理作用与吗啡相同,通过兴奋阿片受体而产生镇痛、镇静等作用,连续应用也会产生耐受性和依赖性。

二、药物滥用的原因

药物滥用是社会、心理和生物学等多种因素相互作用的结果。社会文化氛围、社会对使用药物的态度、同伴的影响、药物的价格、药物的可获得程度、法律等对人们开始尝试使用药物起重要作用;而个体对药物效应的主观体验及使用药物的模式与个性心理因素、个体的生物学基础的关系更为密切。

(一)社会因素

阿片类药物可获得性决定了使用药物可能性大小。如新中国成立不久,政府采取了一系列的决策禁绝了鸦片,鸦片滥用问题在我国基本上销声匿迹了。20 世纪 80 年代后,随着改革开放,国际贩毒组织利用云南与"金三角"比邻的地理环境,把大陆作为毒品流通中转站;毒品在我国的供应增加,吸毒问题也日益严重。不同的社会文化背景和社会环境对不同药物的使用有不同的看法和标准,如伊斯兰教民族酒依赖问题不严重,而法国、意大利的酒中毒发生率较高。家庭因素也影响药物滥用的产生和发展,父母离异、家庭成员药物依赖、父母教育缺乏、受虐待、过分放纵、家庭交流缺乏等是青少年药物滥用的危险因素;而良好的家庭环境、成功的父母监管、家庭关系和睦等可预防青少年药物滥用。此外,不良同伴的影响和社会压力也是青少年药物滥用的一个重要因素。

(二)心理因素

开始使用药物存在许多心理因素,如好奇、追求刺激、情绪不良等。有研究提出存在成瘾素质,吸毒者多有明显的个性问题,如反社会性、情绪调节能力差、易冲动、缺乏有效防御机制和应付技能、追求新奇、即刻满足心理、易受挫折等。由于药物的特殊作用,对心理有强化作用,一方面,使用药物后的快感和社会性强化作用对精神活性物质使用起到增强作用(正性强化);另一方面,药物有缓解负性情绪的作用,加之药物成瘾后,由于戒断反应和其他不良后果的出现,需要不断使用药物应对不良情绪、戒断反应及其他不良反应(负性强化)。

(三)生物学因素

阿片肽系统、多巴胺系统、去甲肾上腺系统、5-HT 系统、免疫系统、内分泌系统等在阿片类药物的强化作用、耐受性、戒断症状的产生中起着重要的作用。不同个体对药物效应的体验、对药物的敏感性和耐受性大小、药物依赖发展的速度等存在较大的差异。个体的代谢速度不同,对药物耐受性不同,成瘾的易感性也不同,如乙醛脱氢酶缺乏的个体对酒耐受性较低,依赖可能性相对较小。大量遗传学研究证实遗传因素在药物依赖中起一定作用,酒依赖后代出现酒滥用者危险性增加,分子遗传学研究发现多巴胺受体和 5-羟色胺受体基因多态性与酒依赖易感性有关,阿片受体和多巴胺受体基因多态性与阿片类药物依赖易感性有关。

药物滥用和药物依赖是上述多种因素相互作用的结果,药物的存在和药物的药理特性是药物依赖形成的必要条件;但是否产生依赖和依赖的特点与个体人格特征、生物易感性有关,而社会文化因素和心理因素在药物依赖中起着诱发或阻抑的作用。

三、阿片类药物的药理作用与病理基础

海洛因的药理作用非常复杂,可作用于人体的多个系统,导致一系列病理生理改变,作用于中枢神经系统主要表现为镇痛、镇静、催眠、镇咳、呼吸抑制等抑制效应和欣快、幻觉、惊厥、释放 ADH、缩瞳、催吐等效应。

(一)中枢神经系统和精神活动

阿片类药物可通过作用抗痛系统对痛觉产生影响,与内源性阿片肽相似。阿片类药物可提高痛觉阈,减弱机体对疼痛的感受而产生镇痛作用。阿片类药物对咳嗽中枢和呼吸中枢有很强的抑制作用,表现明显镇咳和呼吸抑制作用,是阿片类药物中毒致死的主要原因。大剂量的海洛因可改变机体的本体感觉,出现四肢丧失感、嗅觉异常,表现为鼻腔内一过性的"苹果香味"。另外,海洛因使外周释放组胺,皮肤可产生一种极为舒服的"痒感";海洛因可抑制摄食中枢,出现食欲减退、饮食不规则等。海洛因依赖后,使性欲下降、性功能降低。

阿片类药物具有致欣快作用,使用阿片类药物后机体产生一种特殊的感受和体验,为一种欣快体验。有报道认为是一种类似"性高潮"的快感。有研究认为这种欣快体验与中枢多巴胺递质释放增多有关。海洛因可明显影响人的情绪活动,有缓冲和调节情绪的作用,如减轻或消除烦闷和苦恼、平息冲动和激动、减少空虚和无聊等。

(二)神经内分泌和免疫系统

长期使用阿片类药物,机体神经内分泌和免疫系统功能也受到很大的影响。影响丘脑-垂体-肾上腺皮质功能使促肾上腺皮质激素(ACTH)和皮质醇分泌发生改变;影响丘脑-垂体-甲状腺功能使促甲状腺素(TSH)明显降低,T_3、T_4增高;影响丘脑-垂体-性腺功能,出现生育能力降低,男性性欲和性功能减退或消失,女性月经紊乱或闭经等。长期使用阿片类药物可导致免疫功能受损,机体抵抗力下降,感染性疾病的发生率增加。

(三)消化系统

阿片类药物具有抑制胃酸、胆汁和胰液分泌的作用,影响对食物的消化和吸收,产生营养不良;阿片类药物能直接兴奋胃肠道平滑肌、提高其张力,导致胃肠道蠕动减弱和食物停留时间延长,加之阿片类药物的中枢抑制作用使便意减弱,产生严重便秘。由于海洛因制作粗糙,掺杂物众多,有的具有腐蚀作用,通过烫吸方式使用海洛因者,可产生口腔黏膜和牙齿损害;注射海洛因使用者,其掺杂物可损害肝脏,产生过敏性反应、中毒性炎症和感染性炎症等。

(四)呼吸系统

阿片类药物抑制呼吸中枢,使呼吸变慢、变浅,机体呈慢性缺氧状态;烫吸海洛因者,海洛因中的掺杂物可沉积于气管、支气管表面,产生局部刺激作用、炎性反应和增生性改变,使咳嗽反射、排痰等呼吸道功能遭到破坏,易发生气管支气管炎、支气管周围炎、支气管扩张、肺组织炎症等呼吸系统病变。

(五)心血管系统

阿片类药物抑制血管运动中枢和引起组胺释放,可引起血压下降、心动过缓;使体内CO_2滞留和脑血管扩张,引起颅内压升高。长期使用阿片类药物可引起多种心血管系统并发症,如感染性心内膜炎、心律失常等;静脉注射海洛因,其不溶性杂质可引起血管栓塞性病理性改变。

(六)泌尿系统

海洛因中的掺杂物可产生过敏反应,如海洛因使用者可发生急性肾功能衰竭、链球菌和葡萄球菌皮肤感染后的急性肾小球肾炎、伴细菌性心内膜炎的"局灶性肾小球肾炎"、坏死性脉管炎、肾病综合征等。

四、临床表现

长期使用海洛因导致食欲不振、便秘、性功能下降,身体日渐虚弱、营养不良、抵抗力低下,伴发各种躯体感染和传染病。耐药性增加,用药初期的快感减弱,用药剂量不断增加,停药或减少用药后出现戒断症状,迫使用药者不断寻求用药,以避免戒断症状的痛苦,而一次大量使用海洛因可导致急性中毒。海洛因依赖后可出现情绪和人格改变,海洛因依赖者易冲动、暴躁、易激惹、情绪波动大,可有悲观、抑郁、自杀,焦虑、烦躁、空虚、无聊等不良情绪,海洛因依赖者生活的唯一目标就是海洛因,变得孤僻、懒惰、无上进心,除了毒品,对什么都无兴趣,反应迟钝、记忆力下降、整天醉生梦死、行尸走肉,丧失家庭社会功能;为了毒品,不惜撒谎和违法犯罪,失去了人格和尊严,家庭责任心丧失,造成离婚家庭破裂,影响子女成长。

(一)海洛因的滥用方式和体验

使用海洛因主要有吸烟、烫吸和注射三种方式。吸烟方式是将海洛因放于香烟中吸入,多见于初吸者或滥用早期,随着耐受性增加,吸烟方式很难达到快感或难以控制戒断症状而改用其他吸毒方式。烫吸又称"追龙",即将海洛因粉末倒在锡箔纸上,用火在锡纸下加热使毒品蒸发产生烟雾,同时嘴含吸管将烟雾吸入,烫吸多由吸烟方式发展而来,也有不少吸毒者开始就"追龙",随着耐受性的增加,不久吸毒者会改用注射方式。注射即直接将溶解的海洛因注射到血管或肌内,由于吸毒者的耐受性不断增加,经济日益困难,多数吸毒者会发展到注射吸毒,也有少数吸毒者在其他吸毒者的影响下开始即注射方式使用海洛因。

使用海洛因后起效时间和强度与吸毒方式、海洛因的纯度有关。纯度高比纯度低的作用强,注射方式比吸入方式起效时间快,注射后数分钟即可起效。大部分初用海洛因者并无快感,而是出现恶心、呕吐、头昏乏力、嗜睡等不适,随着吸毒次数增加,不适感逐渐消退而出现快感;也有少数人初用就有快感体验;另外有报道少数人使用至成瘾也无快感体验。

使用海洛因后的快感体验因人而异,以注射海洛因为例,刚注入时出现强烈快感体验,由下腹部向全身扩散。同时伴有皮肤发红和瘙痒,这种强烈的快感持续1分钟左右,继之而来的是似睡非睡的松弛状态,患者的紧张、焦虑、烦恼、恐惧等全部消失,而觉得温暖、宁静、舒适,并伴有愉快的幻想或幻想性幻觉,这种状态持续0.5~2小时,松弛状态后出现精神振作状态,自我感觉良好,办事效率提高,这样维持2~4小时,直到下次吸毒。吸毒后的快感维持不了多久,对海洛因便产生了耐受性和依赖性,这时吸毒后的快感已不明显,吸毒的主要目的是避免出现戒断症状。

(二)临床类型

根据DSM-Ⅳ分类,阿片类药物有关的精神障碍分两类:①阿片类药物使用障碍:包括阿片类药物依赖和阿片类药物滥用。②阿片类药物所致精神障碍:中毒、戒断、中毒性谵妄、精神障碍伴妄想、精神障碍伴幻觉、情绪障碍、性功能障碍、睡眠障碍及其他未分类阿片类药物所致障碍。

1.阿片类药物使用障碍

(1)依赖:反复使用阿片类药物引起的人体生理和心理上对此类药物的依赖状态,导致明显的临床损害或痛苦,表现出一种强迫性的用药行为和其他反应,可产生躯体依赖、精神依赖或耐受性。

1)躯体依赖:长期使用阿片类药物使中枢神经系统发生了某种生理和生化改变,需要持续使用此类药物以维持正常生理功能。如停止使用即产生一系列躯体症状,即戒断综合征,而使用此类药物可使症状立即消失。吸毒者为了避免出现戒断综合征不惜一切寻求和使用毒品。

2）精神依赖：又称"心理依赖"，使用阿片类药物后有愉快满足或舒适感，多次使用后导致吸毒者精神或心理上对海洛因的一种主观渴求状态，俗称"心瘾"。这种对海洛因等阿片类药物的强烈渴求感驱使吸毒者不顾一切寻求毒品，以获得满足感，心理依赖是导致复吸的重要原因。

3）耐受性：反复使用海洛因可使其效应逐渐减弱，如欲得到用药初期的同样效应，必须增加剂量，耐受性的产生机制是：长期使用海洛因使机体对其代谢速度加快，组织内浓度降低，作用也相应减弱；脑内吗啡受体长期被外源性吗啡类物质抑制，数量减少。海洛因的耐受性产生很快，最早可在用药后的 2～3 日产生，一般在 15～30 日产生。海洛因依赖耐受性具有选择性，在呼吸抑制、镇痛、镇静、呕吐中枢、欣快等方面耐受性明显，而对缩瞳、呼吸抑制和抑制肠蠕动方面耐受性不明显。海洛因和其他阿片类药物之间有交叉耐受性。

（2）滥用：反复使用阿片类药物，导致明显的临床损害或痛苦，但未出现海洛因依赖的症状，如躯体依赖、精神依赖或耐受性。

2.阿片类药物所致精神障碍

（1）急性中毒：一次大量使用阿片类药物可急性过量中毒，主要表现为意识障碍、呼吸抑制、瞳孔缩小三大主征。还可出现皮肤湿冷、体温下降、紫绀、脉弱、心率减慢、血压下降、肌肉松弛、下颌松弛、舌后坠、气道阻塞等，呼吸衰竭可引起死亡，肺炎、肺水肿、休克等并发症也可导致死亡。

（2）戒断：海洛因等阿片类药物使用产生依赖后，在减少或停用时，出现戒断综合征。其轻重程度与海洛因等阿片类药物使用的方式、剂量、用药者的心理状态有关。其产生的机制是中枢内源性阿片肽系统因长期使用外源性阿片类物质而处于抑制状态，停止吸毒后出现功能不足或缺乏，临床表现有戒毒早期的急性戒断症状和戒毒后期的稽延性戒断症状。

急性戒断症状在停止吸毒后 8～12 小时出现，36～72 小时达高峰。主要表现为自主神经系统症状，如打哈欠、流眼泪鼻涕、畏寒、起鸡皮疙瘩等，全身肌肉、关节、骨骼等疼痛症状，焦虑、烦躁、坐立不安、心神不定、抑郁等情绪症状，恶心、呕吐、食欲缺乏等消化道症状，浑身乏力、全身不适，顽固性失眠等。戒断时出现瞳孔扩大、呼吸脉搏加快、心率加快、血压波动等，少数体质差、戒断症状重者可导致死亡。大多数患者的急性戒断症状 7～10 日可基本消失，继之是持续时间较长的稽延性戒断症状，表现比急性戒断症状较轻，如肌肉和骨骼疼痛、腰酸、全身不适、虚弱、情感脆弱、失眠、焦虑、抑郁、激惹、承受不了挫折和打击等。这些症状是导致复吸的一个重要原因。稽延性戒断症状的出现和严重程度受环境、情绪状态等因素影响，可持续数周到数月不等。在戒断症状的任何阶段，只要恢复吸毒，症状便戏剧性好转。

（3）中毒性谵妄：阿片类药物中毒性谵妄多发生于高剂量中毒合并使用其他精神科药物者，也可发生于中枢神经损伤或原有脑部疾病者，如癫痫等，表现意识障碍、幻觉、行为紊乱、震颤、抽搐等。

（4）精神病障碍：在阿片类药物急慢性中毒、戒断时，均可出现精神障碍，出现幻觉、妄想等精神病性症状。

（5）情感障碍：长期使用阿片类药物、阿片类药物中毒或在阿片类药物戒断时，均可出现情感障碍,表现为焦虑、易激惹、夸大、躁狂、抑郁等。阿片类药物依赖者在戒断后常有持续数周的抑郁情绪。

(6)睡眠障碍和性功能障碍:长期使用海洛因等阿片类药物可导致睡眠紊乱和性功能障碍,使用海洛因时可有睡眠过多、睡眠节律紊乱。戒断过程中或戒断后期可出现失眠、睡眠浅、早醒等。性功能障碍主要表现为性欲缺乏、快感缺失、阳痿等。

(7)其他未分类阿片类药物所致障碍:阿片类药物依赖可引起多种精神障碍,有的临床表现不符合上述任何临床类型。

(三)海洛因依赖的并发症

海洛因作用于人体多个系统,长期使用海洛因对人体造成一系列的损害,出现多种躯体和精神并发症,严重危害吸毒者的身心健康。

1.神经精神系统　海洛因本身和海洛因掺杂物中的其他有害成分均可损害神经系统。视其损害的部位和程度不同可表现为嗜睡、昏迷、惊厥、脑水肿等临床征象。长期慢性中毒可出现智力水平下降,情绪、人格改变等。临床上常见的神经系统并发症有惊厥、帕金森病、威尼克脑病、周围神经炎等;精神症状有谵妄、情绪障碍、精神病性症状、记忆障碍、痴呆等。

2.心血管系统　除海洛因及其掺杂物对心血管系统有直接损害作用外,海洛因依赖者不健康的行为及生活方式也可影响心血管系统的功能,可有多种心血管系统的并发症。在临床上常见的有感染性心内膜炎、心律失常、心肌梗死、心肌炎、肺水肿、血流动力学改变、静脉炎、静脉栓塞等。

3.呼吸系统　海洛因依赖者同时也是严重的烟草依赖者,烟草和海洛因均可导致呼吸道损害。常见的并发症有呼吸道感染性疾病如气管炎、支气管炎、肺炎、肺脓肿、支气管哮喘、肺水肿、肺结核等。

4.消化系统　在海洛因成瘾的过程中或者海洛因戒断时均可出现消化系统的症状,如食欲下降、消化不良、恶心、呕吐、便秘等。消化系统的并发症有消化道炎症、溃疡、肠梗阻、急性肝炎、慢性肝炎如乙型肝炎、丙型肝炎等。

5.艾滋病和性病　吸毒者具有性行为紊乱和不洁注射毒品行为,两者均是艾滋病和性病传播的高危行为方式。海洛因依赖者可合并艾滋病、梅毒、淋病、尖圭湿疣、生殖器疱疹、软下疳等。

6.其他　皮肤疾病如皮肤感染、湿疹等。外科情况如深部脓肿、皮肤坏死、浅表静脉炎、胃出血、肠梗阻、吞食异物等。可见女性月经紊乱、停经及男性性功能障碍等。

(四)阿片类药物依赖与精神疾病的共病

阿片类药物依赖者的其他精神疾病发生率较高,其中人格障碍和情绪问题最常见。20世纪90年代美国的一项有关阿片类药物依赖住院患者的调查研究发现:除其他药物依赖外,阿片类药物依赖者的其他轴Ⅰ精神疾病的终身患病率为24%,轴Ⅱ人格障碍的患病率为35%。1999年我国一项有关劳教海洛因依赖者的调查研究发现,其他轴Ⅰ精神疾病的终身患病率为23.6%,轴Ⅱ人格障碍的患病率为80.6%。阿片类药物依赖与精神疾病的共病将会影响药物依赖的临床表现、预后和治疗,但关于药物依赖与精神疾病的关系尚无公认结论。目前认为药物依赖和精神疾病可能存在以下几种关系:①精神疾病是药物依赖的危险因素。②精神疾病可影响药物依赖的临床表现、病程发展和治疗反应等。③精神疾病和药物依赖共存。④精神疾病是药物依赖的结果。

(五)家庭社会危害

吸毒影响家庭关系和子女的健康成长,吸毒者离婚率高,其子女多出现行为和精神问题。吸毒者常用偷、抢、骗、贩毒等非法手段获得财产或毒品,女性吸毒卖淫者多见。他(她)破坏社会的安定,吸毒导致劳动力丧失,不仅不创造社会财富,国家还得花大量的财力、物力用于与禁毒、戒毒相关的防、治、管理和执法。

(六)病程和预后

使用阿片类药物绝大多数都会导致依赖,极少数人短期内或在特殊的情况下可停留在偶尔使用而未形成依赖。一旦形成依赖,阿片类药物依赖者的生活模式变成以毒品为中心,其生活态度和价值观与主流社会严重背离,出现各种躯体并发症和精神问题,家庭社会功能严重受损,人格衰退,说谎、欺骗,从事违法犯罪行为。虽然其病程和预后受个体的特征、环境、使用毒品模式、毒种类等因素的影响;但总的来说,阿片类药物依赖呈慢性复发性病程,预后不良。阿片类药物依赖者治疗后复吸率很高,我国调查发现海洛因依赖者复吸率高达80%以上,大多数患者有多次戒毒治疗史;吸毒者因静脉注射毒品易感染艾滋病、肝炎等恶性传染病;吸毒者因毒品过量中毒或自杀的死亡率很高,因从事违法犯罪行为被监禁者比例较大。美国一项关于非法药物依赖者的25年随访研究显示,50%在吸毒-戒毒-吸毒中循环,一直持续或间断使用毒品,25%因违法犯罪进监狱,仅有25%的患者完全摆脱了对毒品的依赖。

海洛因依赖者戒毒治疗后各种躯体、心理和家庭社会原因均可导致复吸。常见的复吸原因有心理依赖性、负性情绪、稽延性戒断症状、不正确的认知、戒断动机不强、躯体因素、家庭问题、应激事件、经济状态、不良群体影响、维持旧的生活方式等;而家庭社会支持好、有正当职业、生活规律、戒断动机强者、能有效应对各种应激、保持良好情绪状态者的复吸可能性相对较小。

五、诊断和鉴别诊断

(一)诊断

根据使用阿片类药物的病史,结合体检及实验室等辅助检查,诊断较容易确定。由于药物依赖在戒断、急性中毒和慢性中毒时可出现各种精神症状,而且阿片类药物依赖者与其他精神疾病的共病率很高,诊断时需要排除其他器质性和功能性精神疾病。

1.全面了解病史　内容包括①海洛因滥用情况:包括首次使用海洛因的时间及年龄、可能的原因、吸毒方式、吸毒后反应、合并使用其他药物情况、使用海洛因的程度、耐受性和躯体依赖产生情况、末次使用海洛因时间等。②吸毒者的基本情况:包括教育、婚姻、性格、家庭及工作情况、生活模式、违法犯罪史等。③既往史:既往躯体情况和戒毒治疗情况。④性生活及月经史。

2.体格检查和精神状态检查　除常规全面体检外,重点检查与海洛因依赖有关的体征,常见的体征:面容灰暗、表情猥琐、唇发绀,俗称"烟鬼样面容";长期吸食海洛因者可出现牙齿缺失、舌苔发黑;瞳孔缩小见于不久前使用过海洛因者,随着时间延长,瞳孔逐渐扩大,戒断反应时可见瞳孔扩大;皮肤密集的注射针眼瘢痕或条索状瘢痕,可伴有色素沉着或静脉索状硬化,常见于前臂、手腕、颈部、臀部、足部等;注射部位可见皮肤脓肿,常见于上臂、臀部、大腿等部位;手腕或大腿部位烟头状烫伤或瘢痕,吸毒者戒断反应时常自己用烟头烫伤皮肤,以减轻戒断时的痛苦,常见于手腕、前臂及大腿等部位的皮肤;吸毒者自杀或打架斗殴留下的躯体瘢痕;大汗、流涕、哈欠和鸡皮疙瘩等可见于戒断症状出现时;消瘦和营养不良。精神检查可发现患者反应迟钝、精神恍惚,大量吸毒后可见嗜睡、昏迷等,中毒时可有幻觉,思维内容围绕海洛因;有的出现妄想,情绪不稳、敌意,意志活动减退,生活懒散,记忆力下降,人格衰退、人格障碍等。

3.实验室检查和辅助检查　实验室检查无特异性。海洛因依赖在停用药物后 24～72 小时小便中可检测到其代谢产物吗啡,共用注射器者可能发现 HBV、HCV、HIV 阳性,肝功能异常等,戒断时外周血白细胞和皮质醇可升高,有其他躯体并发症者可发现相应的改变。心电图可发现房室传导阻滞、早搏、房颤等;胸片可发现肺纤维化、肺气肿、肺结核等。

(二)有关阿片类药物精神障碍的诊断标准

中国精神疾病分类方案与诊断标准第三版(CCMD-3)中阿片类药物所致精神障碍包括在有关精神活性物质所致精神障碍中。

1.有关精神活性物质所致精神障的诊断标准　精神活性物质是指来自体外,可影响精神活动,并可导致成瘾的物质。常见的精神活性物质有酒类、阿片类、大麻、催眠药、抗焦虑药、麻醉药、兴奋剂、致幻剂和烟草等。精神活性物质可有医生处方不当或个人擅自反复使用导致依赖综合征和其他精神障碍,如中毒、戒断综合征、精神病性症状、情感障碍,及残留性或迟发性精神障碍等。

(1)症状标准:

1)有精神活性物质进入体内的证据,并有理由推断精神障碍由该物质所致。

2)出现躯体或心理症状,如中毒、依赖综合征、戒断综合征、精神病性症状,及情感障碍、残留性或迟发性精神障碍等。

(2)严重标准:社会功能受损。

(3)病程标准:除残留性或迟发性精神障碍外,精神障碍发生在精神活性物质直接效应所能达到的合理期限之内。

(4)排除标准:排除精神活性物质诱发的其他精神障碍。

(5)说明:如应用多种精神活性物质,可做出一种以上精神活性物质所致精神障碍的诊断。

2.有害使用的诊断标准　反复使用精神活性物质,导致躯体或心理方面的损害。

(1)症状标准:有反复使用某种精神活性物质导致心理或躯体损害的证据。

(2)严重标准:社会功能受损。

(3)病程标准:最近 1 年中,至少有一段时间符合症状标准和严重标准。

(4)排除标准:排除更重的亚型诊断,如依赖综合征、戒断综合征,或精神病性综合征等。如已诊断这些亚型,就不再诊断有害使用。

(5)说明:急性中毒不至于导致明显心理或躯体健康损害(有损害的证据)时,不用本诊断。

3.依赖综合征的诊断标准　反复使用精神活性物质导致躯体或心理方面对某种物质的强烈渴求与耐受性。这种渴求导致的行为已极大地优先于其他重要活动。

(1)症状标准:反复使用某种精神活性物质,并至少有下列 2 项。

1)有使用某种物质的强烈愿望。

2)对使用物质的开始、结束或剂量控制的自控能力下降。

3)明知该物质有害,但仍应用,主观希望停用或减少使用,但总是失败。

4)对该物质的耐受性增高。

5)使用时体验到快感或必须用同一物质消除停止应用导致的戒断反应。

6)减少或停用后出现戒断症状。

7)使用该物质导致放弃其他活动或爱好。

(2)严重标准:社会功能受损。

(3)病程标准:最近 1 年中某段时间符合症状标准和严重标准。

(4)说明:包括慢性酒中毒、发作性酒狂、酒精成瘾、药物成瘾。

4.美国精神障碍和统计手册第四版(DSM-Ⅳ)所列具体诊断标准　DSM-Ⅳ阿片类药物有关使用精神障碍有:①阿片类药物使用障碍:阿片类药物依赖;阿片类药物滥用。②阿片类药物所致障碍:阿片类药物中毒(说明有无感知障碍);阿片类药物戒断;阿片类药物中毒性谵妄;阿片类药物所致精神障碍伴妄想(说明是否发生在中毒时);阿片类药物所致精神障碍伴幻觉(说明是否发生在中毒时);阿片类药物所致情感障碍(说明是否发生在中毒时);阿片类药物所致性功能障碍(说明是否发生在中毒时);阿片类药物所致睡眠障碍(说明是否发生在中毒或者发生在戒断时);其他未分类阿片类药物所致障碍。DSM-Ⅳ所列具体诊断标准如下。

(1)药物依赖:药物依赖是一种适应不良的药物使用方式,导致明显的临床损害或痛苦,在 12 个月的时期内至少符合下列 3 条表现。

1)耐受性,表现为以下一条:①需要明显增加剂量才会中毒或达到预期效果。②使用原来同样的剂量效果明显减轻。

2)戒断症状,表现为以下的一种:①所使用药物的特征性戒断症状。②使用同类药物能够缓解戒断症状。

3)实际使用成瘾药物的剂量及时间比打算的要多、要久。

4)总想戒断或控制成瘾药物但不成功。

5)在获得药物、使用药物或从使用药物引起的效果中恢复过来所花的时间较长。

6)由于使用药物,放弃或减少了重要的社会、职业或娱乐活动。

7)尽管明白使用药物可引起持续或反复的躯体或心理问题,但仍继续使用。

在诊断药物依赖时指明:具有生理依赖(有耐受性或戒断症状的证据,表现第 1 或第 2条);不具有生理依赖(没有耐受性或戒断症状的证据,不符合第 1 或第 2 条)。并指明病程:①早期完全缓解。②早期部分缓解。③持续完全缓解。④持续部分缓解。⑤接受拮抗剂治疗。⑥在限制环境中。

(2)药物滥用:药物滥用是一种适应不良的药物使用方式,导致明显的临床损害或痛苦,在 12 个月的时期内至少符合下列一条表现。

1)反复使用药物不能履行工作、学习和家庭等重要职责(如因使用药物多次无故旷工、工作能力下降、逃学、被学校开除、不能照顾小孩、家务等)。

2)在可能引起躯体损害的情况下仍然反复使用药物(如使用药物的情况下驾车或者开机器等)。

3)多次因使用药物导致法律问题(如因使用药物后的行为不端被捕)。

4)虽然由于使用药物引起了持续或反复的社会或人际关系问题,仍然继续使用(如由于中毒与配偶争吵、打架等)。

上述症状不符合同类药物任何1条有关药物依赖的诊断标准,否则应诊断为药物依赖。

(3)阿片类中毒:

1)最近使用某种阿片类药物。

2)正在使用阿片类药物或刚用完之后,出现了临床明显的适应不良行为或心理改变(如先出现欣快随即淡漠,心境恶劣,精神运动性激越或迟缓,判断缺损,或社交职业功能受损)。

3)正在使用阿片类药物或刚用完之后,产生瞳孔收缩及下列之一:①嗜睡或昏迷。②言语含糊不清。③注意或记忆缺损。

4)这些症状并非由于一般躯体情况所致,也不是由于其他精神障碍所致。

(4)阿片类药物戒断

1)下列两者之一:①曾大量长期使用阿片类药物,而目前停用。②在使用阿片类药物一段时期后,使用某种阿片类药物拮抗剂。

2)在1)之后几分钟至数日内出现下列症状3种以上:①心境恶劣。②恶心或呕吐。③肌肉酸痛。④流泪、流鼻涕。⑤瞳孔扩大、汗毛竖起或出汗。⑥腹泻。⑦打哈欠。⑧发热。⑨失眠。

3)由于2)的症状,产生了临床上明显的痛苦烦恼,或在社交、职业或其他重要方面的功能缺损。

4)这些症状并非由于一般躯体情况所致,也不是由于其他精神障碍所致。

(三)鉴别诊断

阿片类药物可使人的认知活动、情感、意志和行为发生改变,阿片类药物依赖者在使用药物、戒断或中毒时均可出现精神症状,而且阿片类药物合并其他药物依赖者比例很高,其他药物依赖也可导致精神障碍。另外,阿片类药物与其他精神疾病的共病率很高,因此阿片类药物依赖者出现精神障碍时,需要详细询问病史、全面的体格检查和精神状况检查及必要的辅助检查来进行鉴别诊断,排除其他器质性或功能性精神障碍。

1.情感障碍 阿片类药物依赖者在使用药物、戒断和戒断后各时期均可出现抑郁、焦虑等情绪障碍,也可有情感高涨、夸大、欣快等体验。戒断后期多半出现情绪低落、自我评价下降、消极、兴趣减退等,阿片类药物滥用者倾向于隐瞒自己的药物滥用病史,需要详细了解病史进行鉴别诊断。

2.谵妄 阿片类药物依赖在戒断或者中毒时可出现谵妄状态,多发生于高剂量中毒合并使用其他精神科药物者;也可发生于中枢神经损伤或原有脑部疾病,如癫痫等,表现意识障碍、幻觉、行为紊乱、震颤、抽搐等,应注意与其他原因所致的谵妄鉴别。

3.精神分裂症和其他精神障碍　阿片类药物依赖者可有幻觉、妄想等精神病性症状,而且可有生活懒散、孤僻、意志活动减退、情感淡漠、对毒品以外的事漠不关心等,临床表现与精神分裂症或其他精神障碍相似。应了解精神症状与药物滥用出现的时间和因果关系,有的患者可多种疾病同时存在。

4.中毒　海洛因中毒时针尖样瞳孔表现可与其他药物中毒鉴别,但海洛因合并其他药物使用者中毒时症状不典型。应详细了解有无其他药物滥用,进行血液药物浓度及种类分析。

5.人格障碍　海洛因依赖导致人格衰退,出现各种人格障碍;而且既往有人格障碍者药物依赖危险性高,需与原发人格障碍鉴别。

6.其他药物滥用　阿片类药物依赖者合并使用其他精神活性物质比例较高,需详细询问病史,明确其他精神活性物质使用的种类和程度,有无多种药物滥用和依赖的情况。

六、阿片类药物依赖的治疗

现代对阿片类药物依赖的治疗采取医学、心理与社会多方面综合治疗措施。治疗阿片类药物成瘾包括三个方面:首先是终止滥用毒品并治疗其戒断综合征的脱毒治疗,使成瘾者初步摆脱毒品的羁绊;然后进行躯体、心理及社会康复治疗,矫正依赖的行为模式防止复吸;最后进行善后辅导、再训练或扶植其劳动就业,实现重新回归社会,保持毒品戒断。

(一)脱毒治疗

1.美沙酮　美沙酮为合成的阿片类镇痛药,属阿片受体激动剂,口服后能在 24～32 小时中有效地控制戒断症状。美沙酮的常见的副作用有便秘、出汗、性欲抑制、妇女有时出现下肢浮肿,美沙酮可与其他中枢抑制剂协同作用强化镇静效能。美沙酮治疗过程中可受阿片受体拮抗剂的催促而诱发戒断症状,它也有致欣快作用,但无海洛因强烈,具有依赖性。

美沙酮替代递减治疗用于各种阿片类药物成瘾的脱瘾治疗。国内多采取 2～3 周的脱毒治疗方法。开始时,以适宜的剂量控制戒断症状,美沙酮的初始剂量须参考成瘾者滥用毒品的纯度、滥用量、滥用途径以及戒断症状严重程度和身体状况综合考虑。一般静脉滥用海洛因在 1g 以上的,美沙酮初始剂量为 30～40mg/d,而吸入滥用者可 10～20mg/d 开始。首次剂量后应根据戒断症状的控制程度、瞳孔的变化及对美沙酮的耐受情况上下调节剂量,以 5～10mg/d进行调整。一般在 2～3 周内逐渐减少至完全停止用药,减药原则是先快后慢。当戒断症状控制得较稳定时,可以每日 20％的用量减少,减至 10mg/d 时可放慢减药速度,每 1～3 日减 1mg;最后在规定的时间内坚决完全停止用药,停药后对稽延性戒断症状用其他药物来对症处理。

2.丁丙诺非　丁丙诺非是阿片受体部分激动剂,兼具激动和拮抗阿片受体的活性。它的激动活性可用来作为阿片类成瘾的替代治疗,缓解戒断症状;它的拮抗活性决定其依赖活性比纯激动剂轻。有研究报道,丁丙诺非自身的依赖潜力很低,与纳曲酮相似,在治疗中具有阻断海洛因的致欣快作用,从而减轻心理渴求。

丁丙诺非有注射和舌下含服两种剂型。使用方便,有效时间长,对轻、中度戒断症状可基本控制。根据依赖者症状的轻、中、重程度不同,平均每日分别给予丁丙诺非 3.0mg、4.0mg 和

6.0mg舌下分3～4次含服,最大剂量不超过8mg/d。充分治疗期为4日,然后递减,至第7日停药。

3.α₂受体激动剂 包括可乐定和洛非西定。可乐定原为抗高血压药物,现已获得公认能有效抗阿片类戒断症状。用于脱瘾治疗有以下特点:作用快,系阿片类的不成瘾药物,不致欣快,脱瘾的成功率高,可较快地过渡到纳曲酮治疗。可乐定常见的不良反应为口干、倦怠、头晕、便秘和直立性低血压,不适于年老体弱者,禁用于心、脑血管病患者或肝肾功能障碍者。

可乐定脱瘾治疗的用量根据患者的年龄、体重、健康状况、吸毒史、毒品用量及对本药的耐受性而定。一般住院治疗时最高日量以 $14\sim17\mu g/(kg \cdot d)$ 为宜,可达 1.2～1.5mg/d,每日3次分服,以8小时1次最佳。第1日剂量不宜太大,约为最高日量的2/3,第2日增至最高日量,从第5日开始逐日递减20%,第11日或第12日停止给药。可乐定治疗需在住院条件下,由有经验的医生执行治疗,治疗时应注意护理,治疗前4日应使患者尽量卧床休息,避免活动,治疗时不要突然改变体位,应缓慢进行。头昏者应有人照料,出现头昏、眼花、心慌、脸色苍白或晕倒时应使患者平卧,置头高足低位,如连续发生直立性低血压或卧位血压持续低于12.0/6.7kPa(90/50mmHg),应减少日剂量的1/4并注意观察。治疗过程中应注意监测血压,尤其对于体重较轻、进食不佳、基础血压偏低、对本药敏感者更需注意观察护理。

洛非西定(商品名:凯尔丁)是可乐定的同类药物,同属 α₂ 受体激动剂。洛非西丁的药理作用与可乐定相似,同样具抗阿片类药物的戒断症状的作用,起效迅速,能全面控制戒断症状。它虽然也有降低血压和镇静的作用,但与可乐定相比,副作用较轻,血压下降不严重。

4.梯度脱毒治疗 目前认为梯度脱毒治疗是一种科学有效的脱毒治疗方法,即在脱毒治疗早期使用阿片受体激动剂美沙酮,中期使用阿片受体部分激动剂丁丙诺非,后期使用可乐定或洛非西丁等非阿片受体激动剂。

5.其他 中、西药物对症治疗抗精神病药、曲马朵、东莨菪碱、镇静催眠抗焦虑药、抗抑郁药等,作为对症治疗药物有一定的效果。一些中成药戒毒片剂或口服液如福康片、灵益胶囊、一安口服液、济泰片、扶正康冲剂、安君宁微丸、正通宁冲剂等对阿片类戒断症状有一定的疗效。

6.阿片类药物中毒的治疗 对阿片类药物中毒的治疗基本与其他药物中毒的治疗相同。基本原则是保持呼吸道通畅、吸氧、调节水盐及电解质平衡、严密监测生命体征、对症支持治疗等。由于阿片类药物中毒一般以注射毒品为主,因此一般不需要洗胃;一旦确定阿片类药物中毒,应尽早、足量给予阿片受体拮抗剂纳洛酮进行治疗,并可反复使用和维持足够的治疗时间。意识障碍较轻者首剂量0.4mg肌内或静脉注射,意识障碍明显者首剂量2mg静脉注射,必要时可重复使用,总量可到20mg/d,持续观察时期不少于24～48小时,使用纳曲酮可能诱发戒断反应,出现烦躁、焦虑、行为紊乱等,应加强护理、严防意外。

(二)康复治疗

1.药物治疗

(1)躯体康复治疗:包括对脱毒后稽延性戒断症状、躯体并发症和共患精神疾病的治疗,主要以内外科及精神科药物对症治疗为主。如使用抗精神病药治疗幻觉妄想,使用抗抑郁药物治疗抑郁,使用锂盐治疗双向情感障碍等,使用这些药物时要注意它们与依赖药物的相互作用。

（2）纳曲酮（NTX）防复发治疗：纳曲酮（简称 NTX）是纯粹的阿片受体拮抗剂，对脑内的阿片受体有很强的亲和力，可阻断阿片类药物作用于这些受体，当阿片类药物依赖者经过脱瘾治疗消除躯体依赖性后，给予纳曲酮治疗，使之与阿片受体结合；此时如再用阿片类药物，因阿片类受体被阻，便产生不了快感，阿片类药物便失去了强化剂的作用。也可在吸毒后不致产生躯体依赖，减弱负性强化作用；复吸的可能性由此减少，纳曲酮服用者不再有强烈的求药行为。另外，使用 NTX 可以有助于稽延性戒断症状的消退。使用 NTX 后可出现无力、疲乏、不安、焦虑、失眠、食欲不振等不良反应。大剂量的 NTX 可出现中毒性肝损害，出现转氨酶升高等。还有报道 NTX 可诱发情绪障碍，如心境恶劣、抑郁状态等。

NTX 的治疗程序：纳曲酮治疗前，阿片类药物成瘾者必须进行充分的脱瘾治疗，催瘾实验阳性者不能开始 NTX 治疗。开始 NTX 治疗时应缓慢加药，开始时给予 25mg，观察 1 小时，如确定无戒断症状，再加 25mg，即给足首日治疗量 50mg。巩固治疗剂量以 50mg/d 开始，已能起到阻断阿片激动的作用，每周一至周五间，每日服 50mg，每逢周六服 100mg。另一种巩固治疗方法是每隔日给药 100mg 或每 3 日给药 150mg。据研究，给药间隔时间越长，阻断作用越轻。近年国外的给药方案为每周一和周三各服 100mg，周五服 150mg。

（3）美沙酮维持治疗：人工合成阿片类药物如美沙酮、长效美沙酮等作用时间长、无明显欣快作用，依赖潜力较低，长期使用这类药物可降低对非法药物如海洛因的需求，可改善工作能力，降低非法药物使用导致的违法犯罪，减少 HIV 传播等。

2.心理社会康复治疗 阿片类药物依赖是生物、心理、社会等因素综合作用所致，依赖后导致一系列心理行为问题和人格改变，影响了家庭社会功能，多种因素均可导致复发。药物依赖的康复是一个从开始放弃使用药物，通过改变自身和人际间的行为模式，最终保持稳定戒断的漫长过程，主要采用以下心理社会康复治疗。

（1）治疗社区：治疗社区（TC）是一长期住院治疗模式，主要针对较严重的海洛因依赖者。在 TC 中，主要是居住成员自己管理自己，TC 以家庭的形式进行集体生活，各成员均分担不同的角色，强调严格的等级制度，奖罚分明。TC 的目标是协助个人通过集体生活而自我成长起来，改变以往的生活模式。通过各种治疗程序来修正自己的人格问题，改善人际关系，树立对自己行为负责的观点，成员通常应在 TC 中居住 6～12 个月以上的时间。在 TC 中，他们将接受各种辅导，如心理、职业、教育、家庭辅导等，学习各种知识，接受各种技能训练，在 TC 中实现从新社会化，彻底戒断毒品。

（2）认知行为治疗：认知治疗是由 Beck 等最初发展用于抑郁和焦虑治疗的，经修改用于物质滥用的治疗。其理论基础是通过识别并改变患者不合理的认知，来减少或消除不良的情绪或行为（如药物滥用）。对药物依赖者进行认知行为治疗的主要目的在于改变导致药物滥用者适应不良行为的认知过程；对导致药物使用的一系列事件进行干预；帮助患者有效地应付对药物的心理渴求；促进发展不滥用药物的行为和社会技能。

（3）预防复发训练：预防复发训练中最常见的模式是从 Marlatt 等应用认知行为技术发展起来的，目的是帮助患者加强自我控制来避免物质依赖的复发。预防复发技术包括：帮助患者识别促发心理渴求的情绪和环境因素；帮助发展和训练应付内外应激以及复发高危情景的方法;探讨导致药物使用的决定过程并帮助患者改变扭曲的认知;帮助患者从偶尔短暂的复发中了解导致复发的因素,发展有效的早期干预的方法;帮助患者发展应付负性情绪的方法,发展社会支持网络;帮助患者建立健康的生活方式等。

预防复吸的原则是明确每人的高危情境;学习应付高危情境的技能;学习放松和应激处理技能;思考成瘾活动短期和长期后果;如果发生偶吸,该采取什么行动;通过训练控制行为;学会观察渴求而不是付诸行动;检验自己的生活方式,发展替代性成瘾行为;建立复吸警报系统,及时发现复吸的危险信号。

(4)动机强化治疗:动机强化治疗是以认知行为治疗、就诊者中心治疗、系统论和社会心理劝说技巧为基础。治疗者运用投情和积极的倾听,讨论患者有关赞成或反对药物滥用的观点,明确患者的治疗目的;探讨要达到这些目的有关的矛盾等,达到帮助患者加强治疗动机的目的。动机强化治疗的主要技巧是促动性交谈(MI),其原则是表达通情、发现差距、避免争论、化解阻力和支持自信等。主要技术要点为开放式提问、主动性倾听、找到切入点、支持肯定和进行小结。

(5)行为治疗:行为治疗是通过应用行为医学的某些理论,如经典条件反射、学习理论、强化作用、操作条件反射等,帮助患者消除或建立某种行为,从而达到治疗的目的。

1)操作行为疗法:通过奖励患者出现所期望的行为(如表现出依从于治疗)和惩罚患者所表现的不期望的行为(如与复发有关的行为),来达到消除成瘾行为的目的。如用代币奖励尿检结果阴性者,代币可用来交换一定的物品(如电影票),或者通过家庭成员或同伴的强化,即"社区强化",来促使使者戒断。

2)奖罚性处理:是一种以合约的奖励或惩罚条件,来奖励药物戒断或惩罚与使用药物有关的行为。对使用毒品的惩罚包括法庭的传票、对雇主或家庭成员的罚款通知单等。条件性处理应定期随机进行有关滥用药物的尿监测,如果惩罚的条件是以配偶、雇主等他人来承担,首先应与患者签订书面的合同。

3)线索暴露治疗:它基于巴甫洛夫的条件反射消退模式,将患者暴露于引发药物渴求而又防止其真正使用药物的环境中,这样反复经历与药物有关的强化来消除对药物的渴求。线索暴露可配合放松技术、拒绝药物训练来促进条件反射性对药物渴求的消退。它可作为预防复发训练的一个内容。

4)心理动力学治疗:主要目的是帮助患者领悟潜在的心理冲突,寻求健康的方式来达到希望和目的,摆脱用成瘾药物满足愿望和需求的方式。

(6)小组治疗:将药物滥用者组成治疗小组,在心理治疗者的引导、启发与帮助下,定期集会,采用各种心理治疗技术,促进药物依赖者保持戒断和康复。集体心理治疗具有如下优势,如可通过成员之间的交流与交往,产生一种共同归属感,能相互理解、认同和接受。这对于战胜因药物滥用而引起的孤独、羞耻、内疚等情感有重要的作用;有利于理解药物滥用对他们生活的影响,加强对自己和他人的情感和反应的理解,学习更健康地交流他们的需要和情感等,增进人际沟通能力。集体也可提供积极的同伴压力,提供社会支持,树立乐观和希望,互相交流学习成功信息和经验;集体可提供模范作用,根据来自集体的信息反馈来调整自己的情绪和修正自己适应不良的行为,促进患者行成健康的行为方式。定期参加集体治疗可使治疗者和其他成员注意到早期复发的症状,并采取相应的措施。

小组治疗的规模为8～12人/组,治疗频率为2次/周,1小时/次。辅导员的功能为组织、引导、维持小组。小组技术为保持安全环境、保密、鼓励积极交流、做好联络工作、帮助成员保持在"此时此刻"。小组规则为非评判性接受他人、愿意暴露自我、所有成员参与、尊重隐私、认识小组的重要性、寻求小组支持、尊重他人、愿意接受反馈。

(7)家庭治疗:家庭治疗的各种理论取向包括结构的、心理动力的、系统的、行为的等途径。家庭治疗在脱瘾一段时间后开始进行,它涉及对核心家庭成员、成瘾者的配偶(婚姻治疗)、同胞兄妹、所有家庭成员或主要社会支持人员。治疗者指导他们如何面对成瘾者以帮助他们康复,包括鼓励家庭支持成瘾者操守,向家人提供成瘾者有关药物的态度,要求家人督促成瘾者参加治疗或自助集体,支持成瘾者适应社会和工作;指导他们如何保持婚姻关系和相互交流,如何解决分歧,改善人际关系,如何与药物滥用的同伴接触等。家庭治疗是治疗青少年药物滥用的有效方法之一。

多维度家庭治疗(MDFT)为1987年由美国Howard博士等创立,主要针对物质滥用青少年。MDFT已形成了一整套完整的理论、干预原则、干预策略和干预方法,并有具体治疗及培训手册。MDFT以发展心理学和发展病理学为理论基础,从多个方面进行干预,促进青少年的各方面功能的正常发展,减少药物滥用和其他行为问题。多维度家庭治疗的疗程一般为5个月左右,分3个阶段。治疗最初1个月的目标是与青少年、父母及家庭外系统建立良好的合作关系,对青少年药物滥用进行综合性多维度评估,了解青少年药物滥用、家庭环境和社会生活环境等情况。第二阶段2～3个月,以解决问题为主,促进青少年各方面功能的恢复,帮助青少年学习交流技能、应对应激,提供就业训练等;帮助父母学习如何面对和帮助吸毒者,改善家庭关系,同时与学校、社区、司法系统等合作一起帮助吸毒者远离异常发展的道路。第三阶段约1个月,主要是强化在治疗中学习的观点、技能和行为生活方式,为现实生活作准备。MDFT可有效改善青少年药物滥用和其他行为问题,提高学业和改善家庭功能,MDFT在美国已得到广泛认可,美国药物滥用研究所(NIDA)已把MDFT作为现代科学有效的治疗方法进行推广应用。

(8)生活技能训练:生活技能是指一个人有效地应付日常生活中的需求和挑战的能力。许多青少年开始使用药物和继续使用药物与生活技能缺乏有关,对青少年提供生活技能训练可预防青少年使用药物和预防复发。其内容有认识毒品、提高自信自尊、善用闲暇时间、应付不良情绪和压力、拒绝诱惑、如何说"不"、找出对你最重要的东西、如何交朋友等,对药物依赖者的预防复吸、帮助其形成健康的生活方式、适应社会有积极意义。

生活技能训练的辅导员是作为激发者和组织者,而非指导者。训练的形式以小组活动为主,内容灵活多样,以训练对象的需求为中心。生活技能训练强调小组参与性和强调重复和强化。生活技能训练的方法丰富多样。例如讲解、示范、使用辅助材料、讨论、头脑风暴、问题树、反馈强化,游戏如姓名解释、聚类、鞋子、破冰活动等。各种小组活动及家庭练习。其他如娱乐活动、体育活动、体能锻炼;放松训练、冥想等。

（9）自助小组：NA（匿名戒毒协会）类似于 AA（匿名者戒酒协会）的 12 步程序，为康复期的药物滥用者提供定期集会的场所；为他们提供重要的支持，通过集体的力量帮助患者从依赖的药物中自拔出来。NA 为那些前吸毒者和希望戒毒的人员提供集会场所，在同伴的帮助下，他们能相互支持和鼓励戒毒，并劝导其他人不要染上滥用药物的恶习。这种组织不仅为寻求治疗的人提供了动力，而且为前吸毒者进行重新整合提供支持。定期参加这些自助组织，接受同伴的支持，以药物滥用对自己的危害，戒断后健康生活的益处，来反复提醒或鼓励自己，接受避免复发的建议等，保持操守和良好的社会功能。

（10）善后服务：善后服务是康复程序的一个组成部分，指在初步的治疗和康复后，继续对患者进行各种心理社会干预，促进患者继续康复，保持和巩固所取得的疗效。在实施过程中，其治疗的时间、地点、治疗的种类及治疗者都各自不同。一般是在门诊、中途宿舍或在开放的康复医院进行，善后服务的时间有的固定在 3 个月、6 个月或 12 个月，有的治疗时间较灵活。善后服务包括集体治疗或家庭治疗，心理咨询，个别心理治疗，参加各种自助组织等方式单独或联合进行，提供善后服务的可能是心理学家或社会工作者。

（三）回归社会

阿片类药物依赖者长期脱离主流社会，需要改变既往生活模式、重新回归社会，才能保持长期戒断。回归社会的内容包括心理行为矫正、重塑健康人格、脱离吸毒环境、重建健康家庭关系和健康生活方式、从事正当职业等。回归社会的原则是需要社会各部门的密切配合、改善吸毒者的生活环境、正确对待吸毒者、对吸毒者进行危机干预、吸毒者心理技能的训练以及解决后顾之忧等。

总之，药物依赖的康复是一个长期的过程，可能需要反复多次的治疗。药物脱毒治疗只是整个治疗的第一步，必须进行后期的心理社会康复治疗。药物依赖是一种复杂的疾病，应采取综合性治疗方法，应针对不同的依赖者的特点，采取不同的治疗方法，满足患者的不同需求，如采用药物治疗与心理治疗、行为治疗相结合，或以心理治疗和行为治疗为主。在治疗过程中应定期评估治疗效果，根据治疗对象的需求和问题不断调整治疗计划和治疗方法。治疗时间对药物依赖者的治疗成功非常关键，小于 3 个月的治疗效果很有限，应尽量延长治疗时间；父母和家庭在青少年药物依赖治疗中起重要的作用，应发挥父母和家庭在治疗中的积极作用。心理咨询和其他行为治疗在青少年药物治疗中起着重要作用，家庭治疗和行为治疗是药物依赖治疗的主要手段。药物依赖者合并其他躯体精神疾病者较多，应同时治疗药物滥用和共患的其他精神和躯体疾病。

第三节　酒　精

饮酒在人类已有悠久历史，在我国广阔的土地上，各地饮酒已形成各种特有的风俗和习惯，并称之为"酒文化"，但饮酒对个体的身心健康而言，其危害性已十分明显，尤其在我国部分地区，饮酒问题比较突出，本节重点讨论酒中毒有关概念及临床诊断相关问题。

一、基本概念

酗酒和嗜酒是通俗用名称,前者指没有节制地饮酒,后者指有饮酒的嗜好和习惯。

1.酒中毒　此名称虽在习惯中经常使用,但对含义的认识并不一致,因它可具有多种不同含义,即可指习惯性饮酒,也可指因超量饮酒而所致的躯体、精神与社会功能损害,也有认为是一个特殊疾病单元,因此概念比较含糊。

2.酒滥用　所谓滥用是指"胡乱地、过度地使用"。饮用者不顾饮酒给个体带来的种种不利影响,但仍不加节制地饮用,如经常因饮酒影响劳动纪律,或常因酒后开车被罚款或造成交通事故,或因饮酒造成躯体或精神损害等。ICD-10 称为有害性饮酒,指饮酒引起个体躯体性的或精神性的损害,强调了饮酒的医学后果;并特别指出如果存在依赖综合征,则不应诊断为有害性饮酒。因此酒滥用包括了过度饮用及带来后果的意义。有些出于社交需要的人群,也可能经常饮酒,偶尔也会醉酒,但一般不经常造成不良后果,而且多能自加节制,与酒滥用不同。

3.酒依赖　指一种带有强迫性的饮酒行为,个体对酒有强烈的渴求心理,或饮酒行为已失去控制,饮酒成了生活中优先于其他事情的选择。一般具有下列特征。

(1)精神依赖:患者有强烈地难以自控的渴求饮酒的愿望,为了达到饮酒目的,可以不纳任何劝告,不考虑一切社会及健康后果,把饮酒视为生活中的头等大事。

(2)耐受性:饮酒需要量随着时间推移不断增加,但耐受性形成也存在个体差异,有的人长期饮酒,饮用量仍可停留在原来水平或稍有增加。

(3)对饮酒行为失去控制:常见在任何场合下,只要一端起酒杯,就失去节制能力,非醉不休,而造成屡屡误事,但不吸取教训。

(4)躯体依赖:停止饮酒或骤减酒量,会出现躯体戒断症状。但也发现,有不少酒依赖者可以具备其他特征,然不一定存在躯体依赖。有人报道在酒依赖者中仅 5％有过严重戒断症状的体验。因此,在临床上有人主张把躯体依赖视为诊断酒依赖的充分条件,但并非是必备条件。

(5)出现各种并发症:当酒依赖进展到一定程度,全身各器官系统会受到损害。

DSM-Ⅳ 所提出与酒相关障碍之概念比较明确,而且列出了诊断的具体标准,较为实用。该诊断项目下分为两个大类,第一类为酒使用障碍,包括酒依赖与酒滥用;第二类为酒所致障碍,包括酒中毒、酒戒断反应和酒中毒所致的神经、精神及其他障碍。以下为 DSM-Ⅳ 所制订有关障碍的诊断标准。

(一)酒滥用(305.00)诊断标准

1.导致有临床意义的损害或苦恼的适应不良饮用模式　其表现至少下述一项,并且总是发生于 12 个月期间内。

(1)反复饮酒导致不能履行工作、学习或家庭的主要职责(例如多次旷工或工作质量低下;引起旷课、停学或被开除;忽视照顾子女或家务)。

(2)反复在对躯体有危险的情况下仍继续饮酒(如躯体有损害时驾车或操作机器)。

(3)反复因饮酒发生法律问题(如妨碍治安而受拘)。

(4)尽管饮酒引起持久的或反复发生的社交或人际关系问题或被这些问题加重(如为醉酒而与配偶经常争吵、打架),但仍继续饮用。

2.症状从不符合酒依赖诊断标准。

(二)酒依赖(303.90)诊断标准

一种导致有临床意义的损害或苦恼的适应不良的酒饮用模式,其表现至少有下列 3 项,并且是发生于同一个 12 个月期间的任何时间。

(1)有耐受性。

(2)出现戒断症状。

(3)饮酒的量或时间超过原来打算的用量或时间。

(4)长期希望或多次努力减少或控制酒的饮用,但未成功。

(5)竭力去满足饮酒需要。

(6)由于饮酒而放弃或减少了重要的社交、职业或娱乐活动。

(7)尽管知道长期饮酒很可能引起持久的或反复发生的躯体或心理问题或使这些问题加重,但仍继续饮酒。

ICD-10 提出的酒依赖定义和诊断标准基本与此类似。定义认为依赖是继反复饮酒几个月或几年后所产生的一组心理综合征,因此称为依赖综合征。根据 ICD-10 的诊断标准,如果患者过去某个时间同时出现下列症状中的 3 个或 3 个以上,可成立诊断。

(1)对饮酒有强烈的渴望感。

(2)无法控制饮酒行为。

(3)停饮或减少时出现戒断症状。

(4)有耐受性证据。

(5)因饮酒而逐渐忽视其他的快乐或兴趣。

(6)不顾其明显的危害后果而坚持继续饮酒。

二、急性酒中毒

指一次大量饮酒所引起的行为和心理状态改变,关于急性酒中毒的分类,各学者观点并不相同。英美学者采用二分法,即普通醉酒(单纯醉酒)和病理性醉酒;ICD-10 把病理性醉酒定义为:患者酒后突然发生侵犯性、往往为暴力性行为,这种行为不是患者清醒时的典型行为,且患者所饮酒量在大多数人不会严重中毒(F1X.07)。德、日学者采用三分法,把急性醉酒分为 3 种类型,即普通醉酒、复杂醉酒和病理醉酒。我国司法精神病学者普遍采用三分法,并应用于司法鉴定实践中。因此,可以认为急性酒中毒类型中的普通醉酒和病理醉酒的分类地位基本明确,对复杂醉酒尚存争议。

(一)临床表现

根据文献,将 3 种醉酒的基本临床表现分述如下。

1.普通醉酒(又称单纯醉酒)　发生在一次大量饮酒后,发生及其表现与血中酒精浓度有密切关系,随着血中酒精浓度升高,逐渐出现下列表现:开始时出现脱抑制现象,如兴奋话多、情绪欣快、易激惹、控制能力减弱,如与人争辩、容易发生争殴及性轻率行为、交通肇事等。有的表现情感迟钝、动作缓慢、反应不敏、嗜睡。躯体可出现酩酊现象,如手、唇颤抖,走路蹒跚(醉步),口齿不清,面色潮红或苍白、呕吐等。继之进入睡眠状态。清醒后对过程有不同程度遗忘。

归纳普通醉酒的诊断条件一般有以下几种。

(1)出现在一次大量饮酒后。

(2)醉酒的精神和躯体改变逐渐发生与发展,与饮酒量增加有关。

(3)行为和言语内容与其平日的性格、思想及现实环境有密切联系。

(4)存在躯体运动障碍。

(5)对过程能基本回忆或不同程度遗忘。

2.复杂醉酒　与普通醉酒是量的差别,与普通醉酒相比较,复杂醉酒时的意识障碍较为严重,通常还出现幻觉、错觉和片断妄想,有较为明显的精神运动性兴奋表现,事后遗忘也比较严重。具体特征:

(1)出现在一次大量饮酒后。

(2)随饮酒量增加而逐渐出现明显的精神运动性兴奋。

(3)行为特征与其原来性格和现实环境有一定联系。

(4)病前多有异常人格基础。

(5)存在明显的意识障碍,有错觉、幻觉、片断妄想及狂暴行为,可产生原始反应或短路反应,而酿成攻击、伤害事件。

(6)存在躯体运动障碍。

(7)发作后对过程大部分遗忘。

(8)可反复发生。

3.病理醉酒　有的临床医生有一种误解,认为这是一种程度严重的醉酒状态,这种认识是错误的。所谓病理醉酒指的是一种特殊的醉酒形式,发生与个体特殊素质有关,饮用小量酒后便可发生,突然性地出现严重意识障碍,呈现朦胧或谵妄状态,伴有错、幻觉及恐怖性被害妄想,可发生无目的的攻击行为,多为凶杀。

4.其他类型

(1)宿醉:是一种急性醉酒后症状缓解不完全状态,醉酒后睡过一夜,次日仍处于轻度酩酊状态,并有某些精神及躯体变化。

(2)泥醉:是一种深醉状态,全身衰弱无力,意识处于昏睡程度,往往先经过其他醉酒状态或阶段发展而来。

(3)短暂记忆缺失:又称酒精中毒性黑矇,这是一种特殊的酒后状态,患者饮用一定酒量之后,当时意识清醒,言谈举止大体如常,事后却对饮酒期间及酒后一段时间内发生的事丧失记忆,遗忘时间跨度数小时或数日不等。Goodwin等(1965年)曾收集64名该类病例,大多在狂饮之后并无明显精神异常,少数出现了神游状态,走出很远距离后突然清醒,而不明其来由。

（二）病理醉酒的诊断及相关问题

由于病理醉酒是一种特殊的醉酒类型，在司法精神病学鉴定方面具有重要意义，诊断为病理醉酒的案例，一般评定为无责任能力，但对于其概念的理解和具体诊断条件的掌握，每个鉴定人员的认识并不完全一致，因此有必要加以细述，以取得一致的认识。

1.概念的发展　19世纪末、20世纪初已有不少学者对确立病理醉酒的概念做出了很大贡献，尤其是 Cramer（1903年）明确提出病理性醉酒之名称，并提出诊断三大条件：①有某种明确的病理基础证据。②有对醉酒发生起促发作用的诱因。③发作时症状表现有心情沉闷、谵妄、错觉、运动障碍、瞳孔变化及发作终止后的睡眠状态等。并具体指出所谓病理基础包括有先天性和后天性的，如癫痫、精神发育迟滞、脑外伤、老年性精神病早期、器质性脑疾患、慢性酒精中毒、神经衰弱、神经质、人格异常等。作为诱因的有过度疲劳、传染病恢复期、性生活过度、气温剧烈变动、暑热、中毒、情绪激烈变化等。他指出，病理性醉酒的起病形式多种多样，有突然发生的，持续时间几分钟至15分钟，偶有达1个小时以上；发作后深睡，清醒后有记忆缺损，但不一定完全遗忘。

Cramer 还认为，普通醉酒与病理醉酒之间存在移行状态，但他没有进一步指出移行状态的特征及具体名称，此外，他还认为病理醉酒时所出现的各种意识障碍表现均可见于普通醉酒时（Zeihen，Bonhoeffer 也特有同样见解）。

以后，其他作者对病理醉酒补充了一些症状，如称病理醉酒时可见到刻板运动（如手足有节律性的反复运动）或单调、刻板的思维内容。与普通醉酒不同，病理醉酒患者即使已卧在床上，但仍持续兴奋，不能入眠。Krafft-Ebing，Bonhoeffer 指出，在普通醉酒时所通常出现的言语障碍、步态蹒跚在病理性醉酒时并不存在。心境上除了常见为沉闷外，也有出现欣快、抑郁、自杀意念、夸大妄想的。持续时间可达数小时，甚至1日以上。

Binder（1935年）通过对一组醉酒的研究，提出了醉酒的详细分类法，并对各类醉酒的临床表现作了详尽描述。他把急性醉酒分为：①单纯醉酒（即普通醉酒）。②异常醉酒：包括复杂醉酒及病理醉酒，后者又分为朦胧型和谵妄型。

他认为复杂醉酒与单纯醉酒仅是量方面的差异，而病理醉酒与单纯醉酒存在质方面的不同。

Binswanger（1935年）把介于普通醉酒与病理醉酒之间的类型称为异常酒精反应，他认为三者之间都不过是量方面的差异，指出病理醉酒缺乏明确诊断标准，表明了他持怀疑态度的立场。

Janzarik（1955年）把病理醉酒的范围限制得相当严格，认为病理醉酒是指这样一种例外状态，即饮用平日不引起醉酒的小量酒精后，出现了精神病理学异常表现，而缺乏普通醉酒时的躯体症状表现。并认为该时所出现的瞳孔强直并不是一种躯体症状反映，而系高度精神兴奋状态所致。

Rauch（1974年）对病理醉酒之命名持反对意见，认为在病理醉酒时所见到的所有症状都可以在普通醉酒时出现。

Ochernal，Szewczyk（1978年）从现象学角度出发，把普通醉酒与病理醉酒之间的状态称为轻症病理醉酒，认为与病理醉酒的原因是同样的，仅为症状程度的差别，轻症者即轻症型、未成熟型、顿挫型。

《国际疾病分类》第 10 版(ICD-10)称为"病理性中毒"(F1X.07),并特指明此名称仅适用于酒。

美国《精神疾病诊断统计手册》第 3 版(DSM-Ⅲ)(1980 年)和修订第 3 版(DSM-Ⅲ-R)(1987 年)把病理醉酒命名为酒精特异反应性中毒,编号都为 291.40。强调躯体耐受性与病理醉酒发生的关系(DSM-Ⅳ未出现此诊断名称)。

2.临床特征及诊断

(1)发病个体有脑部疾病(如癫痫、脑功能硬化、脑外伤等)及素质基础,也可发生在一定诱因条件下。

(2)引起中毒的饮酒量不大。

(3)意识障碍发生非常突然,一经发生立即达到高峰,多见暴力性行为。没有其他类型醉酒的渐行过程。

(4)发作时思维、情感和行为之间缺乏内在联系,行为脱离现实,无目的性,行为对象无选择性。行为特征与其本人平素人格倾向缺乏联系,也与当时的处境无关。

(5)发作持续时间数分钟、数小时不等,偶尔可持续几日。之后伴以深睡,对发作过程不能回忆。

(6)发作时无躯体运动障碍表现。

3.有关问题探讨

(1)关于引起中毒的饮用酒量:对于这个问题有不同认识,有的学者不主张强调引起病理醉酒的饮酒量;ICD-10 把病理性中毒的饮酒量描述为"对于大多数人来说不会产生中毒"。但是大多数人的平均酒量究竟多少为限,根据国家、地区和民族而言,相差很大,因此这样的描述显然不切实际,难以掌握。笔者主张诊断病理醉酒还是应该坚持小量饮酒原则,小量的标准根据对自身较合适为度,即"饮用平日不引起醉酒的量"。是否可能发生在大量饮酒的条件下,如果存在,也只能认为是一种例外,否则容易造成病理醉酒与其他类型急性醉酒的诊断混淆。

(2)关于普通醉酒向病理醉酒的移行问题:由于病理醉酒的性质是个体对酒精的特异性反应,因此病理醉酒与普通醉酒具有本质方面的差异,如果认同两者的移行过程,必然会造成病理醉酒的概念混乱和诊断扩大化结果。病理醉酒是极少发生的病理现象,诊断上宜严格掌握标准。

(3)饮酒试验的诊断价值:饮酒试验对病理醉酒的诊断价值在学术界中尚存争议,加藤认为,病理醉酒时测定血中酒精浓度是有困难的,因此设想创造同样的饮酒条件以促使出现精神症状,并多次定时测定血中酒精浓度,用以判定事件当时是不是属于病理醉酒状态。饮酒条件包括与事件当时饮用同类酒、同样酒量、同样速度、同样的饮食时间间隔及食用同样食物等。饮酒试验过程中密切观察精神状态表现及测定血中酒精浓度。结果发现,病理醉酒与普通醉酒不同,饮酒开始时,血中酒精浓度上升与饮酒量相比呈低值,但在一定时间后突然垂直性上升。

但某些作者认为,病理醉酒的出现一般是一次性的,很少有再现的可能,因此饮酒试验显得不实际。对单纯从血中酒精浓度来推测精神症状是病理性的还是非病理性的,有不少学者认为是不准确的。虽然如此,但不能就认为饮酒试验对病理醉酒的诊断毫无价值,从以上所发现的现象,结合当时的脑电图检查结果,尚可作为诊断的参考指标。

三、酒戒断反应(或戒酒综合征)

发生在长期饮酒者突然停饮或减少酒量后,是躯体依赖的表现,戒断反应的严重程度不一,轻度者发生在戒酒 6~28 小时内。酒戒断反应按出现时间及严重程度分为 3 个阶段,第一、第二阶段患者意识是清醒的,可出现震颤、烦躁、失眠、躯体不适及一过性幻觉等,DSM-Ⅳ的诊断标准如下。

(1)长期大量饮酒后停饮(或减少酒量)。

(2)在戒酒或减少酒量后几小时或少数几日内发生至少 2 个下述改变:①自主神经功能紊乱(如出汗、心率加速)。②手震颤加剧。③失眠。④恶心或呕吐。⑤一过性幻觉或错觉。⑥精神运动性激越。⑦焦虑。⑧癫痫大发作。

(3)有上项症状引起有临床意义的苦恼或者社交、职业或其他重要功能的损害。

(4)症状不是由于躯体情况所致,亦不能用其他精神障碍来解释。

震颤谵妄是酒依赖者的严重戒断症状表现,可发生在停酒或明显减少饮酒量之后数小时至数周内出现,最常见是停酒 2~3 日后出现。但有时也可发生在持续饮酒的个体。主要临床表现如病名所示,即震颤及谵妄。多在夜间急性起病,部分患者在数日或数周前可出现前驱症状,如睡眠障碍、焦虑、震颤、虚弱等。发病时有大量生动、形象的幻觉和错觉,幻觉以幻视为主,如看到恐怖的面孔及奇怪的小动物等,小动物在地上爬行,或钻天入地;幻听多为指责性的,也可出现其他幻觉。在感知障碍影响下,可引起片断的被害妄想,情绪显得恐惧、紧张,双手乱抓乱划,并可出现逃跑、攻击等行为。

震颤多出现于手指、面部、舌头,也可累及全身,性质粗大。可伴发热、大汗、心率加快等症状。病程一般持续 3~6 日,以睡眠告终,醒后不能记忆发作过程。也可有持续时间较长的,尤伴有其他器质性疾病者。

如果未能及时治疗,可因高热、衰竭、感染、外伤等原因导致死亡。

四、酒中毒所致神经、精神障碍

酒依赖者由于长期饮酒(经过 10~20 年),除了引起内脏器官损害外,还常引起神经、精神方面的改变。长期饮酒引起脑损害可能与下列因素有关:①乙醇对神经细胞(尤其是细胞膜)的直接作用。②乙醇对神经递质、受体及第二信使系统的作用。③进食及吸收不良,发生维生素(主要是维生素 B1、维生素 B6 及烟酸)缺乏。④乙醇引起的代谢性改变。⑤长期饮酒使脑血流减少。⑥酒依赖对其他器官的损害(如肝、心)间接影响中枢神经系统。

酒依赖者出现神经、精神障碍时究竟命名为"酒中毒所致",还是"与酒相关",各学者主张不一,提倡后者名称的根据是鉴于这类并发症并不一定是酒的毒性所致,因为有的障碍与酒的关系尚不明确,如果从这个角度出发,此名称有其合理性。

（一）神经障碍

（1）柯萨可夫综合征（Korsakoff 综合征）。

（2）威尼克脑病（Wernicke 脑病）。

（3）陪拉格脑病。

（4）酒中毒所致小脑变性症。

（5）酒中毒所致多发神经炎。

（6）酒中毒所致肌病。

上述与精神科有关的疾病是柯萨可夫综合征及威尼克脑病，可由震颤谵妄发展而来，威尼克脑病主要表现为眼肌麻痹、眼球震颤、共济失调及意识障碍，在精神科所遇到的病例不一定典型，需要追溯病史及详细神经系统检查发现。柯萨可夫综合征主要表现为近事遗忘及虚构、错构，但有的人并没有突出的虚构，需与其他脑器质性疾病鉴别。

（二）精神障碍

在长期饮酒的背景上可出现精神活动改变，如人格改变、智能改变、焦虑障碍、睡眠障碍、心境障碍及精神病性障碍。

1.酒中毒所致人格改变　　大部分酒依赖者存在不同程度的人格改变，不能很好照料自己，也不关心别人，社会责任心减退，情绪不稳定；生活内容以酒为中心，为了满足饮酒需要，可以置家人的生活于不顾。对于自己的缺德行为，抵赖是通常的事。有的常在大量酒后"撒酒疯"，虐待和殴打家人，有的家人不堪忍受时，可能出现反击或杀害行为，而引起法律问题。

2.酒中毒所致智能障碍　　发生率约占酒依赖者中的 8％，轻度认知改变可见于酒中毒所致精神障碍的其他类型，当认知功能全面衰退时，可发展成为痴呆，此时生活也不能自理，但因常常酩酊大醉，难以区别此时所表现的状态属于醉酒还是痴呆。

3.酒中毒所致精神病性障碍　　具有代表性的是长期饮酒背景上发展的幻觉和妄想状态，一般称为"酒中毒性幻觉症"和"酒中毒性（嫉妒）妄想症"，前者多发生在突然停饮（或减量）之后，以幻听、幻视为主要表现，并有继发性被害妄想，意识清醒，持续数小时至数日后自然恢复。也有的发生在长期持续饮酒的基础上，有一例酒中毒性幻觉症患者这样自述："睡前喝了 1 斤半白酒，听到很多人在房外说话，说要把我干掉，包括我的二哥及妹妹，当时我害怕极了，想这么许多人在房间外，我肯定会被他们打死，我立即起来用饭桌把门顶住，自己拿了一把菜刀站在房门内。整个晚上都听到很多人说要把我打死的声音，我打'110'报警，没理我。到了早上开门想逃，跑到邻家，我对她说有人要追打我，跪下求她，希望救救我，她说根本没有此事，把我赶出去。"有的患者幻听可较长期存在。后者以嫉妒妄想为主，也可有被害妄想，时间持续可数日，也可多年持久不变。持续存在的精神病性障碍会发生与精神分裂症的鉴别诊断困难。

五、诊断及鉴别诊断

（一）诊断步骤

目前我国大部分地区，酒滥用及酒依赖还未成为突出问题，因此在临床病史的采集上，常存在注意不够的缺点,有的缺如,有的不详。确实的饮酒史对本类疾病的诊断具有决定性意义,因此仅自述有酗酒史等是远远不够的。在记述饮酒习惯时,要详细记载下列内容:如从何年(或几岁)开始饮酒?是间断性的还是持续性的?每日饮用酒量、酒类及饮食方式如何?是否经常发生醉酒?醉酒时的状态如何?是否有过戒酒决心?突然不饮酒有何感受?平日有无人格及认知功能改变?本次发病有什么饮酒背景(如大量饮用或停饮、少饮)等。

1.精神检查　对本类疾病患者进行精神检查时,首先要了解定向力情况,严重损害时容易判断,问题是在轻度损害时,必须进行深入细致的观察。这类患者涉及自己的饮酒行为时,对于家属所反映事实的隐瞒和抵赖是经常的事,因此经常会出现病史和精神检查结果不符的现象,医生不要轻信患者的陈述。此时在核实病史的同时,要对患者进行细致的思想工作,并观察其平日的言行表现。例如有嫉妒妄想的患者,尽管经常对其配偶盘问及跟踪,但精神检查时可以信誓旦旦地声称对配偶千百个放心。否认幻觉的情况比较少见,描述得一般也很生动、形象,过后却可以抱着半信半疑态度,并不像精神分裂症患者那样坚信不疑。要想通过精神检查了解患者是否确实存在人格改变是一件难以做到之事,绝大多数患者会加以否认,并指责家人诸多不合情理及待之不恭之事实,因此这一方面的判断只能主要依靠病史。

2.体格检查及辅助检查

(1)体格检查:注意面部有无蜘蛛痣、酒渣鼻、伸舌震颤;血压、心率有无变化、心脏有无扩大;有无肝脏肿大;神经系统腱反射是否正常、病理体征、四肢震颤及步态表现;眼部有无眼球震颤或眼肌麻痹。

(2)辅助检查:尽可能采用多项神经心理学测验方法,酒依赖者一般智力及语言能力保持良好,但抽象思维能力、解决问题的能力、视觉空间及感觉运动能力等可存在不同程度损害。

头颅 CT 检查 1/2～2/3 酒中毒者有脑萎缩和(或)脑室扩大(Lishman,1987 年)。CT 所见与临床症状严重程度并无密切关系,而且据很多学者研究,发现戒酒后随着时间延长,上述异常变化可获改善。

EEG 变化并无特征性,慢性中毒者可见低电位倾向及对激活试验的反应阈值低下,对诊断缺乏明确意义。

3.诊断的确立　根据可靠病史、精神检查及辅助检查发现,对于典型病例的诊断一般并无很大困难,但诊断名称使用上应尽可能做到具体和严格。有的临床医生习惯于采用笼统的诊断名称,如发现与酒依赖有关的精神障碍时,一概都诊断为酒中毒所致精神障碍。这种诊断方法并不适当,笔者主张在诊断大项目下要细加分类,例如确定是否存在酒依赖情况;目前的精神障碍是属于急性的,还是慢性的;下属哪一种具体类型等,并且分别列出诊断依据,这样才有利于临床水平的提高及开展有关的研究。

(二)鉴别诊断中的实际问题

关于酒中毒性精神病与精神分裂症等内因性精神病的关系,在精神医学发展史上有个认识过程,根据较古典的认识,BleulerE 认为,酒中毒性幻觉症乃是与酒相关的精神分裂症外显化表现,其根据是这些患者与一般人相较,其近亲中精神分裂症患病率高;Bowrnan 及 Jellinek 等认为酒中毒性幻觉症是内因性精神病发病时的一种症状,并称为"精神分裂症酒徒""schizophrenicdrinker"。

　　以后随着精神医学的发展,特别是诊断标准化之后,对酒中毒性幻觉症或妄想症和精神分裂症已分别制订了诊断标准,两者可以根据诊断标准进行鉴别。但现在最大的诊断困难是在酒依赖基础上,所发生持久性妄想、幻觉状态病例,这种病例有可能出现 3 种诊断考虑:①属于慢性酒中毒性精神病。②酒中毒诱发精神分裂症。③酒中毒与精神分裂症合并存在。

　　ICD-10 对精神活性物质(包括酒)所致精神病性障碍规定了病程标准,典型病例在 1 个月内至少部分缓解,而在 6 个月内痊愈。

　　DSM-Ⅳ在药物滥用(包括酒)所致精神病性障碍的诊断标准项目下是这样描述的:

　　(1)明显突出的幻觉或妄想。

　　(2)从病史、体检或实验室检查,有证据表明下列两者之一:①在物质中毒或物质戒断时或其后 1 个月内出现 1 项症状。②所滥用的药品或物质是本障碍的病因。

　　(3)更多证据表明此种障碍并非物质滥用所致之精神病性障碍,如症状出现于应用该物质之前;症状在急性戒断或严重中毒之后仍持续相当时期;或症状远超过该物质所用的量及时间,与之不相称;或者有其他证据表明那是一种与物质滥用无关的精神病性障碍。

　　(4)此障碍并非发生于谵妄之时。

　　根据以上描述,笔者建议对此类病例进行鉴别诊断时可参照下述原则。

　　(1)收集详细病史以了解精神病性障碍发生的背景,如果在饮酒之前已确有精神病史的,则所发生的精神病不必勉强与酒中毒联系起来。

　　(2)尽力寻找存在酒中毒的客观依据,包括实验室的与心理学的。

　　(3)从精神病症状学方面进行分析。据有些报道,酒中毒性精神病早期患者对自身的精神症状可以保持一定自知力,而且较少出现形式思维及其他典型的精神分裂症症状。

　　(4)进行随访观察。大部分酒中毒性精神病患者经过一段时期戒酒观察后,精神症状可以消失;如果仍持续长久存在,而且继续恶化,应考虑独立精神病状态的诊断。

六、酒依赖的药物治疗

　　酒依赖的根本治疗需要综合性的措施。

(一)戒酒综合征的治疗

　　酒依赖的戒酒原则尽量遵循渐行原则,逐渐减少酒量,但有些患者仍可出现一些不适反应。作为一般戒酒综合征,使用药物主要是苯二氮䓬类药,这类药物与酒精具有交叉耐受特征,一般以采用半衰期较长的本类药物为主。有交感神经功能亢进者,可用β肾上腺素能阻断剂如普萘洛尔(心得安)10～20mg,每日 3 次。

　　震颤谵妄属于精神科急诊状态,有生命危险之虞,应进行积极有效的治疗,方法有以下几种。

　　(1)支持疗法,保持营养摄入,防止水和电解质紊乱。

　　(2)必要时采取保护性约束措施,防止意外情况发生。

　　(3)控制谵妄可使用丁酰苯类药(如氟哌啶醇)或苯二氮䓬类药物,如地西泮 10mg,每日 3 次,或劳拉西泮 2mg,每日 3 次,以后剂量逐渐减少。

(4)有癫痫发作者,可口服苯妥英钠,持续发作者,可缓慢静注地西泮 10mg,需防止呼吸抑制。

(二)戒酒的巩固治疗

治疗目的是为了巩固戒酒的效果,目前国外较普遍使用的是酒增敏药物,代表性的是戒酒硫又称双硫醒、酒畏等。戒酒硫进入体内后通过阻断乙醇代谢过程而发生效用,使体内乙醇蓄积,从而引起一些症状,称为乙醇—戒酒硫反应,主要表现自主神经症状,如面部潮红、胸部发憋、头痛、出汗、恶心、呕吐、直立性低血压、心律失常、头晕、口渴等,严重者可出现意识模糊、抽搐,甚至死亡。这些反应一般出现在饮酒后 15～20 分钟,持续 0.5～1 小时,过程自限,一般不必作特别处理。由于戒酒硫有这些特征,所以重新饮酒者就会反复经历到这种难受体验,从而产生恶性条件反射,而达到戒酒效果。

通常使用剂量每日 250mg,一般在晚上服用,排出缓慢,用药期间,甚至在停用后 1～2 周内,若再饮酒都会出现这些不良反应。对于这些特点和规律,需对饮酒者详情告知,患者在充分接受的前提下,才可以使用这个方法。持续使用戒酒硫最长时间不要超过 3～6 个月。这种治疗方法如果没有其他心理社会性治疗措施,其效果是有限的,而且危险性较大。

此药在国内尚未生产,所以主要还是依靠其他方法。催吐治疗有一定效果,常用有阿扑吗啡、吐根碱等,反应较大,需患者高度配合。

近年来,人们对酒依赖的神经生化研究发现,5-羟色胺(5-HT)及多巴胺对酒滥用及酒依赖形成有一定影响,所以有人试用 5-羟色胺重摄取抑制剂(SSRIs)及多巴胺受体激动剂(如溴隐亭)对酒依赖者进行治疗,但其前景尚待观察。

(三)酒中毒性神经精神障碍的治疗

(1)对于威尼克脑病及柯萨可夫综合征,现认为其形成与维生素 Bi 及其他维生素缺乏有关,因此治疗上仍采用补充维生素 Bi 及其他多种维生素。

(2)有妄想、幻觉等精神病性症状患者,需要采用抗精神病药治疗,由于该类患者可能存在多种躯体疾病,对药物耐受性也差,应尽量选用副作用小的药,如奋乃静、舒必利,或第二代抗精神病药,剂量掌握宜比一般人小,逐渐递增。

酒中毒所致精神病性障碍,一般持续时间不长,抗精神病药毋须长期应用。如果持续存在,其药物维持时期可能需要较长。

(3)酒依赖者会经常出现情绪变化,如不稳、易激惹、抑郁、焦虑等,可以使用抗抑郁剂及心境稳定剂。

第四节　苯丙胺类兴奋剂

苯丙胺类兴奋剂(ATS)是一组具有类似化学结构的中枢神经系统兴奋剂,包括苯丙胺、甲基苯丙胺(MA,俗称冰毒)、3,4-亚甲基二氧基甲基苯丙胺(MDMA,俗称摇头丸)等。苯丙胺类兴奋剂具有药物依赖性、中枢神经兴奋、致幻、食欲抑制和拟交感效应等药理、毒理学特性。同海洛因、可卡因等传统毒品相比,苯丙胺类兴奋剂具有精神依赖性强、认知功能损害明显等特点。近年国际和国内大中城市的滥用情况十分严峻。2011 年联合国世界毒品报道显示,全球 15～64 岁人群中有 3.3%～6.1% 吸毒者(1.5 亿～2.7 亿),苯丙胺类兴奋剂(包括苯丙胺类物质、摇头丸等类似物)年度流行率为 0.13%～1.3%,是次于大麻最流行的毒品。既往我国以海洛因为主要滥用物质,但近年来我国 ATS 滥用比例逐年增高,2009 年底,公安系统登记的吸毒人数 140 多万,其中 30% 为 ATS 滥用者。联合国毒品和犯罪问题办事处(UNODC)对全球各个国家和地区调查显示,在全球有 3000 多万人滥用 ATS,滥用人群更趋低龄化、女性化。我国非法使用 ATS 的问题也日益严重,临床上因 ATS 的滥用而导致各种生理、心理及精神障碍者屡见报道。ATS 滥用不仅给个人生理及心理带来极大痛苦,而且给家庭及社会带来沉重负担。

根据苯丙胺类兴奋剂化学结构不同及药理、毒理学特性可分为四类:①以中枢神经系统兴奋作用为主的兴奋型苯丙胺类,代表药有苯丙胺(俗称提神丸、疲倦丸、大力丸)、甲基苯丙胺(冰毒、"溜冰")、卡西酮和哌甲酯等。②具有导致用药者产生幻觉作用的致幻型苯丙胺类,代表药有二甲氧甲苯丙胺(DOM)、溴基二甲氧苯丙胺(DOB)和麦司卡林等。③具有抑制食欲作用的抑制食欲型苯丙胺类,包括苯甲吗啉、苯二甲吗啉、二乙胺苯丙酮、芬氟拉明及右旋芬氟拉明等。④兼具兴奋和致幻作用的混合型苯丙胺类,包括亚甲二氧基甲基苯丙胺(MDMA,摇头丸、迷魂丸、狂欢丸)和亚甲二氧基乙基苯丙胺(MDEA)等。目前国内黑市购买到的此类毒品多为苯丙胺类兴奋剂的混合剂。

一、苯丙胺类物质的药理作用与病理基础

苯丙胺类兴奋剂与儿茶酚胺递质结构相似,其进入血液后迅速在体内分布并极易通过血脑屏障进入脑组织,口服、静注、烟吸均能进入脑内发挥强烈的中枢兴奋作用。以苯丙胺为代表的苯丙胺类兴奋剂具有相似的化学结构和药理作用,其毒性作用实际上是药理学作用的加剧。其主要药理、毒理学作用有以下几方面。

(一)对中枢神经系统的影响

苯丙胺类兴奋剂具有强烈的中枢神经兴奋作用和致欣快作用。研究表明,它们大多主要作用于儿茶酚胺神经细胞的突触前膜,通过促进突触前膜内神经递质(如去甲肾上腺素、多巴胺和 5-HT 等)的释放、阻止递质再摄取、抑制单胺氧化酶(MAO)的活性而间接发挥药理或毒性作用。

1.去甲肾上腺素受体系统 苯丙胺类兴奋剂的化学结构与儿茶酚胺类似,可促使去甲肾上腺素释放及抑制其再摄取,从而增加其作用强度和作用时间,造成中枢神经的兴奋作用。

2.多巴胺受体系统 苯丙胺类兴奋剂可直接或间接作用于多巴胺系统,引起多巴胺释放、抑制多巴胺降解酶(单胺氧化酶 MAO)及促使神经细胞内的小泡释放神经递质,造成突触间隙内多巴胺浓度上升,使得多巴胺神经细胞的活性增强,从而产生兴奋、欣快、刻板行为、行为敏感及成瘾等表现。长期大剂量滥用时,由于堆积于神经末梢的多巴胺缺乏相应的转化酶,破坏多巴胺神经末梢,及神经细胞内的小泡神经递质耗竭,导致精神症状及慢性神经系统损害。有研究发现,滥用冰毒可导致大脑纹状体内多巴胺含量长时间减少,酪氨酸羟化酶活性下降,

多巴胺的再摄取被抑制,并认为冰毒所致的多巴胺神经毒性与大脑特定区域能量代谢的紊乱有密切关系。

3.5-羟色胺受体系统　苯丙胺类兴奋剂对 5-HT 的回收产生抑制作用,造成血清素等神经递质的急速消耗,使滥用者出现抑郁、焦虑、注意力不集中、记忆障碍及睡眠障碍等症状。长期滥用将导致 5-HT 能系统发生退化和消失,产生严重脑功能损害。

4.谷氨酸受体系统　越来越多的研究证据表明,谷氨酸神经传导系统在苯丙胺类兴奋剂致病过程中起主要的作用。长期给予苯丙胺可以调控 NMDA 受体的表现,而这种改变可能是苯丙胺造成慢性神经损害的致病机制之一。

(二)对周围神经系统的影响

苯丙胺类兴奋剂刺激交感神经 α 及 β 受体从而对外周交感神经产生拟交感兴奋作用。对心血管系统产生兴奋作用可使血压增高、心率加快等;肌肉过度兴奋与收缩所致的外周性产热导致体温升高,甚至恶性高热;作用于瞳孔括约肌,可使瞳孔扩大等。

(三)其他作用

苯丙胺类兴奋剂刺激延髓呼吸中枢,使呼吸频率和呼吸深度增加;抑制摄食中枢,导致食欲下降。另外,研究还发现苯丙胺类兴奋剂具有免疫损伤作用,并被认为可能直接或间接参与 HIV 感染及发病的病理过程。

二、苯丙胺类物质的成瘾机制

苯丙胺类兴奋剂的犒赏作用和成瘾性与中脑边缘系统(犒赏中枢)的多巴胺通路相关,使用钙离子通道阻滞剂伊拉地平可以阻滞该通路,降低苯丙胺的精神兴奋作用,并能明显减少由苯丙胺类兴奋剂所致的主观正性体验和渴求。大量动物实验和流行病学研究表明,苯丙胺类兴奋剂具有很强的正性强化作用,其特点是即使偶尔或一次单剂量使用即可产生"急性强化效应",注射使用后很快出现思维活跃、精力充沛、能力增强感等,并体验到难以言表的快感,即称为腾云驾雾感或全身电流般传导的快感,这与苯丙胺促进多巴胺、去甲肾上腺素释放并由此导致欣快、增加精力和提高社交能力的毒理学作用有关,因此滥用潜力很大。使用数小时后,滥用者出现全身乏力、精神压抑、倦怠沮丧而进入所谓的沮丧期,以上的正性和负性体验期使得滥用者陷入反复使用的恶性循环中,这也是形成精神依赖的重要原因之一。

三、临床表现

苯丙胺类物质滥用的主要临床表现为强迫性用药行为及药物滥用导致的一系列躯体损害及精神障碍。苯丙胺类兴奋剂的滥用方式有注射、口吸、鼻吸或口服。

(一)戒断症状

苯丙胺类兴奋剂的戒断症状表现与使用方式、频率等有关。突然停用苯丙胺类兴奋剂后其躯体戒断症状和体征通常不是很明显,许多人误认为苯丙胺类兴奋剂无成瘾性,从而尝试使用苯丙胺类兴奋剂并导致滥用和依赖。事实上,往往第一次使用苯丙胺类兴奋剂就可使人体验到"欣快感",使用数日或数次后就会形成强迫性用药行为及成瘾。研究显示,大多数滥用者在平均滥用 9~12 日或 8~12 次后就会出现强迫性觅药行为,若断续服用就会感到躯体不适或出现戒断症状,说明苯丙胺类兴奋剂具有很强的成瘾性。苯丙胺类兴奋剂依赖者停用后的戒断症状主要表现为用药渴求、焦虑、全身倦怠感、情绪低落或抑郁、失眠或睡眠增多、精神运动性迟滞、激越行为等,其中快感缺失是苯丙胺类兴奋剂戒断的核心症状。但这些戒断症状主要表现在精神和行为方面,躯体反应相对较弱。从停止使用苯丙胺类兴奋剂后的病程发展看,戒断大致可分为早、中、晚 3 个阶段。

1.早期戒断阶段　早期戒断阶段又称"崩溃阶段",在停用滥用药物后出现,与药物滥用导致的相关神经递质耗竭有关,此阶段又可分为 3 个时期。早期"崩溃阶段"指继滥用药物出现的极度兴奋之后出现的阶段,主要表现为抑郁、焦虑不安、筋疲力尽和强烈的药物渴求感,这种状态一般发生在娱乐集会结束时。此后进入中期"崩溃阶段",主要表现为对药物的强烈渴求,对药物的渴求替代了疲乏、抑郁等症状,此时滥用者可能用饮酒、苯二氮䓬类镇静催眠药或阿片类以帮助睡眠;晚期"崩溃阶段"主要表现为极度困倦和呈嗜睡状态,此期常伴食欲亢进。

2.中期戒断阶段　在"崩溃阶段"后,如果滥用者保持戒断状态,未继续使用成瘾药物,便进入与苯丙胺类兴奋剂药理作用相反症状的中期戒断阶段。症状包括对周围事物丧失兴趣、快感缺失等,这些症状在"崩溃阶段"后 12~96 小时最为严重,滥用者这时很容易重新进入新一轮药物滥用循环,再次滥用药物。

3.晚期戒断阶段　晚期戒断阶段指戒断症状逐步衰减的时期,此时可出现短暂的药物渴求及其他条件反应,如果此期能够保持操守不再使用,复吸的可能性会降低。

（二）急性中毒

一次大剂量或持续使用苯丙胺类兴奋剂可导致急性中毒,表现为意识障碍、谵妄、精神运动性兴奋状态。躯体表现主要为交感神经系统兴奋症状,如血压升高、脉搏加快或减慢、头痛、恶心、呕吐、出汗、口渴、发热、瞳孔扩大、睡眠障碍等。部分使用者可出现咬牙、共济失调、刻板动作。严重者出现心律失常、惊厥、循环衰竭、出血或凝血功能障碍、昏迷甚至死亡。

苯丙胺类兴奋剂中毒时除上述躯体障碍表现外,尚有一部分人表现为突出的精神病性症状,如活动增多,言语增加,自我感觉良好,易激惹,坐立不安,焦虑恐惧,情绪紧张及不稳定,思维散漫;并出现幻觉和妄想,如感到皮肤有虫蚁爬行,听到侮辱性及恐吓性声音,有被人追杀、迫害等妄想体验。言语含糊不清,行为上可出现冲动、伤人、自伤行为。清醒后不能完全回忆。这类案例在司法精神病鉴定中经常遇及。举例如下。

（三）慢性中毒

苯丙胺类兴奋剂具有神经毒性作用,长期大量滥用对神经系统造成损害,破坏多巴胺神经末梢及肾上腺素能神经,使长期滥用者常会出现肌腱反射亢进、运动困难和步态不稳等。长期滥用还可导致厌食和长期消耗,体重下降是长期滥用者的一个明显标志。长期滥用还对精神活动造成影响,伴有注意力和记忆力等认知功能障碍。此外,长期滥用者还可出现磨牙动作、口腔黏膜损伤和溃疡、较多躯体不适主诉等。典型的慢性中毒症状有幻觉、偏执观念、妄想,具体分述如下。

1.精神障碍　苯丙胺类兴奋剂的神经毒性作用及对中枢神经系统的损害,可影响心理及精神状态。长期滥用或突然增大剂量使用苯丙胺类兴奋剂很容易导致精神障碍,主要表现为意识清晰状态下出现幻觉(以幻听多见)、妄想(被害妄想、关系妄想多见)等感知、思维障碍。由于患者对症状缺乏自知力,在精神症状的影响下可出现明显的攻击行为,睡眠剥夺也使精神症状进一步恶化。

2.认知障碍　苯丙胺类兴奋剂对认知功能的急性和长期影响也引起了研究者的关注,已有研究发现苯丙胺类药物会引起认知功能损害,尤其在学习和记忆方面。它对人类记忆,执行功能,特别是抑制及计划都有损伤,并且导致大脑特定部位,特别是额叶、海马、边缘系统灰质、胼胝体结构改变,EEG有较多慢波活动,并且这些结构和功能的改变与认知功能相关。因此患者表情意志减退、懒散、整日无所事事、情感淡漠、无所谓样。但是,有研究显示在苯丙胺类物质长期戒断(超过1年)后执行功能损伤能够部分恢复,特定脑区体积也有增加。

四、诊断

苯丙胺类兴奋剂滥用相关障碍的诊断需结合药物滥用史、临床检查和实验室检查资料进行综合判断,并需经尿、血液或毛发的确诊实验进行诊断。

(一)诊断标准

在CCMD-3(中国精神障碍分类与诊断标准)、ICD-10(国际疾病分类)和DSM-Ⅳ(美国精神疾病诊断与统计手册第四版)等诊断系统中对物质使用障碍相关诊断作了严格的规定,可参照这些诊断标准进行诊断。

1.CCMD-3与ICD-10诊断要点　CCMD-3与ICD-10有关苯丙胺类兴奋剂滥用障碍诊断标准相似,主要诊断要点如下。

(1)苯丙胺类兴奋剂滥用史:非医疗目的使用苯丙胺类兴奋剂。

(2)苯丙胺类兴奋剂所致依赖证据:①强制性和持续性地使用苯丙胺类兴奋剂。②形成对于苯丙胺类兴奋剂的耐受。③停药后出现戒断症状。④由于使用苯丙胺类兴奋剂已对个体或社会造成危害。

(3)苯丙胺类兴奋剂戒断症状:长期且大量使用苯丙胺类兴奋剂,在停用(或减少)用量后数小时至数日内出现焦虑情绪和疲乏、失眠或睡眠增多及精神运动性迟滞或激越等。

(4)苯丙胺类兴奋剂中毒:使用苯丙胺类兴奋剂后出现精神或行为异常,如:欣快、焦虑、紧张、出汗、呕吐、刻板动作等中毒症状。

(5)中毒谵妄:苯丙胺中毒过程中出现意识不清,记忆缺陷和定向力障碍,这些异常现象在一日中可有波动。

(6)苯丙胺类兴奋剂引起的精神病:意识清楚时,在自知力缺失的情况下,使用苯丙胺类兴奋剂后出现幻觉或妄想等精神症状。

(7)注意点:除参照以上诊断标准外,诊断时还应注意以下几点:①末次使用苯丙胺类药物48小时内的尿毒品检测结果。②病史、滥用药物史及有无与之相关的躯体并发症,如病毒性肝炎、结核等,还应注意有无精神障碍、人格障碍等心理社会功能的障碍。③患者的一般情况、生命体征、意识状况,有无注射痕迹、有无相关的精神症状。④性病、艾滋病和病毒性肝炎等传染病的检测结果等。

2.DSM-Ⅳ诊断标准　苯丙胺类兴奋剂使用障碍包括苯丙胺类兴奋剂依赖、苯丙胺类兴奋剂滥用、苯丙胺类兴奋剂所致障碍的诊断。

(1)苯丙胺类兴奋剂依赖:一种导致临床意义的损害或苦恼得难以自行调节的物质使用模式,其表现至少有以下 3 条发生于 12 个月内的任何时间。

1)耐受性:指以下两种情况之一:为达到所期待的效应,需要显著地增加苯丙胺类兴奋剂的使用剂量;如果继续使用相同剂量,则效应显著减低。

2)戒断症状:表现为①有苯丙胺类兴奋剂特征性戒断综合征。②可使用类似物质来缓解或避免戒断症状。

3)使用苯丙胺类兴奋剂的量或时间常常超过自己的预先计划。

4)长期希望或经过多次努力减少或控制使用苯丙胺类兴奋剂,但屡次不成功。

5)花大量时间去获取或使用苯丙胺类兴奋剂、需要较长时间从苯丙胺类兴奋剂的效应中恢复过来。

6)因使用苯丙胺类兴奋剂而放弃或减少了很多重要的社交、职业和娱乐活动。

7)尽管已经认识到,使用苯丙胺类兴奋剂可能引起持续或反复出现的心理或生理问题或使这些问题加重,但仍然继续使用。

(2)苯丙胺类兴奋剂滥用:引起有临床意义的损害或苦恼得难以自行调节的使用模式,表现为在既往 12 个月内存在以下 1 条或 1 条以上表现。

1)反复使用苯丙胺类兴奋剂导致不能完成正常工作、不能履行家庭和学校中应该承担的责任(如因使用苯丙胺类兴奋剂而反复矿工或工作表现不良,旷课、中止学业或被学校开除,疏于照顾孩子或家务)。

2)在可能对自身造成伤害的情形下反复使用苯丙胺类兴奋剂(如在苯丙胺类兴奋剂引起功能障碍的情形下从事驾驶或机械操作)。

3)反复因使用药物而引发的一些法律问题(如因苯丙胺类兴奋剂相关行为问题而被拘留)。

4)尽管因使用苯丙胺类兴奋剂而引起持续或反复出现的社交或人际关系问题,或使已经存在的这些问题加重,但仍继续使用苯丙胺类兴奋剂。

同时,症状不符合苯丙胺类兴奋剂依赖的诊断标准。

(3)苯丙胺类兴奋剂所致障碍:包括苯丙胺类兴奋剂中毒、苯丙胺类兴奋剂戒断、苯丙胺类兴奋剂中毒谵妄及苯丙胺类兴奋剂引起的精神病性障碍。

1)苯丙胺类兴奋剂中毒:同时符合以下 4 个条目:①近期使用过苯丙胺类兴奋剂。②在使用苯丙胺类兴奋剂期间或使用后不久发生具有临床意义的适应不良行为或心理改变,如欣快或情感迟钝;社交能力改变;过度警觉;对人际关系过度敏感、焦虑、紧张、愤怒、刻板行为、判断力障碍、社交或职业功能损害等。③在使用苯丙胺类兴奋剂期间或使用后不久出现以下 2 项或 2 项以上症状或体征:心动过速或心动过缓、瞳孔扩大、血压升高或降低、出汗或畏寒、恶心或呕吐、体重减轻、精神运动性激越或迟滞、肌力减弱、呼吸抑制、胸痛或心律失常、意识朦胧、运动障碍、肌张力障碍或昏迷。④以上症状不是由其他疾病引起,也不能用其他精神障碍来解释。

2)苯丙胺类兴奋剂戒断:同时符合以下 4 个条目:①在长期且大量使用苯丙胺类兴奋剂后停止(或减少)用量。②在条目①发生后数小时至数日内出现以下两项或两项以上改变:疲乏、生动而令人不愉快的梦、失眠或睡眠增多、食欲增加、精神运动性迟钝或激越。③条目②中的症状引起有临床意义的苦恼或社交、职业或其他重要功能的损害。④以上症状不是由其他疾病引起,也不能用其他精神障碍来解释。

3)苯丙胺类兴奋剂中毒谵妄:符合以下 4 个条目。①意识不清(即对环境领悟的清晰度减低),伴有注意的集中、维持或转移能力减低。②认知改变如记忆缺陷、定向不良、言语困难或发生知觉异常,不能用原先存在或正在进展的痴呆来解释。③症状在短时期(一般几小时或几日)内发展起来,并且在一日内有波动趋势。④从病史、躯体检查或实验室检查的证据能表明(a)或(b)[(a)①和②的症状发生于苯丙胺中毒过程中。(b)苯丙胺使用是出现这些症状的病因]。

4)苯丙胺类兴奋剂引起的精神病性障碍:符合以下 4 个条目。①突出的幻觉或妄想(注:不包括患者自知是苯丙胺类兴奋剂引起的幻觉)。②从病史、躯体检查或实验室检查有证据表明(a)或(b)[(a)幻觉或妄想症状发生于苯丙胺类兴奋剂中毒或戒断时。(b)苯丙胺类兴奋剂使用和出现的障碍在病因上有联系]。③不能用苯丙胺类兴奋剂引起的精神障碍来解释。以下情况提示,精神障碍可能不是由苯丙胺所致:用药前已有症状;症状在急性戒断或严重中毒后仍持续存在相当长时间(例如,约 1 个月);症状难以从药物类型、用量、持续时间加以解释;其他证据能提示存在独立的非苯丙胺类引起的精神病性障碍(例如,病史中有反复发生的与用药无关的发作)。④障碍不仅出现于谵妄病程中。

五、鉴别诊断

(一)精神分裂症

苯丙胺类兴奋剂所致精神障碍中的大部分阳性症状与精神分裂症的临床表现很难从症状上鉴别,需要考虑整个病史、治疗后随访才能做出诊断。苯丙胺类兴奋剂所致精神障碍一般病程较短,通过治疗大部分患者的精神症状在 10 日内逐渐缓解消失,大约 1/3 的患者精神症状持续时间超过 1 个月,约 28% 的患者精神症状持续时间超过 3 个月。对于精神症状长期持续存在者,到底属于苯丙胺类兴奋剂诱发的精神分裂症或是由苯丙胺类兴奋剂造成的持久损害表现所致,目前仍有各种不同的观点。

(二)情感性精神障碍

长期且大量使用苯丙胺类兴奋剂,在停用(或减少)用量后数小时至数日内出现焦虑情绪和疲乏、失眠或睡眠增多及精神运动性迟滞或激越等,但这些症状是苯丙胺类兴奋剂的戒断症状和大脑 5 羟色胺系统失调或受损引起的,都继发于使用苯丙胺类兴奋剂之后,故不符合情感性精神障碍。

（三）氯胺酮（K 粉）所致精神障碍

氯胺酮急性中毒可表现为意识清晰度下降、丰富的幻觉（以幻听、幻视为主）、兴奋躁动、抽搐、惊厥和癫痫样发作。精神障碍多表现为内容恐怖的幻听和幻视，明显的猜疑和被害妄想，情绪易激惹等类精神分裂症症状。但其症状的产生和使用氯胺酮有明显的因果关系，有吸食氯胺酮的行为，尿检氯胺酮呈阳性可鉴别。

六、治疗

苯丙胺类兴奋剂滥用/依赖是一种慢性、复发性脑疾病，其治疗是一个长期过程。目前国际上尚没有针对苯丙胺类兴奋剂滥用或依赖所特有的治疗方案。推荐采用医学、心理、社会等综合措施治疗，包括停止滥用药物，针对急慢性中毒对症治疗、同时治疗长期滥用而引起的相关问题和共患疾病问题、针对心理依赖及其他躯体、心理、社会功能损害进行康复和防复吸治疗，最终实现康复和回归社会。

（一）急性中毒的治疗

对苯丙胺类兴奋剂急性中毒治疗，首先是保持安静的治疗环境，进行酸化尿液以促进苯丙胺类兴奋剂排泄治疗。常用的酸化尿液的药物有维生素 C，0.1g/次，每日 3 次；氯化铵 1.0g/次，每日 3 次；双氢磷酸钠 1～2g/次，6 小时 1 次等。对轻、中度高血压给予普萘洛尔（心得安）、地西泮（口服）治疗，重度高血压者给予硝酸甘油、酚妥拉明静滴控制血压。心动过速患者给予普萘洛尔、氨酰心安（口服）治疗。兴奋躁动者可使用苯二氮卓类镇静抗焦虑药或高效价抗精神病药物治疗，一般是使用氟哌啶醇 5mg（口服或肌注）合并罗拉西泮（口服）1～2mg 和1mg 抗胆碱能药物（苄扎托品）。最近研究报道，奥氮平或齐拉西酮肌注更加有效。目前对使用苯二氮卓类或抗精神病药物哪种治疗效果更好，看法仍不一致。

（二）急性戒断的治疗

对于苯丙胺类兴奋剂戒断症状无特殊治疗，早期治疗主要是合理饮食、调节躯体电解质平衡，并采取一些辅助药物进行对症治疗，如伴随明显激越或失眠症状的患者，可以使用一些短效的苯二氮卓类药物。研究认为戒断症状是长期使用苯丙胺类兴奋剂造成的多巴胺功能亢进所致，有研究者采用多巴胺功能拮抗剂治疗苯丙胺类兴奋剂依赖，但疗效结果并不十分肯定。戒断后的苯丙胺类兴奋剂依赖者心理渴求很强、复发率很高，因此应进行系统的心理行为治疗来预防复发。

（三）苯丙胺类兴奋剂所致精神障碍的治疗

对于苯丙胺类兴奋剂所致精神障碍，药物治疗主要以苯二氮卓类药物和抗精神病药物为主。在治疗前应对患者进行全面评估，包括意识状态、生命体征、精神症状、精神病史、用药史等，尽量争取患者本人的配合。如患者无明显兴奋、冲动及行为紊乱，首选苯二氮卓类镇静药物治疗；如果出现明显兴奋激越行为，可选择抗精神病性药物，许多临床研究证实氟哌啶醇2～5mg 肌内注射效果比较好，但需要依病情严重程度调整剂量。由于典型抗精神病性药物易引起大量不良反应，因此推荐首选非典型抗精神病药物治疗。

一项有关苯丙胺类兴奋剂所致精神障碍治疗用药的统计研究发现,90％以上是选择奥氮平、氯氮平、利培酮或喹硫平等非经典抗精神病药物进行治疗,使用这些药物的原理是因为其可阻断多巴胺受体。另有报道米氮平可通过阻断中枢突触前去甲肾上腺素能神经元受体,增加 NE、5-HT 的释放和传递,可有效改善苯丙胺类兴奋剂所致精神障碍患者的焦虑情绪和过度觉醒。目前的研究结果对于临床医生怎样治疗苯丙胺类兴奋剂所致精神障碍未能提供明确一致的答案,有许多问题仍不清楚,例如:当面临兴奋激越等精神症状持续存在时,如何选择苯二氮卓类药物和抗精神病药物? 使用抗精神病药物治疗急性精神障碍应该维持多长时间为好? 以及出现症状复燃时的处理对策等,这些都是有待进一步研究的问题。但对于精神症状长期存在的患者,精神药物的维持治疗是必需的,但药物治疗维持多久,是否能停药,目前的报道很少。从循证医学的角度考虑,长期毒品使用后造成大脑器质性损伤是无法逆转的,那么是否说明物质依赖所致精神障碍的患者需要长期用药,有待临床医生进一步研究。

(四)苯丙胺类兴奋剂成瘾的药物治疗

目前还没有发现对苯丙胺类兴奋剂滥用/依赖明确有效的治疗药物。但研究者还是进行了有意义的探索,如通过药物治疗来重建或加强前额叶对脑边缘系统的控制作用,改善某种特殊的认知功能来减少复发,也可以借鉴美沙酮维持治疗的模式寻找苯丙胺类兴奋剂维持治疗的药物。现介绍如下。

1.丁氨苯丙酮　丁氨苯丙酮(安非他酮)属于抗抑郁药,具有多巴胺兴奋作用,有研究显示丁氨苯丙酮结合行为治疗对低/中度苯丙胺类兴奋剂依赖者(过去 1 个月使用日数＜18 日)具有较好的疗效,丁氨苯丙酮的治疗原理是它可以减弱苯丙胺类药物渴求所引起的正性强化效果。

2.莫达非尼　莫达非尼是一种非苯丙胺类兴奋剂,它可以修复苯丙胺类兴奋剂戒断所损害的体内平衡、克服疲劳、集中注意力和提高性能力,在一定程度上,为那些"工具性使用"苯丙胺类人群提供了用于维持治疗的药物。

3.氯苯氨丁酸　氯苯氨丁酸作用于 GABA 类神经元,通过抑制单突触或多突触兴奋冲动而间接影响多巴胺功能,有研究用于治疗甲基苯丙胺依赖,发现疗效优于安慰剂。

4.苯丙胺类兴奋剂疫苗　如果研制出某种抗体(疫苗)能阻碍苯丙胺类兴奋剂与脑内受体结合,就可用于苯丙胺类兴奋剂急性中毒的治疗,疫苗还可起到降低苯丙胺类兴奋剂正性强化作用而达到预防复发的目的。目前苯丙胺类兴奋剂疫苗的研发尚处于起始阶段,有研究者担心这种阻断犒赏效应的作用会使滥用者增加使用苯丙胺类兴奋剂的剂量来获得欣快感。

(五)苯丙胺类兴奋剂所致脑损伤的治疗

苯丙胺可损伤脑部血管和神经末梢以及改变脑部化学成分,研究人员正在研发相关药物,以阻断或逆转由于滥用苯丙胺所致的脑损伤。

1.司来吉兰(思吉宁)　司来吉兰(思吉宁)是一种选择性单胺氧化酶-B抑制剂,抑制多巴胺的重摄取及突触前受体,可促进脑内多巴胺的功能。它的神经保护作用可以抵消苯丙胺导致的神经毒性,并能改善有关的认知损害,目前此药已用于可卡因治疗。

2.双氢麦角碱　双氢麦角碱对多巴胺和 5-羟色胺受体有兴奋效应,对 α 肾上腺素受体有阻断效应,它能增强脑代谢功能,增加脑血流量和对氧的利用,改善甲基苯丙胺所致的认知功能损伤。

3.自由基清除剂　维生素 E 可提高自然保护性化学物质的产生和延缓自由基造成的脑伤害过程,减轻甲基苯丙胺的神经毒性。

（六）心理行为治疗

同其他药物依赖一样,苯丙胺类兴奋剂依赖(成瘾)是一种慢性复发性脑疾病,具有复杂的生物学、心理学与社会学病因机制,应采取躯体、心理、社会康复等综合治疗模式来治疗药物依赖导致的各种相关问题。个别(团体)认知行为治疗(CBT)、行为列联管理(CM)及动机性促谈(MI)等心理行为治疗方法已经在国外被广泛应用于临床治疗中。上述干预主要是通过纠正成瘾者思维及行为模式、培训生活技能等方式,达到提高治疗依从性,保持操守的目的。尽管心理行为治疗对于患者的康复与预防复发起着非常重要的作用,但是由于药物依赖的治疗是一个长期的、复杂的过程,在临床工作中,应采用药物治疗与心理行为治疗相结合的综合措施来提高治疗效果。

七、预后及防治策略

对于苯丙胺类兴奋剂使用时间短,使用剂量小,精神症状少,人格完整,认知损害程度轻的患者预后较好;对于苯丙胺类兴奋剂使用时间长,使用剂量大,精神症状丰富,人格有缺陷,认知损害程度重的患者,由于治疗依从性差,预后不理想。

由于青少年及女性逐渐成为苯丙胺类兴奋剂滥用的主要群体,针对这些高危人群应采取相应的预防措施,进行相关宣教知识的普及、增加社会支持、树立健康的人生观等;加强对娱乐场所的监管,倡导健康的娱乐方式。针对已经成瘾的滥用者主要帮助依赖人员找出复吸的危险因素,如渴求、戒断症状、某些条件刺激、不良的社会环境及人际关系等,使他们掌握应对不良环境及心理应激的方法,同时结合药物、心理社会治疗,达到预防复吸的目的。

第五章　精神分裂症

精神分裂症在精神病中患病率最高,也是造成精神残疾的主要精神疾病,据世界卫生组织1975 年在 12 个国家和地区进行的精神疾病流行病学调查,发现精神分裂症的年患病率为2‰~4‰。我国于 1982 年进行了全国 12 个地区流行病学协作调查,发现在 15 岁及以上人口38136 人中,精神分裂症的总患病率为 5.69‰(包括已愈和现患者),时点患病率为 4.75‰。又据我国 1993 年 7 个地区抽样调查结果,各类精神疾病 19 种(神经症除外),患病率为 13.47‰。精神分裂症是上述 19 种精神疾病中患病率最高的精神病,患病率为 6.55‰,占 19 种精神疾病总体患病率中的 48.6%。精神分裂症患者中 80%遗留有不同程度的精神残疾,精神残疾中的82.5%为精神分裂症。因此,精神分裂症无论对个人,还是对家庭和社会都是有严重影响的精神疾病,对精神分裂症的及时诊断及采取有效干预措施,是精神科临床工作的重要内容。

第一节　概述

与 20 世纪 70 年代以前相比,近二三十年以来,精神分裂症的研究有了很大发展,这些研究发现了新问题,提出了新观念,也给我们临床实际工做出了许多难题,主要反映在以下几个方面。

一、研究进展

(一)脑影像诊断研究

精神分裂症传统上归属于"功能性精神病",但随着现代诊断技术的进步,已有很多研究发现,精神分裂症患者脑部存在器质性改变,主要发现为有以下几种。

1.脑结构显像　Johnstone(1976 年)首先报道了 CT 检查 17 例长期住院的精神分裂症患者的脑室较年龄相当的正常人明显扩大,且与既往治疗无关。以后有人发现急性患者也有脑室扩大。Weinberger 等(1979 年)发现精神分裂症患者有脑室扩大、脑沟增宽及小脑蚓部萎缩,这些变化与住院时间长短、病期长短和抗精神病药剂量大小均无关系。

MRI 研究也发现本病患者有脑室扩大,额叶及小脑结构较小,左侧海马较小等。

2.脑功能显像　PET 和 SPECT 可以通过发现局部血流量(γ-CBF)情况,以了解脑局部代谢和耗氧率状态,很多学者研究发现精神分裂症患者额叶功能低下,尤其前额叶;还有学者发现前额叶功能的低下状况与病情发展和恢复有关。还有人发现功能低下部位与精神分裂症有一定关系，Liddle（1992 年）发现以阴性症状为主的精神分裂症患者前额叶皮质 γ-CBF 下降；有妄想、幻觉的患者左额叶 γ-CBF 下降。

功能性磁共振成像（fMRI）是 20 世纪 90 年代以来影像学的一项新发展，不仅能显示脑区的功能激活状况，而且还能直接显示脑区的激活部位及程度，实现功能与结构的融合，很多研究已发现本病患者前额叶的激活较低。

以上研究发现，均证明本病患者存在额叶（尤以前额叶）的结构与功能异常；此外，还发现有小脑结构异常，过去小脑在精神分裂症发病中的作用未被重视，近年研究认为小脑与前额叶有明显解剖联系，与认知功能有关。

（二）神经递质理论的发展

精神分裂症的神经递质理论是随着精神药理学的进展而不断发展的，20 世纪 60 年代，提出了精神分裂症的多巴胺（DA）假设，认为精神分裂症患者中枢神经 DA 呈功能亢进状态，因而对 DA 受体有拮抗作用的药物能改善精神症状，最早的氯丙嗪是如此，而后的氟哌啶醇更是如此，于是在一个时期，精神分裂症的 DA 受体假设出现登峰造极的状态。但以后的情况却证明不完全是如此。如有研究发现，用抗精神病药治疗效果差及阴性症状明显的患者，其中枢神经的 DA 功能呈低下状态，大脑前额叶萎缩与脑脊液中的高香草酸（HVA）浓度呈负相关。而且还发现以阴性症状及认知功能损害为主的本病患者，中脑皮质 DA 功能低下（D_1、D_5 受体），提示提高 D_1、D_5 受体功能可能有利于改善阴性症状及认知损害。这些问题的发现，对多巴胺假设提出了新的挑战，即精神分裂症患者脑内的 DA 受体有的部位呈亢进状态，有的部位却呈低下状态，而且现已发现 DA 受体有 5 种亚型（D_1、D_2、D_3、D_4、D_5），各亚型在脑内的分布与作用都不同。

新型（非典型）抗精神病药的问世是对 DA 假设的又一轮挑战，氯氮平的主要药理机制是拮抗 $5\text{-}HT_{2A}$ 受体及 D_4 受体，该药临床证明对本病的阳性和阴性症状都有效果。因此，有人推测精神分裂症发病的生化机制可能是脑内不同部位 DA 受体和 5-HT 受体的失衡状态。从此，5-HT 在精神分裂症病因及治疗中的地位愈益受人重视。有人进一步发现 5-HT 作用于 $5\text{-}HT_{2A}$ 受体可能促进 DA 的合成和释放，$5\text{-}HT_{2A}$ 受体拮抗剂可减少中脑皮质及中脑边缘系统 DA 的释放。经过这样一转弯，引起精神分裂症的罪魁祸首又好像是 DA 在作怪了。如果说 5-HT 与本病病因有关的话，究竟是独立的作用呢？还是要这样转个弯？到现在尚难阐明，因此，作为新型抗精神病药的研究来说，要发现能分别增加和降低大脑不同部位和不同受体功能的药物实在是难题一个。

（三）认知功能障碍

20 世纪 90 年代之后，人们对精神分裂症的认知功能障碍研究明显增加，据统计，1993 年有 7％的论文与神经认知障碍有关，1997 年有 24％的论文与此有关。近年出现这样明显变化的原因可能与功能性神经影像技术、神经心理学研究及精神药理学发展等有关。

有人调查，将近 95％精神分裂症患者在首次发病的一年之内精神症状可以缓解，但 2/3 残留认知功能障碍。这个调查可能有些极端，但至少说明一个问题，对精神分裂症的预后来说，认知功能损害情况比其他精神症状更为严重，而这一点恰恰在以往是被人忽视的，认为只要把精神症状(尤其是阳性症状)控制了就完成了治疗任务,至于是否"治好了疯子,变成了傻子",一般就不太重视了。现代治疗强调改善患者的认知功能,不能不认为是一个极大的进步。

1.精神分裂症认知功能障碍的表现　认知损害主要反映在注意、记忆和执行功能方面,具体表现以下几方面。

(1)注意障碍:如①注意涣散,易受许多无关刺激的吸引而造成对单一任务的注意集中困难,注意力很容易从正在做的事情上转移到另外的、无关的事情上。②注意集中与转移困难,过度关注原有信息而难以将注意转移到新的信息上去。③选择性注意障碍,有意识加强相关信息的注意能力及排除干扰工作过程的无关信息的能力减退。④觉醒度降低。

(2)记忆障碍:存在广泛的记忆损害,而非选择性的,包括听觉记忆、视觉记忆和言语记忆。有人发现,精神分裂症患者记忆损害主要表现在对词汇表的回忆,或对词组的联想以及再现等方面,其记忆损害主要与记忆编码有关,而不是保持能力,再认的受损也不明显。

(3)执行功能:是精神分裂症认知功能损害的核心,所谓执行功能是指管理个体行为执行过程的能力,通过调节注意,管理其他的复合技能和应用抽象能力而达到管理控制行为的目的。正常的认知模式能将当前刺激与以前输入并已被储存的信息进行整合,形成和制订计划,在执行过程中对计划加以完善充实,并不断纠正错误,最后完成目标性任务。精神分裂症患者由于存在信息整合及抽象思维障碍,以致难以制订计划和执行任务。

2.精神分裂症认知功能障碍的性质　过去认为精神分裂症的认知障碍继发于抗精神病药物,但随着现代医学发展及实验室检查方法的进步,很多研究证明结论并不是如此简单,而有着器质性疾病的基础。

那么,认知障碍是属于症状表现,还是属于疾病的过程现象。关于这个问题的认识仍然存在分歧,有人认为精神分裂症症状除了阳性和阴性症状之外,认知功能障碍也是一个疾病症状,这样就成了三大组症状;有人则持否定态度,其依据是:

(1)症状是疾病的表现形式,其出现是伴随疾病而出现,精神分裂症在症状出现前已存在损害迹象,甚至发现其在幼年已存在阅读及数学方面的缺陷,注意受损也较多。认知障碍不仅存在于病程冗长的患者;即使首次发病、病程短暂者,在恢复后仍然有一部分人存在认知障碍。而且精神分裂症的非病现象也可同样存在这些认知障碍。这些发现提示认知障碍不符合由疾病引起的特点,而是认知障碍对疾病发生有一种"奠基"作用。

(2)症状的表现形式具有外显特征,可以直接发现,而认知障碍需通过特殊检查才能认定。对于精神分裂症通常的阳性和阴性症状,可以通过临床检查方法来发现它的存在及评定其严重程度;而认知障碍具有固有性,稳定性特点,即使治疗亦少改变。传统性抗精神病药治疗可使阳性或阴性症状(尤其阳性症状)获得改善,但有的患者的认知障碍却依然"我行我素",还不乏加重者。一般批评为"老药"的确实所在。新型抗精神病药对认知损害的影响虽认为比"旧药"少或轻,但究竟对精神分裂症"固有"的认知障碍在治疗上会有多大效果,尚待研究。

抗精神病药治疗的药理机制虽从拮抗多巴胺递质发展到多巴胺和5-羟色胺平衡理论,但认知障碍似乎仍悠然处于"世外桃源",此一现实也值得令人思考。

现代研究认为精神分裂症的认知功能障碍与大脑额叶和颞叶功能损害有关。

关于认知功能的影响机制,除了上述的脑病理学之外,目前报道较多的还是神经生化方面

的研究,但结果并不完全一致。一般认为与下列神经递质有关:

(1)M样胆碱能受体:已有很多研究发现拮抗M胆碱能受体的药物能损害患者的学习和记忆功能;相反,使用胆碱能受体激动剂,可以改善患者的记忆功能。

(2)多巴胺受体:有人发现,精神分裂症患者前额叶D_1受体数量减少,提示前额叶皮质D_1受体数量的减少及多巴胺递质更新的下降是本病患者执行功能受损的基础。动物试验也发现破坏前额叶皮质的多巴胺能投射可诱导实验动物的工作记忆下降。

(3)5-羟色胺(5-HT)受体:研究尚不充分,研究发现5-HT受体各型的功能并不相同,因此其对认知功能的作用也不尽相同。

(4)α肾上腺素受体:有研究发现α_2受体激动剂有明显提高认知的作用,动物实验提示去甲肾上腺素在工作记忆中起调节作用。有些抗精神病药对α_2受体有较强拮抗作用,这类药物对工作记忆可能起到损害作用。

3.认知功能障碍的干预措施 上述研究尽管提供了很多有价值的资料,但究竟还很不完善,某些病理性发现仅存在于部分研究病例,生物化学研究还有不少自相矛盾的结果,因此在精神分裂症的病因迄今未明之前,认知障碍的神秘面纱尚难说已完全揭开。作为当前之计,还需进行综合性考虑,包括疾病症状的相互影响、社会适应因素及抗精神病药使用的不良后果等。治疗上也需采取相应综合性干预措施,包括:

(1)提高对认知功能障碍严重性的认识,用整体观念治疗患者。

(2)选择合适的抗精神病药物,尤其新型(非典型)的抗精神病药。根据目前已发现影响认知功能的可能机制,开发更合适的抗精神病药。

(3)严格控制抗胆碱药的使用。

(4)重视康复治疗对疾病恢复的积极作用。

(5)根据可能机制,适当使用某些药物,如脑代谢药,α_2受体激动剂如可乐定等。

(6)认知治疗。

(7)社会支持和社会技能训练:动员家庭和社会介入,可以提高患者的应付策略和社交技能,如指导患者如何独立去解决问题、处理人际关系、选择职业等。

二、精神分裂症临床表现的时代变迁

临床医生都有这样感觉,现在诊断精神分裂症比过去困难得多,在门诊可以遇到许多不典型病例,精神症状互相交叉和重叠,既像强迫症、抑郁症,又有生活事件的应激因素,或伴人格方面的改变,因此医生在不同时期会做出不同诊断,治疗方案则根据各人的诊断结果和经验,屡屡更改。就是住入医院,各级医生的诊断认识也可各异,见仁见智,即使在病例大讨论会上,医生可各抒己见,但诊断结论可能大相径庭。引起诊断困难的原因是多方面的,包括疾病概念的发展、诊断的标准化要求,及精神分裂症临床特征的时代变化等。临床表现特点的变化主要反映在下列方面。

(一)非典型化

近些年来,精神分裂症典型的亚型在减少,紧张型明显减少,而未定型在增加。青春型比前减少,妄想型则有所增加。Morrison(1974 年)比较了 1920 年和 1966 年的分裂症病型,发现青春型减少 1/5,紧张型减少 1/3,并发现据最后 4 年的统计,未定型占 50%以上。Klaf(1961 年)比较了 1850 年和 1950 年的未经治疗的精神病患者的精神症状,发现急性症状-精神运动性兴奋明显减少。

(二)轻性化

据报道,作为分裂症诊断指标的 Schneider 一级症状也有减少趋势,Huber(1967 年)对比了药物引入前后的一级症状出现率,发现从 72%减到 42%。M.Bleuler 提及,呈多样性症状的分裂症减少,而少症状者增加。还有些患者从发病开始,持续数年都保持着对疾病的一定自知力,有人称此为"内省型"。

此外,从疾病的转归也发现精神分裂症的轻性化趋向,Kraepelin 时代的"早发性痴呆"病例已不多见,很多病例可长久保持这样不典型状态,而不出现精神衰退。M.BLeuler(1973 年)指出,当前那些青年期亚急性起病,不缓解直到发展成为慢性重病的精神分裂症病例减少,而急性起病,病程起伏的轻症慢性分裂症患者增加,预后良好的分裂症也增多,特别是妄想性及边缘性患者。因此,如果持着老的观点,试图根据病例的随访结果所发现的衰退表现作为确定诊断依据,已变得不实际起来。

(三)神经症化

主要表现有疑病症状、抑郁症状及强迫症状的增加,疑病症状常表现为对躯体不安的观察及异常体感。伴有强迫症状的精神分裂症患者现已成为当前诊断上的突出问题。而且这些患者的病程常较迁延,表现特征性症状又常不明显,因此,早期常易误诊为各种类型的神经症。

因此,精神分裂症临床表现的轻型化和不典型化已是不争的事实,究其原因,可能与下列因素有关。

1.社会和心理因素的影响　精神分裂症的临床症状内容与社会、心理变化有密切关系,社会竞争促进了社会发展,但也带来了许多社会和心理问题,如复杂的人际关系、人的多样化价值观、心理应激的加剧等。例如青少年时代的学习压力、不良习惯及家庭人员之间的冲突,使这个年龄段的本病患者较多反映对学习的态度及不良行为模式;成年人处于创业的社会竞争中,常使症状表现染有抑郁色彩;老年人的孤独、"空巢"、"代沟"使症状多包含家庭内容等。

2.人们对心理卫生的重视　虽然人们对精神病的偏见仍较严重,但不可否认,现代人对心理卫生问题远较过去年代重视得多。精神卫生知识正在日益普及,心理咨询机构已普遍设立,如学校、社区、综合医院等都设有专职的心理咨询人员,通过心理咨询,使早期的心理问题得到及时干预,也提高了人们的精神卫生知识。但由于基层的心理咨询人员一般缺乏系统的精神医学理论和实践经验,一方面可能使精神分裂症早期病例受到忽视,另一方面早期干预的效果也可能使精神分裂症临床表现变得不典型及掩盖起来。换句话说,精神分裂症患者由于受到社会偏见影响,早期不敢进入精神专科医院大门,又在基层接受心理咨询,使症状变得隐隐现现,错综复杂。

3.药物的影响　近些年来,精神药物的发展非常迅速,尤其抗抑郁剂的使用十分广泛,精神分裂症的早期患者在接受精神专科医生诊疗前,可能已经接受过多种精神药物治疗,有的症状已经(或部分)消逝,或被掩盖起来,药物副作用倒又起到了混淆视听作用,例如药源性抑郁、强迫症状等。

由上可见,精神分裂症临床表现的轻型化和不典型化使本病的早期诊断面临很大挑战,因此,临床工作需要树立新概念,并严谨诊疗步骤。

三、诊断标准化及相关问题

由于精神分裂症病因不明,因此用什么标准去诊断精神分裂症就成为临床上的核心问题,先辈们为此做出了许多重要贡献,如 Kraepelin(1896 年)强调这是一组预后不佳的疾病,这一概念至今仍广泛影响着医学界及社会人士,并被实践证明有重要意义;E.Bleuler(1911 年)提出的精神分裂症基本症状和附加症状的诊断概念,长期以来被临床重视;Schneider 提出 11 项首级(一级)症状诊断精神分裂症的理论,已被吸收作为现代诊断标准中之症状学内容。因此,现代诊断标准化之形成乃先辈研究结果之综合。回顾精神分裂症之诊断历史,20 世纪中期曾出现过扩大化倾向,由于当时缺乏严格的诊断标准,医生在临床工作中(尤其住院病例)又面临大多数为精神分裂症患者的印象,所以出现精神分裂症诊断的“宁滥勿漏”现象。同世纪 70 年代开始,国际上就重视制订精神分裂症的诊断标准,即使临床诊断有严格约束,又有利于研究工作的开展及国际交流。目前所形成的 ICD-9、10,DSM-Ⅲ、Ⅳ 及国内的 CCMD-2、3,不仅包括症状标准和严重程度标准,又有病程标准,这应该认为是时代的进步,精神医学的重大发展。

(一)诊断标准化及注意问题

1.克服简单化工作方式　当前医疗工作管理强调规范化,要求精神分裂症诊断必须做到“有据可依”,这就需要每个精神科医生熟悉诊断标准,例如诊断标准中罗列了许多症状标准,面对许多实际病例,要求逐一找出症状“座位”,但在繁忙的日常事务中,这并不是件简单的事情,因此出现勉强地去对“座位”,以做到“有据可依”,常见的如在判断妄想和幻觉存在上,有时即使患者仅做出似是而非的回答,医生并不重视追究其肯定程度,而不讲究其心理背景,而轻易地作出判断,其原因是由于妄想和幻觉在症状标准中有着重要的“座位”,而且是典型的精神病性症状。诊断反复的结果告诉我们,有的误诊实际上是由于工作中的武断态度所导致。例如有的患者称“耳朵嗡嗡作响”,“在紧张时像听到过有人唤我的声音”,“我喝水苦,怀疑在水中放了药(由于患者不肯服药,家属确实在饮料中放入过药片,这不属于被毒妄想)”等。还有时患者注意力较涣散,或讲话较啰嗦、重复,或在讲话中突然想到别的事情,中间作了停顿,被轻易地判断为思维散漫或思维中断的也不属少见。这些错误在熟悉症状学概念的基础上,加上认真的观察态度,应是可以避免的。

2.正确判断精神症状　CCMD-3 列有诊断精神分裂症的 9 项症状标准,如何正确判断精神症状,需掌握下列环节。

(1)正确发现精神症状:这涉及精神检查技巧问题,例如要发现患者是否真正存在思维贫乏,必须以患者配合精神检查为前提,如果患者对检查不合作、注意力不集中,其所表现的言语减少,不能就认为是思维贫乏;如果处于缄默状态,他不讲话等于没有话。还有要发现患者是否存在思维松弛或破裂,必须让患者有充分表达机会才能确定,不是一问一答式的检查可以发现,通常容易把患者在漫不经心状态作出的答不切题,或者赘述,或者意念飘忽等误判为思维松弛。

（2）正确理解有关精神症状的定义：为了正确地对上症状"座位"，对于各种精神症状的定义都需有完整的理解，否则难免坐错位子，张冠李戴，在采纳作为精神分裂症诊断时，还需严格把关。例如 CCMD-3 规定的幻听，是要求符合"反复出现的言语性幻听"，即谓患者偶尔出现的、特殊状态下出现的（如在睡眠催眠相时）及仅听到的"耳内嗡嗡声"等都不能勉强凑合为诊断的症状标准之一；还有如精神检查时仅发现患者的表情平淡、缺乏变化，就不能轻易判断为"明显的情感淡漠"。

（3）结合病史作完整理解：发现精神症状的主要方法无疑是通过精神检查，但还不能认为是唯一的方法，还需结合患者在日常生活中的表现，包括家属提供的病史内容及住院观察期间的行为表现，例如有的患者在精神检查时可以显得对答如流，但家属反映在家无所事事，对周围发生的一切漠不关心，对个人前途全无打算，或者在住院观察中发现其孤僻少语，对病房环境及治疗、出院等切身相关问题漠然置之，这样的患者仍需考虑有"明显的意志减退或缺乏"。

3.如何判断自知力状况　近些年来的文献都把自知力对精神分裂症诊断提高到很重要地位，有的还认为是精神分裂症与其他精神疾病鉴别的分水岭（尽管不完全如此），因此精神分裂症的诊断标准把自知力障碍列为严重标准之一。困难问题是如何理解本病早期患者的自知力，例如很多具有强迫症状的患者能诉述自己有强迫症状，也主动要求治疗（甚至住院治疗）；也有的伴有神经症症状的患者，门诊时也诉述自己有许多心慌、紧张、失眠等不适；部分有幻听症状的患者，也可以反映备受幻听干扰的苦恼心情。对于这些患者，如果仅把自知力理解为对自身精神疾病的认识能力，即他们承认自己有病，能描述病理体验，并要求治疗，他们似乎具有自知力。但如从另外角度观察，例如除了对令他们"苦恼"的症状之外，对其他精神病理现象有否认识（如推理荒谬等），还有关于由于他们的疾病造成他个人和外界影响的认识程度等。不妨举个例子，有一个精神分裂症病例，荒废学业数年，经常门诊诉述一大堆"不适"，至于医生对他的诊断并不介意，配给的药物服用不规则，家属为医治他的病花去巨额费用，他既不关心自己的前途，又面对家属的悲伤心情，他虽目睹却无动于衷，如果对这样的患者评定他具有自知力是不全面的。因此，评定自知力要从多维度考虑。还有在临床工作中，当评定自知力时，最好能完整地说明评定自知力状态的依据，不要简单地称自知力恢复、自知力不全等。特别对于自知力不全患者，要说明哪些方面证明他有自知力，哪些方面证明他还无自知力。遗憾的是，病历中有这样记载的并不多见。

4.需要重视的诊断线索　以下列举的精神活动表现在精神分裂症诊断的症状标准中无适当"座位"，然而是精神分裂症常见的重要表现，对于有这样症状的患者，需要进行严密观察，并重视精神分裂症的诊断可能性，因此称其为"线索"。

（1）自言自语及无故发笑：属于患者的行为表现，偶尔的自言自语可出现在正常人，例如处于孤独环境的人、老年人或者心怀不满的人，他们借几句自语以自慰，或发泄不满；也见于神经症患者，焦虑发作时，坐立不安，同时也会发出自语之声。但处于以上状态的人都理解自己有自语存在及理解其意义，而且也能自我控制。精神分裂症的自言自语却完全不同，他们频繁地发生，没有可理解的心理基础，别人发现后指出还矢口否认，其病理背景多数受到幻听影响，或与幻听对话，然而有一部分患者说不清自语的原因，发现这种情况需要严重注意精神分裂症的诊断可能。

无故发笑的情况也同样。正常人尤其青年人富有幻想，观看电视时较为投入，也会出现独自发笑现象，询之可以发现其原因所在。也有的人偶尔在想到可笑情景时，也会不由自主地笑出声来。但独自发笑作为正常人而言，应该是偶然现象，有其可理解的心理背景，当事人也理解事实的存在。精神分裂症患者的独自发笑常频繁存在，多数没有客观原因可追溯，没有情感基础，有的可暴露乃受到幻听的影响，因此临床上常使用痴笑之用语，毫无原因频繁地出现痴笑是精神分裂症的重要迹象。

(2)矛盾现象：或称为"病理性犹疑不决"，Bleuler.E 认为是精神分裂症的基本症状之一，如果仔细观察，精神分裂症患者中的存在并不罕见，只是常被人忽视而已。患者存在相互对立的观念、情感和意向，但没有意识到，也无摆脱的愿望，这与正常人的矛盾想法和意向不同。例如有 1 例患者手持一把扇子，究竟是让哪只手持着却矛盾不定，结果只能两手同持；还有 1 例患者吃饭时对用哪只手持筷子举棋不定，结果两手持筷以进食。归纳精神分裂症患者的矛盾现象特点：所对待的事物对自己缺乏明显意义，患者对所存在着的状态不理解，也没有痛苦体验。很多处于木僵状态的患者，在症状缓解过程中如果进行仔细观察，常可发现其欲行又止的行为特点，这实际上也是矛盾意向的表现，遗憾的是常被人忽略。这种特殊症状有时容易和强迫症状混淆。如强迫性对立思维，但如果根据患者对现象的自知力状况及有无痛苦体验，还是可以相鉴别的。笔者曾经遇到过一病例，经常为先吃桌上的面包还是牛奶感到犹豫不定，无从下手；出门时为究竟先迈出左脚还是右脚疑惑不决，这例长期被诊断为强迫症，进行抗强迫药物治疗，但无效，经过仔细的精神检查，发现该例患者对这种现象的存在感到很自然，没有任何痛苦体验，本人也能陈述自己确实存在这特殊现象，但无合理解释。这是一例精神分裂症患者，这种症状属于矛盾意向。

有一点需要提醒，现在有的医生对此症状的理解和应用有不适当现象，尤其是在看待感情问题上。实际上正常人在恋爱过程中，对于异性对象的认识常会出现矛盾感情，欲爱欲弃常摇摆不定，爱和恨常交织存在，这属于正常的感情冲突现象，不要任意把这种感情矛盾错误地判断为矛盾现象而做出精神分裂症的不恰当诊断。这在司法精神病鉴定的"情杀"案件中类似的感情冲突十分常见，有的误诊关键就在对此症状的不当判断。

(3)内向性又称孤独性：患者处于自我沉思状态，失去与现实的联系。患者以一种特有的很难描述的形式沉浸于他的体验中或他的内心世界中，与世隔绝。孤独性可表现为被动、淡漠，几乎毫不关注周围的事件；亦可表现为全心全意地投入于幻想世界之中，在具体观察中，可发现患者在与人相处时一言不发，或发言时间过长且文不对题。有时可提出一些无法实现的要求，提出后却并不期望答复，或当其提出的愿望被允许之后却表现无所适从，例如有的住院患者每日纠缠医生要求出院，但当医生一旦允许时，他却变得意外起来，显得不知所措和漠然。孤独性的这种表现只有通过细致观察才能发现。

(4)窥镜：精神分裂症早期常发现患者有窥镜现象，有时家属会主动提供此异常表现，有时经医生一提醒，家属会回忆起这种不寻常现象的存在。窥镜现象可见于精神分裂症患者，但并不具有特异性，在判断时要加以注意。

追溯窥镜症状描述的历史，最早是在 1927 年，法国医生 Abelyo 在复习既往文献的基础上.首先提出窥镜症状的定义为:"频繁地、长时间地观察反映在镜面里自身姿势的一种欲望"。窥镜的工具可为窗玻璃及镜子等。2 年后 Achille Delmas 发表了"早发性痴呆的窥镜症状"论文。1930 年俄国学者 Ostancow 也发表过关于窥镜症状的论文,但以后却少有记载。Abelyo 收集过 30 例具有窥镜症状的患者,其中 22 例为分裂症,6 例为更年期抑郁症,慢性躁狂症及精神衰弱各 1 例。以后的研究也肯定,窥镜症状对分裂症的诊断及预后都有重大意义,而且认为莫名其妙的窥镜是诊断分裂症的重要线索,此症状一般出现在疾病的前驱阶段,一旦精神症状明朗化之后,窥镜症状逐渐消失,此与我们的日常观察发现是相一致的。但很多学者通过研究也发现窥镜现象并非分裂症的固有症状,也可见于其他精神疾病,特别是强迫症与社交恐惧症。并认为分裂症的窥镜症状特点是怪异的,难以令人理解,说不出其行为的心理背景;而神经症者常可通过其心理背景得到理解,例如社交恐惧症的窥镜常出于感到自己面部表情不自然,而力图在众人面前保持自然表情,以致出现强迫性的窥镜行为。疑病症者可感到面部不对称而反复对着镜子进行检查,有躯体变形障碍者更可出现此种现象。分裂症窥镜行为也有出于感知综合障碍、疑病妄想、幻觉等,但更多见的是对自己频繁出现的窥镜行为否认,即使承认了也说不出其行为动机。

医生在向病者家属了解有无窥镜现象存在时,要讲究方式及掌握家属的理解程度,如果简单地向家属提问病者有无窥镜表现,家属在不了解意义的情况下,随口会答一句:"有的。"绝不能据此就做出有窥镜症状的判断。因为照镜子是人们通常的习惯,尤其是青年女性,出于观察自己的美与丑、胖与瘦、打扮是否得体等,不但在家庭里,就是在公共场所、车子上都可发现有很多人大方地对着镜子照面孔,这是常人的爱美和礼貌现象。只有当家属了解医生提问的含义,并且对窥镜背景过程及动机等做出肯定描述后,才具有诊断学上的"线索"意义。

(5)关于"直觉体会":医生有时一见到患者,就会有一种"这是分裂症患者"的印象,同道在交换看法时,称"feeling"这就是所谓"直觉体会",Jaspers 称人们有时对精神分裂症诊断之所以有一致意见,就在于对精神分裂症的一种"直觉体会",而这种体会却又是无法用任何精确的文字加以描述。Schneider(1925 年)曾说:"医生在检查一个精神分裂症患者中,他所感到的那种缺乏人和人之间关系的感觉,实在是最可靠的作诊断的症状之一。"这种"直觉体会"的形成可能与患者存在的多种精神病理症状有关,如情感淡漠、内向性、沟通困难等,总之有格格不入感觉的通称。这种"直觉体会"对诊断的可靠性是存在疑问的,在提倡诊断标准化的现代,不提倡医生凭这种"直觉体会"去进行诊断,自然并无症状标准之"座位"。不过话又得说回来,在强调诊断标准化的同时,还得要尊重前人的经验,Mayer-Gross(1960 年)有过这样一段话:"这当然是一种主观的印象(指'直觉体会'),不过在初次遇到一个可疑为精神分裂症的患者时,除了观察其一般症状外,也应当注意到这一点。这种最初的印象是有其本身的价值的,而且是在以后难以发现的。它对的时候多,错的时候少,当然,经过深入了解,听取了患者的想法和说明之后,它可能会证明是误入歧途,或者会被放弃。"这一段话说得很深刻,也比较客观。目前很多年轻医生对此尚缺乏体会,建议在今后工作中多去领会和体验,相信实践工作久了,这种体会可能会自然地积累起来。

四、临床实践诊断中的两难境地

诊断标准化使研究工作及临床诊断更加规范,但目前临床实践中经常遇到这种情况,即许多病例尚难发现明显的精神病性症状,在情感、意志活动方面的障碍又不够"明显",因此尚不符合精神分裂症的症状标准,但临床现象倒又像是精神分裂症,以 CCMD-3 的严格标准而言,这些属于精神分裂症的"疑似"病例,需要进行随访观察。问题是,这种病例可能几月或几年保持这样状态,何年何月才能进入"座位"不得而知,对于这样病例如何在诊断上有个说法,是一个非常实际的难题。

在认识上既要坚持诊断规范化,全面理解精神分裂症各项诊断标准的意义,以严谨态度进行诊断;另一方面要依靠全面的临床知识和经验对具体病例进行细致、深入观察,做到实事求是。对于这样"疑似"病例,在具体处理上建议采取以下对策。

(一)精神现象学上的再观察

很多属于这种类型的"尴尬"病例,多属阴性精神症状为主的病例。在 CCMD-3 的症状标准中属于阴性症状的列有 3 条,即思维贫乏或思维内容贫乏、明显的情感淡漠、明显的意志减退或缺乏。这其中的某些病例,如果医生不仅仅满足于眼前的精神检查发现,而是通过收集详细的病史了解,可能会发现他们在日常生活和工作、学习中已经存在较为明显的思维、情感和意志障碍,例如有的病例表现抑郁或强迫症状,在精神检查中可以口述自己有情绪不好或不能控制的"强迫现象",似乎有一定的"自知",但通过家属可能了解到他们已有学习和工作的效率下降,对周围漠不关心,对家人缺乏感情,生活显得疏懒,对个人前途缺乏打算等。因此,对于这样病例一定要向家属深入了解病史,才能更有助于诊断的明确。

(二)采用过渡诊断名称

有些病例临床上很可疑是精神分裂症,但一时又难以满足诊断标准的各项要求,可以采取保留性的诊断方法,如"精神分裂症可能";DSM-Ⅳ 建议在尚无足够资料做出肯定诊断时,可标明为"暂定",以表示诊断的不确定性。或根据临床主要表现采用过渡诊断名称,如抑郁状态、强迫状态、神衰样状态、猜疑状态、兴奋躁动状态、激情状态、木僵状态、性格问题等;有时还可在过渡诊断之后,加上"精神分裂症可能"或"精神分裂症?"之用语,外加括号,以表明自己的诊断倾向。这样可以有个临时性的交代,因为这类病例有的可能属于精神分裂症,有的可能并不属于精神分裂症。

(三)诊断为"分裂型障碍"

这是 ICD-10 推荐的名称(F21),但并不提倡普遍使用,其内容包含:边缘状态精神分裂症、潜隐型精神分裂症、精神病前精神分裂症、前驱型精神分裂症、假性神经症型精神分裂症、假性病态人格型精神分裂症等。该症以类似于精神分裂症的古怪行为以及异常思维和情感为特征,但在疾病的任何时期均无明确和典型的精神分裂症性表现。诊断时要求患者应至少 2 年持续性或发作性存在所列 9 项特征中的 3~4 项。

该症为慢性病程,病情波动,偶尔可发展成为精神分裂症。在 CCMD-3 中并未列入,必要时可根据 ICD-10 分类进行临床诊断。

对于以上处于两难境地病例的治疗有两种意见,一种意见认为最后诊断尚未阐明,不宜使用抗精神病药,以随访观察其本来面目;另一种意见认为既然已怀疑为精神分裂症,宜使用抗精神病药以干预疾病的发展。笔者主张后者意见,这样符合早期干预原则,如果坐观其发展,一旦诊断明确为精神分裂症,已然耽误了疾病早治机会,当然对于这样病例的药物选用应该慎重,以选用新型抗精神病药为宜,尽量避免药物副作用。在治疗同时,尽可能不影响其正常学习、工作和生活。另外,为了保障精神障碍者的权益,在出具疾病证明时要特别权衡利弊,谨慎把关。

第二节　精神分裂症的早期发现与诊断

关于早期诊断问题,Gillies(1949 年)有这样一段话:"当治疗方法只限于住院管理和工作治疗的时候,早期诊断是并不重要的,但自使用近代物理疗法,并发现在早期患者中可以得到最好效果以后,从疾病一开始就能认识它这一点,就变为头等重要的事情。"在化学疗法迅速发展的现代,实施这句话就变得更加实际,更加可能。现代已公认,精神分裂症如能早期发现,及时采取干预措施,就有可能及时阻止疾病的发展,阻止发生继发性的阴性症状,保持相对正常的社会功能,因此对本病的早期诊断和早期干预具有至关重要的意义。当然,情况并不都是如此简单,有的患者当出现早期症状时,或者患者家属警惕性高,一发现患者有异常表现,就到精神病专科诊治,医生也及时地使用了抗精神病药,但患者的病情可能迟迟难以控制,继续发展,这样的病例实际上也不少。理由很简单,精神分裂症的病因尚未阐明,现用的化学治疗方法尚不能根治。在病因未明的今天,出现这样的病例并非意外,不能就此否定早期干预的意义。

一、早期精神分裂症的概念

何谓早期,有两种理解,一种理解是根据发病后的时间来界定,那么发病几年内才称早期呢?有的患者起病隐袭,搞不清究竟何年何月才算起病;有的患者一经起病,症状就长期持续不愈,如何在这持续过程中去划上一刀,称此前的阶段为早期?因此很多学者认为根据发病后的时间进行界定是不科学,且不实际的。

对早期的另一种理解则是根据症状表现来定,即在精神分裂症典型症状出现之前的阶段,相当于疾病的潜伏期或前驱期。很多患者当确诊为精神分裂症时,回顾一下,发现有一段时期出现过一些"隐晦"症状,没有引起重视,常常作为很多医者和患者家属的"后悔",叹息地说:"能在那时进行治疗就好了!"时期的长短并不一致,短者数日数月,长者数年,很多学者认为对早期的这样理解比较科学和实际。

Yung 等(1998 年)曾提出精神分裂症早期的各个阶段:即病前期、前驱期、首次发病期。最需要重视的是前驱期,这期表现的症状是非特征性的,包括注意力下降,始动性减退,抑郁心烦,睡眠障碍,焦虑,社交退缩,社交角色功能减退,易激惹,性格改变,敏感多疑,某些神经症样症状等。出现了前驱期症状的人并非一定都会发展为精神分裂症,取决于下列因素:早期采取干预措施,个体的应付能力,社会支持等。

二、精神分裂症的"早期"表现与诊断误区

与早期精神分裂症的概念不同,这里指的是已存在精神分裂症症状和具有精神分裂症诊断依据的病例,却由于病史收集不全面和精神检查不深入,或由于对精神症状缺乏辨识能力,而导致漏诊的精神分裂症病例,其漏诊的时期可能长达数年,因此这里的"早期"实际上并非疾病的早期,而包含着及早做出诊断的意义。

本病早期被错误判断的常见情况有以下几种。

(一)学习态度的改变

在校的青少年患者逐渐出现学习不认真和成绩下降,回避上学,不参加集体活动。患者自感上课注意力不集中,严重者上课打瞌睡;考试前不温习功课或无故不参加考试,于是成绩下降,不及格;不愿去学校,有时逃学;在校表现孤僻,与同学疏远。

家属方面对以上表现常推测原因大致包括:患者对专业不感兴趣;对学校环境不适应,学习跟不上、老师过严、校风不好等;患者着迷于电脑游戏机;与同学关系不好,受到同学欺侮等。

医生误诊的疾病常见为:学习困难,神经衰弱,适应障碍,社交恐惧症,抑郁症等。

(二)工作态度的改变

原来工作表现良好的职工突然不遵守劳动纪律,工作不认真,上班时打瞌睡、聊天、闲走;违纪时受到批评或表现不服,或无所谓;经常无计划地调换工作;无故提出辞职要求等。

家属方面解释的原因常有:对工作环境不适应(如工作紧张等)、领导处理问题不公正、同事关系紧张等。医生误诊的疾病常为:适应障碍、神经衰弱、人格障碍等。

(三)生活规律的改变

表现在家无所事事,睡眠规律改变——晚睡迟起;生活料理不主动(包括洗漱、饮食等);整日看电视,但并不专心于某个节目,而是面对电视机不断地转换频道;经常无目的外出闲游,或坐车,或步行,晚上迟迟不归;特别热衷于玩电脑游戏,无视家属的干涉,也不考虑面临的学习和工作任务;饮食不规则,有时暴食,有时不食,尤不喜欢与家人共餐,经常外出就餐;在家喜欢独处一室,一到家就关上房门,拉上窗帘,讨厌亲人来访;与家长交流减少,见了也说不上几句话。

家属通常认为是:睡眠不好,工作或学习劳累,贪玩电脑游戏,对家人有意见,"代沟"等。

医生误诊的疾病常为:睡眠障碍,抑郁症,"电脑迷综合征",适应障碍等。

(四)情绪改变

表现情绪变幻不定,动辄发脾气,有时沉默不语,与家人一语不合,就要动手殴打父母,过后可能自认不对,向父母认错道歉,但过后仍然旧习不改,而对于其他亲人和外人却显得温文尔雅,所以在外人看来,似乎并无异常;与同胞之间相处,虽无怨恨可言,却视若仇敌;激怒发作时加以劝说是无效的,反会激起严重反感,毁物者不罕见,进而对家人拳打脚踢,弄得家人遍体

鳞伤,苦恼不已;有的患者可有消极厌世情绪,甚至出现冲动性自杀行为。

家属通常认为是:脾气任性,父母教育不良,"轧坏道",心境不好等。

医生误诊的疾病常见为:适应不良,品行障碍(或人格障碍),情感性精神障碍,性格问题等。

(五)其他行为改变

除了上述在学习和工作方面的行为改变外,还可出现无目的的外出漫游,数日不归,害得家人遍寻无着;购买许多与本人学习和工作无关的书籍,买来后却置之高阁;热衷钻研哲学、宇宙等学问,而这些学问与其过去的兴趣和志向并无关连;有的屡屡出现违纪违法行为,如偷窃、非法性行为、打架、说谎、酗酒等。有的出现敏感、猜疑,家人讲话总认为在议论自己,如讲他不工作、不学习、性格不好、好吃懒做等,从而对家人更加怀恨在心,成为殴骂的理由。家属通常认为是:脾气任性,思想问题,教育不良等。

医生误诊的疾病常见为:品行障碍(或人格障碍)。

(六)其他

有的患者表现为类神经症症状,如神经衰弱综合征,癔症样表现,疑病表现,类强迫症状等。家属通常陪同去综合医院或心理咨询门诊,疑患有神经症。医生误诊通常也为相应的神经症诸类型,尤多见为强迫症。

值得注意的是,处于精神分裂症早期阶段的患者大多仍具有一定的自知力,可以主动要求去心理咨询门诊,也可以主动诉述自己的异常体验,例如诉述情绪控制不住,学习时注意力不集中,人际关系的种种矛盾及对环境的不适应情况等,也会要求医生给予心理治疗,叙述时大多言语有序,难以发现情感不协调、妄想、幻觉等精神病性症状,医生一方面参考家属提供的看法,另一方面发现患者存在对疾病的自知力,有求治要求,又未发现足以确定本病诊断的精神病性症状,考虑诊断为其他精神疾病是十分可以理解的。

三、精神分裂症早期诊断方法

为阻止精神分裂症病情的进展,需要重视早期诊断工作,并采取有效干预措施,需要做好下列工作。

(一)全面收集病史

所谓全面是指系统的、多方位的,不仅从主要家属方面进行了解,而且要从患者的"知情者"的方方面面进行调查。诚然,患者主要家属所提供的情况是最重要的病史来源,但医生要有这样的理解态度和思想准备,因为精神分裂症最容易受到社会人士的歧视,所以在家属的心里,十分害怕自己的家人患有精神分裂症,家属通常理所当然地把情况反映的重点在其他方面,而不是突出精神分裂症。例如强调患者可能是性格问题,环境不适应(如换学校后学习压力大,同学陌生等;调动工作想不通及遭受工作压力等),不能忍受心理应激,或者是可能患上了抑郁症、神经症等。作为医生要避免偏听偏信,不要受家属"重点"供史的影响而误入歧途,遇到这种情况时,要有针对性地从各个方面进行深入询问。例如,反映有性格问题,则要了解是否一贯如此,还是有所发展,显得变本加厉,不可理喻,患者对性格改变的解释及认识如何等;如反映存在环境不适应及心理应激问题,则要了解具体的环境状况,应激的内容和强烈程度,患者的心理耐受能力如何,病情发展和环境、心理因素的消长关系等;如提供有抑郁症或神经症病史的,则要了解发病时的具体表现,及治疗的经历和效果,其社会功能适应状况等。除了认真听取家属提供的病史内容外,还要询问有无其他与以上内容并无联系的异常精神活动表现,如怪异行为、自言自语、独自发笑、窥镜等,如果存在,要追根究底地问清青红皂白和来龙去脉。经验告诉我们,家属通常不愿主动透露以上现象,需要经提醒后才能回答,原因很简单,怕戴上精神分裂症"帽子"。

家属有时还抱有一种心理,就是不愿把患者过去的诊断过程轻易向医生透露,其动机是为了让医生不带有诊断框框,所以医生常要主动询问,并且事先要解除家属的顾虑。

(二)深入精神检查

就是要深入了解患者内在的精神活动体验,精神分裂症患者通常缺乏自知力,因此不合作是常见的态度,所以医生首先要掌握患者不合作的心理基础,然后有针对性地去进行交谈,前述的精神检查技巧都是适用的,这里特别要提醒一点,就是要善于透过现象看本质,例如有的学生的突出表现是回避去学校,自谓到了学校就想到害怕,如果不深入检查,会轻易地诊断为"社交恐惧症"。深究一下其害怕去学校的原因,可以答称."我觉得同学好像在注意我。"出现这样回答时,有几个精神病理症状可能:恐怖情绪、强迫怀疑、关系妄想等。接下去要肯定一下他的体会,问:"同学究竟是在注意你吗?"如果回答:"那肯定的。"这样的追问常常是需要的,因为有的患者通过这样一问,态度会显得不肯定起来,说"好像有这样感觉"。当遇到无论是肯定的或疑问的回答,接下去的提问应该对其"被注意"的感觉进行展开,例如"为什么有这样感觉"、"有哪些具体现象可以证明"、"有多少人(包括同学和老师)在注意你"、"他们为什么要注意你"、"这种被注意印象是你自己的感觉、情绪,还是客观存在"等。通过这样细致检查才能肯定究竟是社交恐怖,还是妄想在作祟。

这样的病例在青少年的心理咨询中甚为常见,把这样的精神分裂症患者误诊为社会恐惧症的关键所在是仅停留在患者的害怕体验,而对于为什么害怕的原因缺乏深究,以致忽略了妄想的发现。因此精神检查时不要被表面现象迷惑。为了做到这一点,与患者进行多次、个别的谈话必不可少。当然,在对其突出行为进行了解同时,还必须主动询及有关情、志、意方面的体验,并注意它们的协调性。

(三)严谨的症状分析

在全面掌握病史及精神检查发现基础上,面对一大堆精神现象,医生要善于对各种精神症状进行确定及病理意义分析,了解这些症状的心理背景,及与有关症状进行鉴别。要做到这一点,临床医生首先要熟练掌握精神病理学基础,然后就是结合个案例实际情况进行细致分析,才能了解所发现症状对诊断的具体意义。

(四)科学的诊断方法

随着检查技术的进步及心理学测验方法的普及,处于精神分裂症早期的患者通常已在各级心理咨询机构进行过心理测试,这些测试结果对诊断有一定参考价值,但最终诊断的确定还是得依靠临床。面对现实病例的复杂情况,诊断上切忌简单化,对其他诊疗单位的诊断意见要用辩证的观点去看待。一时难以作出明确诊断结论时,不要牵强附会的为难自己,可以进一步向家属了解病史,反复多次进行精神检查。如有必要,为了对病家负责及提高自己,应向有经验的医生请教,直到作出心中踏实的诊断结论为止。

（五）加强随访

精神分裂症早期病例诊断困难确是事实,因此随访工作显得非常重要,希望青年医生一定要养成这个习惯,遇到疑难病例逐一记录下来,长期地亲自随访,工作时期一长就会积累丰富经验。早期病例的随访通常还会遇到一种特殊现象,即使诊断有错误,采取了相应的治疗方案,有时病情也会有暂时好转,但好景不长,久之又会呈现"庐山真面目"。这是由于:①各种抗精神病药物并无绝对严格的适应范围。②疾病早期可有自动缓解。③心理治疗和药物治疗对表面症状的暂时效果。笔者曾遇到这样一个病例:有一名初中女学生,害怕去学校上课,诉述上课时注意力不集中,看见同学害怕,到了学校门口就心跳起来,因此休学在家。家长十分细心,把患者的日记翻出来给医生参考,日记里记述许多消极悲观的想法。根据以上情况,考虑诊断为抑郁症,予抗抑郁药治疗,数周后情绪好转,害怕情绪减轻,重新返校上课,据说成绩尚可。约半年后(未停抗抑郁药),患者又拒绝上学,整天在家睡觉,不敢出门。再予精神检查,患者暴露在学校里很多同学都用特殊眼光注视她、议论她,因此使她见人害怕,而产生消极悲观情绪。此时令人恍然大悟,原来她存在关系妄想,才产生继发性畏学及消极情绪,改用抗精神病药治,以上症状才逐渐消失。这个病例至少告诉我们两点:①发现有抑郁情绪及社交恐怖现象时,要追究其内心的心理活动,有无妄想存在,这样教训在实际工作中并不少见。②病情有暂时性缓解并不一定说明当时诊断正确,需要进行较长期随访。

第三节　精神分裂症的鉴别诊断

一、强迫症

可以这样认为,强迫症与精神分裂症的鉴别困难已成为近几年来精神科临床诊断上最突出的问题之一,无论在门诊患者或在住院患者中,甚至在会诊中,医生各持己见,以致最后无法定论的病例实在太多见,由于诊断意见不统一,治疗方案必然处于车轮大战状态。患者家属出于求治心切,不得已花费大量费用,辗转就诊于全国各地的著名专家,但仍可能诊断意见不一,或处于模棱两可状态。

（一）诊断困难的原因

大致可归纳下列几个方面。

1.精神分裂症可以出现强迫症状　这是许多学者久已认识到的事实。国外有学者报道,精神分裂症患者中出现强迫症状的可占15%～25%。国内于清汉等报道强迫症状出现在精神分裂症病程中分为3个情况:①发生在精神分裂症早期,开始表现为强迫症状,以后发展为精神分裂症。②在精神分裂症病情进展期呈现强迫症状。③精神分裂症缓解期出现强迫症状。无论在哪个病程阶段，如果强迫症状较明显，而精神分裂症的典型症状又欠"典型"，那么这种鉴别上的困难必然会出现。

2.对病史的采集不够详细　从患者家属立场出发，总希望自己的家人所患非精神分裂症，因为精神分裂症在人们的眼光里仍普遍认为是令人害怕的疾病，听到医生诊断为强迫症，心里感到坦然得多，因此供给病史常强调所发现的强迫症状，而忽视其他异常心理活动的存在。如果医生亦不加追究，偏听偏信，那么其所掌握的病史必然局限在强迫现象方面。

3.精神检查和观察欠深入、欠全面　这与医生的经验与工作态度有关，家属所提供病史既已局限，如果精神检查又未能深入展开，仅停留对于强迫现象的了解上，缺乏对其他心理活动的细致观察，也很容易陷入诊断的误区中去。

4.精神症状的判断错误　当患者暴露了一大堆精神症状之后，如果对各种精神症状的本质掌握领会不确切，也同样会导致诊断失误。

(二)正确鉴别的要领

1.全面了解病史　如上所述的原因，医生在采集病史时，首先要打消患者家属的顾虑，希望能提供全面的病史，如果家属仍然重点提供强迫现象，这时要补充询问：患者对强迫现象的认识和态度如何？有无痛苦体验？患者的求医欲望及对治疗的依从性如何？对于自己的学习、工作和生活态度如何？与周围人的感情有无变化？对未来前途的打算等。

2.精神检查要细致、深入地展开　除了环绕其所表现的强迫现象进行有关询问之外，还要对其他心理活动进行深入了解。针对强迫现象重点询问："你认为这样做是否必要，有无意义？""是否努力设法予以抵制？""抵制时有何心情体验？""希望医生如何对你进行帮助？""你自己准备如何配合医生？"等等。在询问中如果发现有些内容含糊的回答，还要深入追究下去，以进一步与有关的精神病症状鉴别。

3.要注意鉴别下列精神症状

(1)强迫性思维与妄想：妄想如果已经固定了下来，鉴别上一般不会有困难，问题是当妄想还处于形成初期的半信半疑阶段，此时就容易与强迫性怀疑混淆起来。如有一名患者数年来就是这样一个症状：总是不放心某中央领导人会打击他、迫害他，有时说"想想不可能的，这位领导人已去世了"。有时却说"想想也许可能，我说过一些对他不利的话"。谈这些问题时，并不焦虑，也不为此苦恼，能正常地工作，但想到时经常向家属问上几句有关以上内容的话题，家属不予理睬或作些劝说之后，也就作罢。笔者认为该患者的想法已属于妄想性质，而非强迫性怀疑，因缺乏强迫症状的基本特征，按精神分裂症治疗，据家属反映好转，但并未完全消失。

(2)强迫性思维与强制性思维：强制性思维是精神分裂症的常见症状，如能辨别明确，有助确定诊断。强制性思维的出现具有偶然性，患者对此感陌生和意外，内容多样，多变化，不由自主地突然涌现出来，深入了解，患者还会暴露是受到外力影响或控制，思维不属于自己。强迫性思维与强制性思维的不同点在于：前者①出现较经常，并非偶发的、突然的。②内容较重复，并不是千变万化。③认为思维是属于自己的，而不是受外力影响。④有强烈的抵制愿望，经常为此感到烦恼不已。有强制性思维者有时也存在一定摆脱愿望，同时也可伴有烦恼情绪，但与强迫性思维相比较，显得不强烈，通常在强制性思维出现时烦恼一阵，过后就变得心安理得，也没有强烈的要求治疗愿望。

（3）强迫性表象与假性幻觉：有一名患者长期来存在一种诉述："我脑子里经常会出现音乐声音，想到时出现，做其他事情不去想时不出现。"有的医生诊断为假性幻觉，按精神分裂症治疗，用过多种治疗方法，但未获效果。以后经过对这个患者的症状细加追究，发现有下列特点：①脑内的音乐声出现在他"想到"之时，与他的注意力有关。②所谓音乐声是"我感觉到"，而非听到，感受并不鲜明。③有强烈的摆脱愿望，患者经常独来门诊，要求医生给予治疗，并愿意承受"一切痛苦的方法"。④社会功能保持良好，除上述异常感受外，生活和工作都能正常进行。因此这个患者的精神症状属于强迫性表象，诊断应为强迫症，但经过抗强迫治疗后效果仍不明显，如果根据治疗效果而否定强迫症的诊断并不是公正的，因为强迫症的治疗到目前为止，尚无"药到病一定能好"的治疗方法。

（4）强迫性意向与冲动行为：有些精神分裂症患者在急性精神症状消失之后，持续存在不能控制的冲动行为，如打人、毁物、撕衣等，发作前还会主动要求医护人员给他保护约束起来，一段时间后，请求可以解除约束。这种行为确有一定强迫性特点，与强迫性意向不同点在于：①强迫性意向是经常、反复的存在，而非发作性的；冲动行为多是突然发生的。②强迫性意向仅停留在意向阶段，能够克制而不付诸于行动，如怕把小孩从高处抛下，怕用尖刀伤人等；冲动行为的冲动克制不住而造成后果。

（5）强迫意向与矛盾现象：在临床实践中，经常可以遇到这样病例，他们对于某些日常行为存在模棱两可意志，例如行走时难以决定首先应该先跨出哪个脚、吃饭捡菜时停停放放，因此他们变得寸步难行，吃饭要花上好长时间，询其体验，也认为苦恼，有的患者还会主动向医生请教治疗方法，遇到这样病例，医生的诊断结论可能徘徊在强迫症候与精神分裂症之间。鉴别时需要弄清下列几点：患者对这样行为认为有无意义；有无强烈的抵制愿望；本人是否有真正的痛苦体验等。精神分裂症患者常对其矛盾现象的意义理解含糊，虽口称有痛苦体验，但不强烈，多数在家属督促下才就诊，否则也听之任之，得过且过地度日。再结合其他精神活动表现，如有无生活疏懒，对家人感情冷漠等，确定诊断。

（三）认识和处理精神分裂症强迫症状的几个实际问题

1.强迫症状内容的荒谬程度在鉴别诊断中的价值　许多学者已注意到，这项特点在两病鉴别上的价值是相对的，因为有些强迫症患者的强迫形式和内容，表面看来十分荒谬离奇，但一经追溯其发生根源却是可以理解的。所以当我们遇到其有荒谬内容的强迫症状时，一定要追溯其发生根据，及从其内心深处了解患者对该种状态的真实认识和态度。患者是引以为苦，还是相安无事。

2.客观地评价强迫症患者的行为表现　强迫症患者症状严重时，可以出现生活疏懒、不主动料理、不愿参加学习或工作，因为有时强迫症状的严重存在已妨碍他们的正常活动，使之无法动弹，那么干脆就不去作为了。如有些患者强迫洗手及仪式性动作使其难以按时上班，难以完成日常工作，有时感到上班时因强迫行为无法实施而心情苦恼，或以为自己的怪癖会被人取笑而不愿见人，闭门不出。这种怀疑被人注意的想法如果不从其心理实际去分析，可能被认为是关系妄想，结合以上表现，很容易误诊为精神分裂症。

3.强迫症患者是否都是积极主动地要求治疗　应该说，大多数患者属此，但也有例外。笔者曾收住过1例患病多年的强迫症患者,长期在门诊治疗,也住过院,但效果不显,于是她失望了,产生了消极想法,决定拒绝治疗和进食,家属无法,强行送她住院,住院后极不合作,拒绝服药,用胃管喂食。后经深入交谈,原来出于这番心思。

4.合适评价患者对疾病的焦虑心情　典型的强迫症患者大多伴有焦虑及抑郁情绪,但也有例外,一部份强迫症患者虽然内心对强迫现象感到痛苦,但不一定在外观上能发现有明显的焦虑、抑郁情绪,这种情况的存在有下列几种可能:①病前个性的关系,例如有的患者病前个性内向、胆小、听话、顺从,一旦有了强迫现象,就不一定会忧形于色,而采取竭力自我克制态度,不愿去干扰别人,以致表面看来,似乎缺乏痛苦心情。还有一点也是很重要的,因为病程长、疗效差、缺乏信心,时间一长关心的心情也会淡薄起来。②药物的影响,镇静剂的应用会消除患者的焦虑心情,而影响患者焦虑、抑郁体验的表露。③智能的影响,有的患者智能偏差,造成对思维内容、情感表达等的影响。

5.对病理现象的全面评价　某些患者的精神病理症状有阶段性特点,一段时期有行为怪异、妄想、幻觉等,另一段时期表现明显的强迫症状,因此造成医生会以横断面去分析,有的诊断分裂症,有的诊断为强迫症。遇到这种情况,最好不要仅从横断面所观察到的特点进行诊断,而宜从整个疾病现象去进行全面分析,如果患者过去已出现过明显的精神病性症状,分裂症的诊断应予肯定,以后出现的强迫症状,可能是分裂症的一个症状组成(已如前述),或者可能是药物的影响(尤其氯氮平)。

6.了解患者对强迫症状来源的体会对明确诊断具有决定性意义　对很多具有强迫症状的患者,如果能进一步追问其强迫症状是如何产生的,典型的精神分裂症患者常会说是受外力影响造成的,或回答不出症状为何造成的,或回答的态度似是而非。

7.治疗方案　往往十分棘手,原则上说如果是伴有强迫症状的精神分裂症,理该使用抗精神病药物,但究竟使用哪一种抗精神病药为宜,很难根据针对阳性症状和阴性症状的方法来选择,通常是使用"广谱"的抗精神病药,但从目前经验来看,尚未发现哪一种抗精神病药对这类患者特别有效。因此,有的医生主张合并使用抗强迫药,如氯米帕明、SSRIS类药等;有的医生则反对这样用法。因为目前尚无成熟经验可言,只能各行其道,等待探索到一定经验之后再来总结。但要注意一个问题,因为根据近年来的临床报道,认为有些抗精神病药在治疗过程中容易出现强迫症状,尤其报道氯氮平较多,选用时需要谨慎。

二、情感性精神障碍

这也是当代与精神分裂症鉴别诊断困难的最常见疾病之一,在20世纪60～70年代,对情感性精神障碍的诊断条件掌握很严格,凡发现存在精神病性症状的都毫无保留地划入到精神分裂症的诊断范围中去,在临床工作中较少发生两病的诊断纠纷。80年代之后受到国际诊断潮流的影响,情感性精神障碍的诊断标准放宽了许多,因此就出现了这样的实际问题,即在同一病期内既表现有情感性症状,又有分裂性症状的病例如何诊断的难题。1933年Kasanin提出分裂情感性精神障碍的诊断概念之后,我国在1970年及以后使用较广。后未针对这个名称使用过滥的倾向,在诊断标准上又作了严格规定,临床上仅是少数病例才符合这个标准。

（一）鉴别困难的几种情况

1.躁狂急性发作期与精神分裂症的鉴别　　典型的轻躁狂一般不会引起鉴别诊断上的困难，问题是传统上所谓急性躁狂症，此病发生迅速，发病时严重兴奋躁动，日夜不安静，行为非常紊乱，乱吐口沫，撕衣毁物，裸体外跑，言语增多且散漫，严重时呈破裂性思维，无法进行交流沟通。这种病例乍一看，极易诊断为青春型精神分裂症。遇到这种情况时，即时诊断宜谨慎，鉴别时可作如下观察。

（1）恢复过程：即时采用抗精神病药治疗，进行短期观察，如为躁狂症，过几日就可发现一旦急性状态过去之后，就表现为典型的躁狂症症状，对急性状态的过程不能回忆或部分遗忘；精神分裂症的兴奋症状往往恢复较慢，经过治疗，虽然程度减轻，但仍可发现有情感不协调、思维散漫、行为紊乱等症状。

（2）自知力恢复情况：急性躁狂症患者一旦急性状态过去，即对自己的当前精神状态有充分的认识，认识到自己的病态所在及恢复的程度，并有主动的治疗要求；精神分裂症患者却不同，即使严重的兴奋症状已消失，但自知力迟迟难以恢复。

（3）疾病的残留症状：急性躁狂症患者发病如暴风骤雨，发作过后雨停天晴，没有残留症状；精神分裂症患者恢复过程中多数还残留部分症状，如情感淡漠，不协调，意志减退等。

（4）有无精神病性症状存在：急性躁狂症恢复后一般不存在精神病性症状；精神分裂症在急性状态过去之后，可呈现"庐山真面目"，人是安静了下来，但妄想、幻觉、思维障碍、情感不协调等精神症状却明朗起来。

2.抑郁症状与精神分裂症症状的交织　　这是指的这样一种情况，在发病过程中可发现存在一定抑郁症状，倾向于抑郁症的诊断，但又感到不典型；或通过一个阶段的抗抑郁治疗，获得短时好转，但恢复不完全。可能作出下列不同的诊断，如抑郁症、不典型抑郁症、早期精神分裂症等。

3.抑郁症状与精神分裂症症状的交叉　　精神分裂症早期表现为抑郁症状的病例并不少见，Wassink（1999 年）曾对 5 年内首次发病并能随访 5 年的住院精神分裂症患者 70 例进行分析，发现有 24 例（34.3%）符合抑郁发作的诊断标准，患者入院时诊断为抑郁症，并多按抗抑郁药治疗，这种情况的误诊是无可避免的。但反过来说，这类病例的性质究竟如何论定呢？是抑郁症的诊断错误呢？还是精神分裂症的诊断错误？另外，是否是两种疾病的并存？这一点有待今后的研究。

在实践中需要重视的问题是，如何确定患者所表现的精神症状是抑郁症状，还是精神分裂症的阴性症状。例如当病例出现了孤独少语、懒于动弹、整日卧床不出、生活料理被动、注意力不集中等表现时，我们要通过深入观察和精神检查方法，去探索其内在的情感体验，对于这样病例要舍得花时间，与他们进行反复系统的深入交谈，才能真正领悟出其精神本质，不要被表面现象迷惑。

如果精神分裂症发作后表现为抑郁症状时，不要轻易推翻过去的诊断，要考虑到下列疾病或状态的可能性。

（1）精神分裂症后抑郁状态：首先由 Mayer-Gross（1920 年）提出，20 世纪 60～70 年代后逐渐受人重视，抑郁症状主要出现在精神分裂症急性期发作之后，以初次发病或第二次发病者为多见。临床表现与抑郁症类似,遇到这种情况很易造成人们迷惑,而怀疑原来精神分裂症诊断的可靠性,有的医生干脆推翻原来精神分裂症的诊断,更改诊断为抑郁症。

精神分裂症后抑郁状态(PPD)的发生并不罕见,过去已有过不少报道和综述,本文不拟详述。遇到这种情况时要注意疾病诊断的全面思考,鉴别上可作以下考虑。①通过复核病史及进行精神检查后,可能会发现过去精神分裂症的诊断确是一种错误。②是否属于分裂情感性精神障碍?③目前的"抑郁症状"可能是精神分裂症的未恢复或残留性表现,即属于情感淡漠和意志减退。④是否是药源性抑郁。⑤因患过分裂症后认为低人一等而产生的心因性抑郁。

(2)药源性抑郁:药源性抑郁在传统的抗精神病药使用过程中有较多报道,还有的药物副作用使患者动作呆滞、反应迟钝、思维阻滞、兴趣缺失、终日想睡,继之对前途缺乏信心。这种直接由于药物使用过量引起的负效果并不少见。也有些并非药物过量所致,而是抑郁作为药物治疗过程中的一种现象出现,这是真正意义上的药源性抑郁,其中伴有静坐不能的不少,现象学表现类似抑郁症。

(3)抑郁症状乃心理因素所致:精神分裂症患者恢复之后,常会遇到许多现实问题,如被人歧视、职业和婚姻挫折、生活困难、家庭和人际关系不睦等,都会使恢复理智了的患者产生自卑、消极、不满、羞愧、失望等心理反应,从而出现抑郁症状,其本质属于心因性抑郁。

(4)抑郁症状是精神分裂症的组成部分:已有很多研究证实,抑郁症状可以是精神分裂症的组成部分,通过有效治疗,可以使两组症状都获得治疗效果。抑郁症状出现时期包括:精神分裂症症状充分暴露前、与精神分裂症症状伴存及出现在精神分裂症缓解期。

(二)临床鉴别的方法

1.诊断思维要全面、客观、实事求是　要认识到这种病理状况的鉴别往往并不容易,不要过分自信,有时多作几番调查,多作几次深入精神检查,多进行详细观察,多作几次讨论,多请教几位同道,常对明确诊断是有益的。

要避免两种倾向,一种倾向是不顾精神状态的新发展、新发现,而固执地坚持某一诊断;另一种倾向是过分频繁的改动诊断,发现了抑郁症状,就想到是抑郁症;以后发现了精神分裂症症状就轻易推翻过去诊断。随着诊断的不断更改,治疗方案也像走马灯式的变动,结果可能自己也不知道真正应该诊断什么病,宛如误入诊断的迷宫之中。遇到这种情况最理智的做法是"推倒重来",取得家属配合,重新收集详细病史(包括治疗反应),与患者作系统的、深入的接触交谈,在此基础上,实事求是地、客观地进行再诊断,固执己见,或者仅根据一时片刻的局部所见下诊断,则可能长久地被困在迷宫之中。"推倒重来"的主持人可以是原经治医生,也可以"另请高明",也可以采用会诊形式。

诊断中容易使人误入歧途的另一个因素,是疾病不典型的临床表现。例如有的表现为抑郁症状的精神分裂症早期患者,家属的愿望是偏向抑郁症诊断,因此会提供诸多的抑郁现象,患者的暴露又不充分。通过一个阶段观察后才发现其不可理喻的表现或对周围的猜疑等,诊断才逐渐明朗起来,这种情况在青少年中较多见。还有一种是在抑郁的长期病程中,夹杂着激越、敌视、过多性交往、不愿接受治疗等不典型表现,患者动辄激怒毁物、殴人、拒绝家属和医生关心、经常欲外出、漫游等。这类病例从现象学分析,很类似精神分裂症,然经过一个时期抗精神病药物治疗后,这些症状会很快消失,而显现一派抑郁心境,这种情况可能属于真性抑郁伴有的恶劣心境,或者可能是所谓激越性抑郁症。这样病例在临床上并非罕见,需要引起注意。

目前,有不少医生遇到了这样难解难分的病例,习惯上选用"双管齐下"的治疗方法,既治疗精神分裂症,又治疗抑郁症。这样做是出于一时无奈,但不是合理的诊治途径。

2.重视疾病的纵向观察　究竟从纵向观点还是横向观点来观察精神疾病的诊断,在诊断历史上有过曲折的过程,尤其反映在精神分裂症与情感性精神障碍的诊断过程中,Bleuler 强调精神分裂症症状在诊断中的重要作用。Schneider 进一步强调某些特征性症状在精神分裂症诊断中的作用,即所谓 11 项首级症状,试图精神分裂症诊断可以根据某些所谓特征性症状而一锤定音。这种观点在 20 世纪 80 年代后已受到挑战,现在国际和国内已大多摒弃单纯用横断面来鉴别这两种疾病,而主张用纵向的、动态的观点来进行鉴别,包括:①重视过去有无情感性精神障碍发作史(即使不典型)。②病前社会适应状况。③起病形式:情感性起病较快,而分裂症起病较隐袭,有一个逐渐发展过程。④病程特点:情感性恢复快,缓解彻底。分裂症缓解较慢,可有一定残留症状。⑤对治疗的反应。⑥病前人格及家族史对诊断有一定参考价值。

3.进行横向观察的要点　强调纵向观察的重要性,并不排除横向观察的实践意义,否则遇到具体病例就会束手无策。在进行横向观察时要注意到下列几点。

(1)自知力状况:对鉴别情感性精神障碍及精神分裂症极具价值。情感性精神障碍者的自知力状况,疾病初起时多保持,发病期也多少保持,疾病缓解后自知力迅速恢复。精神分裂症则不然,发病期自知力完全丧失,病初起时已经受到影响,恢复后精神症状已消失,但自知力恢复却姗姗来迟。

(2)情感性症状的强烈性和鲜明性:情感性精神障碍者不论其伴有的分裂症症状多么离奇,多么无联系,但始终存在明显的情感性症状,特别是其生动性、感染性和现实性。分裂症的情感性症状不鲜明、不生动、无感染性。

(3)精神活动的协调性:包括两个方面,一方面反映在内部精神活动的协调性,即情感性精神障碍者在其情感症状占优势的同时,保持与思维、行为的协调性.缺乏思维形式障碍及离奇内容。精神分裂症者其精神活动不协调较明显。

另一方面是指患者与周围环境的关系,情感性精神障碍者与周围环境保持良好接触,与医护人员较易沟通。精神分裂症患者则常孤僻,与环境格格不入,与医护人员之间缺乏疏通性,因此对环境漠不关心,行为上我行我素。

(4)情感性症状与分裂症症状的时间关系:在两组症状交织的患者,其消长虽不呈完全的平行关系,但典型的情感性患者当明显的情感性症状消退时,分裂症症状亦渐退不见。如果情感性症状已消失,分裂症症状持久存在时,要重视精神分裂症的诊断。

还有一点要提醒的,当原诊断为情感性精神障碍抑郁相患者,在应用抗抑郁剂治疗过程中出现了明显的分裂症症状,则后者的诊断应予重视;相反,原诊断为精神分裂症患者,在应用抗精神病药治疗过程中出现了抑郁症状,抑郁症的诊断也应予重视,当然也要排除前述的几种可能性。

三、疑病症

精神分裂症早期病例持有疑病想法,遍找医书,到处求医者并少见,此时他们对"所患疾病"非常关心,看到医生也经常诉说很多。精神分裂症患者的疑病常见有下述形式:①怀疑身体某器官或系统有病变,如肿瘤、坏死、性病等。②精神性失眠,多见于本病恢复期患者。③泛泛的主诉,如感到紧张、害怕、心慌等。疑病观念是一种超价观念,与疑病妄想的区别十分困难,因为疑病观念本身就有不切实际的特点,患者坚信,而且可以持续保持长久,要说自知力,具有疑病观念的患者可以保持相对完好的社会适应能力,但要一说到"病",就会"一疑到底",很难据理说服,所以要单纯根据疑病这一症状去鉴别是疑病观念还是疑病妄想有时会显得很困难。鉴别的大致思路可参考超价观念与妄想之鉴别方法。

(一)疑病症与精神分裂症之鉴别

可根据下列几点。

1.病前人格特点　疑病症患者具有疑病人格特点,如敏感多疑,强迫固执,对健康过分关切,要求十全十美等;精神分裂症患者一般无此人格特点。

2.产生的环境和心理基础　疑病症患者的疑病观念产生有一定现实基础,如曾经出现过某些身体不适,检查发现过不大不小的疾病,或者听到、遇到过某种疾病的危害后果,因此担惊受怕起来;精神分裂症患者之疑病妄想产生突然,毫无来源地认为自己患上了癌症、艾滋病等,有时与各种幻觉有关(如幻嗅、幻触、本体幻觉、幻听等),或与被毒、被害妄想并存,也可以是思维障碍的表现。如有1例患者称自己的血液已经停止流动,询之暴露有一次在饮食店吃了一碗由眼光怪怪的服务员端来的面条后就感到血液停止了流动;有的患者感到体内心脏被毁、肠管扭转等。

3.疑病内容　疑病症患者的疑病内容多较现实,多为人理解;精神分裂症者的疑病妄想内容多古怪离奇、多变、荒谬。

4.精神活动的协调性　疑病症者的想法与行为保持协调性,如怀疑患有胃病的人,摄食时总是小心翼翼。怀疑有肝病的人,对服用药物特别谨慎,生怕药物损害肝脏;精神分裂症患者却不是这样,如口称胃已烂掉的人,进食时却狼吞虎咽,反映其思维与行为的明显不协调。

5.对疾病的态度　疑病症者对自己所患疾病忧心忡忡,情绪焦虑、抑郁,有强烈的求治欲望;精神分裂症患者虽声称自己已患上不治之症,但情感无所谓,不追究所患疾病的状况和预后,显得泰然自若,根本不关心医生对自己疾病的医治态度和效果。

通过以上几点可以进行大致鉴别,诊断时更需细心发现伴有的其他精神症状,不要被其突出的疑病症状所掩盖。

(二)躯体变形障碍与精神分裂症

这类患者在精神科门诊并非罕见,患者诉述身体某一部位有改变,要求进行整形手术,遇到不负责任的整形外科医生,迁就地进行手术;负责的医生会建议去精神科门诊。这些大多数为青少年或成年早期患者,他们坚信自己身体的某一部位有畸形或丑陋。最常发生的部位是鼻子、面部、女性胸部等,但客观上并没有或者只有微不足道的异常发现,有时会固执地要求手术矫正治疗。这种现象在精神医学上称为形象丑陋恐惧（或 Thersites 综合征），或称畸形恐惧症，如果从病名去顾名思义，容易误解该属于恐惧症范围。ICD-10 及 DSM-Ⅳ 把这种现象归在躯体化障碍中，具体作为疑病症的一种表现，称为躯体变形障碍，美国精神障碍案例集（DSM-Ⅵ case book）介绍了一名非常有兴趣的男性病例——"象鼻人"，患者自称他的鼻子上有很多大麻窝，奇形怪状，称自己"像象鼻人一样丑陋"，"15 年来天天想它，做噩梦也梦到它"，"我每日花几小时照镜子看这些麻窝，我耽误了许多工作，我不再和朋友或女友外出，因此只好戴一顶棒球帽，拉下帽舌遮住前额和部分眼睛"。他看过皮肤科医生，要求做磨皮手术，但被拒绝。后来在非常绝望的情况下，自杀过两次。该书编者认为这是一名典型的躯体变形障碍病例，程度比较严重，其职业、社交及其他重要功能已受到严重影响。

临床上遇到具有这样诉述的病例，首先要从精神病理特性进行鉴别，有体形感知综合障碍的患者，感到自身的体形发生了改变，如头额部变大、肢体变长等，但其实质是感觉到身体形状发生改变，是属于感知障碍；恐惧症患者害怕自己面孔发红（赤面恐怖）、害怕身体某部位变丑，这是出于一种害怕，并不认为身体确实发生了某种变化，这是一种强迫性情绪；躯体变形障碍患者有一种先占观念，认为躯体外形确实发生了某些变化，不是"感觉"，不是"害怕"，因此这种属于思维范畴内的障碍。所以对于有这样诉述的患者，通过精神检查深入了解其内心体验的基础，才有助于进一步明确诊断。

躯体变形障碍分为非妄想性与妄想性，非妄想性躯体变形障碍属于躯体化障碍之疑病症范围（ICD-10 编码，F45·301）（DSM-Ⅳ 编码，300·7）；妄想性躯体变形障碍属于妄想性障碍（躯体型）。两者的鉴别，实质上是疑病观念与疑病妄想的鉴别，根据 ICD-10 所列鉴别诊断标准，认为如果患者坚信其外观令人不快或躯体形状发生了改变，应归入妄想性障碍。DSM-Ⅵ 也把自知力列为两种疾病鉴别的核心，认为非妄想患者对"缺陷"的想像性质或歪曲性质的自知力一般是存在的，而妄想性患者缺乏自知力，坚信躯体变形是真实存在的，并深信自己对躯体异常的看法没有歪曲。但在实际工作中，两病的鉴别仍然存在很大困难，因为即使是非妄想性患者，其自知力通常不良，为了解决这一问题，DSM-Ⅵ 采取了灵活的解决方式，即非妄想性躯体变形障碍患者只接受一个诊断，而妄想性躯体变形障碍患者将接受两个诊断：躯体变形障碍及妄想性障碍（躯体型），这种重叠性诊断方法认为该类患者既是疑病症，又是妄想性障碍，其合理性有待进一步研究。

精神分裂症患者也可以出现类似体验，但他们除了坚信躯体变形之外，还会存在其他精神活动障碍，例如有 1 例患者，他在一次游泳前冲洗身体后突感面部凹陷变形，而不断窥镜，经五官科、口腔科等门诊，医生告知无畸形发现，但患者仍坚信，以后采用冲水方法企图使面部恢复旧貌，后者的推理显然不合情理。因此，其存在思维推理障碍，但尚能保持一般社交功能，诊断考虑为精神分裂症，经过一段时期的抗精神病药物治疗，患者已不再关心其躯体变形。当然，像这样病例究竟诊断为妄想性障碍合适，还是宜诊断为精神分裂症，还是个值得探讨的问题。

四、应激相关精神障碍

原称反应性精神障碍，据国内外有关报道，与精神分裂症的交互误诊比较常见，如据 Faeregeman(1963 年)所著"心因性精神病"一书记载,住院诊断为本病的 160 例中,经随访更改为精神分裂症的 43 例,占 26.9%。国内有关作者报道,本病更改为精神分裂症的误诊率为 19%～48.8%。可见对该两种精神疾病进行鉴别在临床工作中的意义。

(一)误诊的原因

1.调查工作的缺陷　很多精神分裂症患者确是在受到一定精神创伤后发生,家属在供史上一般也过于强调患者个性及心理诱因对疾病发生的作用,有时会把微不足道的心理诱因,或者与患者起病在时间上不相干的心理诱因牵强附会地联系起来,或者把发生在现实生活中的事件(如学习和工作劳累、考试成绩不好、调动工作、邻里矛盾等)想象为引起发病的实际的心理诱因。医生如果根据家属所提供想当然出来的病史不加分析地进行诊断,势必陷入误诊歧途。

还有一些所谓是在受到心理诱因后发病的患者,实际上在病前已存在精神分裂症的早期症状,不过是未引起家属的充分注意而已;或者是已经忘了,未向医生提供。这种情况当涉及法律诉讼时更加重要。

2.精神检查不全面　接受家属片面供史基础上,如果精神检查仅停留在对心理诱因有关内容方面的了解,而未注意把精神检查引向深入,特别是这些患者可能在短时间内保持较良好接触,同时暴露较多的与心理因素有关的精神症状内容,这种场合最容易误导医生从表面上认识症状和进行诊断。

3.诊断认识的片面性　除了上述两个因素之外,在误诊病例中还可以发现下述环节上的缺陷,即单纯从病程经过去确立诊断,例如有的染有心因性色彩的精神分裂症病例,经过治疗后精神症状迅速缓解,自知力也有一定恢复,此时医生会以简单的思考方法去推翻原来已经确诊的精神分裂症诊断,一时似已经自圆其说,但过了一段时期后,病例的复发证明此前的判断是错误的,因为复发时所表现已然是一派非常明显的精神分裂症迹象。在强烈心理诱因下首次发作的精神分裂症病例除可呈现一般的精神分裂症的疾病过程外,也可有一种特殊形式,即其病程短暂(数周或数月),发作后的缓解比较完全,有人认为是精神分裂症的一种特殊类型。

4.病例本身的难度　这种情况下的误诊有时难以避免,例如有的患者确实在受到强烈精神创伤后发病,而病前的精神功能健全,发病症状完全环绕着精神因素,经治疗后缓解也较完全。对于这样的病例诊断为反应性精神障碍自然合乎情理,但随访结果却发现是精神分裂症;又例如有一些遭受明显精神创伤后发病的病例,以妄想为主要精神症状,对象却有一定泛化,还存在某些对精神分裂症诊断具有特征意义的精神症状,如被洞悉、被控制体验、物理影响妄想等,情感又较为协调,类似如此病例,临床诊断可能会产生分歧看法。40 年前曾经诊治过这样一个病例,中学教师,临床表现为上述那种,病房诊断为妄想型精神分裂症,经过全院讨论诊断结论更改为反应性妄想症,单纯采用个别心理治疗,获痊愈出院。此例对笔者印象颇深。

(二)鉴别诊断中应掌握的几点

1.精神创伤强度和确实性的认定　作为应激相关精神障碍的诊断,实际存在的足够强度的精神创伤是必须条件,但有时家属供史时所反映的精神创伤是凭想象的,或者完全是听患者说的,在临床中经常会遇到这种情况,家属滔滔不绝地陈述患者在单位中如何受到欺侮、受人议论和排挤、领导处理如何不公等。问其如何了解到这些情况时,他却说是听患者回家后讲的,其实这个患者存在明显的被迫害妄想及牵连观念,家属听之信以为真,把病者的病态感受误认为是客观上存在的精神打击。例如还有的家属把很久前发生的邻里纠纷或病者所遭受过的殴打事件,牵强附会地与患者发病联系起来,称患者多年来之所以出现闷闷不乐、寡言少语、生活懒散、不安心工作等异常表现,与以前纠纷或受殴事件有关。近年来,还多涉及老师体罚学生事件,这些事件很多涉及追究老师责任和索赔纠纷,如果认定不当,会造成错案。例如有的家长发现自己的子女有段时期出现学习成绩下降,害怕上学,听课不专心及某些品行问题,回溯地认为与以前该学生曾在课堂上受到过老师的严厉责骂或体罚有关。

为了避免误诊,我们在收集病史时,一定要把所谓精神创伤具体内容、强度和发生时间等进行详细调查,并记录在案,不要仅笼统地记录一笔,这样的教训是很多的。

2.深入了解患者对所受精神创伤的心理体验 要阐明这种体验是否深刻和真实,因为应激相关精神障碍的发生除了客观上存在明显的应激事件外,作为受罹个体本人,必然对此应激原产生强烈的心理反应,两者结合起来才成为发病条件。这种心理体验虽可在病史中得到反映,但主要需通过深入的精神检查去进行体会。经常发现,病者家属振振有词地认为患者发病与所受精神创伤有关,但患者对此十分漠然,对近期或远期所发生过的事件均漠不关心,或者根本就不视为一件切身有关之事,或者称已经忘记,经提醒后对此才有一些回忆,患者的这些表现显然说明他对所谓的精神创伤缺乏心理体验。有时患者对此可能会暴露某种程度的心理体验,但不强烈,有 1 例学生患者害怕上学,称是怕受老师处罚,但进一步追问却又称对学习不感兴趣,在家里打打游戏机更好玩,再问是否害怕老师,则答:"老师批评也对的,事件也过去了。"其实,该患者的情感淡漠已经非常明显,对学习及生活显得漠不关心,但家属总认为学生的行为变化与受老师体罚有关。

实际工作中的复杂情况还很多,例如有的患者入院后表现只有兴奋躁动,行为紊乱,乍一看很像青春型精神分裂症表现,经治疗没过几日,患者安静下来,心情沉闷,经深入了解,暴露出对所受精神创伤的许多心理体验,最后诊断为反应性精神障碍。也有另外一种情况,某例在受到邻居殴打后 2 个月左右发病,表现行为紊乱,外出拦汽车,在家无故打父母,有时独自发呆,也口称害怕,称有很多人迫害他,在其他医院诊治,诊断为精神分裂症,经抗精神病药治疗一年后好转,但仍然生活疏懒。当前精神检查发现患者自称害怕,谓自己的病是受到邻居殴打引起的,至今仍回忆着当时被打的情景,还偶尔听到有邻居的骂声(此时实已迁家,属幻听)。其家属认为患者之病由于受邻居殴打所致,向法院诉讼要求对方经济赔偿。此时的诊断意义不仅关系到临床治疗,而且也涉及疾病与伤害的因果关系评定,最后有关法院的正确判决结果。对这样的病例,诊断应作全面的考虑,不能仅根据当前一时的精神检查发现,否则容易引起误诊,该例的诊断仍应属于精神分裂症,理由:①生活事件的程度属一般的邻居纠纷,强度不大。②被殴后仍正常上班,该期间并无生活事件引起强烈心理反应的客观依据。③发病距事件已有 2 个月间隔。④初期发病的精神症状内容与生活事件无密切联系。至于当前的精神症状内容虽部分与生活事件有关,乃属于是患者在精神病缓解期对现实问题的心理反应,不能说明全部的疾病过程,也不能排除家属态度对患者的影响。

因此,要明确患者是否真实存在深刻的心理体验,不能仅依靠病史,也不能光凭一时的表面观察,需进行深入的精神检查,能否做得很完善,是医德,更是水平和技巧。

3.遭受精神创伤前个性特征、心理素质及精神状况的调查　要了解患者病前的个性特征、心理素质及精神状况，只有通过详细的病史了解，调查对象除了家属之外，还应包括有关知情人员，因为有时家属无法了解患者的全面情况，如在学校及在工作单位表现。家属的态度常比较偏重于患者所受生活事件与发病的关系，那么此生活事件对患者究竟具有何等程度的意义？又如何会遭受生活挫折的？精神分裂症患者在生活事件之前往往已经存在诸种不正常行为表现，正是由于此种种异常导致生活挫折的发生，这其中的因果自然是很清楚的。

但要针对临床实践中的具体病例进行发病过程的前因后果调查也不是一件很简单的事情，尤其当涉及法律责任的认定时更是如此。例如在老师体罚学生致病的纠纷中，家长供史可能夸大地反映老师对学生的态度是多么可恶，而该学生在受体罚前是一个如何优秀的学生（可能已观察到某些异常行为，此时往往也隐瞒不说）；当调查到老师，出于推诿责任的动机，往往也难以了解到老师体罚学生真实的严重程度；要调查同班同学吧，有时学生可能出于种种顾虑，也不敢全面反映真实情况。因此，调查结果可能会发现所反映事实截然相反的看法，面临这种情况，医生必须要对调查材料进行可靠性分析，决定取舍。医生对这样病例即使作出了诊断，也可能受到某一方面的非难，认为医生是偏听偏信，这样的困境当前比较常见。这里，医生有一个原则，为了做到正确诊断，必须对病例发病前的精神状况进行全面调查，排除干扰，亲自参加，客观公正，去伪存真。

4.精神症状内容的质变问题　应激相关精神障碍患者的精神症状内容大致环绕着应激事件。无论是反映在情绪方面，还是反映在精神病性症状方面，如果发现有些"出格"（即不是严格环绕应激内容）表现，在诊断思路上一般还是主张从主流方向去理解。但在临床实践中，这些所谓"出格"、"质变"症状确实也给我们诊断带来过许多麻烦，有些病例的随访证明，正是由于医生忽视了这些"出格"症状，结果导致精神分裂症的漏诊。有一个病例，被人严重殴打后（无脑外伤）出现精神异常，表现紧张、害怕、失眠，耳内经常闻到声音，讲："打他，打他"，外出时觉得有人跟踪、迫害，并认为是受到殴打者的指使，因此不敢外出。同时家属又反映，患者在家有时自语，听不清内容，经常发呆，频繁窥镜。当时根据其有严重受殴史，精神症状基本环绕心理因素，诊断为反应性精神病，治疗后效果较好。但出院后半年，疾病复发，出现外出乱跑，大量杂乱内容的听幻觉，无故发笑及自言自语，完全丧失自知力，诊断更正为精神分裂症。从该例的前后疾病过程分析，宜诊断为精神分裂症，开始所导致的误诊教训，可能是忽视从整个心理过程进行观察，没有重视初期暴露出来的"出格"症状。但要进一步阐明哪些"出格"症状具有诊断学上的意义，倒也是个很困难的问题，在掌握上应对具体病例进行全面思考，例如应激源的强度、病前个体的心理素质和对刺激的耐受性、发病过程、对应激因素的心理体验程度、精神症状的主流内容等，同时对所表现的或发现的"出格"症状进行分析，深入了解病例对这些"出格"表现的心理体验和认识，有些病例一经追究，可能暴露大量属于"质变"的精神症状内容，此时的诊断思路就不宜单纯地停留在表面的"主流"症状上去进行思考。反应性妄想症病例，其妄想内容主要与应激有关，对象即使有一定泛化，也不影响诊断；但这些病例一般不存在思维联想障碍，如果发现有很多怪异的、非逻辑性的联想，应激相关精神障碍的诊断就应打个问号。

5.全面理解病程　在明显应激因素作用下起病的精神分裂症患者，发病一般较急骤，初期的精神症状与应激因素存在不同程度的联系,治疗效果往往也较好,多在短期内缓解。由于有这样一个疾病过程特点,所以经常造成错误判断,把初期精神分裂症症状暴露较明显的患者,根据其治疗效果及缓解过程,武断地更改诊断为应激相关性疾病,直至发现疾病复发又回过头去总结教训。

还有一种很少见的情况,精神分裂症病例经过治疗处于缓解阶段,但在受到精神创伤后又发病,表现的精神症状内容与应激因素密切相关,此时如果不作严密思考,可能出现两种错误倾向:①轻易推翻过去精神分裂症诊断。②忽视应激因素对本次发病的重要作用,仍维持精神分裂症诊断。其实,对于这样的具体病例应作具体分析,不要采取非这即那的态度,对于过去的诊断可以重新进行讨论,但一定要实事求是;对于新发生的情况,也要不拘一格地作全面考虑。在少数病例,可能属于亦这亦那的诊断。

总之,精神分裂症与应激相关精神障碍的诊断鉴别,在临床上十分重要,诊断结果不仅与宜采取的治疗措施有关,而且经常涉及法律纠纷,对于这一点,临床医生要有充分思想准备,要善于从法律意识高度去认识问题,如果一时诊断困难,建议充分开展讨论,并重视病情随访工作,避免勉强地下结论。

五、与文化相关精神障碍

这是我国疾病分类学上的一种特色性疾病,尽管对这个疾病分类地位存在一定争议,但CCMD-2、CCMD-2-R、CCMD-3均保留了这类疾病的分类地位,由于这类精神障碍有其独特的文化背景,临床表现较为复杂,所以临床上也较易与其他精神障碍发生诊断交叉,如癔症等,也容易与染有宗教、迷信内容的精神分裂症产生鉴别诊断困难。

一般来说,与文化相关精神障碍和精神分裂症的鉴别通常属于下列两种情况。①精神分裂症患者具有一定的文化背景,症状内容较多染有宗教、迷信内容。②气功所致精神障碍与精神分裂症的鉴别。

(一)特定文化相关精神障碍与精神分裂症

这里所谓的特定文化是指有宗教或迷信信仰的人,这些人信仰笃深时可发生精神症状,据单怀海调查70例迷信巫术和宗教相关所致精神障碍的症状内容:意识狭窄10%,人格转换或自我意识障碍35%,幻视20%,幻听72%,附体感55%。受到这些症状影响,患者可出现很多异常言语和行为表现,如思维散漫,奇异思维内容,对空自语,怪异行为等,也可出现如夸大妄想、被害妄想、变身妄想、附体妄想等。如果离开其特定文化背景,根据精神分裂症的症状学诊断标准,完全符合精神分裂症诊断。这里进一步提醒我们,当在判断精神症状意义及根据标准化进行诊断时,不要采取机械的、古板的态度,而应对具体病例进行整体分析,整体分析包括其生活经历、文化背景、心理背景、心理基础、人格特点及各种精神症状之间的关系(如协调性)等各个方面,在这样基础上得出的诊断结论才更加科学,更加客观。

精神分裂症发病时染有宗教、迷信内容等精神症状的患者并不少见,如有人自称是星宿下凡,可以统治天下(夸大妄想);认为有精灵、神仙附在体内,因此出现夸大妄想,或发生怪异语言及声调;认为世人嫉妒他的伟大,而处处迫害于他(被害妄想);也常有听到神仙对他讲话声音(幻听),看到神仙从天上飘下来,栩栩如生(幻视);认为神仙、精灵魔力控制他的一举一动(被控制感)等。像这类染有神秘症状的患者,如果家庭及环境还有一定的文化信仰背景,容易被诊断为"与文化相关精神障碍",这样的情况在临床上并非罕见。

在进行鉴别时,需要注意下列几点。

1.环境、文化和信仰背景　　与文化相关精神障碍患者,其精神障碍发生有特定的心理基础,即其精神障碍是在其特定心理的基础上发展起来的,这些患者不仅有其周围环境及家庭背景,而且其个人也长期以来对某种信仰极为虔诚,这可以在其以往的行为及本人的体验中得到证实,而并不是人们所推想出来的。精神分裂症患者发病前缺乏这些背景,或者仅有某些可有可无的信仰基础,发病后突然出现具有强烈文化色彩的症状,如外出远处要求出家,声称神仙、鬼妖与其讲话、看到许多奇怪头像,或者整日吃素拜佛,或者滴水不进,奢求立地成佛,或者称有魔力支配自己,或者称自己法力无边,可以控制别人,可以征服全世界等。其症状来源不能用其心理社会背景解释。

2.精神症状之可理解性　　CCMD-3关于"与文化相关精神障碍"的特点之一指出:"被特定文化或亚文化范畴所理解接受"。笔者曾遇到过这样一个病例:在某一个农村,有一天一名青年用刀砍伤了两位老年妇女,既往与这两位妇女并不熟悉,谈不到什么深仇大恨,事后据这名男子称砍人动机由于认为这两妇女欲加害于他,当地医院认为有被害妄想,行为莫名其妙,诊断为精神分裂症。后经深入到该地调查,当地人普遍相信某些长相丑陋的老年妇女可以通过"点穴"方法加害于人而超度来世,经了解这名男子原患性功能障碍,经治疗无效,无奈之下,去求巫医,巫医告诉他可能受到人的陷害,被人"点穴"了,于是回想起曾经在路途遇到过这两名老妇,发现长相较丑,见他经过时曾作出过怪动作,从此相信自己之病乃受该两老妇之害,遂起意报复。此例确存在被害想法,但其想法的形成可以从其环境得到理解,而且他的特殊想法在当地人看来并不感到奇异,不过认为"过分"而已,也正是因为"过分"才认为他存在精神障碍,因此这是属于非妄想性巫术观念,这例的诊断宜考虑为"与文化相关精神障碍"。

因此,所谓的可理解就是指可为特定的文化或亚文化范畴所理解,也可从患者本人的经历、文化、信仰背景等得到解释。"与文化相关精神障碍"之疾病本质属心因性疾病,作为心因性疾病的一大特点,是精神症状与心理因素相关,可理解性相当于这层意思。

以上所述精神分裂症患者的宗教或迷信症状,不仅仅是怪异,而且缺乏可理解性。

再举一些附体症状的例子,常可听到病例这样陈述,称"这些话不是自己讲的",那么是谁讲的,及谁叫他讲的呢? 真正的附体症状患者进而会说:"魔鬼附在我身体内,这些话是魔鬼利用我的嘴发出来的。"如果他说:"魔鬼附在我身体内,它控制我的一切活动,包括讲话,使我无法反抗。"那么这病例不仅有附体症状,并且存在被控制感,是一种异己体验。但如果他听到菩萨声音(幻听)叫他做某某事,于是服从命令听指挥的去做了,这并不是被控制感。发现异己体验(alien experiences)的存在对精神分裂症诊断具有重要意义,当然还要结合其他条件进行诊断。

3.疾病的转归　　与文化相关精神障碍是心因性疾病范畴,同时具有癔症发作类似特点,因此病程较为短暂,经过治疗后,精神症状能较快消失,恢复也较完全。精神分裂症的病程则相对比较迁延。临床也有这样的例子,开始诊断考虑为"与文化相关精神障碍",但经治疗迟迟不愈,而且精神症状愈来愈丰富,以后出现了许多精神分裂症典型症状,随着也当然地更改了诊断。

(二)气功(巫术)所致精神障碍与精神分裂症

我国练气功有悠久历史,普遍作为强身治病的手段,但近些年来不乏有人练功过切而"走火入魔"者,因此气功所致精神障碍者在精神病院及气功研究所常有遇及,一时诊断也出现过过滥倾向,但随着研究工作的深入,发现诊断气功所致精神障碍的病例中有些实际为精神分裂症患者,于是两者的鉴别亦成为临床工作中的一个常见问题。不论诊断的最后结果为何,有一点是事实,即凡染有气功相关症状的精神分裂症患者,曾经有过不同时期和程度的练习气功史,精神症状的发生常陈述如何与气功有关,精神症状内容常涉及如感到气在身体内窜动、手脚发麻等。如何看待这些关系及临床现象,是本节讨论的重点。

六、人格障碍

人格障碍与精神分裂症之间发生交叉误诊的情况是比较多见的,上海市精神卫生中心曾在 1963 年对精神分裂症误诊为人格障碍的病例作过一次调查,共调查 72 例,发现误诊病例 10 例,并分析了造成误诊的原因。

人格障碍与精神分裂症之间的病原学关系问题,精神医学的发展史上有一番争议,如 Kraepelin 认为人格障碍是一种症状不明显的精神病,Jaspers 是第一个在人格发展和疾病演进之间划出明确界线的学者,他认为人格发展是一系列可以理解的变化过程,它与正常反应非常接近,这一点对于在临床实践中鉴别人格障碍与精神分裂症是很有意义的。而且他还提出很重要的一点,即认为由于疾病过程所造成的人格变化,表现有某种全新的和奇异的内容,它不能从已知的人格、年龄和生活环境中推论出来。这些观点阐明了人格障碍表现的可理解性特点,又描述了精神病后人格改变的判断标准,在临床实践中是很有价值的。

(一)人格异常与精神分裂症疾病过程的关系

两者关系大致有下列几种情况,

1.人格异常可以是精神分裂症的早期表现　这是造成误诊的最常见情况,尤其是青年人,早期表现如学习不专心,与人打架,逃学,说谎,偷窃,在家与父母对峙,情绪变得不稳定,动辄对父母动怒,甚殴打致伤,无目的外出,家人为此经常外出寻人,十分令人烦恼,事后有时会后悔和道歉,并表示改过,或称发怒时心烦,要发泄,家庭内虽频频寻事生非,然在陌生人面前却会表现得规规矩矩,因此不易被外人发觉。在司法鉴定中,案例会突然暴怒,无故伤人或杀人,但深究之又发现不出动机所在,当时也常难以发现精神分裂症的典型症状,这些常属司法鉴定的疑难案例,直到劳教或服刑数年后,精神分裂症的症状才明朗起来,这种误诊实在难以避免,只能提醒一句,对于类似案例,要提高精神分裂症的警惕,加强观察和随访。

2.精神分裂症发病阶段的人格异常表现　发病阶段除了存在精神分裂症特征性精神症状外,还可伴有其他如冲动行为、偷窃、纵火等表现。这些异常行为常缺乏明确动机和目的,容易鉴别。同时伴有冲动控制障碍的病例并不少见,这些冲动行为并非受到妄想、幻觉支配,而是独立存在,患者对这些行为的发生过程可作一定描述,如称发作前自感有胸口憋闷,"要发泄",

"发作后心里好过",有时也可有治疗欲望。如果这种症状突出,而其他精神症状尚欠典型时,可能会造成鉴别上的困难,可能被诊断为"冲动控制障碍",再如混杂些其他非典型症状,如强迫症状等,鉴别诊断上的难度可能会更大。

3.精神分裂症遗留人格改变　此时精神分裂症的典型症状已消失,遗留自私、幼稚、对家人不关心、挥霍钱财、偷窃等个性变化,个别者以冲动控制障碍为突出表现,例如有 1 例患者,精神分裂症经治疗后明显症状已消失,但住在病房内长期不能出院,原因是他不定时地会出现莫名其妙攻击、毁坏行为,伤害对象包括工作人员及其他患者,发作前会自称:"我将要控制不住了,快给我保护约束起来。"护士知其发作规律,听罢此言立即采取行动,约束四肢,约半小时或一个小时后,患者又自称:"可以给我解除约束了。"护士才敢解除保护。不发作时一如常人,如果任其发作,后果不堪设想。这样病例,如果不对其整个病情进行了解,也可能误认为是人格障碍。

4.精神分裂症发展有原来的人格基础　这种现象的存在并不代表 Kretschmer 的观点,该氏认为分裂性人格、分裂样人格和精神分裂症之间完全可能找到逐步变迁的过程。现在主流认为人格障碍和精神分裂症是两种不同的精神疾病,后者不属于前者演变的结果。但临床实践并非如此简单,特别是病前存在明显分裂样人格特征的精神分裂症患者,如何从其原来已然存在的孤独、与人疏远、待人冷漠等个性特征基础上来确定有无精神分裂症(单纯型)的发展,有时是个十分困难的问题。鉴别的方法大致可根据:①一贯性:即分析了解其后来的精神状态发展是否在原来基础上变本加厉,还是"原封不动"。②自知力状况。③有无社会功能的严重受损,还是仅存在适应不良。

(二)如何避免人格障碍和精神分裂症的交叉误诊

两种疾病的交叉误诊十分常见,无论在临床精神病学与司法精神病学实践中都常遇到,误诊的结果涉及医疗效果自不待言,而且还常涉及法律纠纷,如把偏执型人格障碍者误诊为精神分裂症强制收住入院,其结果必然导致侵权诉讼,医院成为被告;相反,如果把精神分裂症误诊为反社会型人格障碍,其结果常使患者受到行政处罚或法律处理,甚至断送生命。必须清醒地理解到,这两种精神疾病在临床鉴别上有相当难度,一旦误诊又可能出现不良后果,因此临床工作中务须提高对这两种精神疾病基本概念的认识,在具体诊断过程中做到慎而又慎,遇到难度时,多请会诊是明智的,千万不要过分自信,前人的经验和教训实在太多,不胜枚举。

1.造成交叉误诊的常见原因　大致有以下几个方面。

(1)精神症状的交叉:这两种精神疾病都可以出现某些共有的精神症状,如情感冷漠不稳定、冲动行为、超价观念、甚至片断妄想等,有时很难区别尚属于正常范围内的猜疑与妄想。

(2)方法上的问题:如调查病史不全面,精神检查不深入,客观检查不充分等。

(3)认识上的问题:如对这两种疾病的基本概念理解不深刻,对某些精神现象仅从表面上去认识,没有从其心理本质去进行深究;没有重视患者个体对异常行为的体验和态度等。

2.正确进行鉴别的几点思考

(1)全面了解病史:病史了解不全面是发生交叉误诊的最重要原因,因为作为这两大类精神疾病的最大特点之一是:其异常行为模式属于是持久的、固定的,还是有一个发作期。在理解上,所谓持久的和固定的并不是指行为模式是一成不变,实际上很多人格障碍患者存在起伏过程,即有时异常行为不突出,有时与环境发生冲突时却显得比较明显。病者家属往往会把令家属烦恼的,即在明显时期的异常行为表现向医生反映,如果医生忽视其过去的一贯性表现,就会断章取义地抓住某一时期的行为特征进行诊断,片面认识自然地会出现。这一点对于精神科临床医生来说,确会有一定困难,因为有时病史的来源相对比较局限,仅依靠某一部分人的反映,例如由患者配偶陪同来院的,其所反映的只能是结婚后的一些发现,至于婚前的情况,尤其是18岁以前的情况并不一定了解,也不排除某些患者父母有意对配偶隐瞒了患者结婚前的行为特征,原因很简单,怕婚姻失败。这一点,在司法精神病学鉴定中的例子尤多,因为司法鉴定有工作方便之处,鉴定人有权利对各方面人进行调查取证,有时临床诊断为精神分裂症的病例,经过深入、细致的调查,却发现了过去临床医生未能掌握的资料。因此,司法精神病鉴定医生对这方面的知识肯定会比临床医生全面,诊断的经验更为丰富。在临床工作中如果有时发现诊断属于"四不像"的病例,其中有的可能属于人格障碍者,因为人格障碍的临床表现十分多样,可以类似于某种精神疾病,但仔细观察一下,可能又会显得不十分像,产生犹豫时不妨反问一下自己:是否该患者人格有问题?还是智能有问题?凡遇到可疑病例,一定不要采取简单化做法,而应该坚决地向有关人员进行调查,必要时亲自参加,最后大多会水落石出。

(2)深究异常行为的环境及心理背景:人格障碍的亚型虽然很多,但大多数患者的异常行为出现都有其环境和心理背景基础,而不是完全"不可理解"、"脱离现实"的。例如反社会型人格障碍者从幼起就出现违法乱纪行为,造成人际关系上的亲叛众离,如果精神检查合作的话,他们会对其所作所为汇报出各种"道道"来,并为自己进行辩解(当然其中不乏对医生也谎言连篇者)。这些特征与精神分裂症患者的行为表现并不相同,精神分裂症的行为缺乏环境及心理背景的可理解性,或者可以发现与精神病理症状的密切联系,因此在进行精神检查时不要忽视从这方面去进行突破。当然,有时遇到某些精神分裂症患者对所暴露的行为可以作"合理化"解释,但其特点是对客观行为进行辩解或加以否认。精神分裂症早期患者异常行为可以发现有一定的环境和心理背景,例如认为校风不好、受同学欺负而不去上学等,此时需结合其他临床表现进行全面分析。

(3)正确理解精神病理症状:发现精神病理症状是确立精神分裂症诊断的重要依据,但当发现类似现象时不要匆匆地一抓就住,其实很多所谓精神病理症状在诊断学上具有不同的病理学意义。例如被洞悉感可见于人格障碍者,也可见于精神分裂症,但仔细分析其心理实质并不相同。最困难的要称是超价观念与妄想的鉴别,偏执型人格障碍者经常持有超价观念,并不断地予以诉讼,甚至倾家荡产在所不惜,如果不经仔细了解,容易错误判断为妄想。许又新认为,超价观念与妄想有下列不同之处:超价观念有相当的事实依据,推理大体上合乎逻辑;与人格的其余部分相协调一致;带有强烈的情感和动机;持续时间比较长久;发生往往有强烈情感的事件为基础。如果根据这样观点去鉴别超价观念和妄想,还是较为实用的。在实际工作中,把超价观念误诊为妄想的情况比较多见。

总之,当发现精神病理症状时要对症状内容、来源及与人格的联系等进行细致分析研究,然后再决定在诊断学上的意义。

(4)关于自知力状况:精神分裂症患者多数缺乏自知力,关于人格障碍者的自知力问题,各种亚型的情况并不一致,例如分裂样、冲动型、强迫型人格障碍者大多数认识自己确具有过分内向、与人难以疏通、"感情-冲动难以控制"及过分仔细等人格缺陷,有时还可以为此感到十分苦恼。但偏执型及反社会型人格障碍者一般并不认为自己人格上有问题,而往往把困境的原因归咎别人,强调自己为人正确。但与精神分裂症患者相比有一个特点:认识到自己从来就是这样性格,对其所思所为进行"一贯正确"的辩解,并能阐明其作为的环境和心理根源,虽不认为是病态,但能从其人其道的特点为人理解。精神分裂症的情况就不是这样,既不否认其行为上的异常,又说明不出其动机和背景所在,但就是否认是病态表现,这就属于无自知力表现。

(5)关于社会适应能力状况:根据 CCMD-3,精神分裂症诊断的严重度标准为社会功能严重受损,而人格障碍为社会适应不良,两者并不相同。人格障碍者虽有行为模式偏离正常表现,但一般仍能保持相当社会功能,他们不但能自理生活,有的还能良好适应工作和学习环境,完成相应任务,其中甚至不乏为杰出的天才,但与常人的社会功能比较,在人际关系及某些社会功能方面可以存在某种缺陷。精神分裂症的社会功能状况却明显不同,严重时可以整日疏懒卧床,生活料理被动,一般者也会因受到精神病理症状影响而屡屡发生危险及冲动行为,或对自己前途缺乏打算,不能胜任原来的工作和学习,而导致社会功能严重受损。

总之,人格障碍和精神分裂症在诊断鉴别上存在相当难度,容易发生交叉误诊,但如能在临床实践中掌握以上几点,可能对减少误诊有一定帮助。

七、器质性精神障碍

在精神疾病诊断学的角度而言,把器质性精神障碍与"功能性"的代表性疾病——精神分裂症相鉴别是头等重要之事,这可以认为是一个原则性问题,治疗方法与预后各异。然在实践中相互误诊,或者鉴别困难之事经常存在。这里所谓的器质性包括脑器质性与症状性精神障碍,临床上较多遇及与精神分裂症发生诊断困难的脑器质性精神障碍有:脑炎、脑外伤、脑肿瘤、癫痫等,较少见的有:脑萎缩性及血管性疾病、脱髓鞘脑病、肝豆状核变性等。较多见的症状性精神障碍有:各种内脏、内分泌疾病、胶原性疾病等。

(一)发生交叉误诊的常见情况

1.把器质性精神障碍误诊为精神分裂症 多数情况是没有完全了解病史,或体格检查的疏忽,例如家属供给病史不全面,只重视精神方面的异常,忽视全面反映患者的躯体疾病。或者医生忽视患者的躯体症状。例如有些脑瘤的误诊患者,复习病史发现患者已经常诉说有头痛,病史上虽有记载,但未引起医生的充分重视。有 1 例肝豆状核变性患者,临床表现为紧张症状群,正拟进行电休克治疗时,忽有医生提醒,该例肌张力较高,是否有肝豆状核变性可能,结果进行全面体格检查时,发现眼部有 K-F 环,实验室检查结果也得到了证实。有些脑炎患者,感染症状并不明显,临床表现兴奋躁动,初始诊断为精神分裂症,后经反复神经系统检查,发现有不固定神经系阳性体征出现,经过 EEG 及脑脊液检查,诊断才明确为脑炎。有 1 例糙皮病患者,表现为精神分裂症症状,经过详细体检,发现有对称性皮损存在,给予烟酸治疗后,获得痊愈出院。忽视甲状腺体征之存在而误诊为精神分裂症的并非个别。

还有不少误诊是由于患者先表现精神症状,以后才发现患有某种器质性疾病,这种病例早期确诊较为困难,多见慢性过程的器质性疾病,如胶原性疾病、内脏疾病、脑肿瘤等。有一病例表现为典型的单纯型精神分裂症患者,入院时体格检查无阳性发现,经过电休克治疗数次后,发现患者愈益呆滞、反应极为迟钝、呈恍惚状,神经系统检查发现一侧病理体征,经过气脑检查发现有额叶肿瘤。

2.把精神分裂症误认为器质性精神障碍　发生这种情况多数是由于发现患者存在器质性"迹象",如智能或意识障碍,客观检查的某种阳性发现等。如有一患者数日间处于兴奋躁动状态,白天和夜间都无间歇,根本无法进行接触,大小便也溺于床上,可疑存在意识障碍,一直疑有器质性疾病可能,但客观检查都无阳性发现,后经过几次电休克治疗,患者恢复安静,对患病过程回忆不全,当时处于幻觉先占状态,最多见的是诊断为精神分裂症的病例,在快速的氯氮平增量过程中出现了意识障碍,EEG 检查发现有弥漫性慢波,就疑为脑炎,其实这种临床改变是很可以理解的,因为氯氮平在快速增加剂量或急骤停药过程中很容易出现意识障碍,而且氯氮平引起脑电图改变非常明显,多为弥漫性慢波,有时还可见痫样放电。

因此对于这样病例,不能简单地根据治疗过程中所发生的意识障碍及 EEG 改变,就随便诊断为脑炎。还有 CT 或 MRI 发现有轻度脑萎缩,特别在 50 岁以上患者,不能单纯根据这些发现就否定精神分裂症的诊断,因为精神分裂症患者有脑萎缩已经由现代很多研究证实。

(二)发生交叉误诊的原因

1.病史了解欠全面　精神症状明显的患者,家属供史时一般强调患者的精神活动方面,对于过去存在的躯体症状一般并不重点反映,如果医生比较疏忽或者听了也不重视,那么患者的所患躯体疾病并不一定能被掌握。

2.体格检查欠细致　精神科工作久了之后,往往对体格检查不很重视,很多年轻医生对神经系统检查并不熟练,也常欠规范,因此不能有效发现阳性体征的存在。而且有些患者所患器质性疾病的神经系统体征可能有不固定性特点(尤其是脑炎),因此,上级医生查房时,对于可疑病例一定要亲自进行体格检查的复查。

3.精神症状欠熟悉　意识障碍是急性脑病的特征性症状,智能及人格改变是慢性脑病的特征性症状。意识障碍时常见定向力障碍,但定向力障碍并不是意识障碍的唯一标志,在轻度意识障碍的场合,白天和晚间的定向力常有波动,医生查房多在上午,可能发现定向力正常,但到了晚间,患者可能出现找不到自己床位及地上小便等异常行为,当发现这种状况,仍需要引起重视。

4.客观检查欠重视　近年来,医生对患者的客观检查比较过去重视,过去很多器质性精神障碍的误诊病例,与不重视客观检查是有关的,特别是 EEG、CT。客观检查的重要性不仅反映在精神疾病的鉴别诊断方面,而且能及时发现患者所伴有的躯体疾病,如用药过程中的心脏、血糖改变等。过去曾有一病例,诉述吃饭吞咽不便,医生草率地解释为药物反应,未予重视,若干月后,经过食管钡餐检查,发现是食管癌。

5.诊断思维欠客观　当同时存在躯体疾病(或症状)和精神症状时,如何进行联系,是涉及诊断思维问题。记得过去年代里曾出现过一种倾向,先是发现漏诊了躯体性精神障碍病例,以后变得风吹草动起来,当一发现同时存在躯体疾病和精神症状的病例,都一概诊断为躯体性精神障碍,因此,在一个时期内,这种诊断十分时髦。这两种情况,有时可能有因果联系,有时可能属于两码事。又如同时存在客观检查的阳性发现和精神症状时,应该如何作客观联系,也属同样性质,精神分裂症患者在氯氮平使用过程中出现了 EEG 异常改变就是一个例证。

(三)鉴别时的掌握点

1.基本认识　精神医学的研究和诊断工作近二三十年来虽有长足进展,但有一点还是和过去一样,就是把器质性精神障碍和其他精神疾病的鉴别列为首要地位,对于 50 岁以上的患者首先仍要注意排除器质性精神障碍。

2.重视病史采集和全面检查　对于每个患者的病史采集,仅了解精神病表现是不够的,有必要收集患者在其他临床各科诊治的病史资料。神经系统检查必须做到全面、规范及重复进行检查,针对当前年轻医生神经系统检查掌握不熟练的弱点,要进行必要的指导和训练,这也是精神科医生必需的基本功。体格检查也必须全面地进行,并且有针对性地进行各项辅助检查,如 EKG、EEG、CT、MRI、血糖测定等。

3.重视器质性疾病的诊断线索　器质性精神障碍患者可能表现精神病性症状,这些症状与传统的“功能性”疾病相比并无特殊性可言。但下列几点有诊断价值。

(1)观察是否存在意识障碍:严重时并不难识别,轻度时可有日轻夜重的特点,表情上可见呆滞、目光惘然恍惚;定向力受损,不严重时用时日推算方法可以发现其记忆、注意损害及定向力的不完整情况;夜间可见行为异常及睡眠障碍。

(2)在意识清楚时是否有尿失禁:临床实践证明,这一点是很有意义的,曾经诊治过的几个脑炎患者,外院排除脑炎诊断,认为是精神分裂症转来本院,检查时发现有神志恍惚,家属提供白天有小便溺身情况,特别有 1 例在外出购物途中不由自主地尿裤,当日即予 EEG 检查,发现有弥漫性慢波,收住入院后不久即出现明显意识障碍及神经系统阳性体征。还有 1 例住院患者,究竟是癔症还是器质性脑病诊断意见不一致,据护士报告该例有几次尿床,后来经过神经科大会诊,诊断为脱髓鞘疾病。

(3)记忆障碍:大多数精神分裂症患者对发病过程都能完整回忆,如果发现患者对自己的行为过程遗忘,要警惕有无器质性疾病可能。例如有 1 例独自外出淋在大雨中,事后不能回忆;有 1 例癫痫患者,原诊断为精神分裂症,发作时表现兴奋躁动,数日后突然缓解,但不能回忆发病过程,后经 EEG 证实是癫痫。

4.病程观察　凡器质性脑病有两种病程可能:①间歇性。②持续发展。有 1 例脑室肿瘤患者,呈发作性木僵,木僵发作时表现典型的紧张症状群,存在病理体征,几日后突然缓解,一如常人,但对发病过程回忆不起,不久又出现同样发作,经过气脑检查(当时尚无 CT)确诊为脑室肿瘤。因为脑室肿瘤随着体位改变,肿瘤的位置也发生移动,阻塞的脑脊液通路重新恢复畅通。还有几例诊断不明的住院病例,均为 50 余岁,患者强调有明显记忆损害、表情夸张、假性痴呆及异常步态,有的诊断癔症,有的认为不能排除器质性脑病。EEG 检查发现有边缘性异常。以后随访中发现该几例的记忆损害越显严重,屡屡出现尿失禁,EEG 异常变化更明显,CT 呈现脑萎缩,神经科会诊未能确定诊断,但在以后发展中,患者不能自行起床活动,呈痴呆状态,生活不能自理,最后死亡。这些病例死后均未进行病理解剖,确切的疾病性质尚不明确,但可以肯定是属于器质性脑病。因此提醒我们,对于一时诊断不明的病例,进行必要的观察随访是重要的。

5.治疗试验　对于诊断一时难以阐明的病例,有时可以采取治疗试验以资鉴别。如曾遇到过如糙皮病、艾迪生病、癫痫等病例,临床表现类似精神分裂症,医生对究竟是两种疾病,还是属于器质性精神障碍的认识有分歧,后来通过治疗试验,单纯使用烟酸、皮质激素及抗癫痫药治疗,疾病获得完全缓解,通过治疗试验证明所患都属器质性精神障碍。

6.如何认识不同状态的因果关系　临床上较多遇到这样病例,例如所患精神病已久,数十年来多次住院,诊断为精神分裂症,但以后发现患有脑肿瘤、脱髓鞘疾病等,并且得到嗣后病理解剖结果的证实,那么这几十年的精神障碍性质是属于这些脑病的精神症状的表现,还是各成系列,遇到这种情况经常是议论各异,无法统一。我们主张在临床诊断上尽可能用一元化方法去思考,不得已时才作出两个或以上的不同诊断,但有一个前提,要考虑到这脑病的性质和特点,例如多发性硬化的病程具有长期且有发作性特点,其临床表现可以多样,可以呈现精神分裂症表现。再以精神障碍伴同甲状腺功能亢进症的患者为例,如果甲亢患者的实验室指标及临床表现都很典型,那么病例的抑郁或者妄想一般都可以理解是由于甲亢引起;反之,如果甲亢患者的实验室指标正常又无甲亢的临床症状,如何去理解同时所存在精神症状的因果关系呢? 通常的诊断原则也宜认为两者有关,因为外在的表现正常并不一定代表脑内一定无任何改变。当然遇到类似情况时,各家见仁见智的情况十分正常,读者需独立思考。

第四节　精神分裂症的药物治疗

现把主要用于治疗精神分裂症的药物统称为抗精神病药。根据目前已有的药物大致可以分为传统的抗精神病药与第二代抗精神病药两大类,前者按照化学结构分成若干类型。第二代抗精神病药具有代表性的为:氯氮平、利培酮、奥氮平、喹硫平、阿立哌唑、齐哌西酮等。抗精神病药现在主要用于治疗精神分裂症,但也常用于治疗其他精神疾病,如情感性精神障碍(躁狂症及激越性抑郁症)、偏执性精神障碍、器质性精神障碍、应激相关精神障碍、癔症等。

一、药物选择

根据下述情况选用不同药物。

(一)精神症状类型

严格地说,不同精神症状类型并无绝对的相对应有效药物可言,因为各类抗精神病药的药理机制大同小异,但由于各药物的药理作用强度和特点并不完全相同,所以临床医生还是需要针对不同精神症状类型选择药物,并非不加选择地仅使用一种药物试着去控制所有不同的精神症状。

以兴奋躁动症状而言,一般选择具有强镇静作用的药物,如氯氮平、氯丙嗪、氟哌啶醇、奥氮平等。镇静效果有的属于药物的治疗效果,有的属于药物的不良反应表现。通过治疗,患者安静下来,睡眠也得到改善。氟哌啶醇并无强大的镇静效果,但能控制兴奋躁动。

对于以淡漠、被动、退缩等阴性症状为主的患者,需要选用具有激活作用的药物,如舒必利、三氟拉嗪、氟奋乃静及第二代抗精神病药。氯氮平、奥氮平等虽有较强的镇静作用,但也可治疗阴性症状。

对于缄默、木僵等紧张症状群患者,舒必利静脉滴注的效果已经得到证实。利培酮也初步证明有效。

妄想、幻觉及思维障碍等症状则并无严格的适应药物,常因人而异。临床实践告诉我们,氯氮平对幻觉的治疗效果比较显著。

根据精神症状类型选择药物时,有一点需要加以注意,即需要通过严密观察,了解精神病理症状的实质内容,例如有的患者的兴奋躁动或冲动行为是由听幻觉引起的,那么通过药物控制幻听之后:兴奋及冲动现象也随之消失,这一种药虽无镇静作用仍可有效,而仅依靠某药的镇静作用可能不一定起到作用。同样,对于缄默、木僵症状或其他精神症状都需做到这一点,才能更加有的放矢。

(二)药物不良反应对躯体情况的影响

应该说,过去用药对这一方面并不是十分重视,总认为医生的任务是尽快把患者的精神症状控制住,而至于药物副作用对躯体造成的损害和对生活质量影响并不认真地去考虑。现在的治疗要求比过去高得多,不仅要迅速、有效地控制精神症状,而且要保证药物对躯体无损害或无严重损害,要做到这点必须注意下列几方面。

(1)全面了解各药物的不良反应内容。

(2)全面了解患者的躯体情况及所患疾病。

(3)充分估计所使用药物对患者躯体情况的影响。

(4)当发现有躯体情况变化时,及时调整药物及剂量。

(三)患者的个体和环境条件

通常对老年人来说,不宜选用镇静作用强及其他不良反应较明显的药物;对儿童来说,某些药物尚缺乏临床使用经验。此外,现代有一个很突出的问题,有的精神分裂症患者起病初期,病情程度也不很严重,同时又必须继续工作或学习,目的为了维持工作或学籍,不愿让人知道患上了精神病,于是只能边治疗边工作或学习,这样无疑必须选择不良反应很小的药物,否则工作和学习时打瞌睡、发呆、动作迟钝等,不但影响工作和学习效率,而且被人一眼就可发现不正常,会影响前途。对于这样病例,选用新型抗精神病药无疑是明智的。

新型抗精神病药虽然不良反应较小,但一般价格较昂贵,如果经济条件不宽裕,而难以负担,尤其精神分裂症患者一般需长期用药治疗,更成为具体的困难,因此选择药物必须考虑到经济条件。还有工作要翻班的、结婚隐瞒精神病史的、家庭缺乏人照顾的等,选择药物都要考虑到种种影响,不良反应小、使用方便是个原则。

(四)患者以往的用药特点及家庭成员的药物效应

医生在选用药物之前,了解患者以往用药经验是很重要的,千万不要自以为是,主观武断。如经了解,患者过去对某药治疗反应良好,由于擅自停药而导致疾病复发,在这种情况,选用原药进行治疗是合适的。有的患者称过去的医生已用过许多药物,均无效果,问之可报出一大堆药品名称来,一时会使经治医生一筹莫展。面对这种情况,追问个究竟是重要的,如所用过药物的剂量和疗程如何? 有哪些反应? 停药或换药的原因是什么? 等等。经过一番了解,可以发现有的确为难治患者;有的却属于用药不当,如未满足足量足程要求、期望过高而朝三暮四的换医生、因药物不良反应或经济原因造成用用停停等。通过这样深究,一般可以理出重新选药的头绪。有时患者和家属反映过去用某种药时曾出现过一些反应,对这样的问题千万不可马虎,一定要充分了解所发生反应的具体情况,因为经验告诉我们,有的患者以后出现的治疗意外及医疗纠纷,常与此有关。

根据药物遗传学原理,家庭成员间患精神疾病的用药反应常常有类同之处,因此了解家庭成员的用药特点有助于对患者选用合适药物。

(五)医生的用药经验和习惯

在临床实践中可以发现,各医生都有不同的用药"嗜好",有的医生"嗜好"用氯丙嗪、奋乃静、舒必利、氯氮平等,有的习惯于用五氟利多,有的医生容易接受新信息,喜欢选用新型抗精神病药,这样做是否科学呢? 其实这并不奇怪,因为迄今为止,精神分裂症的病因未明,抗精神病药物使用效果还谈不到根治,各抗精神病药的临床治疗作用又大致相仿;而且用药的经验是需要积累的,医生在长期临床工作中通过治疗大量病例已对某药比较熟悉,包括其效用及不良反应,因此对某药特点掌握得比较充分,使用时能得心应手,经验虽然有主观成分,但长期的经验应该说也有其科学性的一面,因此对此规律无须多加挑剔。

但下面两种情况应当加以纠正。①固执地使用某药,不论患者的具体情况,对其他药一概采取排斥态度。②为接受回扣而用药。

(六)其他

下列情况适合选用长效抗精神病药:①拒药者。②对多种抗精神病药治疗缺乏效果,有明显精神症状者。③缺乏家属照顾者。④慢性期及维持治疗期的患者。

二、发病期药物使用

(一)药物的剂量

各种药物虽都有治疗剂量范围,但这只说明一般情况,具体病例要因人而异,有的患者低于平均剂量即可收到治疗效果,有的患者却需要超过平均剂量。问题是如何判断对具体患者的剂量掌握程度,测定血浓度无疑是最可靠、最科学的方法。但问题有两个:①很多地方没有血浓度测定的条件。②药物血浓度与疗效并不平行。因此,多数场合还是依靠临床来判断,在刚开始使用氯丙嗪的时代,临床上根据患者是否出现锥体外系反应来判断,在剂量递增过程中,发现患者出现锥体外系反应,一般认为剂量已达差不多的程度,再加用抗胆碱药苯海索(安坦)。氯氮平使用过程中多出现流涎不良反应,有时也作为判断剂量程度的标志。新型抗精神病药既没有锥体外系反应,也没有流涎,因此判断剂量掌握就成为问题,唯一的是根据药物其他不良反应及疗效。

过去曾有一个时期,提倡有超剂量的"冲击疗法"或"快速疗法",由于不良反应大、安全性差,目前普遍已不采用。

用药剂量的掌握还需根据以下几点。

1.治疗的不同阶段　治疗期与维持期剂量不同。

2.过去用药史　过去已用过该药的,掌握剂量可以大些;初次用药一定要从小剂量开始,逐渐递增。

3.病情状况　症状明显,剂量可适当大些,递增快些;住院患者比门诊患者剂量可以大些;病程长、长期用药者剂量可以偏大些。

4.健康状况及年龄、性别　成年体壮者剂量大些;年老者剂量宜小,一般男性比女性剂量大些。

5.药物不良反应　不良反应明显者剂量掌握小些。

总之,不管任何情况,必须强调足够的剂量是取得良好疗效的保证,很多病例之所以成为慢性或难治病例,在开始治疗阶段的剂量不充分是关键,当然原因是多方面的,有医生方面的原因,也有患者及家属方面的原因。有的医生对足量治疗的重要性缺乏认识,遇到困难时缩手缩脚;患者则可以出于病情原因而不配合治疗,有的家属可由于种种顾虑及听信传言,如害怕药物成瘾、怕对身体造成损害、对患者所患疾病的严重性认识不足、缺乏精神卫生知识,及由于担心经济负担等。新型抗精神病药的使用过程中,治疗剂量不足是普遍问题,原因很简单,主要是顾虑经济负担。

(二)疗程

药物足量是关键,足够疗程也是关键,很多患者的剂量是充分的,但家属求治心切,几日或1~2周过去了,病情依然,就急于要求换药,因此在不长时期内,频繁地换过多种药物,像蜻蜓点水一样都没有完成足够疗程。现有的抗精神病药,除了控制兴奋躁动较快以外,对于其他精神症状的控制,都需要有一过程,一般4~6周,因此使用一种药物时,达到治疗剂量,维持4~6周是必需的。这里指的4~6周是指治疗剂量,而非开始剂量,需要注意。

治疗过程一般可分3个阶段。第一个阶段为治疗期,保持有效剂量4~6周。第二个阶段为巩固期,如明显精神症状得到基本控制,但自知力未恢复或恢复不全,此时仍需维持治疗剂量,该时期究竟以多长为宜,说法不一,有的主张1~2个月,有的主张至少6个月,笔者主张以自知力恢复为准,如自知力完全恢复,则原剂量维持1~2个月即可,否则时间可能要长些。第三个阶段为维持期,剂量可为治疗剂量的20%~50%,时间长短根据患者的具体情况而定,可以是2~3年,也可能需终身服药。

(三)使用方法

1.剂量增减　对于从未接受过治疗的患者,开始剂量一定要小,年老、体弱及有躯体疾病者更甚,然后在1周左右递增到治疗剂量。但要注意,某些药物说明书把剂量增加方法提得过分具体,特别是有些新型抗精神病药,其资料来源于国外或文献所述,国人有时生搬硬套而引起麻烦者并非罕见。在增量过程中,一定要严密观察药物不良反应。

药物减量的过程亦然如此,需要遵循逐渐原则。对于门诊患者,医生需要把这些知识全面告知患者和家属,并告知这种药物可能会产生什么不良反应,当出现不良反应时该如何处理等,家属一时还搞不清的,可以另用一纸写明具体增减方法、服用时间及处理不良反应方法。至于详细情况,可通知家属阅读药物说明书。用药不合作的患者,家属有时可能采取偷给的方法,同时又恐怕患者发现,于是用药不规则的情况经常产生。医生必须掌握这些特点,不可一厢情愿地加药。

2.服药时间　剂量大时需一日分 2～3 次,剂量不大时可以一日分 1～2 次,剂量小时,每日 1 次即可。服用时间则根据药物特点及患者的生活习惯,有镇静作用的一般安排在晚间,影响睡眠的应该在白天服用。有的药物个体差异很大,可向患者告知自行掌握合适的服用时间。有些药物会引起胃部不适,可安排在饭后服用。

3.用药途径　病情不严重的患者一般采取口服法。注射用药适用于:①精神症状较严重者。②口服法效果不佳。③患者不合作。目前已有针剂的药物:氟哌啶醇、氯丙嗪、舒必利等,采用肌注或静脉都可以(静注法过去有采用,但易引起意外,慎用为宜)。肌注时注意几点:①注射于肌肉深部,而且要经常调换位置。②以不超过 1 周为宜。③同时合并东莨菪碱 0.3mg,以防引起急性锥体外系反应,有的未做到这一点,患者注射后出现动眼危象,斜颈及角弓反张现象而去综合医院急诊。④注射前后注意血压变化,注射后需要卧床片刻。

对于兴奋躁动患者可采用氟哌啶醇或氯丙嗪静滴方法,效果较佳,但偶见意外,需慎重掌握。对于木僵患者,舒必利静滴可取得快速效果,每日 1 次,剂量 0.1～0.3g/d,7 日为 1 个疗程。

利培酮已有口服滴剂,适用于不合作及老年患者。

4.抗胆碱药物的使用　主要用于对抗药源性锥体外系不良反应,苯海索(安坦)是典型代表药,现在不主张预防性用药,一旦并用后也不需要长期使用,过 3 个月后可试行停用;但很多患者有一种错误认识,认为这类药物是用以"解反应"的,怕停用后会出现反应,所以不敢停服。医生对这些患者要解除其顾虑,但也要实事求是,如果一旦停用仍有锥体外系反应出现,可继续服用,剂量以最小为度。

各医生关于抗胆碱药的服用时间掌握并不一致,有的认为锥体外系反应一般白天较明显,晚上睡眠时自然消失,所以主张白天服用;有的认为要从患者方便出发,例如抗精神病药安排在晚上服用者,白天特意安排服用一顿抗胆碱药,似有不便。特别在服药不合作者,苯海索(安坦)与抗精神病药一起服用可少些麻烦。另外静坐不能反应一般在晚上表现较明显,因此仍主张晚间与抗精神病药一起服用。两者各有利弊,掌握时可根据患者的具体情况出发,并无严格利弊可言。

应用长效制剂的患者开始用剂量一定要小,告知家属如何观察药物不良反应(尤其 EPS),并备用抗胆碱药,一旦出现 EPS 就要及时用上。有时患者用药后出现了急性肌张力障碍,家属一时无措而送到综合性医院急诊,以为是患上了什么严重疾病;而其他科医生一般也不熟悉此种药物反应,通过一系列检查却未能发现异常,最后请了精神科医生会诊才得以明确。为了减少病家的徒劳奔波,医生在给药时应把可能出现的不良反应对病家说清楚。在长效药使用过程中,一定时间内仍需维持服用抗胆碱药,特别在剂量增加阶段。经过一段时间之后,药物剂量调整已趋稳定,此时可试行停用抗胆碱药以观察。

抗胆碱药是治疗抗精神病药 EPS 不良反应的主要药物,主要品种有苯海索(安坦)、东莨菪碱等。目前常用苯海索,由于此类药物都有抗胆碱作用,所以不适用于某些患者,如青光眼及老年患者等。因此,当抗精神病药治疗出现 EPS 时,有时需要选用其他类药物,如金刚胺,这是一种抗病毒药,同时具有释放多巴胺或延缓其破坏的作用,可用以治疗僵直和震颤,剂量每日 200mg,分 2 次口服(每次 100mg)。

近年来,由于新型抗精神病药的问世,EPS的严重急性肌张力障碍及震颤已不多见,静坐不能已成为EPS的最常见表现,严重时患者感到极度痛苦,可以导致发生自杀,需要引起高度警惕。治疗方法除了使用抗胆碱药之外,其他如普萘洛尔(心得安)、苯二氮卓类等药物均有不同程度效果,苯二氮卓类中以长效者为合适,最常用的药物是地西泮(安定)。也有人报道,认为抗组胺药赛庚啶16mg/d对静坐不能者有改善效果。该药有5-HT受体的阻断作用。

总之,抗胆碱药使用要遵循以下原则,即不宜预防性使用抗胆碱药,在门诊场合,要向病家告知有关药物常识,并备用一些抗胆碱药。等到药物剂量已经稳定,根据个体情况,应尽可能早地减少或停用抗胆碱药。为使病家了解这样做法的重要性,应使他们充分了解抗胆碱药的使用利弊,说明该类药物有下列缺点:①周围抗胆碱作用可引起诸多躯体不适,并影响依从性。②会影响认知功能。③药物的交叉作用,影响抗精神病药的血浓度。

(四)药物换用

1.错误的换药　出于对疗效的期望过高,在未足量或足程情况下,频繁地换用药物是不合理的,已如上述,出现这种错误换药的原因:可由于医生的临床经验不足,也有其他原因,如病家经济条件的限制,特别在使用新型抗精神病药时较多发生,由于该类药价格较昂贵,加量时缩手缩脚,观察疗效时又急于求成,未达到足够疗效,就急于换药。还有如病家对疗效的期望过高,频繁地换医生,不同医生可能出于经验或习惯,随意换用自己擅长用药,这样做的结果,经常使患者的病情处于"夹生饭"状态,为了避免这类错误,医生宜注意下列几点。①充分认识足量足程是取得治疗效果的关键。②选用药物时考虑要全面,包括病家的经济忍受能力状态。③不要坚持只选用某药的习惯,面对具体患者,要对过去药物的治疗过程及效果进行全面了解,在此基础上才决定是否适宜换上自己所习惯用的药物。临床上这种教训并不少见,正由于医生的错误习惯,而使用药处于车轮大战状态。

2.合理换药的原则　大致有下列情况。

(1)对原来药物的反应不佳或欠佳:经过足量足程治疗,发现原药效果不佳或疗效稳定性不理想。

(2)原药的不良反应严重:这里的所谓严重是广义的,包括药物严重不良反应造成患者痛苦(如EPS、药源性精神不良反应——强迫症状等)、影响患者的躯体状况等;也包括不良反应造成患者生活质量的明显影响,例如认知功能损害及血催乳素增高所引起的严重乳汁分泌、性功能障碍等。

(3)其他:如病家不堪负担药物的昂贵价格;患者由于生活或工作、学习原因感到服药不方便,需改用长效制剂等。

3.换药的方法

(1)不换用属于同类化学结构的药物。

(2)新药的选择必须慎重,三思而行。因为这类患者已有原药的前车之鉴,或由于疗效不佳,或由于不良反应严重,所以选用新药时必须顾及由此种种,一旦决定选择,再不要三心二意地进行更改。

(3)换药过程要遵循逐渐原则。换用药物有两种方法,即交叉滴定法(在逐渐增加第二种药物时,逐渐减少第一种药物)和叠加减量法(在逐渐增加第二种药物时,第一种药物保持原剂量不变,直到第二种药物达到治疗水平,然后逐渐减少第一种药物)。无论采用何种换药方式,原药和新药的增撤都需遵循渐行原则,增减的速度因人而异。要考虑到原药的剂量大小、个体的躯体状况、新药的不良反应等,一般情况可每隔2~3日增减1片(粒),同时注意有关反应,包括撤药反应及不良反应,因此换药过程必须有一个交替阶段。有时医生疏忽,忘记把这个过程特点告知病家,病家不了解,竟然把原药完全撤去,立即把新药加到治疗量,以致造成"翻船现象"——撤药反应,这个错误必须竭力避免。换药时最好能把原药完全撤去,但有一个例外,经验告诉我们,氯氮平完全撤去常有一定困难,容易产生不良反应,必要时仍得保留少量,待以后再见机行事。

(五)药物的联用

单一用药是普遍主张的原则。

1.不合理药物联用的弊病

(1)药物的交互作用影响疗效及增加不良反应。

(2)造成对躯体的损害。

(3)出现特殊不良反应时难以分清谁是"罪魁祸首",例如皮疹等。

(4)浪费财物。

但也有人认为,小剂量多药联合使用不但没有坏处,而且还能增加治疗效果及减少不良反应,因为在疗效上能起到协同作用,又各药的剂量都较小,可以减少不良反应的发生,像治疗高血压时的药物使用一样,有人提倡抗高血压的"鸡尾酒"用药原理。实践也证明,在这些医生经治的患者中,感觉上的效果据说还可以,病家也比较欢迎。但这样用法显然缺乏科学依据,这其中还有一个很实际的问题,即在多药联合使用的场合,如何才算是足量?药物的折算方法,通常是用于科研工作的,并不代表临床上足量的含义。另外,有一点必须明确,即使主张联合用药,亦应做到有的放矢,有理论依据或实践经验,而不应是盲目的凑合。

2.联合用药的适应证

(1)单种药物治疗效果不完全:这是最常见的情况,当单种药物经过足量足程治疗未能取得完全效果时,毫无疑问需依靠其他种类药物以相助。如果属于某种药治疗无效的病例,按理而论,原药应该"靠边站",而让另一种药物"披挂上阵",免得两者合在一起造成作用混淆。如果属于原来药物治疗效果不完全,那么应该肯定该药有一定效果,不宜轻易加以排斥,其未尽之力可加用其他抗精神病药;但新加的药物不应与原药同属一类化学结构,而且根据部分未愈精神症状的特点进行选择。如此联合用药会面临一个非常实际的问题,即两种或两种以上的药物联合时个别的剂量如何掌握。如果几种药的剂量都用到足量,那么总剂量会否太大?不用到足量,会否又有剂量不足之嫌,这个问题很难说清楚,总之具体病例具体掌握。我们的做法是,原药剂量适减,使既能巩固原有成果,又为新加药的节节升高创造条件。新加用的药则根据患者的耐受情况逐渐递增,尽可能增加剂量至能充分发挥效果。

(2)存在不同类型的精神症状:近年最常见的是精神分裂症伴有的抑郁、焦虑、强迫、疑病、睡眠障碍以及冲动行为等症状,对于这样病例在决定联合用药之前,前提必须明确这系列症状是精神分裂症的症状组成,还是另属一类。看来简单,但临床实践的掌握却往往十分复杂,因为面对一个具体病例,对许多症状非此即彼地归纳得清清楚楚,实非易事。更何况各种抗精神病药都各有其精神药理作用的特点,不可能面面俱到地对所有症状都有效应。以强迫症状为例,虽明知某病例的强迫症状是其疾病的组成症状之一,但现有的抗精神病药中很少对强迫症状有独特效果,因此对伴有强迫症状的精神分裂症患者多数场合联合使用抗强迫药。当使用无镇静作用的抗精神病药时,如果患者存在睡眠障碍,合并使用安眠药自是情理中之事。再说抑郁症状,抑郁症状可以是精神分裂症的症状组成,但如果一个妄想型精神分裂症患者同时有严重抑郁症状,虽按理而论,抗精神病药起效时不但控制妄想症状,又会治疗好抑郁症状;但事实证明,对这类患者在使用抗精神病药同时联合使用抗抑郁药,能起到较快的控制效果,并防止意外发生,这样的治疗方法还是对患者带来好处。当然这应有一个前提,即抑郁症状与妄想无直接关系,如果已很明确抑郁是妄想直接引起的,那么理该全力以赴控制妄想症状,不必另加抗抑郁药。

攻击行为可为精神分裂症发病时的症状之一,又可以是妄想、幻觉支配下的行为表现,也可作为精神分裂症的残留症状之一。前两者宜用抗精神病药控制,后者宜联合使用其他对攻击行为有效的药,如心境稳定剂。

针对不同精神症状的常用联合方案有以下几种。①伴抑郁症状:抗精神病药＋抗抑郁药,注意某些抗抑郁药可能激活精神症状,如氯米帕明(氯丙咪嗪)、米帕明(丙咪嗪)、瑞波西汀、安非他酮等。另外,抗精神病药＋氟西汀,可能容易引起锥体外系反应。②伴焦虑症状:抗精神病药＋抗焦虑药(如苯二氮䓬类、多虑平、丁螺环酮等)。③伴强迫症状:抗精神病药＋抗强迫药(如 SSRIS、氯米帕明等)。④伴睡眠障碍:抗精神病药＋苯二氮䓬类。⑤伴攻击行为:抗精神病药＋心境稳定剂(如卡马西平、锂盐等)。

(3)因单种药物的不良反应、躯体疾病等影响足量治疗:如果出现严重不良反应,如血液白细胞减少、肝功能或心肌损害、严重皮疹等无疑立即停用原药;如果属于一般性反应,但影响药量的增加,或者因为已存在的躯体疾病使原药难以达到足量。对于这样病例,为了取得充分疗效,可以联合使用其他抗精神病药以协助,选择后者时应考虑到不良反应小、对原躯体疾病基本无损害。如果发现原用药物不仅不良反应大,而且疗效也不明显,则应该停药,换上新药也是可行的。

(4)其他:临床中有的采用新药＋老药的用药法,其动机一般是出于经济的考虑,新药不良反应小,但价格昂贵,因此不敢用足量,而借助老药发挥作用,试图通过联合用药达到效果相加的目的,而不增加不良反应。这种做法虽较实际,但科学性值得研究。

三、维持期治疗

由于抗精神病药治疗精神分裂症还不能达到根治效果,因此患者经过急性期治疗,病情获得了缓解之后,还应继续维持期治疗。实践证明,许多已经恢复的患者,病情之复燃很多与擅自停药有关,因此必须重视维持期治疗。关于维持期治疗的时期需多长,各家的说法不一,因为精神分裂症的病因不了解,有的患者经过治疗恢复后,疾病从此一去不复返,即使停药也一生平安;有的患者却一旦停药病就复燃。这个命运很难料定,但有几点可资参考:病前个性较健全、起病有心理环境因素诱因、发病较快、恢复完全、社会支持良好者复发机会较少;反之,复发机会较多。

（一）影响维持期治疗的几个误区

1.医生指导不力　有些患者出院不久就停药,家属常推说的原因是医生没有说明要进行维持治疗,这里可能是家属的托词,也可能是医生的疏忽;如果是后者,医生有义务对患者及家属说明维持治疗的重要性及具体方法。

还有些家属发现患者服用西药有些不良反应,就听信传言或根据广告的宣传,盲目信仰某种"特殊疗法",因为据称该疗法如何神奇,可以停止所有药物,并保证永远不发,因此远道求医,因擅自停药而导致疾病复燃者屡见不鲜,这也是医生的指导及精神卫生宣传方面的不力所致。

2.剂量掌握不当　过大或过小,有的患者出院后恢复良好,但仍保持较大剂量,以致患者在家整天睡觉、生活不能主动料理、行动呆滞、反应迟钝、无法正常生活,更无法参加工作或学习。有的剂量过小,以致未能起到维持效果,引起病情波动。

3.对治疗的依从性差　患者恢复后的自知力状况是维持治疗成功的关键。有的患者虽经治疗后出院,但缺乏自知力,称"我根本没有病,是家属硬送进来的。"这样患者其服药如果没有家属督促,必然擅自停用,或"偷工减料",复发的危险性很大。更多的患者是由于药物不良反应影响了其生活质量,而不愿继续再服药,特别是有些希望早日恢复工作或学习的患者更是如此。这些不良反应常见如锥体外系反应、血糖增高、性功能减退、肥胖等,尤其是一些女青年患者,眼看自己长得越来越胖、月经不来、乳汁外溢等,让人一看就会觉得怪怪的,无奈之下停服药物。

4.经济来源不济　维持治疗需长期坚持,积累起来的药费支出并不菲,尤其是一些自费患者。使用新型抗精神病药的患者经济的负担更重,因此出于这个原因而停药的也大有人在。

5.社会支持的问题　较多是家庭环境不好,对患者缺乏关心,如果患者的自知力缺乏或恢复不全,或因为对治疗依从性差,不规则服药的情况很容易发生。有的学生患者病好后去住读复学,服药无人督促,也容易使维持治疗不能持久坚持。另外,社会上对精神病患者还存在偏见,如果患者本人又因为药物的某些不良反应而自惭形秽起来,在这种心理背景下也可能擅自停药。

（二）维持期治疗的具体实施

1.药物剂量　以最低的有效剂量为宜,剂量掌握因个体而异,一般相当于治疗剂量的20％～50％,由于剂量较小,一般主张在晚上1次服用。

2.抗胆碱药　由于治疗用药物剂量已小,因此抗胆碱药一般都可撤去,但经过一段时期应用之后,患者可能有一种心理作用,担心停用"解反应药"后会出现反应。针对这种心理状态,停用抗胆碱药前必须做好劝导工作,说明道理,为了使其放心,必要时可以备用一定量的抗胆碱药。

3.药物的停用　上已述及,维持期治疗需多久尚无统一规定,有说半年、1年,也有说二三年或更长,也有说终身服药。其实在对病家说明时不必说得很具体,要根据具体情况,例如说坚持2年,但过了一年疾病复发了,那肯定要延长维持期,这样2年的说法就没有依据;有的医生对患者说需要终身服药,患者听了十分悲观,有的患者一听此说就痛哭不止,甚至扬言还是死了算了。其实这终身之说确实会引起患者的悲观心理,不如笼统地说需要坚持多年倒较容易为人接受。

经过若干年的维持治疗之后,如果病情十分稳定,可以考虑停药,停药的方法有下列几种:①一次性停用:适用于剂量小者。②逐渐停用:每隔 3 日减 1 次量,直到减完。③假日给药:作为停药的过渡,先是每周服用 6 日,休息 1 日,然后每周服 3 日(隔日服),再逐渐到完全停用。

4.停药后观察　　停药不等于治疗结束,医生要叮嘱家属注意观察病情变化,如有复发预兆,需及时就诊,发现下列情况应注意复发可能:①无原因连续睡眠不好。②猜疑增加。③生活失去规律性。④出现怪异行为。⑤经常沉思。⑥无故情绪波动等。

5.长效制剂的使用　　适用于下列恢复期患者:①患者自知力恢复不全,服药不自觉。②因为工作或学习原因,每日服药不方便。

现用长效制剂有下列几种:①五氟利多:口服,主要不良反应为锥体外系反应,尤常见静坐不能,剂量每周 20~40mg,每周服用 2 次,每次 10~20mg;或可间日 1 次口服。剂量个体差异很大,大多数患者适合上述剂量范围,小剂量者每周 10mg 已够,大剂量者可达每周 120mg,使用必须从小剂量开始,逐渐加大,出现锥体外系反应时,加服抗胆碱药,药物剂量稳定后可考虑撤去。制剂:每片 10mg、20mg。②氟奋乃静癸酸酯:每 2 周 1 次肌注,每次 25~50mg(开始时每次 12.5mg),主要不良反应是锥体外系反应,可用抗胆碱药拮抗。③哌普嗪棕榈酸酯:每月肌注 1 次,每次 50mg,不良反应同上。④长效利培酮微球:每 2 周肌注 25~50mg。⑤帕利哌酮棕榈酸酯:每 4 周肌注 75~150mg。

四、新型抗精神病药的使用和评价

近年来,国内新型抗精神病药不断上市,较为常用的有氯氮平、利培酮、奥氮平、喹硫平、阿立哌唑、齐拉西酮及氨磺必利等。这几种药中除了氯氮平已广为所熟悉外,其余几种或由于上市时间不长,临床应用经验尚需不断积累,或由于经济原因,使用上受到一定限制。新型药物的问世,使临床医生有更多选择机会,不仅提高了治疗效果,而且较少不良反应出现,提高了患者对治疗的依从性及健康质量。以下提出的几点看法,是笔者在临床实践中的某些体会,因为比较直觉,所以也难免有门户之见,但其宗旨主要是使临床医生能更合理地使用新药,避免陷入误区。

(一)客观评价

由于精神分裂症的病因迄今未明,因此近代上市的各种新型抗精神病药都不属于根治性的,各药用以解释疗效的神经递质假说仅是精神分裂症病因假设之一部分,所以现在要说那一种药是绝对"优秀",尚很难定论。因此我们在看待各药的疗效上也不要期望过高,也不要想象某药一定如何安全,不出现不良反应。生产新药的药厂出于宣传的需要,必然收集对己方推荐药品有利的研究资料向医生介绍,并自荐是"第一线用药"。这些资料应该有一定科学依据,但可能由于研究中各个环节的问题(如研究统计、样本来源、处理方法等)及人为因素,在进行同样两种药物的疗效和不良反应比较时,可以出现截然相反的研究结论。这种现象经常会出现,医生需对这些资料抱着客观态度,科学地去进行理解。

在认识上要避免肯定一切和否定一切的倾向,不要根据一些资料介绍就以为某新药一定"十全十美","放之四海而皆准";也不要发现某药在治疗过程中出现了一些不良反应,就彻底放弃。这种绝对化认识倾向现实中是经常发生的。以氯氮平的发展过程为例,刚上市时,发现其疗效迅速,有人曾提出可以作为第一线用药的主张;以后发现不良反应较多,如嗜睡、流涎、便秘、心血管变化等反应,及致命的白细胞降低或缺乏,产生畏惧心理。近年更有人提出现在新型药物多了,氯氮平可以功成告退。利培酮的疗效虽然现在已经普遍肯定,但在开始使用时也经历过同样过程,初期认为该药适用广泛、有效安全、不良反应小,因此剂量增加十分迅速,而且接受国外过大的剂量建议。以后在实践中发现,情况并不完全如此,特别某些患者静坐不能的反应严重,影响睡眠,整日坐立不安、徘徊,甚至有自杀企图,受到病家的埋怨,有的医生也就此认为该药不好而从此弃用。

因此建议药厂的宣传要恰如其分,不仅要宣传该药的疗效,而且要让医生了解该药的适用范围,尤其不能忽视该药可能有哪些不良反应及如何进行处理。如果把某药宣传得神乎其神,什么情况都适用,那么这样的药只能引起人们的疑惑。医生参加各项药厂活动后,一定不要盲从,要实事求是,要经过实践的检验,并在实践中进一步去发现该药的特点和规律,这才是真实爱护新药的正确态度。

(二)合理使用

1.合适掌握适应证　各种新型抗精神病药的化学结构及药理作用并不完全相同,虽说都是广谱,但各具特点,例如以镇静作用而言,强度依次为氯氮平、奥氮平、喹硫平、利培酮,因此对于剧烈的兴奋躁动患者,首选利培酮并不合适,虽然也有人主张合并苯二氮卓类药,但究竟不是该药的优势。新型抗精神病药是否适合治疗情感性精神障碍,虽有人主张,但有待实践。除了用以治疗精神分裂症外,已试行治疗其他精神疾病的精神症状,如攻击行为、抽动秽语综合征等。由于这类药物(除氯氮平外)不良反应较小,因此对于老年患者通常是适用的。还有在联络精神病学上,用于治疗躯体疾病所致精神障碍的患者应该具有广阔的前途。

2.及时处理不良反应　一种新事物出现,开始时往往对其特性和缺点熟悉不够,这是人类认识的一个必然规律。对于新药的使用也是这样,新药的宣传往往只讲好的方面,究竟可能有哪些不良反应常需要医生在实践中去发现,去总结,一经发现还需要及时采取对策。积累了近20年的经验,氯氮平的不良反应大家已比较熟悉,也有了一系列早期发现及处理的方法。利培酮应用初期常见的锥体外系不良反应为静坐不能,一经发现可以通过减少剂量、加用抗胆碱药或苯二氮卓药以消除,一般有效。经过一个阶段之后,这种不良反应会渐渐消失,然后再增剂量,以后可以撤去抗胆碱药等。喹硫平不良反应一般不多见,但某些患者可以出现激越现象,患者变得易激惹、冲动、难以管理,此时可减少剂量,加服小剂量奋乃静等药,常能奏效。奥氮平及喹硫平白天服用,可以有不同程度嗜睡现象,因此最好安排在晚上服用,或者白天剂量小,晚上剂量大些。

新型抗精神病药的心血管反应除氯氮平外,一般并不严重,但血压偏低者需注意体位变化。抗胆碱不良反应除氯氮平外,其他药几乎不出现。

至于内分泌及代谢方面的不良反应,如血催乳素增高、体重增加、高糖血症、性功能障碍等,各药都有不同特点。

3.剂量掌握个体化　利培酮初期应用阶段,曾走过一段弯路,即推荐剂量偏高,现已纠正。其实,剂量个体化是临床工作的一个原则,各患者由于年龄、体质、精神症状类型等差别,剂量可以相差悬殊。以利培酮而言,有的患者 2mg/d 已能达到充分疗效,有的患者 8mg/d 仍无任何反应。因此死板地扣住剂量范围或加药速度是不实际的。有关资料所列各药的有效剂量范围是指一般情况,具体患者应该具体掌握。而且药物递增速度还取决于患者的耐受性等情况,特别在门诊患者更需慎重。

(三)知情同意

由于一般认为新型药物的不良反应少,所以普遍不重视知情同意工作,有时引起一些医患纠纷,重点要做好下列几点。

1.经济状况　这是一个非常实际的问题,大多数新型抗精神病药价格较贵,因此事先必须了解患者是医保,还是自费;大致的药价开支匡算。应向病家说明抗精神病药的使用要达到足够剂量及有一个相对长期的过程,要有"持久战"的思想准备,免得在以后使用过程中缩手缩脚,停停用用。

2.疗效　告知时留有余地,不要把疗效预料过高,要让病家明白花费很大一笔钱,不一定都收到效果;这样以后万一无效,也不至于难以接受。

3.不良反应　不要笼统地说这些药物如何安全,一定要把可能发生的不良反应详细告知,并指导不良反应出现时的处理办法,无疑对于患者的躯体疾病状况务必要做到心中有数。为了做到这一点,在用药初期,门诊患者最好多与医生保持联系,一旦出现不良反应就向医生请教,或配给一些备用药,指导在什么情况下如何使用。

(四)未来课题

新型抗精神病药中除了氯氮平外,其他药物应该说还处于不断熟悉之中,未来在临床工作需要重视总结的有下列几个方面。

1.进一步了解各药的适应范围　例如某药治疗精神分裂症哪些症状比较合适,哪些症状不太合适。除了精神分裂症外,还可用于哪些精神障碍方面(包括症状和疾病)。

2.研究不良反应的处理方法　已发现的新型药物某些不良反应不但会影响患者的治疗依从性,也会影响患者的生活质量,因此研究和总结不良反应的处理方法已成为当务之急,包括采用中西医结合进行综合治疗。

3.长期效果观察　包括长期用药的疗效巩固及不良反应,例如 TD 发生率,对认知功能影响等。

第六章　心境障碍

第一节　概述

　　心境障碍，又称情感障碍、情感性精神病，是以情感或心境改变为主要特征的一组精神障碍。通常伴有相应的认知、行为、心理生理学以及人际关系方面的改变或紊乱，躯体症状也是重要的临床表现。心境障碍虽然有反复发作的倾向，但在缓解期，患者的社会适应基本正常，预后相对良好。但是情感障碍的表现具有很大的变异，较轻的可以是对某种负性生活事件的反应，重的则可成为一种严重的复发性甚至慢性致残性障碍。

　　情感障碍在临床上表现为抑郁和躁狂两种截然相反的临床表现形式。因此，既往又称为躁狂抑郁性障碍。仅有抑郁发作者称为抑郁障碍，既有抑郁发作、又有躁狂发作的称为双相障碍。

　　西方国家的流行病学调查发现情感障碍的终身患病率一般在 2%～25% 之间。导致情感障碍患病率不一致的原因是多方面的，其中主要原因可能出自诊断标准和文化因素的不同。

　　抑郁症的患病率女性高于男性 1 倍以上，而双相情感障碍患病率男女之比为 1∶1.2。这一趋势在各种文化和各种族人群中是一致的，其原因尚不十分清楚。但研究显示，这种差异的原因来自激素水平的差异，以及妊娠、分娩和哺乳及心理社会应激事件的差异等。双相情感障碍的起病年龄平均为 30 岁，而抑郁症平均为 40 岁，但其起病年龄有趋于年轻的趋势。

一、生物化学

　　1.生物胺与情感障碍的关系　　生物胺与情感障碍关系是迄今为止研究最多，了解较深的领域之一。去甲肾上腺素（NE）和 5-羟色胺（5-HT）被认为与情感障碍的发生关系最密切。NE 和（或）5-HT 再摄取抑制药是抗抑郁药物的主体。活体试验中发现，几乎所有的抗抑郁药以及有效的躯体治疗（如电抽搐治疗）在长期应用时都会降低突触后膜一肾上腺素能和 5-HT2 受体的敏感性。

　　（1）情感障碍的单胺学说：最初发现的两类抗抑郁药，即单胺氧化酶抑制药（MAOIs）和三环类抗抑郁药（TCAs）均作用于单胺在突触部位的清除过程。Schildkraut JJ（1965 年）首先提出情感障碍发病的儿茶酚胺学说。Prange A 等根据有关 NE 和 5-HT 系统的研究提出了综合这两种递质系统的学说,认为 5-HT 系统的低下为 NE 功能改变所致的情感障碍提供了基础。在 5-HT 功能低下的基础上,NE 功能低下可出现抑郁,而 NE 功能亢进则表现为躁狂。

(2)多巴胺(DA)学说:尽管有关抑郁症的生物化学研究主要集中在 NE 和 5-HT 两种神经递质系统,但也有不少研究认为 DA 在情感障碍发病中也可能扮演重要角色。有研究发现,脑脊液中多巴胺代谢产物高香草酸(HVA)含量下降。

2.氨基酸、肽类　γ-氨基丁酸(GABA)以及神经活性肽类,如血管紧张素和内源性阿片样物质在情感障碍发病中也有一定作用。中枢谷氨酸系统作为主要的兴奋性氨基酸与 GABA 功能具有相互制约作用。

3.第二信使系统　第二信使系统 Rolipram 是磷酸二酯酶的选择性抑制剂,在临床试验中显示有抗抑郁作用。据此认为 cAMP 第二信使系统功能的高低与情感障碍的发病有关。抑郁症患者存在 cAMP 功能的低下。

二、神经内分泌

某种特定的神经内分泌功能改变有可能是情感障碍的病因,但这种改变可能是更深层的基础脑功能异常的一种表现。

1.下丘脑-垂体-肾上腺(HPA)轴　在抑郁症患者中可以发现的下丘脑-垂体-肾上腺轴功能异常如高皮质激素血症、地塞米松脱抑制(地塞米松抑制试验,DST)。大约 50% 的抑郁症患者口服地塞米松后内源性皮质激素的分泌未被抑制,即地塞米松抑制试验阳性。

2.下丘脑-垂体-甲状腺(HPT)轴　抑郁症患者可以出现甲状腺素分泌昼夜节律的消失或平坦,其 TSH 和 T_3 血清浓度也可下降,而 TRH 对 TSH 分泌的激动作用也消失或减弱,即 TRH 兴奋试验阳性。

三、神经免疫学

情感障碍伴随的免疫功能改变既可能是果,进而影响患者的生理功能,也可能是因,由此导致情感障碍的形成或迁延。最初的证据来自各种细胞因子水平升高状态中所出现的行为症状,包括抑郁情绪。这些表现被称为患病行为。它是由于趋炎细胞因子的应用所造成的,这些因子包括白细胞介素(IL_2、IL_3)及肿瘤坏死因子等。

四、睡眠与脑电生理异常

睡眠节律改变在情感障碍发病中具有重要意义。主要发现有:睡眠出现延迟、快眼动(REM)睡眠潜伏期(从入睡到 REM 睡眠开始的时间)缩短、首次 REM 睡眠时程延长、δ 波睡眠异常等。

五、遗传因素

在情感障碍的发病中遗传学因素具有重要作用,但遗传学影响的作用方式则十分复杂,只用遗传学一种因素解释情感障碍很困难。心理社会因素不但在情感障碍发病中起重要作用,对某些患者则可能起决定作用,直接导致障碍的发生。遗传因素对双相障碍的影响较抑郁症为强。

1.家系调查　双相障碍患者先证者的一级亲属中双相障碍的发生率较正常人的一级亲属高 8~18 倍,而抑郁障碍的发生率较之高 2~10 倍。双相障碍的遗传度也较高,表现在 50% 的双相障碍患者的双亲至少有一位患有情感障碍。

2.双生子调查　双卵双生子的同病率显著高于异卵双生子。单卵双生子间双相情感障碍同病率为 33%~90%,重性抑郁症同病率约 50%。而异卵双生子间双相障碍同病率为 5%~25%,重性抑郁症同病率 10%~25%。

3.寄养子调查　发现患病父母的亲生子女即使寄养到基本正常的环境中仍具有较高的情感障碍发生率。而患病父母寄养到别处的亲生子女情感障碍的发生率与未寄养的子女接近,显示环境因素在其中所起的作用不如遗传因素来得直接和重要。

4.基因连锁研究　双相障碍相关联的遗传标记包括第 4、第 11、第 18 和 X 染色体。

六、心理社会因素

即使遗传因素在其发病中起重要作用,环境因素的诱发和致病作用依然不容忽视。一般认为,遗传因素在情感障碍的发生中可能导致一种易感素质。遗传因素对双相障碍影响较大,而环境因素对抑郁症的发生作用更重要。

第二节　情感障碍的临床表现及治疗

一、临床表现

情感障碍的基本表现为抑郁发作和躁狂发作两种完全相反的临床状态。而抑郁发作和躁狂发作的状态学诊断构成情感障碍的分类学诊断的主要依据。

(一)抑郁发作

抑郁发作的表现可分为核心症状、心理症候群与躯体症候群 3 个方面。

1.核心症状　核心症状包括心境或情绪低落、兴趣缺乏以及乐趣丧失 3 个主症。这是抑郁的关键症状,诊断抑郁状态时至少应包括这 3 种症状中的 1 个。

(1)情绪低落:患者体验到情绪低落,甚至悲伤,情绪的基调是低沉、灰暗的。患者常常诉说自己心情不好,高兴不起来。在抑郁发作的基础上患者会感到绝望、无助与无用。绝望:对前途感到失望,认为自己无出路。此症状与自杀观念密切相关,在临床上应注意鉴别。无助:是与绝望密切相关的症状,对自己的现状缺乏改变的信心和决心。常见的叙述是感到自己的现状如疾病状态无法好转,对治疗失去信心。无用:认为自己生活得毫无价值,充满了失败,一无是处。认为自己对别人带来的只有麻烦,不会对任何人有用,别人也不会在乎自己。部分病例的抑郁心境具有晨重夕轻的节律特点。

(2)兴趣缺乏:是指患者对各种以前喜爱的活动缺乏兴趣,如文娱、体育活动和业余爱好等。典型者对任何事物无论好坏都缺乏兴趣,离群索居,不愿见人。

(3)乐趣丧失:是指患者无法从生活中体验到乐趣。或称快感缺失。

(4)以上3个主症是相互联系的,可以在一个患者身上同时出现,互为因果。

2.心理症候群

(1)焦虑与抑郁:常常伴发,经常是抑郁症的主要症状之一。主观的焦虑症状可以伴发一些躯体症状,如胸闷、心跳加快、尿频、出汗等,有时躯体症状可以掩盖主观的焦虑体验而成为临床主诉。

(2)自责自罪:患者对自己既往的一些轻微过失或错误痛加责备,认为自己的一些作为让别人感到失望。认为自己患病给家庭、社会带来巨大的负担,严重时达到妄想程度。

(3)精神病性症状:主要是妄想或幻觉。内容与抑郁状态和谐的称为与心境相和谐的妄想,如罪恶妄想、无价值妄想、躯体疾病或灾难妄想、嘲弄性或谴责性的听幻觉等;而内容与抑郁状态不和谐的称为与心境不和谐的妄想,如被害或自我援引妄想,没有情感色彩的幻听等。这些妄想一般不具有精神分裂症妄想的特征,如原发性、荒谬性等。

(4)认知症状:主要是注意力和记忆力的下降。这类症状属于可逆性,随治疗的有效而缓解。认知扭曲也是重要特征之一,如对各种事物均做出悲观的解释,将周围一切都看成灰色的。

(5)自杀观念和行为:抑郁症患者约半数会出现自杀观念。轻者常常会想到与死亡有关的内容,或感到活着没意思、没劲;重者会有生不如死之感,希望毫无痛苦地死去或者主动寻找自杀的方法,并反复寻求自杀。抑郁症患者最终会有 $10\%\sim15\%$ 死于自杀。偶尔患者会出现所谓"扩大性自杀",患者可在杀死数人后再自杀,导致极严重的后果。

(6)精神运动性迟滞或激越:多见于所谓"内源性抑郁"患者。精神运动性迟滞患者在心理上表现为思维发动的迟缓和思流的缓慢。患者将之表述为"脑子像是没有上润滑油"。同时会伴有注意力和记忆力的下降。在行为上表现为运动迟缓,工作效率下降。严重者可以达到木僵的程度。激越患者则与之相反,脑中反复思考一些没有目的的事情,思维内容无条理,大脑持续处于紧张状态。但由于无法集中注意来思考一个中心议题,因此思维效率下降,无法进行创造性思考。在行为上则表现为烦躁不安,紧张激越,有时不能控制自己的动作,但又不知道自己因何烦躁。

(7)自知力:大部分抑郁症患者自知力完整,主动求治。存在明显自杀倾向者自知力可能有所扭曲,甚至缺乏对自己当前状态的清醒认识,而完全失去求治愿望。伴有精神病性症状者自知力不完整,甚至完全丧失自知力的比例增高。双相障碍抑郁发作患者自知力保持完整的程度不如单相抑郁症患者。

3.躯体症候群　躯体症候群如睡眠紊乱、食欲紊乱、性功能减退、精力丧失,非特异性躯体症状如疼痛、周身不适、自主神经功能紊乱等。

(1)睡眠紊乱:是抑郁状态最常伴随的症状之一,也是不少患者的主诉。表现为早段失眠、中段失眠、末段失眠、睡眠感缺失等。其中以早段失眠最为多见,而以末段失眠(早醒)最具有特征性。与这些典型表现不同的是,不典型抑郁症患者可以出现贪睡的情况。

(2)食欲紊乱:主要表现为食欲下降和体重减轻。食欲减退的发生率约为70%。轻者表现为食不甘味,但进食量不一定出现明显减少,此时患者体重改变在一段时间内可能不明显;重者则完全丧失进食的欲望,体重明显下降,甚至导致营养不良。非典型抑郁症患者则可有食欲亢进和体重增加。

(3)性功能减退:可以是性欲的减退乃至完全丧失。有些患者勉强维持有性行为,但无法从中体验到乐趣。

(4)精力丧失:表现为无精打采,疲乏无力,懒惰,不愿见人。有时与精神运动性迟滞相伴随。

(5)晨重夜轻:即情绪在晨间加重。患者清晨一睁眼,就在为新的一天担忧,不能自已。在下午和晚间则有所减轻。此症状是"内源性抑郁症"的典型表现之一。有些心因性抑郁患者的症状则可能在下午或晚间加重,与之恰恰相反。

(6)非特异性躯体症状:抑郁症患者有时以此类症状作为主诉,因而长期在综合医院门诊游荡。

(二)躁狂发作

一般存在所谓"三高"症状,即情感高涨、思维奔逸和意志行为增强。

1.情感高涨　是躁狂状态的主要原发症状。患者表现为轻松、愉快、热情、乐观、兴高采烈、无忧无虑。这种情感是愉快的,并具有相当的感染力。症状轻时可能不被视为异常,但了解他(她)的人则可以看出这种表现的异常性。有时患者也可以以易激惹的情绪为主,尤其当有人指责他的狂妄自大或不切实际的想法时。表现为听不得一点反对意见,因细小琐事而大发雷霆,严重者可出现破坏或攻击性行为。患者常常在患病早期表现为愉快,而在后期则转换为易激惹。

2.思维奔逸　指思维联想速度的加快。患者言语增多,高谈阔论,滔滔不绝,感到说话的速度远远跟不上思想。有时可出现音韵联想,随境转移。在心境高涨的基础上可以出现自我感觉良好,言辞夸大,说话漫无边际,认为自己才华出众,出身名门,权位显赫,腰缠万贯,神通广大等,并可达到妄想的程度。可在夸大的基础上产生被害体验或妄想,但其内容一般并不荒谬,持续时间也较短暂。幻觉较少见。

3.意志行为增强　即协调性精神运动性兴奋。其内心体验与行为,行为反应与外在环境均较为统一。与精神运动性迟滞恰恰相反,患者活动增多,喜交往,爱凑热闹。与人一见如故,好开玩笑或搞恶作剧,好管闲事,整日忙碌。但做事虎头蛇尾,一事无成。尽管自己感觉什么都能干成,脑子灵光至极,但由于不能专心于某一事物之上,因而成事不足甚至败事有余。办事缺乏深思熟虑,有时到处惹事。

4.伴随症状

(1)常伴有睡眠需要减少,终日奔波而不知疲倦。

(2)患者性欲亢进,偶可出现兴之所至的性行为,有时则可在不适当的场合出现与人过分亲热、拥抱、接吻而不顾别人的感受。

(3)由于活动过度,入量不足,可能会导致虚脱、衰竭,尤其是老年或体弱患者。

(4)轻躁狂患者可能保持一定自知力,而躁狂患者一般自知力不全。

(三)双相情感障碍

反复(至少两次)出现心境和活动水平明显紊乱的发作,紊乱有时表现为心境高涨、精力和活动增加(躁狂或轻躁狂),有时表现为心境低落、精力降低和活动减少(抑郁)。发作间期通常以完全缓解为特征。与其他心境障碍相比,本病在两性的发病率更为接近。

1.躁狂发作

2.轻躁狂发作　轻躁狂不伴幻觉和妄想。存在持续的(至少连续几天)心境高涨、精力和活动增高,常有显著的感觉良好,并觉身体和精神活动富有效率。社交活动增多,说话滔滔不绝,与人过分熟悉,性欲望增强,睡眠需要减少等表现也常见,但其程度不致造成工作严重受损或引起社会拒绝。有时,易激惹、自负自傲、行为莽撞的表现替代了较多见的欣快的交往。

3.抑郁发作　参见前文。

4.混合性发作　表现为躁狂和抑郁症状混合存在,在大部分时间里都很突出且发作持续至少两周,则应作出混合性双相情感障碍的诊断。

5.双相情感障碍,目前为缓解状态　患者过去至少有过一次躁狂、轻躁狂或混合性情感发作,并且至少另有一次轻躁狂、躁狂、抑郁或混合性情感发作,但患者目前无明显的心境紊乱,并已处于这种状态数月。然而,不排除患者为减少复发危险而正在继续治疗之中。

二、诊断要点

情感障碍的诊断标准可以分为抑郁、躁狂发作的诊断标准以及各种类型情感障碍的分类标准。定义抑郁发作需首先考察病史中是否出现过躁狂发作。如果曾经出现躁狂发作,则纳入双相障碍之中,否则列入抑郁发作中。现以 ICD-10 为例加以叙述。

(一)抑郁发作

主要依据病史和精神检查,必要时应作人格、智能等心理测验、脑 CT 或磁共振、脑电图或脑地形图等检查,以排除器质性精神障碍、精神活性物质和非成瘾物质所致抑郁。不包括发生于双相情感障碍中的抑郁状态,只包括首次发作抑郁症或复发性抑郁症。

抑郁发作的一般标准:

(1)临床上以持久的心境低落为主,主要表现思维缓慢、言语和动作减少;病程至少已持续2 周;伴有社会功能受损,或给本人造成痛苦或不良后果。

(2)部分病例可有生物学特征性症状,如食欲降低、体重下降、性欲减退、早醒,以及心境低落呈晨重夕轻的节律改变。

(3)反复出现想死的念头或有自杀、自伤行为。

(4)可存在某些精神病性症状,但不符合精神分裂症的诊断。若同时符合精神分裂症的症状标准,在精神病性症状缓解后,满足抑郁发作标准至少2周。

(5)抑郁症的病程特点大多都具有发作性病程,而在发作间歇期精神状态可恢复病前水平。既往有类似的发作,或家族中有抑郁症遗传史,对诊断均有帮助。

(6)老年抑郁症除有抑郁心境外,多数患者有明显的焦虑烦躁情绪,也可表现为易激惹和敌意。精神运动性迟缓和躯体不适主诉较年轻患者更为明显。

(7)地塞米松抑制试验(DST)、促甲状腺素激发试验和睡眠脑电图检查等,有时也有助于诊断。

(二)复发性抑郁障碍

复发性抑郁障碍所使用的症状学诊断标准与抑郁发作相同。

既往曾有至少一次抑郁发作,可为轻度、中度或重度,持续至少2周,与本次发作之间至少有2个月的时间无任何明显的情感障碍;既往从来没有符合轻躁狂或躁狂发作标准的发作;不是由于精神活性物质或器质性精神障碍所致。

(三)躁狂发作

1.轻躁狂　①情感高涨或易激惹,对个体来讲已达到肯定异常的程度,并且持续至少4天。②必须具备伴随症状至少3条,并对日常的个人功能有一定影响。③不符合躁狂发作(伴有或不伴有精神病性症状)、双相情感障碍、抑郁发作、环性心境或神经性厌食的标准。④不是由于精神活性物质使用所致。

2.躁狂　①情感明显高涨,兴高采烈,易激惹,对个体来讲已属肯定的异常。此种情感变化必须突出且至少持续1周(若严重到需要住院则不受此限)。②至少具有伴随症状3条(如果情感仅表现为易激惹,则需有4条),导致对日常个人功能的严重影响。③除外由于酒或药物滥用、内分泌障碍、药物治疗或任何器质性精神障碍所致的躁狂发作。

(四)双相情感障碍

双相情感障碍的诊断标准:

(1)必须符合躁狂或轻躁狂发作、混合性发作及抑郁发作的症状标准。

(2)严重程度特点:躁狂、抑郁发作及混合性发作均可能使患者感到痛苦,或使患者社会功能明显损害,但轻躁狂发作时社会功能无明显损害或程度很轻。

(3)病程特点:躁狂发作持续一周以上。抑郁发作或混合性发作至少持续存在2周以上。

部分患者在病程中可自发或由抗抑郁剂诱发快速循环病程,表现为在12个月内有4次以上发作。

(五)持续性心境(情感)障碍

1.恶劣心境(类似于传统分类系统中的抑郁性神经症)　至少2年内抑郁心境持续存在或反复出现,其正常心境很少持续几周,同时没有轻躁狂发作期。在此2年期间的每次抑郁发作,没有或极少在严重度或持续时间上足以符合复发性轻度抑郁障碍的标准。

2.环性心境(类似于传统分类中的情感性人格障碍)　至少有2年的心境不稳定,期间有若干抑郁和轻躁狂的周期,伴有或不伴正常心境间歇期。在上述2年之间,没有任何一种抑郁或躁狂表现的严重度或持续时间足以符合躁狂或抑郁发作（中度或重度）的标准；然而在此种持续的心境不稳定期之前可能曾经发生过躁狂或抑郁发作，或在此之后也可能出现。

三、鉴别诊断

情感障碍的诊断应主要建筑在对症状学（横断面）与病程（纵向）的分析之上。既往躁狂或抑郁发作对于本次发作的诊断具有重要参考意义，也是进行进一步分型的依据，应注意收集。

（一）躁狂（轻躁狂）发作的鉴别诊断

1.精神分裂症　患者的精神运动性兴奋被称为"不协调"的，是指患者所表现出的兴奋症状与环境格格不入，与患者自身的情绪和思维也不协调。情绪基调不是高涨而是表现为愚蠢地傻乐，无法让他人产生共鸣。情感障碍家族史，急性起病，情绪的愉快、高涨、感染力更多见于躁狂发作。

2.躯体疾病可能的疾病　有锥体外系疾病（亨廷顿病、脑炎后帕金森病）；中枢感染（麻痹性痴呆、病毒性脑炎）；尿毒症；甲状腺功能亢进等。由躯体病所致的躁狂发作一般并不表现为典型的情感高涨，没有"愉快"的临床特点，而是以情绪不稳、焦虑紧张等体验为主。其发生与原发疾病密切相关。发生于脑器质性疾病的躁狂以"欣快"体验为主，不具有鲜明性和感染力，患者并不主动参与。

3.药物　某些药物可导致类似躁狂的表现（各种抗抑郁药、皮质醇、异烟肼、左旋多巴、哌醋甲酯等）。这种发作与用药有密切的关系，患者常常伴有程度不等的意识障碍。

（二）抑郁发作的鉴别诊断

1.躯体疾病（甲状腺病、系统性红斑狼疮、风湿性关节炎等）　出于安全考虑，医生均会首先考虑除外明显的躯体疾病。完善的病史追问，详细的躯体、神经系统检查，辅以常规的血、尿化验可提供重要证据。

2.神经系统疾病　最常导致抑郁的神经系统疾病包括帕金森病、痴呆、癫痫、脑血管病和肿瘤。其中帕金森病患者中抑郁症状出现率达 $50\%\sim75\%$，其抑郁症状多不与躯体病的所致残疾程度、患者年龄或病程呈比例，但与神经心理学评估结果相关。这类患者采用抗抑郁药物或电抽搐治疗有效。颞叶癫痫所表现的病理性心境恶劣也常可类似抑郁发作，尤其当癫痫病灶位于右侧大脑时，应注意鉴别。

3.痴呆抑郁症　尤其是发生于老年的抑郁症有时可能会伴随有明显的认知功能改变，类似于痴呆，称为假性痴呆。此时发病较急，而非阿尔茨海默病者的缓慢起病，临床表现有一定的求治要求和自知力。在进行心理测验时，抑郁症患者多不愿回答问题，而痴呆患者则会尽可能地编造。抗抑郁治疗会在短期内缓解抑郁情绪，并改善认知功能可资鉴别。

4.其他精神障碍　不少精神障碍均可伴有抑郁症状，包括其他情感障碍（双相情感障碍、心境恶劣障碍、环性心境障碍等），其他精神障碍（物质依赖、精神病性障碍、进食障碍、适应障碍、躯体形式障碍、焦虑障碍、神经衰弱等）。对于其他情感障碍鉴别主要应根据各自的诊断标准，按照现状、病史和病程特点进行归类。

（1）精神分裂症及其相关障碍：情感是平淡而非抑郁，有精神分裂症的症状特点，如妄想的荒谬离奇,多种妄想同时存在而相互矛盾,评论性、争论性的幻觉内容等。

(2)广泛性焦虑障碍:若只能作一个诊断,抑郁应作首先考虑。焦虑的诊断需有肯定的自主神经功能紊乱。若只有烦恼或过度担心,而没有自主神经症状,不应考虑焦虑症的诊断。

四、病程与预后

情感障碍具有明显的复发倾向或趋于慢性化。首次情感障碍发作之前常常可以发现有明显的生活事件发生,而在以后的复发之前却常常找不到这种"诱因"。

(一)抑郁障碍

首发抑郁后约半数以上患者会在未来 5 年以内出现再次复发。在抗抑郁药物出现之前,这一数字高达 75%～80%。未经治疗的抑郁发作病程一般持续 6～13 个月,一次发作病程超过 2 年的患者不足 20%(不包括心境恶劣)。而通过药物治疗可将此病程缩短到 3 个月左右,治疗开始越早,病程缩短越显著。随着抑郁发作次数的增加和病程的延长,抑郁发作次数越来越频繁,而发作的持续时间也越来越长。抑郁症的自杀率为 10%～15%,首次发作后的 5 年间自杀率最高。因此,早期发现和早期治疗具有重要意义。抑郁障碍预后绝非良好,预防性应用抗抑郁药物是改善预后的关键。

(二)双相障碍

双相情感障碍中约 3/4(女性)或 2/3(男性)以抑郁发作开始,呈发作性病程。而 Goodwin (1984)总结早期研究发现有 34%～79% 的患者首次发作为躁狂。躁狂发作一般呈急性起病,在数小时至数日内达到高峰。未经治疗的躁狂发作一般持续 3 个月左右,因此抗躁狂治疗应至少持续 3 个月。随着病程的延长,发作间期缩短,在经过 6～9 次发作后可稳定在 6～9 个月之间。双相情感障碍的预后较抑郁性障碍更差。首次发作后有 40%～50% 的患者在 2 年内复发。即使采用锂盐进行维持治疗也只能使 50%～60% 的患者获得较满意的治疗和预防效果。长期随访发现,只有约 7% 的患者此后不再复发,而 45% 的患者会出现 1 次以上的复发。

五、治疗

情感障碍的治疗主要包括躯体治疗(含药物治疗和其他躯体治疗方法,如电抽搐)和心理治疗两大类。将两种方法合并使用可以获得更好的效果。

治疗原则:①高度的安全意识,严防自杀;②充分的药物治疗,足够的剂量和疗程;③积极的社会心理干预。

六、抑郁发作的治疗方案及原则

1.抗抑郁药物治疗　倡导全程治疗,应保证足量、足疗程,包括急性治疗、巩固治疗和维持治疗三期。急性期治疗 6～8 周、巩固期治疗 4～6 个月,维持治疗时间因人而异,第一次发作主张维持治疗 6～12 个月,第二次发作 3～5 年,第三次发作,应长期维持治疗。

(1)5-羟色胺再摄取抑制剂(SSRIs):目前在临床应用的有氟西汀、帕罗西汀、舍曲林、氟伏沙明、西酞普兰。适用于不同严重程度的抑郁症、非典型抑郁,三环类抗抑郁剂(TCAs)无效或不能耐受TCAs不良反应的老年人或伴躯体疾病的抑郁患者。有效治疗剂量氟西汀20~60mg/d,帕罗西汀20~60mg/d,舍曲林50~200mg/d,氟伏沙明100~250mg/d,西酞普兰20~60mg/d。个别患者的剂量可更高些。由于SSRIs的半衰期都较长,一般每日服药一次。其抗胆碱能及对心血管等脏器的不良反应均显著少于TCAs。常见的不良反应有恶心、厌食、腹泻、头疼、失眠、皮疹和性功能障碍。禁忌证为对药物过敏者。有严重肝、肾疾病者及孕妇慎用。不能与MAOI合用。

(2)去甲肾上腺素(NE)和5-HT双重摄取抑制剂(SNRIs):有明显的抗抑郁及抗焦虑作用。对难治性病例亦有效。主要有文拉法辛,有效治疗剂量为75~300mg/d,一般为150~200mg/d,速释剂分2~3次服,缓释剂为胶囊,日服1次。常见不良反应有恶心、口干、出汗、乏力、焦虑、震颤、阳痿和射精障碍。大剂量时部分患者血压可能轻度升高。无特殊禁忌证,但严重肝、肾疾病、高血压、癫痫患者应慎用。不能与MAOIs联用。

(3)NE和特异性5-HT抗抑郁药(NaSSAs):米氮平是代表药,有良好的抗抑郁、抗焦虑及改善睡眠作用,口服吸收快,起效快,抗胆碱能作用小,有镇静作用,对性功能几乎没有影响。起始剂量30mg/d,必要时可增至45mg/d,晚上顿服。常见不良反应为镇静、嗜睡、头晕、疲乏、食欲和体重增加。

(4)TCAs:主要有阿米替林、氯米帕明(氯丙咪嗪)、多塞平(多虑平)等。临床用药应从小剂量开始,逐渐增加。常用剂量为50~250mg/d,分2次服用,也可以睡前一次服用。TCAs疗效确定,但不良反应较多,尤其是过度镇静、抗胆碱能作用和心血管反应。常见的有口干、便秘、视物模糊、排尿困难、心动过速、体位性低血压和心律改变等。过量易引起中毒,甚至导致死亡。禁忌证有闭角型青光眼、急性心肌梗死、前列腺肥大、心律失常。严重心、肝、肾病患者,低血压患者及孕妇慎用。年老体弱患者用药剂量要减小。

(5)其他抗抑郁药物:主要有曲唑酮、氟哌噻屯美利曲辛等。曲唑酮适用于伴焦虑、激越、失眠的抑郁症患者,以及有性功能障碍的抑郁症患者。宜逐渐增量,常用剂量150~300mg/d,分2~3次服用。常见不良反应有头痛、镇静、体位性低血压、口干、恶心、呕吐、乏力,阴茎异常勃起等。氟哌噻屯美利曲辛适用于轻型抑郁患者。

2.电抽搐治疗　　对于有严重消极自杀言行或拒食、紧张性木僵的患者,无抽搐电休克治疗(MECT)应是首选的治疗;对使用抗抑郁药治疗无效的抑郁症患者也可采用MECT治疗。MECT适用范围较广,安全有效,6~10次为一疗程。MECT治疗后仍需用药物维持治疗。

3.心理治疗　　对有明显心理社会因素的抑郁症患者,在药物治疗的同时常需合并心理治疗。通过支持性心理治疗、认知治疗、行为治疗、人际心理治疗、婚姻及家庭治疗等心理治疗技术的运用,可减轻和缓解患者的抑郁症状;提高正在接受抗抑郁药治疗患者对服药的依从性;改善患者人际交往能力和心理适应功能,提高患者家庭和婚姻生活的满意度;纠正其不良人格,提高解决问题的能力和应对处理应激的能力,最大限度地使患者达到心理社会功能和职业功能的康复;并可协同抗抑郁药维持治疗,节省患者的医疗费用,促进康复,预防复发。心理治疗和社会支持系统对预防抑郁症的复发有非常重要的作用。

七、双相情感障碍治疗原则及方案

1.治疗原则

（1）总体治疗观念：双相情感障碍的自然病程多变，而治疗干预不当又会发生转相、促使发作变频及转为快速循环病程，使疾病恶化，增加治疗的复杂性及影响预后。因此，要克服在躁狂发作时只考虑控制躁狂、抑郁发作时只着眼控制抑郁的孤立治疗行为，树立把双相情感障碍视为一总体来制订治疗策略。

（2）综合治疗原则：双相情感障碍应采用以药物治疗为主，辅以电抽搐治疗、心理治疗及危机干预等综合治疗措施。

（3）全程治疗原则：双相情感障碍可终生反复交替或循环发作，治疗的目标除缓解急性期症状外，还必须坚持长期治疗，以阻断其反复发作。长期治疗包括急性治疗期、巩固治疗期及维持治疗期。

（4）患者、家属共同参与治疗的原则：长期治疗需得到患者和家属的合作。为此，应向他们说明疾病本质、特点及预后，特别是全病程治疗的需要，解答婚育及遗传倾向等问题，以提高其依从性，提高他们对引致复发的可能因素及早期表现的认识，以便自我监测，增强预防复发的效果。

2.治疗方案

双相情感障碍，不论是何种发作形式，均应以心境稳定剂为基础治疗药物。由于不同种类的心境稳定剂的适应证有差别，以及不同发作中临床症状的复杂性，单药治疗常难以达到理想效果，常需合并其他药物。因此，双相情感障碍中不同发作或不同时期的同一类发作形式的治疗方案也有差别。

（1）躁狂、轻躁狂及混合性发作的治疗：它们的共同着眼点在于控制躁狂症状。心境稳定剂均适用于躁狂及轻躁狂症状的控制，但首选为碳酸锂；而混合性发作时，应选用丙戊酸盐或卡马西平。当兴奋突出或有行为障碍时可临时加用苯二氮䓬类口服或用氯硝西泮肌肉注射，或加用镇静作用较强的第一代抗精神病药物。当伴有精神病性症状时，可加用第一代或第二代抗精神病药物。第二代抗精神病药同样具有良好抗躁狂作用，可根据情况保留其与心境稳定剂合用于维持治疗期，以提高防复发效果。

如单一心境稳定剂疗效欠佳时，可以用两种以上心境稳定剂联合治疗。对难治患者或严重兴奋和行为障碍者，也可于早期进行电抽搐治疗。

（2）双相障碍抑郁发作的治疗：原则上慎用抗抑郁剂。必要时可在足够治疗剂量的心境稳定剂基础上，加用合适的抗抑郁剂治疗。一旦抑郁得到控制，即应逐渐酌情停用抗抑郁剂，并继续原心境稳定剂维持治疗。对伴有拒食或严重自杀观念或企图者，或难治患者，可以给电抽搐治疗。对抗抑郁剂效果不好者可加用增效剂。抑郁缓解后继续用原心境稳定剂治疗。

（3）快速循环发作的治疗：除控制急性发作外，最主要的是阻断其反复频繁发作。锂盐疗效欠佳，以选用丙戊酸盐或卡马西平为宜。常需两种以上的心境稳定剂的联合治疗。对快速循环病程中的抑郁发作，原则上不宜使用抗抑郁剂，可以选用具有抗抑郁作用的拉莫三嗪或第二代抗精神病药物，如奥氮平等。

3.药物治疗

(1)心境稳定剂:常用者有碳酸锂、丙戊酸盐和卡马西平等。另外,有证据显示第二代抗精神病药物(如奥氮平、喹硫平、利培酮)也具有心境稳定作用。

(2)抗抑郁药:常用者有 SSRIs、SNRIs、去甲肾上腺素和选择性 5-HT 抗抑郁剂(NaSSA)、三环类等。双相情感障碍抑郁发作时使用抗抑郁剂应谨慎。首先选用转躁较少的 SSRIs 及 NaSSA,其次为三环类;当伴有焦虑时选用 SNRIs 及 NaSSA。不论使用何种抗抑郁剂,都必须同时服用足够治疗剂量心境稳定剂,以防转躁或促使发作变频。一旦抑郁发作缓解,即应酌情逐渐停用。对快速循环发作者原则上不宜用抗抑郁剂,以选用拉莫三嗪或第二代抗精神病药物为宜。

(3)抗精神病药物:不论第一代或第二代抗精神病药物,均可用于躁狂发作及伴有精神病性症状或有兴奋、行为紊乱者,一般用低、中等治疗剂量即可。对严重运动兴奋患者可短期使用注射剂。用第一代药物时,注意诱发抑郁或锥体外系不良反应。症状控制后即应逐渐停用。如条件许可,可选用第二代药物,它除可控制精神病性症状和运动性兴奋外,还具有心境稳定增效作用。

(4)苯二氮卓类:为抗焦虑剂,在双相情感障碍中为辅助用药。口服适用于抑郁发作伴有焦虑和失眠者。常用者有艾司唑仑、阿普唑仑、劳拉西泮、氯硝西泮等。但不宜长期大量服用,免致药物依赖。当躁狂发作有过分兴奋或行为紊乱时,可给氯硝西泮注射剂,每次 1~2mg,肌注,每日可 1~2 次至症状控制。

4.无抽搐电抽搐治疗　适用于抑郁发作时出现严重自杀意念和企图者,及拒食、木僵状态者,也用于严重躁狂,或双相情感障碍经药物治疗效果不好者,或快速循环反复发作不能控制的患者。

5.心理治疗　有助于提高药物治疗的依从性和疗效,防止复发和改善患者生活质量。对患者均应给予支持性心理治疗,有条件时可给予认知行为治疗及人际关系治疗。心理治疗应根据情况贯穿于长期治疗的不同阶段。在维持治疗期应重视家庭心理治疗。

第七章   应激相关障碍

第一节   概述

应激可以定义为个体能力（或心理资源）不足以应对环境要求而引起的生理、心理或行为的失衡状态。

应激源是对个体而言涉及实际或威胁性的死亡或严重伤害，或者对自身或他人身体完整性构成威胁的创伤性事件。个体对创伤事件的反应必须包含极度害怕、无助感或惊骇。应激源各种各样，主要包括以下几种：

（1）严重的生活事件：如严重的交通事故；亲人突然死亡，尤其是配偶或子女；遭受歹徒袭击、被强奸或家庭财产被抢劫等创伤性体验。

（2）重大自然灾害：如特大山洪暴发、突发的大面积火灾、地震等威胁生命安全的伤害。

（3）战争或恐怖袭击。

面对应激性事件时，个体会出现情绪和躯体的反应，如担忧、心跳加快、口干、食欲下降、活动减少等。但是，并非大多数遭受异乎寻常的应激的人都会出现精神障碍。个体的易感性、对应激的应对能力、应激源的性质和严重程度、当时的处境、既往的经历等均会影响个体对应激的反应。

而且，面对应激性生活事件时，并不是所有的反应都是异常的。如悲伤是对亲友离世的正常反应。对于车祸这样的突发事件，个体会出现焦虑、茫然不安等反应，但不久就会恢复如常。但若上述反应过于严重、持续时间过长就属于异常反应。根据美国 DSM-IV 诊断标准，对应激性事件的反应分为 3 组：急性应激障碍、创伤后应激障碍、适应障碍。

第二节   急性应激障碍

急性应激障碍（ASD）为创伤事件发生的当时和之后出现的反应，持续至少 2 天，但不超过 4 周（超过此时间，诊断更改为创伤后应激障碍）。

一、临床表现

与创伤后应激障碍相似,本病除有持续的重新体验创伤、回避和警觉性增高的症状外,还存在分离症状,表现为麻木或与环境的疏远感,对周围环境的觉察能力降低("处于迷惘中")、现实解体、人格解体和分离性遗忘的表现。

二、病因学

(1)事件的性质:短暂但严重的事件如车祸、火灾、地震;事实上(或威胁性)的强奸或其他身体攻击等伤害;或突然发现罹患严重疾病如肿瘤。

(2)个体的素质、既往的经历、应对方式对发病也有影响。

三、诊断和鉴别诊断

(一)诊断

根据 DSM-Ⅳ 诊断标准,需符合以下标准:①严重的创伤经历;②至少存在 3 项急性分离症状;③至少有 1 项再体验的症状;④明显地回避;⑤明显地过度警觉;⑥症状持续至少 2 天,最多 4 周,且在创伤后 4 周内出现。

(二)鉴别诊断

(1)创伤后应激障碍没有 ASD 的分离症状,其余症状相同,但临床表现的时间持续超过 1 个月。

(2)适应障碍不符合"创伤"事件标准,症状谱广,表现为焦虑、抑郁、品行问题等。

(3)分离性障碍没有明确的应激源,也没有 ASD 的再体验、回避和警觉性增高的症状表现。

四、治疗

(一)心理治疗

1.认知行为治疗 综合了各种干预方法,如焦虑处理训练、认知重建、暴露治疗以及治疗性的家庭作业等。主要以一对一的方式提供给遭受重大灾难的个体,作为早期干预的手段,通常在创伤 2 周后实施,1 个疗程为 4~5 次。对 ASD 患者的再体验和抑郁症状具有明显效果。

2.紧急事件应激晤谈(CISD) 分为 7 个步骤(7 期)。①导入期:组织者对参加者讲述晤谈程序,回答可能的相关问题,强调晤谈不是心理治疗,而是一种减少创伤事件所致的正常应激反应的方法。②事实期:每位参加者依次描述事件发生时的所在、所见、所闻及所为,重现整个事件。③感受期:参加者依次描述其对事件的认知反应。④反应期:参加者依次描述其对事件的感受,进行情感的宣泄和加工。⑤症状期:组织者询问参加者是否有躯体或心理症状,如果有,识别是否为创伤事件导致,目的是识别参加者希望分享的应激反应,开始将情感领域转向认知领域。⑥干预期:介绍异常和正常应激反应,提供应激管理的技巧。⑦再进入期(资源动员期):组织者总结晤谈过程,回答问题,评估需要随访或转介的人员。所需时间约 2h。该方法已经被广泛应用,但随机对照研究的荟萃分析并不支持其可以预防创伤事件后出现PTSD 的效果。

(二)药物治疗

三环类抗抑郁药、5-羟色胺再摄取抑制药和苯二氮卓类药可能对某些临床症状有效。

五、预后和结局

部分患者可以完全缓解,部分将发展为创伤后应激障碍。

第三节　创伤后应激障碍

创伤后应激障碍(PTSD)是对严重的应激事件强烈的、迁延的或者延迟性的异常反应。以不自主地再体验应激性事件的片段,并伴有警觉性增高、对有关事物的回避为特征。此类应激源包括自然灾害如洪水、地震,以及人为灾难,如重大火灾、严重交通事故、战争、强奸或者对身体有严重伤害的事件。几乎所有经历此类事件的人都会感到剧烈的痛苦。创伤性事件是PTSD 诊断的必要条件,但不是 PTSD 发生的充分条件。流行病学研究发现,经历创伤性事件后,只有部分人最终发展为 PTSD 患者。

一、流行病学

由于创伤性事件自身的特点不同,PTSD 的患病率研究中采用的诊断标准、筛查标准、资料收集距离灾害发生事件的间隔、取样和病例检出方法等不同,各研究间 PTSD 的患病率存在很大差异。

美国退伍军人及其他高危人群中 PTSD 的患病率为 3%～58%;Buffalo 大坝坍塌的受害者的终身患病率为 59.4%,14 年后的现患率仍高达 25.0%。美国社区样本中的终身患病率为1%～14%。

国内还没有 PTSD 的社区流行病学报告。汪向东等(2000 年)报道中国张北地震受灾人群 3～9 个月后 PTSD 的发病率分别为 18.8% 和 24.4%。黄国平等(2006 年)首次对国内女性服刑人员的精神创伤进行调查,发现 90% 至少经历 1 件创伤性事件,60% 为 3 件或以上的多重创伤;PTSD 现患率为 10.6%,占有创伤经历的仅 11.7%,说明大多数经历创伤的人并不发展为 PTSD。

二、病因和发病机制

1.**应激源**　诊断 PTSD 的必要条件是存在异乎寻常的应激性事件。当此类患者并不定是直接遭受躯体损害或人身攻击，其他方面的卷入也可以发展为 PTSD，如重大事件的目击者。

2.**遗传因素**　单卵双生子较双卵双生子一致率高。

3.**其他素质因素**　易感因素包括气质类型，尤其是神经质、年龄（儿童和老年）、女性、精神疾病史、以往的创伤性经历等。

4.**神经内分泌**　PTSD 患者可能存在上丘脑-垂体-肾上腺轴功能的紊乱，去甲肾上腺素系统敏感性增强，皮质醇水平在应激反应时下降。

5.**神经影像学**　PTSD 患者（右侧）海马体积缩小（可能与刺激反应性增强和记忆受损有关）。

6.**危险因素**

(1)易感因素：受教育程度低、社会阶层较低、女性、自尊程度低/神经症性特质、既往（或家族）有精神问题（尤其是心境/焦虑障碍）史、既往经历创伤事件（包括儿童期经历）等。

(2)保护性因素：高智商、社会阶层高、男性、精神病特质、有机会目睹亲友的尸体等。

三、临床表现

本病的主要表现为 3 组特点：警觉性增高，闯入性症状，回避。

患者在经历了重大创伤性事件后，以各种形式重新体验创伤性事件，有挥之不去的关于创伤事件的闯入性回忆，频频出现的痛苦梦境。有时患者会处于意识分离状态，持续时间可从数秒到几天不等，称为"闪回"，此时，患者仿佛又完全身临创伤性事件发生时的情境，重新表现出事件发生时所伴发的各种情感。患者面临、接触与创伤事件相关联或类似的事件、情景或其他线索时，通常出现强烈的心理痛苦和生理反应。事件发生的周年纪念日、相近的天气及各种场景因素都可能促发患者的心理与生理反应。

创伤性事件后患者对创伤相关的刺激存在持续的回避。回避的对象不仅限于具体的场景与情境，还包括有关的想法、感受及话题，患者不愿意提及有关事件，避免有关交谈。对创伤性事件的某些重要方面失去记忆也被认为是回避的表现之一。回避的同时，患者还表现为"心理麻木"或"情感麻痹"的表现。患者在整体上给人以木然、淡然的表现。患者自己感到似乎难以对任何事情发生兴趣，过去热衷的活动同样兴趣索然；感到与外界疏远、隔离，甚至格格不入；似乎对什么都无动于衷，难以表达与感受各种细腻的情感；对未来心灰意懒，严重者可能万念俱灰，以致自杀。

另一组症状表现为持续性的焦虑和警觉性水平增高，如难以入睡或不能安眠。警觉性过高，容易受惊吓，无法专心做事情等。

四、诊断与鉴别诊断

(一)美国 DSM-Ⅳ 的诊断标准

本书采用该标准。DSM-Ⅳ 有关 PTSD 的诊断标准较为全面和具体,包括从 A 到 F 共 6 个大项,A 为事件标准;B、C、D 为症状标准;E 是病程标准;F 是严重程度标准。

A.事件标准:个体经历危及生命或身体完整性的事件,或者目睹他人死亡、受伤或生命受到威胁;或获悉家人、挚友突遭意外。上述事件使个体感到强烈地害怕、孤立无援或恐慌。

B.长期以一种或多种方式再体验创伤事件(症状标准)。

(1)反复地或不自主地出现对创伤事件的痛苦回忆,包括意象、思想或知觉(幼儿会出现反复玩与创伤主题或内容有关的游戏)。

(2)反复痛苦地梦到创伤性事件(儿童可能有可怕的和内容不能认识的梦)。

(3)有仿佛创伤性事件正在重现的行动或感受(儿童可再扮演创伤相关的情节)。

(4)遇到象征或类似该创伤事件某方面的内在或外在提示时,出现强烈的精神痛苦。

(5)遇到象征或类似该创伤事件某方面的内在或外在提示时,出现生理反应。

C.长期回避与该创伤有关的刺激,整体情感反应麻木(症状标准,7 项中至少有 3 项)。

(1)极力回避与该创伤有关的思想、感受或谈话。

(2)极力回避能唤起回忆该创伤的活动、地方或人物。

(3)不能回忆该创伤的重要方面。

(4)对一些有意义的活动明显缺乏兴趣或很少参加。

(5)有与他人脱离或疏远的感受。

(6)情感范围狭窄(如不能产生爱的感受)。

(7)感到前途渺茫(如对工作、婚姻、子女或正常寿命没有期望)。

D.持续存在警觉性增高的症状(症状标准,至少有 2 项)。

(1)难以入睡或易醒。

(2)易激惹或发怒。

(3)注意力难以集中。

(4)过度警觉。

(5)惊跳反应过强。

E.病程标准:上述 3 类症状都持续至少 1 个月。

F.严重程度标准:症状带来明显的主观痛苦或社会功能受损。

根据 DSM-Ⅳ 的标准,PTSD 共分为 3 型:

(1)急性型:病程短于 3 个月。

(2)慢性型:病程 3 个月或更长。

(3)迟发型:创伤性事件发生 6 个月之后才出现症状。

(二)鉴别诊断

1.急性应激障碍　与 PTSD 的主要区别在于起病时间和病程。其起病在事件发生后的 4

周内,且病程短于 4 周。若症状持续超过 4 周,应将诊断更改为 PTSD。

2.适应障碍 应激源强度较低,且症状模式与 PTSD 不同,以情绪和行为异常为主,而没有 PTSD 典型的警觉性增高、闯入性体验和回避的表现。

3.其他精神障碍 PTSD 的患者也可以出现抑郁和焦虑的表现,但是单纯的抑郁或焦虑障碍没有与创伤性事件相关的闯入性回忆与梦境,也没有针对特定主题或场景的回避。

五、病程和预后

约 50%的患者会在 1 年内康复,约 30%会呈慢性病程。患者的起始症状越严重,恢复越困难。良好的社会支持和应对机制、不再出现创伤性生活事件有助于康复。

六、处理

(一)心理治疗

1.认知行为的治疗是目前较为公认的有效的方法

(1)宣教:了解对严重应激的正常的反应、创伤后应激障碍的特点、直面与创伤事件有关的情境和回忆的重要性。

(2)自我监测症状。

(3)焦虑的处理。

(4)暴露于回避的情境(在支持性的环境里)。

(5)认知重建(尤其是对于复杂创伤)。

(6)愤怒的处理,针对仍然对创伤事件及其诱因感到愤怒的人。

2.眼动脱敏再加工(EMDR) 是一种相对较新的处理创伤的技术,需要特定资质的专业人员操作执行。

3.精神动力学治疗 目的是理解创伤事件对个体的意义以及消除潜意识驱使的冲突。

(二)药物治疗

本病的治疗应以占优势的症状为导向,根据患者的症状特点选用相应的药物。

1.SSRIs 类抗抑郁药物 目前被认为是治疗 PTSD 最有效的药物。美国 FDA 批准了两种 SSRIs 类药物:舍曲林(左洛复)、帕罗西汀(赛乐特)可用于 PTSD 患者的临床治疗。其他 SSRIs 类药物包括氟西汀、西酞普兰和氟伏沙明等。SSRIs 不仅对 PTSD 症状有明显改善作用,且可维持疗效,预防复发。另外,当对 SSRIs 耐受性或疗效差时,可选用一些在结构和作用机制与 SSRIs 有所不同的新型药物,如文拉法辛、米氮平、奈发唑酮和曲唑酮等。研究发现它们对 PTSD 均有一定疗效,但双盲对照研究较少,经验还不成熟。

2.抗惊厥药物 丙戊酸盐及新型抗惊厥药拉莫三嗪、托吡酯、加巴喷丁等均能有效地用于 PTSD 治疗。PTSD 患者中出现的睡眠障碍如失眠和噩梦通常对抗抑郁药物反应不好。加巴喷丁常可用来加速睡眠,治疗后大部分患者(77%)的睡眠持续时间有中度以上的改善,噩梦频率也明显降低。卡马西平、锂盐对情感暴发、过度兴奋、病理性重现更有效。

3.非典型抗精神病药物　有一部分 PTSD 患者存在闯入性的、类似精神病性的症状,因此提出具有 5-羟色胺功能特性的抗精神病药物如奥氮平、利培酮、喹硫平对于改善攻击、易怒、自毁行为和睡眠等方面有好处。特别是对 SSRIs 治疗无效者可用奥氮平或其他非典型抗精神病药物辅助治疗,尤其对长期顽固性梦魇和失眠更有益。

4.苯二氮卓类药物　有研究表明,创伤后应激早期使用此类药可以预防 PTSD 的发生,但长期应用易导致依赖,停药会出现戒断反应,并且还可能导致 PTSD 症状反弹,甚至恶化,还可损害认知功能,不宜首选。

其他如可乐定和普萘洛尔也可作为一种辅助治疗,以减少过度警醒症状群,但普萘洛尔可使伴发的抑郁症状恶化。

第四节　适应障碍

适应障碍是一种短期的、轻度的烦恼状态,即情绪失调,常影响到社会功能,但不出现精神性症状。它是对某一明显的处境变化或应激性生活事件所表现的不适反应,如职业变化、离婚、分居、移民、离退休、患严重躯体疾病引起的生活适应障碍等。

任何年龄均可以发病,但多见于成年人。男女性别无明显差异。根据 5 年随访结果显示约 70%的患者康复(青少年近 40%);约 10%的患者仍有干扰性问题(青少年约 15%);还有约 20%的患者发展成严重的精神科问题(青少年约 45%)。成人中,精神科问题通常是抑郁/焦虑或与酒精相关问题。

一、流行病学

精神科住院/门诊人群中的患病率保守估计约为 5%。综合医院可高达 20%(躯体疾病对 70%以上的病例来说是基本的应激源)。儿童青少年群体患者约占 70%。

二、病因学

根据定义,本病是由可确定的应激源导致,没有应激源症状就不会出现。

1.应激源　引起适应障碍的应激源可以是一个,如丧偶,也可以是多个,如事业失败和亲人伤亡接踵而至。应激源可以是突发的,如自然灾难,也可以是较慢的,如家庭成员之间的不融洽。某些应激源还具有特定的时期,如新婚、离退休后适应新的生活规律等。应激源的严重程度并不能预测适应性障碍的严重程度,其程度取决于应激源的性质、持续时间、可逆性、处境和个体的个性特点等。

2.个性心理特征　在同样的应激源作用下,有的人适应良好,有的人发展为适应性障碍。个体的病前个性心理特征具有重要的作用。因此,适应性障碍是否发生,要同时考虑应激源的强度和个性心理特征两方面的因素。

三、临床表现

患者多在应激性事件发生后的 1～3 个月内发病。临床症状的变化较大,以情绪和行为异常为主;常见焦虑不安、烦恼、抑郁、胆小害怕、注意力难以集中、惶惑不知所措、易激惹等,以及自主神经系统活动增强的躯体症状如心慌、震颤等。同时,会出现适应不良的行为而影响日常活动。

患者也可以出现突发的戏剧性行为或攻击性行为、单次或反复的蓄意自伤、酒精和药物的滥用等。较为严重的症状如兴趣减退、快感缺乏、食欲不振等症状少见。临床表现与年龄之间有一定联系:老年人可伴有躯体症状;成年人多见抑郁或焦虑症状;青少年以品行障碍(即攻击或敌视社会行为)常见;儿童可表现出退化现象,出现低年龄儿童的行为如尿床、幼稚语言、吮拇指等形式。

任何症状本身在严重程度和突出程度上都不足以满足更为特定的诊断。起病通常在应激性事件或生活改变发生的 1 个月内,症状持续时间一般不超过 6 个月。

临床上可表现为占优势的症状群,也可以混合症状群出现,主要有以下几种:

1. 焦虑性适应障碍　患者以神经过敏、心烦、心悸、紧张不安、激越为主要症状。有时难以与神经症区别。

2. 抑郁心境的适应障碍　在成年人较为常见。临床表现以明显的抑郁心境为主,可见无望感、沮丧等症状,但严重程度较重性抑郁轻。

3. 有品行问题的适应障碍　多见于青少年。品行问题的表现包括对他人权利的侵犯、不履行法律责任、违反社会公德。常见逃学、毁坏公物、乱开汽车、打架和饮酒过量等。

4. 混合品行和情绪问题的适应性障碍　患者表现为上述品行问题,同时又有情绪的异常。

5. 混合性焦虑和抑郁的适应性障碍　表现为焦虑和抑郁心境以及其他情绪异常的综合症状。症状的严重程度较重度抑郁和焦虑症轻。需注意除外过去已有的焦虑和抑郁的发作。

6. 未分型的适应障碍　有多种临床表现,不能归为上述任何一种。如表现为社会退缩而不伴有焦虑或抑郁的心境;有头痛、疲乏、胃肠道不适等躯体主诉;难以进行日常工作,甚至不能学习或阅读资料,而患者并无焦虑或抑郁的情绪。

四、诊断和鉴别诊断

(一)诊断

诊断应认真评价:①症状的形式、内容和严重程度;②既往病史和人格特点;③应激性事件、处境或生活危机。必须清楚确定上述第三个因素的存在,并应有强有力的证据(尽管可能带有推测性)表明,如果没有应激就不会出现障碍。如果应激源较弱,或者不能证实时间上的联系(不到 3 个月),则应根据呈现的特征进行相应的诊断。

诊断主要依据临床表现:①情绪和行为的异常多在应激源发生后的 3 个月内出现;②有明显的苦恼;③影响社会功能;④应激源消失后,症状的持续不应超过 6 个月;⑤除外失恋或居丧引起的情绪异常(是正常的心理反应)。

(二)鉴别诊断

诊断的不确定性可能源于应激源是否严重到足以贴上"异常的"或"创伤性的"的标签(要考虑急性应激障碍、创伤后应激障碍)。同样,很难确定症状(如心境低落、焦虑、睡眠障碍、食欲减退、精力缺乏)是否是由于内科疾病所致或是否主要为精神科问题。酒精和药物(非法的或处方的)的使用可能使临床表现复杂化。

1.急性应激障碍　适应性障碍与急性应激障碍同属心理创伤后的应激障碍,两者在应激方面难以说明孰轻孰重,主要鉴别在于临床表现和疾病过程。急性应激障碍发病迅速,症状多在数分钟到数小时内充分发展。临床表现的变化较大,但以精神运动性兴奋或抑制为突触表现,而不是以情绪和行为障碍异常为主。

2.创伤后应激障碍　本病和适应性障碍虽然都不是急性发病,但在临床症状上有区别。创伤后应激障碍表现为创伤性体验的反复重现,并伴有错觉或幻觉,同时有睡眠障碍、易激惹或惊吓反应等持续性的警觉性增高的症状。另有持续的回避、极力避免引起痛苦的经验和回忆,甚至不愿意与人接触。

3.抑郁症　鉴别较为困难。抑郁症的情绪异常较重,并常出现消极念头,甚至有自杀企图和行为。临床上有昼重夜轻的变化。

4.焦虑症　无明显的应激源。病程较长,且常伴有明显的自主神经系统失调的症状,睡眠障碍也较为突出。

5.人格障碍　虽然在适应性障碍发病中的作用不可忽视,但不是主要的临床表现。尽管人格障碍会被应激源加剧,但人格障碍早在幼年时期就已明显,而且,应激源不是人格障碍形成的主导因素。患者并不为人格障碍而苦恼,这种状况可持续到成年甚至终身。但当人格障碍患者出现新的症状符合适应性障碍的诊断标准时,应将两个诊断同时列出。

五、治疗

(一)心理治疗

治疗本病的核心主要是支持性心理治疗,以提高应对无法减少或消除应激源的应对能力,并提供充分的支持,以使适应最佳化。情感疏泄/言语发泄可能对预防适应不良行为有用而且,理解应激源对个体的"意义"可能有助于纠正歪曲的认知。

(二)药物治疗

当症状持续而令人痛苦(如延长的抑郁/心境恶劣)或心理干预不成功时,使用抗抑郁药或抗焦虑药/催眠药可能有效。其原则是以低剂量、短疗程为宜。

第八章 心理因素相关的生理障碍

第一节 进食障碍

本病是以进食行为异常为显著特征的一组综合征,主要由神经性厌食症和神经性贪食症组成。一般不包括拒食、偏食、异嗜症。发病年龄主要在 15～30 岁,女性患者的数量高出男性10～20 倍,其中 50％～75％的患者同时患有抑郁症。在美国有 500 万～1000 万女性经受着进食障碍的折磨。我国近年来的发病率呈现明显上升的趋势,尤其在经济文化发展较快地区的城市里,患者数明显增加。

一、神经性厌食症

神经性厌食症是以患者自己有意识地严格限制进食,使体重下降至明显低于正常标准或造成严重的营养不良,此时仍恐惧发胖或拒绝正常进食为主要特征的一种进食障碍,有显著的体像障碍,即病理性低体重及减轻体重的行为。神经性厌食症主要发生于青少年女性,男女比例约为 1∶10;平均发病年龄在 12～25 岁,14～18 岁为患病率最高期,25 岁以后发病者仅为5％(30 岁以上起病罕见)。因为许多患者否认她们的症状,所以神经性厌食症的真实患病率很难确定。国外对在校女大学生和高中生的调查结果显示患病率为 0.5％～1％。致死率为5％～15％(其中 2/3 死于躯体并发症,1/3 死于自杀)。

(一)病因

1.遗传因素 有抑郁症、酒依赖、肥胖或进食障碍家族史的人群进食障碍发生的危险性明显升高。单卵双生共病率为 65％,双卵双生共病率为 32％,女性占 6％～10％。

2.下丘脑功能异常 有 1/4 左右的患者闭经出现在体重下降之前,提示患者存在下丘脑功能失调。但更多的研究认为内分泌和代谢的异常是继发于体重的下降,即营养不良。目前两者的因果关系尚不明确。

3.社会心理因素

(1)社会文化因素:在发病中起着很重要的作用。现代社会文化观念中,把女性的身材苗条作为自信、自我约束、成功的代表。大量的媒体宣传也把大力宣传减肥、追求苗条作为社会时尚,受到公众的推崇,这无疑给予女性极大的压力。而在某些职业中患病率明显高于普通人群的现象也支持这一观点,如芭蕾舞演员、时装模特患病率高于普通人群 4～5 倍。

(2)负性生活事件:有研究认为儿童期的躯体或性虐待造成的心理创伤与厌食症的发病相关,但与其他精神障碍相比并未发现更高的虐待史。

(3)家庭心理因素:有研究指出进食障碍患者家庭中存在的病理现象,如母女情感的缠结和父亲的疏离,父母对孩子的过度保护、过度控制,家庭冲突得不到解决,家庭成员之间界限过于模糊等,认为患者以进食行为代表对父母过度控制,过度保护的反抗;或以节食为手段达到对父母的反控制,以此作为解决家庭内冲突的一种方法;以自我控制进食作为自己与家人分离和独立的象征。

(4)个性特征:有关研究表明多数患者有追求完美性、不成熟性、依赖性强、追求与众不同、自我估价能力差等特点。

(二)临床表现

1.对"肥胖"的强烈恐惧和对体型体重的过度关注　是本病临床症状的核心。与此相关的症状表现为:①体像障碍,虽然明显消瘦,仍认为自己太胖或身体的某个部位太胖,强迫性地给自己设定一个过低的体重标准,进食的同时感到身体的某个部位在变胖等。②对进食持有特殊的态度和行为,严格限制进食量或(和)种类,把食物分成"好"和"坏"两种,进食速度过慢,喜欢看别人吃东西,逼迫母亲过量进食等。③常采用过度运动,以避免体重增加。

2.体重过低　是本病必备的症状表现,源于营养不良。同时由于饥饿或呕吐导致躯体各个系统出现的问题:①口腔龋齿。②心血管系统的血压过低、心动过缓、心电图显示 Q-T 间期延长、心律失常、心肌病等。心血管系统并发症是本病致死的主要原因(致死率约 10%)。③消化系统的胃排空延迟、胃萎缩、肠蠕动减弱、便秘。④内分泌和代谢紊乱所致的低钾血症、低血糖症、体温过低、甲状腺功能低下、高皮质醇血症、闭经、青春期延迟(第二性征消失)、生长抑制及在雌激素治疗的情况下仍然持续存在的骨质疏松。⑤肾脏系统的肾结石。⑥生殖系统的不孕症。⑦皮肤的干鱼鳞样变、毛发变脆(毛发脱落)、长出胎毛样(细柔的)体毛。⑧神经系统的周围神经病、脑体积变小、脑室扩大、脑沟变宽、皮质萎缩("假性脑萎缩"可随体重回升而纠正)。⑨血液系统的贫血、白细胞减少、血小板减少;当患者体重低于正常体重的 60% 以下时,病死率较高。

3.抑郁情绪　在临床中很常见,相应的注意力不集中、记忆减退、易激惹、失眠、社交退缩、性欲减退等均可出现。

(三)诊断

1.诊断标准

(1)患者自己采取有意识地减轻体重的行为,如控制进食量、种类、禁食"增肥"食品、采取过度运动、自我诱吐、导泻、服用食欲抑制剂等。

(2)体重显著下降,低于标准体重的 15% 或更低,BMI≤17.5。

(3)"对肥胖恐惧"的超价观念、强迫性的低体重标准:担心自己会发胖,甚至明显消瘦仍认为自己太胖。

(4)女性闭经(至少持续 3 个月未来潮),性欲减退;男性性功能低下,青春期前的患者性器官呈幼稚型。

(5)本病不是任何一种躯体疾病所致,也不是任何一种精神症状的继发症状。

2.鉴别诊断 由于本病患者常否认患病的事实,否认怕胖和主动减轻体重的行为,故临床上常首先以不明原因的体重下降和闭经、胃肠不适等症状就诊,须注意与一些躯体及精神性疾病鉴别。

(1)躯体疾病:慢性消耗性躯体病如结核、脑部肿瘤导致的食欲丧失、下丘脑综合征,或消化系统障碍,如克罗恩病、吸收不良综合征。

(2)其他精神障碍:抑郁症的食欲下降和体重减轻;强迫症患者继发于强迫观念的进食缓慢和挑食、偏食;精神分裂症患者继发于幻觉和被害妄想的拒绝进食等。

(3)继发于使用某种药物,如 SSRIs、安非他明等的食欲丧失。

(四)治疗原则

1.一般原则

(1)多数患者可在门诊接受治疗。住院治疗一般仅在出现严重躯体并发症或有严重的自伤、自杀行为时考虑。

(2)综合治疗效果更佳,主要包括恢复进食和营养重建、药物治疗、心理治疗。药物治疗可选用氟西汀(尤其针对有对食物的强迫观念者);心理治疗包括家庭治疗(起病早期效果更好)、个别治疗(认知行为治疗可能改善远期结局);心理教育包括营养学方面的教育(挑战超价观念)和采用自助手册进行"读书治疗"。

2.住院治疗的标准 住院治疗对于出现严重的躯体或精神问题的患者可能是必要的:①极其迅速或过分的体重减轻,门诊治疗无效者;②有严重的电解质失衡(因低钾或低钠而有生命危险);③生命体征的显著改变,如体温<36℃,因心动过缓出现晕厥(脉搏<45 次/min)和(或)出现显著的体位性低血压;④有心血管并发症或其他急症;⑤因重度营养不良导致的精神状态的显著改变;⑥出现精神病状态或突出的自杀风险;⑦门诊治疗失败(如不能打破病态进食模式的循环或不能融入有效的门诊心理治疗)。

3.住院治疗的目的 住院不应被视为对患者的惩罚,关于住院治疗的目的应与患者及其家属进行充分的讨论。其治疗包括以下几项内容:

(1)处理躯体和(或)精神方面的并发症。

(2)制订健康饮食计划,恢复健康饮食模式。

(3)通过强化的心理治疗处理潜在的冲突,如自尊感低下,应制订新的应对策略等。

(4)建立良好的治疗关系,便于门诊延续治疗。

4.恢复进食的风险 随着进食的恢复,患者可能会出现躯体适应的困难,尤其是在恢复进食的头 2 周内,如心肌负担不了突然增加的代谢压力而出现的胃过度膨胀、水肿,以致出现少见的充血性心力衰竭(CCF)。控制上述问题的出现需注意:①在恢复营养供给之前检查肾功能和电解质水平,纠正失衡状态;②恢复进食的头 7 天内每 3 天复查 1 次肾功能和电解质,之后的进食恢复期内每周复查 1 次;③缓慢增加每天的营养摄入量,每 3~5 天增加 200~300cal(837~1255J),直至能够使体重维持每周稳定增长 1~2kg 为宜;④规律监测是否出现心动过缓或水肿。

（五）预后

（1）不经治疗的话，本病是所有精神障碍中致死率最高的（10％～15％）。

（2）经过治疗，预后呈"三分规则"（1/3 完全康复；1/3 部分缓解；1/3 迁延不愈）。

（3）预后不良的影响因素包括患有慢性病、起病晚、有贪食特征（呕吐/导泻）、过分严重的体重减轻、儿童期社会适应差、父母关系不良、男性。

二、神经性贪食症

神经性贪食症是以反复发作性地、不可控制地、冲动性地暴食，继之采用自我诱吐、使用泻药或利尿药、禁食、过度锻炼等方法避免体重增加为主要特征的一组进食障碍。本病以反复发作性的暴食为特征，伴有补偿性的行为和关于"理想"体型的超价观念。患者常有神经性厌食史（30％～50％），体重可在正常范围内。女性中发病率 1％～1.5％，青少年中期起病，多于 20 岁出头就诊。

（一）病因

与神经性厌食相似，还证实与肥胖的个人/家族史相关，与情感障碍和（或）物质滥用家族史相关。进食的"失控"可能与 5-羟色胺（5-HT）能机制有关。

（二）临床表现

（1）不可抗拒的进食欲望和频繁的暴食发作是本病的特征性临床表现。患者的暴食具有发作性失去控制的特征，常常在不愉快的心情下发生，存在与进食有关的、持续的先占观念（满脑子是食物）。同时存在对肥胖的病态的恐惧，有强迫性的"低体重阈值"，伴有对抗食物"增肥"效应的努力（诱吐、滥用泻药、阶段性的节食，使用诸如食欲抑制药、甲状腺素、利尿药之类的药物）。

（2）神经性贪食症的患者体重可以是正常的。在美国 DSM-Ⅳ 中甚至把体重指数是否低于 17.5 作为区分厌食症和贪食症的主要依据。躯体体征与厌食症类似，但通常较轻。营养不良不是主要问题，但与"清除行为"有关的临床表现比较突出，如心律失常，心力衰竭（可导致猝死），电解质紊乱[K^+↓、Na^+↓、CL^-↓、代谢性酸中毒（缓泻剂）或碱中毒（呕吐）]，反流性食管炎，食管/胃穿孔，胃/十二指肠溃疡，胰腺炎，便秘/脂肪泻，牙侵蚀症，白细胞减少症/淋巴细胞增多症等。

（3）贪食症患者的情绪障碍往往比厌食症患者更突出，他们对自己进食行为的失控感到羞愧和自责，强烈希望改变的同时又难以摆脱对"发胖"的恐惧。自伤、自杀等冲动性行为在本症中更多见。

（三）诊断

1.诊断标准　①发作性不可抗拒的进食欲望和行为，短时间内进食大量的食物。每周至少发作 2 次，持续至少 3 个月。②有担心发胖的恐惧心理。③常采取诱吐、导泻、间断禁食等方法，以抵消暴食引起的发胖。④不是神经系统器质性病变所致的暴食，也不是癫痫、精神分裂症等继发的暴食。

2.鉴别诊断　因为贪食症患者的异常进食行为多隐蔽地进行,被发现后也常常隐瞒行为背后的动机,故常因表面现象就诊,如不明原因的呕吐、食欲亢进、情绪低落、自伤自杀等。本病需与下列疾病鉴别:

(1)上消化道疾病(与呕吐相关的),脑肿瘤,其他原因导致的反复过量进食(月经相关综合征、Kleine-Ievln综合征)以及药物相关的食欲增加。

(2)边缘性人格障碍、抑郁障碍、强迫障碍等所致的进食障碍。

(四)评估

与神经性厌食症相似,尤其要注意探查神经性厌食的病史,往往两者是连续的病程,有相互转换的可能。另外要注意共病的评估,包括焦虑障碍、抑郁障碍、双相情感障碍、自伤自杀行为、酒药滥用、性乱交及其他冲动行为。

(五)治疗

1.一般原则

(1)患者通常在门诊治疗。住院治疗只适用于存在电解质紊乱,或有强烈自杀观念和行为的患者。

(2)综合治疗效果更佳,包括药物治疗、心理治疗、营养咨询。药物治疗证据多支持使用高剂量的SSRIs,如氟西汀60mg,并需要长期用药(>1年);心理治疗主要包括个别治疗、团体治疗和家庭治疗。

2.心理治疗

(1)有证据表明认知行为治疗效果肯定,打断暴食—清除的恶性循环是治疗的直接目标,通常以个别治疗的形式在门诊开始进行,初见成效后开始结合团体治疗,一般为期1～2年。

(2)团体治疗包括认知行为治疗和人际心理治疗两类,其中认知行为治疗主要以控制症状为目标,而人际心理治疗则以促进个体发展和人格成熟为最终目标。

(3)指导下的自助(如"读书治疗")通常是在小组的环境下提供教育和支持,是迈出治疗第一步的有效方法。

(六)预后

本病预后通常良好,除非有自尊感低下的突出问题或有严重人格障碍的问题,

第二节　睡眠障碍

人类的睡眠和觉醒是与自然界昼夜变化大致同步的一种生物节律。睡眠是大脑的一种高级功能。睡眠的发生和调节机制非常复杂,至今没有完全清楚。综合现有的研究发现,睡眠的发生很可能是一个主动过程,涉及中枢神经系统不同层次众多的神经网络、神经元和一系列神经递质、神经内分泌和神经调节物质,是由大脑皮质、前脑基底部和脑干各个层次之间的多种神经递质的神经元相互作用并维持动态平衡所完成的。睡眠的发生、维持或终止,无法依赖某一种物质的"单独"作用来完全实现,也没有哪种物质是不可或缺的。

人整夜的睡眠由非快速眼动(NREM)和快速眼动(REM)两种状态组成,NREM 由浅入深又可分为 1～4 期。在健康成人,一般卧床 5～10min 进入 NREM 1 期睡眠,然后很快转入 2 期睡眠以及 3～4 期睡眠。NREM 睡眠持续 60min 左右后,进入第一次 REM 睡眠,不久再进入第 2 次 NREM 睡眠。这种 NREM-REM 循环交替的周期,每 60～90min 1 次,整夜循环 4～5次。

人类的睡眠分期主要是根据睡眠时脑电、肌电和眼电活动的状态进行的。不同的睡眠期可能具有不同的、有互补作用的生理意义。NREM 睡眠 3～4 期习惯上被称为深睡眠,此时副交感神经活动占优势,睡眠者的心率减慢、血压降低、呼吸慢而规则,各种生命活动降到最低限度;同时垂体的生长激素分泌达到高峰,糖和蛋白质合成代谢增强,脂肪分解代谢加速,能量存储增加,耗能减至最少。3～4 期睡眠对促进儿童生长发育、成年人精力、体力的恢复和维持良好的新陈代谢状态有着不可或缺的生理意义。REM 睡眠时交感神经功能增强更为明显,睡眠者心率、血压和呼吸的频率和幅度有较大波动,大脑功能处于高度活跃的状态,全脑能量代谢等于甚至大于觉醒时,而肌张力却处于全天中的最低状态。REM 睡眠的生理意义比较复杂,有许多问题还有待深入研究,目前认为至少在促进脑功能发育、发展和保持,以及记忆的巩固与保持等方面具有重要作用。

关于睡眠质量,可以根据睡眠者的感受进行主观评估,主要包括睡醒后是否感到精力恢复、疲劳缓解、头脑清晰,有无睡眠后的轻松、舒适感,以及日间是否保持良好的工作、生活状态;客观评估的主要手段是通过多导睡眠图(PSG)检查。

一、失眠

失眠是指在有充分睡眠机会和良好睡眠环境的情况下,主诉睡眠始动、维持困难或醒得太早,或长期存在睡眠后不能恢复精力或质量令人不满意,并伴随明显的苦恼或影响到日间的社会、职业功能。失眠在一般人群中非常常见,有 1/3 以上的人一生可能会经历不同形式的失眠;可发生于任何年龄;成年(包括老年人)男女比例为 1:1.41。

1.病因　失眠的原因复杂多样,概括起来大致有 3 个方面:①素质因素,如遗传、较高年龄、个性特点等;②诱发因素,如各种生活事件、生活或(和)工作环境改变、患某种躯体或精神疾病、药物治疗等;③维持因素,包括失眠焦虑、对卧室和床形成负性条件反射、不良睡眠卫生习惯、使用镇静催眠药和酒类、继发性获益等使失眠慢性化的心理和行为变化。

2.分类与临床表现　这里主要介绍非器质性失眠,即失眠不是继发于各种脑器质性或躯体疾病、药物或物质滥用、精神障碍,以及特殊睡眠障碍,如睡眠呼吸障碍、不安腿综合征、周期性肢体运动障碍等。临床较常见以下类型:

(1)适应性失眠(急性失眠):起病与明确的应激有关,病期相对短暂,从数天到数周,在脱离或适应了特定的应激源后失眠即缓解。

(2)心理生理性失眠:是较高的生理性唤醒水平和习得性阻睡联想引起的失眠,伴随清醒时的功能下降。起病形式可以是隐匿的,患者诉从小时候或成年早期即有失眠;也可以是急性的,由适应性失眠(急性失眠)没有及时缓解演变而来。在未治疗的情况下,心理生理性失眠可能持续数十年,并且是抑郁症等精神障碍发病的危险因素,也常有过量使用处方和非处方药来帮助睡眠的情况。

(3)矛盾性失眠:也称睡眠感缺失,主诉严重失眠,但没有客观睡眠异常的证据,日间功能受损的程度也和所诉的睡眠缺乏的程度不相符。

3.诊断　参照 ICD-10 诊断标准,为了确诊,下列临床特征是必需的:

(1)主诉或是入睡困难,或是难以维持睡眠,或是睡眠质量差。

(2)这种睡眠紊乱每周至少发生 3 次并持续一个月以上。

(3)日夜专注于失眠,过分担心失眠的后果。

(4)睡眠量和/或质的不满意引起了明显的苦恼或影响了社会及职业功能。

只要是睡眠的质和/或量的不满意是患者唯一的主诉,就应在此编码。如果失眠是基本症状或失眠的长期性及严重性使得患者把它看作是基本症状时,即使存在其他精神症状如抑郁、焦虑或强迫等,并不能否定失眠症的诊断。其他共存的障碍,如果症状显著、持续存在必须采取相应的治疗时,也应予以编码。应当指出,大多数失眠者通常过分关注自己的睡眠紊乱,而否认存在有情绪问题。因此,必须进行仔细的临床评定,然后才能排除失眠这一主诉的心理基础。失眠是其他精神障碍中常见的症状,如情感性、神经症性、器质性及进食障碍,精神活性物质所致精神障碍。精神分裂症及其他睡眠障碍如梦魇。失眠也可伴发于躯体障碍,有疼痛、不适或服用某些药物时。如果失眠仅仅是某一精神障碍或躯体状况的多种症状中的一种,即它在临床相中并不占主要地位,那么诊断就应限定于主要的精神或躯体障碍。此外,另外一些睡眠障碍如梦魇、睡眠一觉醒节律障碍、睡眠呼吸暂停及夜间肌阵挛,只有当它们导致了睡眠的量或质的下降时,才能确立诊断。然而,在上述各种情况中,如果失眠是主诉之一且失眠本身被看作是一种状况,那么在主要诊断之后应附加本编码。

睡眠障碍诊断的主要辅助检查是 PSG 检查。失眠患者常见的 PSG 表现是睡眠潜伏期延长、睡眠后觉醒增加、睡眠效率降低,以及 NREM3～4 期睡眠百分比偏低或缺乏等睡眠结构异常。PSG 检查一般不作为诊断失眠的常规检查,但在怀疑失眠与睡眠呼吸障碍、周期性肢体运动障碍有关,或常规治疗效果不满意时,应进行本项检查。

4.治疗

(1)基本原则:

①明确失眠原因,同一患者可能有多种原因。

②心理咨询和心理治疗的目的是缓解或减轻失眠问题,改善患者的生活质量。对长期失眠、多次复发者,还需结合更多的有关预防措施和行为治疗。

③药物治疗:应注意药物对睡眠的影响,并作适当调整;催眠药有助于睡眠,但不宜长期持续使用,以防产生依赖性。

(2)失眠症的治疗:

①非药物治疗:心理治疗;行为干预;物反馈;其他治疗。

②药物治疗:镇静-催眠药物;有镇静作用的抗抑郁剂;其他,如合并小剂量喹硫平、奥氮平、氯氮平等有治疗失眠的疗效。

二、过度嗜睡

本病是指日间睡眠过度，或反复短暂睡眠发作，或觉醒维持困难的状况，并无法用睡眠时间不足来解释，且影响到职业和社会功能。

1.病因　过度嗜睡作为一种临床症状，常见于发作性睡病和病情较重的睡眠呼吸障碍，也可见于脑炎等躯体疾病和抑郁症、精神分裂症等精神障碍。有少部分患者找不到明确躯体、精神障碍证据，即所谓特发性过度嗜睡，其病因不清楚。

2.诊断　诊断特发性过度嗜睡要求病程持续 1 个月以上，或多次反复发作。

3.治疗　对特发性过度嗜睡尚无特效的治疗方法，但其预后尚好，除发作期间社会功能明显受损外，发作间期各方面功能基本正常，目前也未发现影响预期寿命的证据。一般性治疗包括向患者及家属讲解疾病性质，减轻其心理压力。发作期间可给予中枢兴奋药如哌甲酯，对部分患者可减轻嗜睡对社会功能的影响；近年问世的莫达芬尼的疗效与哌甲酯相同，而安全性和依赖性可能更有优势。

三、睡中异常

睡中异常也称异态睡眠，包括一组在睡眠中发生的行为、情绪、认知、梦和自主神经系统的非预期性事件，这些事件可出现在入睡过程中、睡眠中或觉醒过程中。临床上常见的睡眠中异常障碍，在中老年期起病的是快速眼球运动睡眠期行为障碍（RBD），在儿童少年期起病的有睡行症、睡惊症和梦魇。

1.RBD　本病是在 REM 睡眠期出现的可导致患者受伤和（或）睡眠中断的异常行为，并多与睡眠梦境相关，表现丰富多样，包括讲话、大笑、喊叫、哭泣、咒骂、做手势、伸手、抓握、上肢连续打动、拍击、拳击、踢腿、坐起、跃下床、爬行和奔跑等。RBD 发作时眼睛通常保持闭合状态，患者做出的是梦境中的动作而非对现实环境的动作反应，这些动作在具有暴力性时，可能导致患者发生受伤。睡眠中发生导致患者受伤或伤及睡伴的行为，常常是这类患者就诊的主诉。

（1）诊断：存在上述典型症状的病史，PSG 检查有 REM 睡眠期肌张力缺失现象消失的表现，如下颌肌持续或间断地肌电紧张度增高，或时相性肌电活动，或上下肢肌肉抽动。

（2）治疗：对确诊 RBD，尤其是已经发生暴力行为的患者，最基本的治疗是指导患者做好睡眠环境（卧室和床）的安全防范措施，包括移走卧室内材质比较坚硬的家具，选择软硬适度的床垫，降低床的高度，必要时还可在床周围铺软垫，加装比较柔软的护栏等。

在药物治疗方面，目前对缓解 RBD 症状疗效最佳的是氯硝西泮，每次 0.5～2mg，睡前 1h 左右服用。多巴胺受体激动剂如普克拉索也有较好疗效。同时要积极治疗伴发躯体和精神方面的疾病。

2.梦魇　本病是以焦虑不安、恐惧为主要特征的梦境体验，事后个体能够详细地回忆，梦境通常涉及对生存、安全或自尊的威胁；如从恐怖性梦境中惊醒，个体能很快恢复定向及警觉。

在典型的发作中,可有某种程度的自主神经兴奋,但没有明显的言语及躯体运动。因梦魇是一种发生于 REM 睡眠期的睡眠障碍,多发生于夜间睡眠的后半段,午睡中也可发生。梦魇通常不必进行治疗。

3.睡行症和睡惊症(夜惊症)　睡行症是睡眠中出现起床、走动的复杂动作,患者呈现出低水平的注意力、反应性和运动技能。患者有时会走出卧室甚至家门,这种情况下患者可能会面临意外受伤的危险。不过,在大多数情况下,患者会自行或在他人轻柔引导下安静地回到床上。患者无论是在发作中还是第二天早晨醒来,通常都无法回忆发作的经过。

睡惊症则是夜间突然出现的极度恐惧和惊恐的发作,表现为突然坐起、尖叫、呼喊或哭闹,可有心动过速、呼吸急促、出汗、皮肤潮红等自主神经系统兴奋的症状,以及下床、冲向门口等行为。一次发作一般持续 1～10min,醒后对发作通常不能回忆。

睡行症和睡惊症实质上都是发生于 NREM 睡眠期的一种觉醒障碍,因此通常是在夜间睡眠的前 1/3 阶段发生。两者关系比较密切,均常起病于青春期前,以 4～7 岁儿童多见,青春期后渐趋停止。

(1)病因:这两种睡眠障碍的病因不明,遗传因素可在部分患者中起重要作用。日间经历过度兴奋或有精神压力的事件,以及劳累、前一天睡眠不足均可起到诱发作用。

(2)诊断:根据典型病史可做出诊断。

(3)治疗:一般不需特殊治疗。

第九章　人格与行为障碍

第一节　人格障碍

人格障碍是人格特征显著偏离正常,使患者形成了特有的异常行为模式,对环境适应不良,明显影响其社会和职业功能,或者患者自己感到精神痛苦。人格障碍通常开始于童年或青少年,并一直持续到成年或终生。在严重脑和躯体疾病、精神疾病或精神创伤后所致的人格特征偏离,诊断为人格改变。

人格障碍分为特异性人格障碍,混合型及其他人格障碍及持久的人格改变。这几类状况有根深蒂固的和持久的行为模式所组成,表现为对广泛的人际和社会处境产生固定的反应。他们与在特定的文化背景中一般人的感知、思维、情感,特别是待人方式上有极为突出或明显的偏离。

其中特异性人格障碍是个体性格学体质与行为趋向上的严重紊乱,通常涉及人格的几个侧面,几乎总是伴有个人与社会间显著的割裂。人格障碍通常在儿童后期或青春期出现,持续到成年并逐渐显著。

【诊断标准】

不是由于广泛性大脑损伤或病变以及其他精神科障碍所直接引起的状况,符合下述标准:明显不协调的态度和行为,通常涉及几方面的功能,如情感、唤起、冲动控制、知觉与思维方式及与他人交往的方式;这一异常行为模式是持久的,固定的,并不局限于精神疾患的发作期;异常行为模式是泛化的,与个人及社会的多种场合不相适应;上述现象均于童年或青春期出现,延续至成年;这一障碍会给个人带来相当大的苦恼,但仅在病程后期才明显;这一障碍通常会伴有职业及社交的严重问题,但并非绝对如此。

【治疗原则】

人格障碍的治疗是一项长期而艰巨的工作,涉及医学、心理学、社会学甚至法学等许多领域,因此,对人格障碍的治疗是一种综合性的"矫治";治疗包括药物治疗、心理治疗和社会管理多方面的方法;治疗的目的是改善不良的社会适应行为,而不是试图改变个体的整个人格;应根据具体情况制订个体化的治疗策略。

一、偏执型人格障碍

【诊断标准】

要求存在至少三条临床描述的特点或行为的确切证据,才能诊断。

临床表现:

(1)对挫折与拒绝过分敏感。

(2)容易长久地记仇,即不肯原谅侮辱、伤害或轻视。

(3)猜疑,以及将体验歪曲的一种普遍倾向,即把他人无意的或友好的行为误解为敌意或轻蔑。

(4)与现实环境不相称的好斗及顽固地维护个人的权利。

(5)极易猜疑,毫无根据地怀疑配偶或性伴侣的忠诚。

(6)将自己看得过分重要的倾向,表现为持续的自我援引态度。

(7)将患者直接有关的事件以及世间的形形色色都解释为"阴谋"的无根据的先占观念。

【治疗原则】

(1)人格障碍的治疗是一项长期而艰巨的工作,涉及医学、心理学、社会学甚至法学等许多领域,因此,对人格障碍的治疗是一种综合性的"矫治"或"管治"。

(2)确立偏执性人格障碍的治疗目标应该是帮助患者寻求一种与其偏执多疑的人格特征冲突较小的生活途径,减少因不断与周围环境的冲突所带来的痛苦及伤害,同时也尽可能减少给他人所造成的麻烦。

(3)认识到治疗的艰巨性,不求在短期内改变患者的人格特征,同时也要抛弃彻底纠正人格障碍的幼稚想法。

(4)重视心理治疗和社会治疗的作用,特别是家庭成员的介入是非常必要和有效的。

(5)心理社会治疗:由于偏执型人格障碍者敏感多疑,因此他们不能很好地配合治疗,而患者自身的求治愿望及配合态度往往又是治疗成功的关键。所以,在治疗过程中建立良好的医患关系很重要,具有建设性的、相互信赖的医患关系是开展各种有效的治疗或矫治措施的前提。医师要对患者表现充分的尊重、信赖和保持诚挚的态度。医师要有充分的耐心,并以他们可接受的方式和现实的态度,温和并有礼貌地用诚挚的言行与患者讨论和商量某种可行的干预措施和方法,争取他们的主动配合和合作。心理治疗包括支持性心理治疗、解决问题咨询、心理分析方法、认知行为治疗、森田治疗等。

(6)药物治疗:至今尚未发现对偏执型人格障碍有特效的药物,一些具有较高的多巴胺能的选择性的非典型抗精神病药物如利培酮、奥氮平、喹硫平值得一试。

二、分裂样人格障碍

【诊断标准】

要求存在至少三条临床描述的特点或行为的确切证据,才能诊断。

临床表现：

（1）几乎没有可体验到愉快的活动。

（2）情绪冷淡，隔膜或平淡的情感。

（3）对他人表达温情，体贴或愤怒情绪的能力有限。

（4）无论对批评或表扬都无动于衷。

（5）对与他人发生性接触毫无兴趣（要考虑年龄）。

（6）几乎总是偏爱单独行动。

（7）过分沉湎于幻想和内省。

（8）没有亲密朋友，与人不能建立相互信任的关系（或者只有一位），也不想建立这种关系。

（9）明显地无视公认的社会常规及习俗。

【治疗原则】

（1）人格障碍的治疗是一项长期而艰巨的工作，涉及多学科，因此，对人格障碍的治疗也是一种综合性的"矫治"。

（2）分裂样人格障碍者往往回避密切的人际交往，常在数次治疗后离去。即使在劝说下勉强能继续接受治疗，他们也常将自己的困难理智化，并对治疗价值表示怀疑，因而应重视他们所面临的实际问题予以干预。

（3）认识到治疗的艰巨性，不求在短期内改变患者的人格特征，同时也要抛弃彻底纠正人格障碍的幼稚想法。

（4）心理社会治疗：治疗过程中建立良好的医患关系很重要，具有建设性的、相互信赖的医患关系是开展各种有效的治疗或矫治措施的前提。但分裂性人格障碍者人际交往被动，情感冷淡，缺乏信任感，良好的医患关系很难建立。治疗者可帮助患者进一步意识到自己的问题所在，并采取导致减少困境的应对方式。

（5）药物治疗：药物治疗对分裂样人格障碍的疗效欠明确。有研究认为，可以选择低剂量的多巴胺能阻滞药物治疗。抗精神病药物对分裂样人格障碍的急性期治疗是有益的，但长期效果是不确定的。常用药物的治疗方法参考偏执型人格障碍药物治疗。

三、社交紊乱型人格障碍

此型人格障碍者的行为与公认的社会规范有显著差异而引人注目。包含悖德型、反社会型、非社交型、精神病态与社会病态型人格障碍。

【诊断标准】

要求存在至少三条临床描述的特点或行为的确切证据，才能诊断。

临床表现：

（1）对他人感受漠不关心。

（2）全面、持久的缺乏责任感，无视社会规范、规则与义务。

（3）尽管建立人际关系并无困难，却不能长久地保持。

（4）对挫折的耐受性极低，微小刺激便可引起攻击，甚至暴力行为。

（5）无内疚感,不能从经历中特别是在从惩罚中吸取教训。

（6）很容易责怪他人,或者,当他们与社会相冲突时对行为进行似是而非的合理化解释。

伴随的特征中还有持续的易激惹。儿童期及青春期品行障碍,尽管并非总是存在,如果有则更进一步支持此诊断。

【治疗原则】

（1）对反社会型人格障碍的治疗在很大程度上要根据其人格特征,帮助他们寻求减少冲突的生活道路。

（2）无论采取何种治疗方法,目标要适切,并给予医务人员足够的时间来完成目标。

（3）建立良好的医患关系也很重要。

（4）对反社会型人格障碍的治疗并非简单的治疗,需采取与公安司法部门合作的综合矫治。行为具有责任能力者触犯法律时,应依法惩处,进行改造或教养。

（5）个别心理治疗有研究认为,改良的动力性心理治疗疗效较好,方法是反复直接面对自己的异常行为。这要求心理治疗师具有特别健全和强健的人格。

（6）小组治疗:小组成员均为反社会型人格障碍患者时治疗效果较好,否则他们会干扰其他小组成员的治疗。这要求治疗师具备全面的心理治疗技术并接受过反社会型人格障碍方面的专业训练。

（7）治疗共同体:反社会型人格障碍患者在一起工作、讨论,讨论常常会诱发强烈的情绪。组织者可令患者通过反复面对这些问题而逐渐学会控制自己的反社会行为,并学会采用可以接受的方式来处理自己的感受与人际关系。

（8）药物治疗:药物治疗对反社会型人格障碍少有疗效。但当反社会型人格障碍者在应激情况下产生兴奋、攻击行为或出现了短暂的其他精神障碍时,可应用抗精神病药物,起到短暂的镇静效果。有研究显示,碳酸锂能减轻反社会型人格障碍者的愤怒情绪和冲动行为。对于伴有脑电图改变者可以应用丙戊酸钠、卡马西平等治疗。反社会型人格障碍者合并抑郁情绪可采用抗抑郁治疗。尽量避免使用抗焦虑药物,因为抗焦虑药物有可能导致脱抑制和药物依赖。

四、情绪不稳型人格障碍

【诊断标准】

符合特异性人格障碍的诊断标准。临床表现为行为冲动,不计后果,缺乏自我控制,伴情感不稳定。

1.冲动型　主要特征为情绪不稳定及缺乏冲动控制。暴力或威胁性行为的暴发很常见,在他人加以批评时尤为如此。

2.边缘型　存在一些情感不稳的特征,除此之外,患者自己的自我形象,目的及内心的偏好(包括性偏好)常常是模糊不清的或扭曲的。他们通常有持续的空虚感。患者由于易于卷入强烈及不稳定的人际关系,可能会导致连续的情感危机,也可能会竭力避免被人遗弃,并可能伴有一连串的自杀威胁或自伤行为(这些情况也可能在没有明显促发因素的情况下发生)。

222

【治疗原则】

（1）确立冲动型人格障碍的治疗目标，应该是帮助其寻求一种与行为冲动、情感不稳定的人格特征冲突较小的生活途径，减少给患者本人、亲人及他人带来的痛苦及伤害。

（2）认识到治疗的艰巨性和长期性。

（3）建立良好的医患关系也很重要。

（4）重视心理治疗和社会治疗的作用，特别是家庭成员的介入是非常必要和有效的。

（5）药物治疗：应用抗精神病药物治疗有一定的疗效。可以应用情感稳定剂，如碳酸锂，但因其不良反应较多，锂盐为二线用药；也可以酌情应用抗抑郁药如氟西汀、帕罗西汀、舍曲林等 5-HT 再摄取抑制剂及文拉法辛。

（6）心理治疗：包括支持性心理治疗、行为治疗、家庭治疗和小组治疗等。若出现自伤自杀应予以危机干预。

五、表演型人格障碍

【诊断标准】

要求存在至少一条临床描述的特点或行为的确切证据，才能诊断。

临床表现：

（1）自我戏剧化、做戏性，夸张的情绪表达。

（2）暗示性，易受他人或环境影响。

（3）肤浅和易变的情感。

（4）不停地追求刺激，为他人赞赏及以自己为注意中心的活动。

（5）外表及行为显出不恰当的挑逗性。

（6）对自己的外观容貌过分计较。其他特征还包括：自我中心，自我放任，不断渴望受到赞赏，感情易受伤害，为满足自己的需要总是不择手段。

【治疗原则】

（1）心理治疗：对表演性（癔症性）人格障碍是有效的，特别是解释性心理治疗。

（2）认识到治疗的艰巨性和长期性。

（3）建立良好的医患关系也很重要，以不产生依赖感为度。

（4）药物治疗：接受药物治疗是必要的，但由于患者容易出现服药过量和药物依赖的危险，应加强药物管理。可以应用情感稳定剂，也可以酌情应用 NE 能药物。

（5）心理治疗：包括支持性心理治疗行为治疗、家庭治疗和小组治疗等。若出现自伤自杀应予以危机干预。

六、强迫型人格障碍

【诊断标准】

要求存在至少二条临床描述的特点或行为的确切证据，才能诊断。

临床表现：

（1）过分疑虑及谨慎。

（2）对细节、规则、条目、秩序、组织或表格过分关注。

（3）完美主义，以至影响了工作的完成。

（4）道德感过强，谨小慎微，过分专注于工作成效而不顾乐趣和人际关系。

（5）过分迂腐，拘泥于社会习俗。

（6）刻板和固执。

（7）患者不合情理地坚持他人必须严格按自己的方式行事，或即使允许他人行事也极不情愿。

（8）有强加的令人讨厌的思想或冲动闯入。

【治疗原则】

（1）非指导性心理治疗对强迫人格有一定的疗效，但需要长期坚持。

（2）集体心理治疗、行为治疗与森田治疗，对强迫性人格障碍患者有较好的效果。

（3）对于强迫症状严重、影响其社会功能者可以给予药物治疗：如氯丙咪嗪、SS-RI 类药物（氟伏沙明、氟西汀、帕罗西汀、舍曲林等 5-HT 再摄取抑制剂）均有一定的疗效，但使用剂量较抗抑郁时要大。必要时也可临时使用抗焦虑药物，如氯硝西泮、罗拉等。

七、焦虑型人格障碍

【诊断标准】

要求存在至少三条临床描述的特点或行为的确切证据，才能诊断。

临床表现：

（1）持续和泛化的紧张感与忧虑。

（2）相信自己在社交上笨拙，没有吸引力或不如别人。

（3）在社交场合总过分担心会被指责或拒绝。

（4）除非肯定受人欢迎，否则不肯与他人打交道。

（5）出于维护躯体安全感的需要，在生活风格上有许多限制。

（6）由于担心批评，指责或拒绝，回避那些与人密切交往的社交或职业活动。其他特征包括对拒绝与批评过分敏感。

【治疗原则】

（1）支持性心理治疗对焦虑性人格障碍是有效的，有助于增强患者的自信和自我价值。

（2）集体心理治疗可帮助患者学习新的态度和技巧。

（3）建立良好的医患关系也很重要。

（4）焦虑明显时可给予抗焦虑药物治疗。

（5）药物治疗：抗焦虑药物及 β 受体阻滞剂。患者容易出现服药过量和药物依赖的危险，应加强药物管理。

（6）心理治疗：包括行为治疗、松弛治疗等。

八、依赖型人格障碍

【诊断标准】

要求存在至少三条临床描述的特点或行为的确切证据，才能诊断。

临床表现：

（1）请求或同意他人为自己生活中大多数重要事情做决定。

（2）将自己的需要附属于所依赖的人，过分顺从他人的意志。

（3）不愿意对所依赖的人提出即使是合理的要求。

（4）由于过分害怕不能照顾自己，在独处时总感到不舒服或无助。

（5）沉陷于被关系亲密的人所抛弃的恐惧之中，害怕只剩下他一人来照顾自己。

（6）没有别人过分的建议和保证时做出日常决定的能力很有限。其他特征包括：总把自己看作无依无靠、无能的、缺乏精力的。包含：衰弱型、不当型、被动型及自我挫败型人格障碍。

【治疗原则】

（1）早期诊断对于取得理想的疗效意义重大。

（2）支持性心理治疗有较好的效果。

（3）对伴发焦虑、抑郁、恐惧等症状者应予以相应的药物治疗。

（4）通过培训提高患者的社会技巧，以增强他们的自信心与主动性。

（5）依赖性人格障碍需要终生管理，涉及到多种社会援助机构提供服务。

（6）药物治疗：对伴发情绪障碍或强迫症状者应予以药物治疗。抗焦虑药物：阿普唑仑、氯硝西泮、罗拉等。抗抑郁药物：如氟西汀、帕罗西汀、舍曲林等。抗强迫药物：氯丙咪嗪、氟伏沙明等。

（7）心理治疗：包括支持性心理治疗、家庭治疗，行为治疗、小组治疗和技能培训等。

九、其他特异性人格障碍

不符合上述特异性情况的一种人格障碍。包含：古怪型、变化无常型、不成熟型、自恋型、被动攻击型及精神神经症型人格障碍

第二节　行为障碍

习惯与冲动控制障碍是指在过分强烈的欲望驱使下，采取某些不正当行为的精神障碍，这些行为系社会规范所不容或给自己造成危害，其行为目的仅仅在于获得自我心理的满足，不包括偏离正常的性欲和性行为。这一类行为障碍的特征为无清楚的合理的动机而反复出现的行为，对他人及自己的利益都有损害。

一、病理性赌博

这一障碍表现在个人生活中占统治地位的、频繁反复发作的赌博行为,且行为对社会、职业、财产及家庭价值观念与义务都造成损害。

符合以下临床表现:

持续反复的赌博,尽管已造成了消极的社会后果如贫困、家庭关系恶化、个人生活被打乱等,赌博行为仍持续而且常常会加重。

二、病理性纵火(纵火狂)

这一障碍的特征为无明显动机多次地实施或企图纵火烧毁财物或其他物品,与火和燃烧有关的事物存在持续的关注。

符合以下临床表现:

(1)反复纵火,没有任何明显的动机,如获得金钱、报复或政治极端主义。

(2)对观看着火有强烈的兴趣。

(3)在采取行动前有不断增加的紧张感,在付诸实施后马上有强烈的兴奋。

三、病理性偷窃(偷窃狂)

这一障碍的特征为反复的无法克制的偷窃冲动,并不是为了本人使用或获取钱财。取而代之的是患者将这些物品丢弃、送人或收藏。

在行动前有不断增加的紧张感,在偷窃中和紧接于偷窃后有一种满足感。尽管患者也通常试图隐瞒偷窃行为,却并不抓住一切机会。偷窃是单独进行的,没有同伙。

四、拔毛症

这一障碍的特征为由于反复的无法克制的拔掉毛发的冲动,导致引人注目的头发缺失。拔毛前通常有不断增加的紧张感,事后有轻松感或满足感。患者有拔除毛发的强烈欲望并付诸行动,并有行动前的紧张感和行动后的轻松感。如果拔头发是由于皮肤炎症或作为妄想或幻觉的一种反应,那么此诊断不成立。

五、其他习惯与冲动障碍

这一类别用于其他持续的反复出现的使应不良性行为,表现为反复不能克制做出这种行为的冲动。

六、治疗原则

以上五种习惯与冲动控制障碍的治疗原则有如下。

(1)社会的干预有积极作用,包括教育训练、环境安排和调整、危机干预等。

(2)心理分析和认知-行为治疗适用于有自知力和求治要求的患者。

(3)药物治疗对控制患者的焦虑、抑郁和冲动行为是有效的。

(4)集体心理治疗和家庭心理治疗对提高患者的人际交往是有效的。

(5)药物治疗:抗抑郁药常用的药物有氯丙咪嗪、SSRI 类药物等。抗焦虑药对减轻焦虑、紧张、恐惧等症状有良好的效果。同时还有较好的镇静睡眠作用。注意避免药物依赖。对于冲动行为可以试用丙戊酸钠、卡马西平控制冲动。

(6)心理治疗:厌恶性条件反射治疗,内隐致敏法。

第三节　性心理障碍

有异常性行为的性心理障碍,特征是有变换自身性别的强烈欲望(性身份障碍);采用与常人不同的异常性行为满足性欲(性偏好障碍);不引起常人性兴奋的人物,对这些人有强烈的性兴奋作用(性指向障碍)。除此之外,与之无关的精神活动均无明显障碍。不包括单纯性欲减退、性欲亢进及性生理功能障碍。

性身份障碍包含以下几类。

一、易性症

【诊断标准】

转换性别身份至少应持续存在 2 年以上,才能确立诊断,且不应是其他精神障碍如精神分裂症的症状,也不伴有雌雄同体、遗传或性染色体异常等情况。

临床表现:渴望像异性一样生活,被异性接受为其中一员,通常伴有对自己的解剖性别的苦恼感及不相称感,希望通过激素治疗和外科手术以使自己的身体尽可能地与所偏爱的性别一致。

【治疗原则】

(1)心理治疗对大多数易性症者是无效的。心理治疗只适合那些愿意接受治疗者,目的是倾听他们内心的烦恼、帮助他们找到解决或应付的方法。心理治疗常用心理动力学和行为学,希望通过改变这种认同感而去适应身体。一般认为心理治疗效果不佳,但也有成功的报道,如治疗青春期前男孩的性别认定障碍。

(2)评估易性症者的心理稳定性非常重要。

（3）家庭的支持也很重要。

（4）外科手术和性激素治疗。通过改变身体去适应性别认同，即变性。在激素治疗成功的基础上可考虑外科手术治疗。但外科治疗的长期疗效尚不确定。患者在变性手术后有满意的，也有后悔的。

二、双重异装症

【诊断标准】

个体生活中某一时刻穿着异性服装，以暂时享受作为异性成员的体验，但并无永久改变性别的愿望，也不打算以外科手术改变性别。在穿着异性服装时并不伴有性兴奋，这一点可与恋物性异装症相鉴别。包含青春期或成年期性身份障碍，非易性型，不含恋物性异装症。

【治疗原则】

（1）心理治疗适合那些愿意接受治疗者，目的是倾听他们内心的烦恼、帮助他们找到解决或应付的方法。

（2）.评估双重异装症者的心理稳定性很重要。

（3）家庭的支持也很重要。

三、童年性身份障碍

【诊断标准】

这一障碍通常最早发生于童年早期（一般在青春期前已充分表现），其特征为对本身性别有持续的、强烈的痛苦感，身份障碍同时渴望成为异性（或坚持本人就是异生）。持续的专注于异性的服装和（或）活动。

临床表现：儿童出现根深蒂固的、持续的成为异性的渴望，伴有对自身性别的行为、特性、和（或）衣着强烈的排斥。

【治疗原则】

（1）心理治疗非常重要，目的是倾听他们内心的烦恼、了解他们的期望与家庭的期望间的冲突，并找到解决的方法。

（2）评估患者的心理稳定性很重要。

（3）家庭的支持也很重要。

性偏好障碍总的治疗原则是确立治疗的目标很重要。与患者一起讨论治疗的目标，是控制异常性偏好、放弃还是适应这种行为。无论选择什么目标，患者本人的努力非常重要；行为治疗可以直接减少性偏好异常行为，也可以针对其间接发挥作用；重视患者内心的痛苦，帮助他们培养参加娱乐活动的兴趣，让他们找到消除负性情绪的新方法；药物治疗有一定的疗效。主要包含以下几类。

1.恋物症

【诊断标准】

只有当迷恋物是性刺激的最重要的来源或达到满意的性反应的必备条件时,才能诊断为恋物症。

临床表现:以某些非生命物体作为性唤起及性满足的刺激物。恋物对象多为人体的延伸物,如衣物或鞋袜。其他常见的对象是具有某类特殊质地的物品如橡胶、塑料或皮革。

【治疗原则】

以心理治疗为主,常用的有动力心理治疗与行为治疗,均有一定效果。具体治疗如认识领悟疗法、厌恶疗法、暴露疗法、负性实践疗法。

2.恋物性异装症

【诊断标准】

穿着异性服装主要是为了获得性兴奋。

临床表现:他们所迷恋的衣物不仅是穿戴,而是打扮成异性的整个外表。通常不止穿戴一种物品,常为全套装备,包括假发和化妆品等。包含异装性恋物症。

【治疗原则】

以心理治疗为主,动力心理治疗与行为治疗均有一定效果。具体治疗如精神分析法、厌恶疗法。

3.露阴症

【诊断标准】

向陌生人(通常为异性)或公共场合的人群暴露生殖器的一种反复发作或持续存在的倾向,但并无进一步勾引或接近的意图。在露阴时通常出现性兴奋并继以手淫,但也并非全都如此。这类行为也可在很长的间歇期不明显,只有情绪应激或危机时出现。

【治疗原则】

(1)一般常用心理治疗,动力心理治疗与行为治疗可取得一定疗效。但疗效的高低常取决于患者的求治愿望是否迫切,以及能否全面遵从医嘱坚持治疗。具体治疗如精神分析法、认知领悟结合行为治疗。

(2)药物治疗也取得较好的疗效。目前常用药物有氯丙咪嗪、氟西汀。

4.窥阴症

【诊断标准】

一种反复出现或持续存在的窥视他人性活动或亲昵行为如脱衣的倾向。通常引起性兴奋和手淫,这些活动是在被窥视者察觉不到时进行的。

【治疗原则】

常用的心理治疗有动力心理治疗与行为治疗。具体治疗如精神分析法、交互抑制行为治疗(厌恶疗法和系统脱敏法相结合)。心理治疗时也可试用抗雄性激素类药物,但存在药物不良反应。氯丙咪嗪或曲唑酮也取得较好的疗效。

5.恋童症

【诊断标准】

性偏好针对儿童,通常为青春期前或青春初期的孩子。某些恋童症的迷恋对象仅为女孩,另一些则只为男孩,还有些人对两性儿童均有兴趣。

【治疗原则】

恋童症较难治疗;厌恶疗法可取得一定的疗效;药物治疗可有一定的疗效如使用抗雄激素。

6.施虐受虐症

【诊断标准】

将捆绑、施加痛苦或侮辱带入性活动的一种偏好。如果个体乐于承受这类刺激,便称为受虐症;如果是施予者,便为施虐症。个体常常从施虐和受虐两种活动中都可获得性兴奋。包含:受虐症,施虐症。

【治疗原则】

(1)对施虐症的治疗一般比较困难,心理治疗往往疗效欠佳,但可采用精神分析法找出其早年创伤所在,纠正不良的心理机制,稳定情绪,树立良好的人际关系模型,揭露其施虐行为的动机。性治疗也可有助于患者学习正常的性行为模式。

(2)受虐症一般很少因此就医。治疗方法以心理治疗为主,动力心理治疗或行为治疗都有一定疗效,具体方法包括厌恶疗法、内隐致敏法等。

7.与性发育和性取向有关的心理及行为障碍　包含:异性恋、同性恋、双性恋及性心理发育障碍。

【治疗原则】

(1)改变性取向的治疗及其他心理治疗。对于要求改变同性恋状况者,就应该尽量避开凡能刺激同性恋感受的情景,同时尽量寻找异性与之交往或相处,强化对异性形象的想像。心理治疗包括厌恶疗法、配对一淡化法、认知行为疗法、认识领悟疗法、催眠疗法、内隐致敏法、问题解决疗法。

(2)药物治疗同性恋者的生活家庭压力较大,由于他们大多数明白其行为不符合目前的社会规范和法律,因而焦虑和抑郁症状非常多见,抗焦虑药和抗抑郁药的使用对于缓解以上症状有效。

(3)治疗同性恋的问题应以预防为主。

第十章   心理发育障碍

第一节   特定性言语和语言发育障碍

特定性言语和语言发育障碍指在发育早期就有正常言语获得方式的紊乱,表现为发音、语言理解或语言表达能力发育的延迟和异常,这种异常影响学习、职业和社交功能。这些情况并非因神经或言语机制的异常、感觉缺陷、精神发育迟滞或周围环境因素所致。患儿在某些非常熟悉的场合能较好地交流或理解,但无论在何种场合,其语言能力都有损害。多数存在特定性言语和语言发育障碍的儿童最终言语达到正常水平,但仍有很多相关的问题。语言发育延迟常续发阅读和拼写困难、人际关系异常以及情绪与行为障碍。

一、特定性言语构音障碍

【诊断标准】

1.临床表现   特定性言语构音障碍,表现为患儿运用语音的能力低于其智龄的应有水平,但语言技能正常。儿童对发音的学习延迟和(或)偏常,导致发音困难,讲话时发音错误,以致别人很难听懂;说话时语音省略、歪曲或替代;同一语音发音不一致(即在某些词中发音正确而在别处则否)。在患儿所处的亚文化环境所用的口语中,这种错误的发音显然是异常的。

2.具体诊断标准

(1)发音障碍的严重程度已超过同龄正常儿童的变异范围。

(2)非语言智能在正常范围。

(3)语言表达和感受技能在正常范围。言语理解和表达能力正常(韦氏儿童智力测验,语言智商、操作智商及总智商均≥70)。

(4)发音异常不能直接归因于感觉,结构或神经系统异常。即不是由于听力缺陷、口腔疾病、神经系统疾病、精神发育迟滞或广泛性发音障碍造成。

【治疗原则】

1.防止不良环境因素对儿童的影响

(1)避免与发音不清楚的人过多接触。

(2)创造轻松的语言环境,教给孩子正确而清晰的发音。年幼的儿童发音不准,不要过分指责,避免紧张而产生负强化,而应以示范法为主,诱导和鼓励;年龄稍大的儿童要系统地进行言语训练。

2.言语矫治训练　儿童的构音技能约在 9 岁时得到充分发展,故学龄前儿童发音不准不必急于强化矫治,学龄儿童可采用以下三个基本步骤。

(1)教患儿辨认自己的错误构音及正确的标准发音。

(2)从单音、音节和生字训练开始。

(3)教患儿在日常生活中使用标准音讲话。可采用灵活而有趣的形式,如歌谣游戏、自然会话法或多种方式综合使用。

3.支持疗法

(1)开发脑潜能:辅以健脑食品、健脑药物及益智游戏。

(2)心理支持:积极治疗由构音障碍造成的不被理解或嘲笑所导致的情绪和行为问题,增强自信心,帮助患儿顺利完成矫治训练。

二、表达性语言障碍

【诊断标准】

1.临床表现　表达性语言障碍,为一种特定言语和语言发育障碍患儿表达性口语应用能力显著低于其智龄的应有水平,但语言理解力在正常范围内发音异常可有可无。患儿语言表达能力延迟,如 2 岁时不会说单词,3 岁不能讲两个单词的短句。患儿常不知道怎样把自己的想法说出来,甚至也不知道怎样用手势或其他非言语的表达方式表达出来,但对别人的言语或非言语表达却完全能理解。选词和造句都可以有损害,因此说话(特别是解释一件事)常使别人不易理解。有时会使用较简单的词句。这类患儿还可伴有构音障碍、学习障碍、注意力不集中以及冲动、攻击等行为。在遭遇挫折时,儿童可拒绝对答。由于不善表达,可影响社交关系,亦可对家人产生依赖。

2.具体诊断标准

(1)言语表达能力明显低于实际年龄应有的水平。2 岁时不会说单词,3 岁不能讲两个单词的短句,稍大后仍有词汇量少,讲话过短,语句错误等,其严重程度超过同龄儿童的变异范围。

(2)语言理解能力正常。

(3)标准化测验总智商正常(韦氏儿童智力测验操作智商及总智商均≥70)。

(4)不是由于听力缺陷、口腔疾病、神经系统疾病、精神发育迟滞或广泛性发育障碍所致。

【治疗原则】

1.祛除影响儿童言语发育的因素

(1)保证躯体和脑正常的营养发育:保证健康营养饮食、必要的躯体运动、开发脑潜能;健脑食品、健脑药物及益智游戏。

(2)创造良好的语言环境、抓住儿童言语发育的关键期(1～3 岁):给予良好的言语刺激,鼓励孩子讲话。尽量与孩子讲普通话,避免周围人讲各地方言,使孩子无所适从,挫伤学语言的积极性；避免家庭争吵和惊吓等不良刺激。

（3）科学用脑：多给音乐、言语刺激；有规律地教儿歌，增强韵律感等。

2.矫治训练法　加强语言强化训练。根据患儿存在的问题，制订计划，由易到难，循序渐进地进行。

（1）强化促进法：遵循正常语言发展历程，为儿童提供系统化、个体化、具有激励性的语言训练方法。

①训练初期，可安排些游戏活动，与患儿建立良好的沟通气氛。

②训练先从语言理解入手，多听各种声音和简单对话，同时告诉患儿听到的是什么，再在适当的示范下学会简单、正确的发音。

③然后依次训练学习单词和语句等复杂的表达方式。

（2）行为疗法：常与上述方法配合使用，协助建立正确的语言模式。阳性强化法、奖惩法及示范法效果较好。

（3）认知训练法：重点是教给儿童拼字、发音、字义、语法规则，以及从事语言表达时所必需的知觉、选择性注意与思考技术；同时使儿童充分了解自己的环境；增强自信心。

三、感受性语言障碍

【诊断标准】

1.临床表现　感受性语言障碍，指一种特定语言发育障碍，患儿对语言的理解低于其智龄所应有的水平，几乎所有患儿的语言表达都显著受损，也常见语音发育异常。患儿可表现在没有非语言线索的情况下，到1周岁时对熟悉的名称仍无反应，到18个月时不能识别至少几种常见物品，24个月时不能听从简单的日常指令。以后还可出现不能理解语法结构（否定词，疑问句，比较句等），无法理解语言中更微妙的表达方式如语调手势等。几乎所有患儿都有严重的表达性语言发育延迟，也常见有发音失常。本障碍伴发社交情绪行为紊乱者最多。多动和注意力不集中、社交不良和与同伴隔绝以及焦虑、敏感或过分羞怯相对都很常见。该障碍严重者社交发育可能有所延迟，可重复他们听不懂的话，也表现出兴趣类型受限。这类患儿和孤独症儿童不同，他们有正常的社交往来，扮演游戏活动正常，也可正常利用父母以得到安适，接近正常地运用手势，非言语性焦虑也只轻度受损。某种程度的高频听力丧失并不少见，但失聪程度不足以引起语言受损。

2.具体诊断标准

（1）言语理解能力低于实际年龄应有的水平。1岁时对熟悉的名称无反应，2岁仍不能听从日常简单的口令，以后又出现不能理解语法结构、不了解别人的语调、手势等意义，其严重程度超过同龄儿童的变异范围。

（2）伴有语言表达能力和发音的异常。

（3）非言语性智力测验智商在正常水平（韦氏儿童智力测验操作智商≥70）。

（4）不是由于听力缺陷、口腔疾病、神经系统疾病、精神发育迟滞或广泛性发育障碍所致。

【治疗原则】

言语理解障碍多与言语表达和构音障碍并存。因此,应采用综合治疗措施,几种言语障碍治疗原则和方法均可用来治疗言语理解障碍。

四、伴发癫痫的获得性失语

【诊断标准】

1.临床表现　伴发癫痫的获得性失语,是一种特定的、伴发癫痫的言语发育障碍,患儿对语言的感受或表达明显受损,以至于言语丧失。病前语言发育正常的儿童在病后丧失了感受性和表达性语言功能,但仍保持一般智能。

2.具体诊断标准

(1)病前语言功能发育正常,在一开始出现言语丧失的前后 2 年中,出现累及一侧或双侧颞叶的阵发性脑电图异常或癫痫发作。

(2)非语言表达能力和发音的异常。

(3)表达或感受言语能力明显受损的总病程不超过 6 个月。

(4)不是由其他神经系统疾病、广泛性发育障碍所致。

【治疗原则】

伴发癫痫的获得性失语的治疗应从两方面入手。首先应抗癫痫治疗,同时根据言语受损程度采用综合治疗措施,几种言语障碍治疗原则和方法均可用来治疗伴发癫痫的获得性失语。

第二节　特定学校技能发育障碍

指儿童在学龄早期,同等教育条件下,出现学校技能的获得与发展障碍。这种障碍在学龄早期发生并持续存在,并严重影响学习成绩或日常生活中需要这种技能的活动。患儿存在某种特定学校技能障碍的证据是标准化的学习技能测验评分明显低于相应年龄和年级儿童的正常水平,或相应智力的期望水平,至少达 2 个标准差以上。这类障碍不是由于缺乏教育机会、智能发育迟缓或迟滞、中枢神经系统疾病、视觉、听觉障碍或情绪障碍所致。多起源于认知功能缺陷,并以神经发育过程的生物学因素为基础。可继发或伴发行为或情绪障碍,但不是其直接后果。以男孩多见。

一、特殊阅读障碍

【诊断标准】

1.临床表现　特殊阅读障碍,是一种特定学校技能发育障碍,主要特征是特定阅读技能发育显著受损,并且不能完全归因于智龄低、视力问题或教育不当。患儿阅读理解技能、阅读中单词的辨认、朗读技能以及完成需有阅读参与的作业的能力都可受累。拼写困难常伴随特定阅读困难发生,此时拼写困难可持续到青少年期,即使阅读有些改善之后也会如此。此类患儿常有特定性言语和语言障碍的病史。综合评定当前的言语功能常可揭示出细微的并存困难。除有学业上的失败外,还常合并缺课和社会适应问题,在小学高年级和中学阶段尤甚。在童年后期和成年期,拼写困难比阅读缺陷更为严重,拼写困难常包含了发音错误。

2.诊断要点

(1)符合特定学校技能发育障碍的诊断标准。

(2)阅读准确性或理解力明显障碍,标准化阅读技能测验评分低于其相应年龄和年级儿童的正常水平,或相应智力的期望水平,达2个标准差以上。

(3)有持续存在的阅读困难史,严重影响与阅读技能有关的学习成绩或日常活动。

【治疗原则】

1.预防为主 优生优育,注意按阶段、遵循儿童心理特点正确开展早期教育。

2.早期防治言语发育问题 增强儿童学习兴趣和自信心。

3.积极矫治阅读障碍

(1)帮助父母和患儿发现问题,明确建立可行性矫治目标。

(2)支持性心理治疗:创造良好的学习环境,培养学习兴趣,调整学习方法。

(3)矫治训练:由易至难,循序渐进,利用示范法、阳性强化法,有针对性地开展基本技能训练,同时配合学校教育,实用性强化训练。

4.注意科学开发脑潜能 特别是开发右脑功能。右脑功能与掌握字的空间结构、分辨语音差别及整体顺序识别均有明显的关系。临床也发现右脑功能差的儿童,阅读困难及拼写问题均较多。

5.药物对症治疗 健脑及营养药;提高注意力的药物,如利他林;抗焦虑及抗抑郁药调节情绪和控制异常行为,如阿普唑仑、氯丙咪嗪、氟西汀等。

二、特定拼写障碍

【诊断标准】

1.临床表现 特定拼写障碍是一种特定学校技能发育障碍,主要特征是特定拼写技能显著受损(包括口头与笔头正确拼写单词的能力都受损),不能完全归因于智龄低、视力问题或教育不当。口头与笔头正确拼写单词的能力都受损,拼写错误主要涉及语音的准确性,但某些拼写困难的患儿可伴有书写问题。

2.具体诊断标准

(1)符合特定学校技能发育障碍的诊断标准。

(2)有文字符号书写表达的学校技能障碍,其准确性和完整性均差,标准化书写表达能力测验评分低于其相应年龄和年级儿童的正常水平或相应智力的期望水平,达2个标准差以上,但阅读与计算技能在正常范围。

(3)有持续存在的书写表达困难史、严重影响与书写表达技能有关的学习成绩或日常活动。

【治疗原则】

特殊拼写障碍治疗原则与其他学习技能障碍大致相同。

(1)预防为主,优生优育,注意按阶段、遵循儿童心理特点正确开展早期教育。

(2)早期防治言语发育问题,增强儿童学习兴趣和自信心。

(3)积极矫治拼写障碍

①帮助父母和患儿发现问题,明确建立可行性矫治目标。

②支持性心理治疗:创造良好的学习环境,培养学习兴趣,调整学习方法。

③矫治训练:由易至难,循序渐进,利用示范法、阳性强化法,有针对性地开展基本技能训练,同时配合学校教育,实用性强化训练。

三、特殊计算技能障碍

【诊断标准】

1.临床表现　特殊计算技能障碍是一种特定学校技能发育障碍,主要特征是特定计算技能受损,其缺陷涉及到对基本计算技巧即加减乘除的掌握(不涉及更抽象的数学技能如代数、三角、几何或微积分),且不能完全用精神发育迟滞或明显的教育不当来解释。患儿的计算能力应显著低于其年龄、综合智力和所在年级的应有水平。所出现的计算困难多重多样,如不能理解某种特殊运算的基本概念;不能理解数学术语或符号;不能辨认数字符号;难以进行标准数学运算;难以理解那些数字与所要解决的数学问题有关;难于将数字正确排序或在运算中插入小数点或符号;难于将数学运算做空间组合;不能熟练掌握乘法口诀表。

2.具体诊断标准

(1)符合特定学校技能发育障碍的诊断标准。

(2)有基本运算、推理能力障碍,标准化计算测验评分低于其相应年龄和年级儿童的正常水平或相应智力的期望水平,达 2 个标准差以上,但阅读准确性、理解力和书写表达能力在正常范围。

(3)有持续存在的计算困难史、严重影响与计算能力有关的学习成绩或日常活动。

【治疗原则】

特定计算技能障碍的治疗原则与其他学习技能障碍相同,只是矫治重点放在计算能力培养上。

(1)预防为主,优生优育,注意按阶段、遵循儿童心理特点正确开展早期教育。

(2)早期防治言语发育问题,增强儿童学习兴趣和自信心。

(3)积极矫治计算技能障碍

①帮助父母和患儿发现问题,明确建立可行性矫治目标。

②支持性心理治疗:创造良好的学习环境,培养学习兴趣,调整学习方法。

③矫治训练:由易至难,循序渐进,利用示范法、阳性强化法,有针对性地开展基本技能训

练,同时配合学校教育,实用性强化训练。

第三节　特定性运动功能发育障碍

本障碍的主要特征是运动共济发育严重损害,在运动笨拙的同时常伴有某种程度的立体视觉认知的操作困难。这种发育障碍不是精神发育迟滞或特定的先天或后天的神经系统病变所致。患者在进行协调性运动活动时,明显差于同龄或同智商儿童,学习成绩和日常生活受到明显影响。在儿童少年中,特定性运动功能发育障碍的患病率约为 5%,男女之比为(2~4)∶1。迄今为止,特定性运动功能发育障碍的病因仍不明确,可能与母孕期或分娩时的缺氧、营养不良或出生时低体重、早产等器质性因素有关,也可能与发育延迟或言语障碍、注意集中障碍、冲动控制障碍等发育障碍有关。

【诊断标准】

1.临床表现　本障碍累及精细或粗大运动共济的程度以及运动不能的特殊形式因年龄而异。运动发育的重要指征延迟出现,并可伴有某种言语困难(特别影响到发音)。幼儿步态笨拙,学跑、学跳和学上下楼都很慢。可能难以学会系鞋带、系扣子、解扣子和投接球。患儿的精细和(或)粗大运动一般较笨拙:爱掉东西、好跌跤、容易撞到障碍物上字写得也不很好。图画能力常较差,不能走纵横交错的迷宫,搭积木,搭建筑模型,玩球和描图和认识地图的能力也很差。

在多数病例中,仔细的临床检查可发现显著的神经发育不成熟的迹象,如悬空肢体的舞蹈样运动,或镜像动作和其他伴随的运动特征,以及精细和粗大运动共济不良的各种体征(一般描述为神经系统软体征,因为亦可见于正常幼儿并缺乏定位价值)。可出现双侧腱反射亢进或减弱,但无不对称的现象。

一些患儿可有学业困难,偶尔会很严重;某些病例还伴有社会-情绪-行为问题。

不存在具有诊断价值的神经科障碍(如大脑性瘫痪或肌营养不良)。但有些病例有围生期并发症史,如出生体重过轻或明显早产。

2.诊断要点

(1)标准化细微或粗大运动共济测验得分较其实际年龄的期望值至少低两个标准差。

(2)A 项标准中说描述的紊乱显著影响学业成绩或日常活动。

(3)没有可诊断的神经科障碍。

(4)最常见的需除外的情况。采用个别标准化测验,智商低于 70。

【治疗原则】

1.预防为主　作好优生优育工作,避免围生期并发症、出生低体重及早产等与运动技能发育障碍有关的因素。

2.科学用脑,增强协调性锻炼　婴幼儿左右脑功能分化不明显,不要按大人的意愿强行让孩子用右手,应随意让他活动,左右侧肢体同时训练这样会使运动的协调性增强。

3.矫治训练

(1)手指操:根据运动发育情况,有计划、有规律地进行手指操训练。小儿童可主被动结合进行,配合节奏感强的轻音乐,重点进行手指开合、并指、分指、对指、手指捻物、手指捏物等精细及协调运动。

(2)平衡协调训练:亦称之为感觉统合训练,通过平衡及协调运动,特别是各肢体间的配合训练,来改善运动障碍。

(3)心理支持疗法:重点是鼓励和支持患儿配合训练,增强自信心;调整情绪,克服不良行为习惯。

(4)行为疗法:主要采用示范法、阳性强化法和奖惩疗法,配合在整个矫治训练过程中,效果更明显。

4.家庭治疗　　　帮助父母,使父母积极配合,将矫治训练法融入日常生活和游戏中,使训练更有趣、更有效。

第四节　　混合型特定发育障碍

混合性特定发育障碍是上述特定性言语和语言发育障碍、学校技能发育障碍和/或运动功能发育障碍的混合物,其中没有一种处于主导地位,也不能据此确定基本诊断。这些特定性发育障碍的每一种都可伴有某种程度的一般认知功能损害,所以只能在重叠很显著时才能使用这一混合类别。

病因迄今仍不明确。患者中男性多于女性。

【诊断标准】

只有当功能障碍同时符合特定性言语和语言发育障碍、特定学校技能发育障碍,或特定性运动功能发育障碍中两个或两个以上标准时才采用本类别。

【治疗原则】

应采用综合治疗措施,上述方法均可使用。根据症状,根据发育情况,有计划、有规律地进行矫治训练。

第五节　　广泛(弥漫)性发育障碍

广泛性发育障碍是一组起病于婴幼儿时期的全面性精神发育障碍,以人际交往和沟通模式的异常、兴趣与活动内容的局限、刻板与重复为主要临床特征,包括儿童孤独症、不典型孤独症、Asperger综合征、Rett综合征、童年瓦解性障碍等,多数患儿伴有精神发育迟滞(应并列诊断),部分患儿可伴有某些躯体疾病,如癫痫、结节性硬化、神经纤维瘤病、脑瘫、脆性 X 综合征等。该类障碍的诊断应以儿童心理发展和行为特征为依据,对于伴发的疾病需单独诊断和编码。

一、儿童孤独症

儿童孤独症，又称儿童自闭症。是一种起病于3岁前，以社会交往障碍、沟通交流障碍、兴趣与活动内容的局限、重复与刻板为主要特征的心理发育障碍，是广泛性发育障碍中最具代表性的疾病。该障碍日益常见，患病率为0.04%～0.6%，男孩多见。病因及发病机制未明，是带有遗传易感性的个体在特定环境因素作用下发生的疾病。

【诊断标准】

1.临床表现　该障碍起病于3岁之前，多数患儿出生后逐渐起病，约1/3患儿经历1～2年相对正常发育阶段退行起病。主要表现为社会交往障碍、沟通交流障碍、兴趣与活动内容的局限、重复与刻板。在社会交往方面，患儿回避目光接触，呼之少理，缺乏与其他儿童交往的兴趣，缺乏根据社交情景和各种线索调整自己社交行为的能力。在沟通交流方面，患儿言语交流障碍较非言语交流障碍更加突出，语言发育迟缓或无语言，言语理解能力受损，言语形式及内容异常，言语运用能力受损。在兴趣行为方面，患儿兴趣范围狭窄，行为方式刻板重复，还可能出现刻板重复动作和奇特怪异行为。除上述表现外，部分患儿出现情绪不稳、易激惹、多动、自伤、冲动、攻击等症状，约3/4患儿伴有精神发育迟滞，部分患儿在智力落后的背景下具有某方面较好的能力。

2.具体诊断标准

(1)发育异常或者损害在3岁以前就已经出现，至少表现在下列领域之一。

①社交性沟通时所需的感受性或者表达性语言；②选择性社会依恋或相互性社交往来；③功能性或象征性游戏。

(2)具有①、②、③项下至少六种症状，且其中①项下至少两种，②、③两项下各至少一种。

①在下列至少两个方面表现出相互性社交往来实质性异常

a.不能恰当地应用眼对眼注视、面部表情、姿势和手势来调节社会交往。

b.(尽管有充裕的机会也)不能用适合其智龄的方式与同龄人发展涉及相互分享兴趣、活动与感情的相互关系。

c.缺乏社会性情感的相互交流，表现为对他人情绪的反应偏颇或者有缺损；或不能依据社交场合调整行为；或社交情绪与社交行为整合较差。

d.不能自发地寻求与他人共享欢乐、兴趣或成就(如不向旁人显示、表达或者指出自己感兴趣的事物)。

②社交性沟通实质性异常，表现在下列至少一个方面。

a.口语发育延迟或缺如，不伴有以手势或者模仿等替代形式补偿沟通的企图(此前没有牙牙学语的沟通)。

b.在对方对交谈具有应答性反应的情况下，相对地不能主动与人交谈或使交谈持续下去(在任何语言技能水平上都可以发生)。

c.刻板地重复地使用言语，或者别出心裁地使用某些词句。

d.不能进行各种自发的装扮性游戏，或(幼年时)不能进行社会模仿性游戏。

③行为、兴趣与活动狭窄、重复和刻板,表现为至少下列之一。

a.专注于一种或者多种模式刻板、类型狭窄的兴趣之中,这种兴趣的内容或患儿对它的迷恋是异常的,或者尽管其内容或患儿的迷恋并非异常,但其迷恋程度与局限性依然异常。

b.强迫性地明显固着于特殊而无用的常规或者仪式。

c.刻板与重复的运动性作态,如拍打、揉搓手或手指,或涉及全身的复杂运动。

d.迷恋物体的一部分或玩具的没有功用的性质(如气味、质感或所发出的噪音或者振动)。

(3)临床相不能归因于以下情况:其他类型的弥漫性发育障碍;特定性感受性语言发育障碍及继发的社会情感问题;反应性依恋障碍或脱抑制性依恋障碍;伴发情绪(行为)障碍的精神发育迟滞;过早发生的精神分裂症和 Rett 综合征。

【治疗原则】

应采取综合治疗措施治疗儿童孤独症。

1.教育训练　可运用应用行为分析、结构化教学、人际关系发展干预、地板时光等方法对孤独症儿童进行系统的教育训练,促进患儿社会交往能力、言语和非言语交流能力、认知能力、自理能力等发展。

2.行为治疗　对于患儿存在的情绪行为症状,如发脾气、自伤、冲动、攻击、刻板、自我刺激行为等,可运用行为治疗予以改善和消除。

3.药物治疗　如患儿存在明显的情绪行为症状,可根据症状表现特点、药物的药理作用、适应证、禁忌证和不良反应选择用药。药物治疗目的在于改善特定症状,也为照料和教育训练提供条件。对于明显易激惹、发脾气、冲动、攻击、自伤,可选用抗精神病药(如利培酮、阿立哌唑、奥氮平等第一代抗精神病药及氟哌啶醇等)或情绪稳定剂;对于刻板行为,可选用氟西汀舍曲林、氟伏沙明等抗抑郁药或第一代抗精神病药;对于注意缺陷多动症状,可选用治疗注意缺陷多动障碍药物或抗精神病药。纳曲酮也可改善患儿情绪行为症状。

4.家庭支持和家长培训　应对孤独症儿童家庭加强支持,同时,对孤独症儿童家长进行培训,帮助家长了解儿童孤独症,掌握照料、管理和训练孤独症儿童的方法。

5.其他治疗方法　感觉统合训练等方法对改善孤独症儿童症状也有一定帮助。儿童孤独症预后较差,至成年期,多数患者存在不同程度的社会适应困难,部分患者处于严重的功能缺陷状态,需长期照管和养护。如能早期诊断,早期进行有计划的治疗干预,并能长期坚持,可最大限度地改善患儿预后。

二、不典型孤独症

不典型孤独症是广泛性发育障碍亚型之一。当患儿症状不典型,只能部分满足儿童孤独症症状标准,或发病年龄不典型,在 3 岁后才出现症状,可考虑此诊断。不典型孤独症可发生在智力发育接近正常或正常及严重精神发育迟滞的患儿,多见于男孩。

【诊断标准】

参见儿童孤独症。患儿只能部分满足儿童孤独症症状标准,或起病于 3 岁之后。

【治疗原则】

与儿童孤独症相同。

三、Rett 综合征

Rett 综合征是广泛性发育障碍亚型之一。通常累及女孩,在女孩中的患病率为 1/10000～1/15000。为一种 X-连锁遗传性疾病,40%～80%的患儿存在甲基化 GpG 结合蛋白 2(MECP2)基因的突变。

【诊断标准】

1.临床表现　该障碍通常起病于婴幼儿期(通常为 7～24 个月),主要表现为早期发育正常,起病后已获得的有目的手的技能部分或完全丧失,语言发育严重障碍或言语倒退或完全消失,交往能力、认知能力明显倒退,智能严重低下,并有手的刻板性扭动、过度换气、共济失调等。手的刻板性扭动、目的性手部动作丧失及过度换气具有特征性。常伴有惊厥。病程进展较快,预后差,导致严重的精神残疾。

2.具体诊断标准

(1)胎儿期及围生期显然正常,出生 5 个月内精神运动性发育显然也正常,出生时头围正常。

(2)出生 5 个月后到 4 岁之间头颅生长速度减慢,并且在生后 6～30 个月之间将已获得的目的性手部技能丧失,同时伴有沟通功能不良和社会交往受损,出现步态和/或躯干运动共济不良/不稳。

(3)表达性和感受性语言功能严重受损,并伴有严重的精神运动性迟滞。

(4)存在刻板的手部中线性运动(如扭绞样或洗手样运动),可在有目的手部运动丧失的同时或其后出现。

【治疗原则】

1.营养支持治疗　纠正营养不良、贫血等,增强体质,防感染及其他躯体合并症。

2.运动康复训练　可根据患儿情况,予以理疗、肢体按摩、运动锻炼等,以增强运动能力,减少肌肉、关节的变形、挛缩,协调平衡。

3.教育训练　可最大限度地挖掘患儿脑潜能,有利于提高适应能力和生活技能。方法可参照儿童孤独症教育训练。

4.药物治疗　有报道左旋肉碱可改善部分患儿症状。对于患儿存在的惊厥,可予以相应的抗癫痫药物治疗。

5.其他对症治疗　对于患儿存在的便秘、睡眠问题等,可予以相应对症处理。

四、其他童年瓦解性障碍

其他童年瓦解性障碍又称 Heller 综合征、婴儿痴呆或瓦解性精神病,是广泛性发育障碍亚型之一。患病率为(0.1～0.65)/10000,男孩多见。病因及发病机制未明,可能与遗传因素、免疫病理机制等有关。

【诊断标准】

1.临床表现　该障碍多起病于2～3岁,起病前发育完全正常,起病后半年内,已获得的言语、认知、社会交往、生活技能等多方面功能出现全面和明显的倒退和丧失,对亲人、游戏及相互交往等均无兴趣,通常比较兴奋,无目的性活动增加,部分患儿可出现自残行为。预后很差,多数患儿遗留严重的精神发育迟滞。

2.具体诊断标准

(1)至少在2岁以前发育显然正常。在2岁时或2岁以后曾具有与年龄相符的正常的交流、社交联系、游戏和适应行为。此为确诊所必需。

(2)在精神障碍发生前后,既往获得的技能有肯定的丧失。如欲确诊,应在下列至少两个领域存在有临床意义的技能丧失(不仅仅是在某种场合下不能应用)。

①表达性或感受性语言。

②游戏。

③社交技能或适应行为。

④大便或小便控制。

⑤运动技能。

(3)社交功能的实质性异常,至少表现在下列两项之中。

①相互性社会交往的实质性损害(与孤独症所定义的相同)。

②沟通的实质性损害(与孤独症所定义的相同)。

③狭窄、重复、刻板的行为、兴趣与活动,包括刻板运动和作态。

④对物体及环境的兴趣普遍丧失。

(4)不能归因于其他类型的弥漫性发育障碍、伴发癫痫的获得性失语、选择性缄默症、Rett综合征或精神分裂症。

【治疗原则】

1.教育训练　可最大限度地挖掘患儿脑潜能,有利于提高适应能力和生活技能。方法与儿童孤独症基本相同。

2.行为治疗　可控制和减少患儿发脾气、自伤等的异常情绪和行为。

3.营养支持治疗　增强体质,防感染及其他躯体合并症。

4.药物对症治疗　如患儿存在明显的情绪不稳、多动、自伤、冲动攻击、刻板等症状,可予以相应药物治疗,用法与儿童孤独症基本相同。

五、Asperger 综合征

Asperger综合征广泛发育障碍亚型之。患病率为3/10000～3/100,男孩多见。病因及发病机制未明,与遗传因素和环境因素(尤其是影响胎儿脑发育的环境因素)有关。一般到4岁,甚至学龄期症状才明显和被关注。

【诊断标准】

1.临床表现 主要表现为社会交往障碍和局限、刻板、重复的兴趣和行为方式。无明显的言语和智能障碍，常伴有运动笨拙。

2.具体诊断标准

(1)不存在具有临床意义的口语或感受性语言或认知发育的一般性延迟。在 2 岁或 2 岁以前已掌握单个词汇，3 岁或 3 岁以前已经能够运用交流性短语，此为诊断所必需。自助技能、适应行为以及对环境的好奇心在出生一年内应与正常智力发育相一致。但运动功能发育稍显迟缓，通常出现运动笨拙（虽然这不是诊断的必需特征）。常见孤立的特殊技能（常与异常的先占观念有关），但也不是诊断所必需。

(2)相互性社会交往的实质性损害。

(3)患儿对孤立的兴趣表现出异乎寻常的关注，或行为、兴趣和活动的类型狭窄、重复、刻板（用儿童孤独症的标准，但作态或着迷于玩具的次要无用的特征则不常见）。

(4)不能归因于其他类型的广泛性发育障碍、单纯型精神分裂症、分裂型障碍、强迫性障碍、强迫性人格障碍、童年反应性与脱抑制性依恋障碍。

【治疗原则】

1.教育训练 针对社会交往和适应功能的缺陷，予以相应教育训练，促进社会交往能力的发展，提高适应功能水平。方法与儿童孤独症基本相同。

2.行为治疗 对于患儿存在的情绪行为症状，如情绪不稳、发脾气、多动、冲动、攻击等，可予以相应行为治疗，改善和消除患儿的情绪行为症状。

3.药物对症治疗 如患儿存在明显情绪不稳、多动、注意障碍、强迫刻板、冲动攻击等症状，可予以相应药物治疗，用法与儿童孤独症基本相同。

第十一章　儿童少年期行为和情绪障碍

第一节　多动性障碍

　　本组障碍在发育早期起病（通常为五岁以前），是学龄儿童患病率较高的一种疾病。其主要特征是在需要认知参与的活动中，缺乏持久性，倾向于经常变换活动内容，但任何一项活动都不能进行到底，同时伴有组织不好、调节不良和过度的活动。其核心症状包括注意缺陷、多动和冲动三大主征。这些行为特征在各种场合都存在，通常持续到学龄期，甚至延续到成年期。本组障碍可伴发几种其他的异常。多动儿童常常粗心大意并具有冲动性，易出事故，并因不动脑筋而违犯纪律（不是故意的）。他们与成年人的关系常常是不受管教与约束，缺乏正常的谨慎和克制；常常得不到其他孩子的欢迎进而变得孤单。常有认知损害，特殊的运动和语言发育延迟也不成比例地多见。诊断主要根据老师及家长提供的病史，必须同时具有显著的注意力不集中和活动过度，并结合临床评定的结果（包括体格检查、神经系统检查和精神检查等）。

注意缺陷与多动障碍

　　注意缺陷与多动障碍，又称儿童多动症。是发生于儿童时期（多在 3 岁左右），与同龄儿童相比，表现为同时具有明显的注意集中困难、注意持续的时间短暂，及活动过度、任性；冲动和学习困难为主要特征的一组综合征。症状发生在各种场合（如家里、学校和诊室），男童明显多于女童。

【诊断标准】

1.症状标准

（1）注意障碍，至少有下列 4 项。

①学习时容易分心，听见任何外界声音都要去探望。

②上课很不专心听讲，常东张西望或发呆。

③做作业拖拉，边做边玩，作业又脏又乱，常少做或做错。

④不注意细节，在做作业或其他活动中常常出现粗心大意的错误。

⑤丢失或特别不爱惜东西（如常把衣服、书本等弄得很脏很乱）。

⑥难以始终遵守指令,完成家庭作业或家务劳动等。

⑦做事难以持久,常常一件事没做完,又去干别的事。

⑧与他说话时,常常心不在焉,似听非听。

⑨在日常活动中常常丢三落四。

(2)多动,至少有下列 4 项。

①需要静坐的场合难于静坐或在座位上扭来扭去。

②上课时常小动作,或玩东西,或与同学讲悄悄话。

③话多,好插嘴,别人问话未完就抢着回答。

④十分喧闹,不能安静地玩耍。

⑤难以遵守集体活动的秩序和纪律,如游戏时抢着上场,不能等待。

⑥干扰他人的活动。

⑦好与小朋友打斗,易与同学发生纠纷,不受同伴欢迎。

⑧容易兴奋和冲动,有一些过火的行为。

⑨在不适当的场合奔跑或登高爬梯,好冒险,易出事故。

2.严重标准　对社会功能(如学业成绩、人际关系等)产生不良影响。

3.病程标准　起病于 7 岁前(多在 3 岁左右),符合症状标准和严重标准至少已 6 个月。

4.排除标准　排除精神发育迟滞、广泛发育障碍、情绪障碍。

【治疗原则】

由于儿童多动症病因复杂,症状多样,治疗方法的选择,除了针对病因和临床表现外还要根据患儿个人和家庭情况综合考虑。

(一)药物治疗

早在 20 世纪 30 年代(Bradly,1937)就已经发现中枢兴奋剂对控制儿童多动症有效。经过数十年的研究和使用,中枢兴奋剂对儿童多动症的治疗效果得到肯定。

常用中枢兴奋剂包括利他林(哌醋甲酯,methylphenidate),苯丙胺(amphetamine),匹莫林(苯异妥因,pemoline)。其中利他林最为常用。

药物治疗仅限于严重的多动患儿。用药剂量视患儿年龄和体重不同而不同。常用剂量为:利他林 5~20mg/d,须由小剂量开始,早餐后顿服,如药物剂量较大,可于早、午餐后两次服。最好实行药物假日,即星期六、日及节假日停药。一般疗程为数月或数年,根据疗效及不良反应决定剂量的调整和用药时间。6 岁以下或青春期以后原则上不用药。此类药物见效快,短期效果好。为提高远期疗效必须与其他疗法配合,特别是行为矫正疗法。

利他林主要不良反应是:食欲下降、失眠、情绪易波动及生长迟缓。因此,除严格选药、合理使用包括药物假日外,还要定期监测身高和体重变化。

其他药物:如氯丙嗪、氟哌啶醇、维思通等对多动和冲动行为也有一定效果,但考虑到药物的不良反应和治疗的长期性,抗精神病药应慎用。

(二)饮食疗法

Egger 等 1985 年提出饮食可导致儿童多动以来,对多动症儿童的饮食研究很多,但说法不一。20 世纪 90 年代,随着神经、精神免疫学的进展,人们发现食品添加剂和食用色素可导致食源性变态反应而影响儿童的行为,导致多动症。因此,饮食中应尽量避免这些食物。同时保证进食富含维生素和微量元素的食品。

（三）心理行为治疗

1.家庭心理治疗　针对亲子关系类型和家庭教育模式,给家长以劝教和指导。

（1）弄清孩子多动的生理和心理基础。

（2）解除患儿父母的焦虑和担心。

（3）指导治疗异常行为表现的方法。

2.环境调控　使家长、老师明白改造孩子的学校和家庭环境对控制多动行为同样是有益的。

（1）使患儿置身于一个小的、稳定而没有干扰的学习环境中。

（2）合理安排患儿学习与活动时间。

（3）改变家庭或教室的布局,排除不良刺激物。

（4）严格控制孩子在家里和学校活动的频度,以及与小朋友接触的情况。

3.行为矫正　可采用奖惩疗法、系统脱敏疗法及消退法;可以个别进行,也可以集体形式相互促进。

4.学习指导　采用个别补习的形式,对伴有学习困难的儿童进行特殊教育。包括学习技能、学习方法和学习内容。全方位地进行循序渐进的指导。

总之,儿童多动症的治疗方法很多,治疗成功的关键在于治疗方案的个体化、综合化。即根据患儿的特点,综合药物、心理、饮食、环境和学习指导多种方法。同时注意健全人格的培养。据 Satterfield(1987)采用多模式综合治疗 3 年经验分析,证明这是一种行之有效的治疗措施。此病预后大多数较好,但有明显的合并人格及品行障碍的倾向,需特别注意。

第二节　品行障碍

品行障碍的特征是反复而持久的反社会性、攻击性或对立性品行。当发展到极端时,这种行为可严重违反相应年龄的社会规范,较之儿童普通的调皮捣蛋或少年的逆反行为更严重。如过分好斗或霸道;残忍地对待动物或他人;严重破坏财物;纵火;偷窃;反复说谎;逃学或离家出走;过分频繁地大发雷霆;对抗性挑衅行为;长期的严重违拗。明确存在上述任何一项表现,均可做出诊断,但单纯的反社会性或犯罪行为本身不能作为诊断依据,因为本诊断所指的是某种持久的行为模式。

一、反社会性品行障碍

反社会性品行障碍包括局限于家庭内的品行障碍;反社会规范的品行障碍;对社会规范的局限性品行障碍。

【诊断标准】

（一）症状标准

1.至少有下列 3 项

（1）经常说谎（不是为了逃避惩罚）。

（2）经常暴怒,好发脾气。

（3）常怨恨他人,怀恨在心或心存报复。

（4）常拒绝或不理睬成人的要求或规定,长期严重的不服从。

（5）常因自己的过失或不当行为而责怪他人。

（6）常与成人争吵,常与父母或老师对抗。

（7）经常故意干扰别人。

2.至少有下列 2 项

（1）在小学时期即经常逃学（1 学期达 3 次以上）。

（2）擅自离家出走或逃跑至少 2 次（不包括为避免责打或性虐待而出走）。

（3）不顾父母的禁令,常在外过夜（开始于 13 岁前）。

（4）参与社会上的不良团伙,一起干坏事。

（5）故意损坏他人财产,或公共财物。

（6）常常虐待动物。

（7）常挑起或参与斗殴（不包括兄弟姐妹打架）。

（8）反复欺负他人（包括采用打骂、折磨、骚扰及长期威胁等手段）。

3.至少有下列 1 项

（1）多次在家中或在外面偷窃贵重物品或大量钱财。

（2）勒索或抢劫他人钱财,或入室抢劫。

（3）强迫与他人发生性关系,或有猥亵行为。

（4）对他人进行躯体虐待（如捆绑,刀割,针刺、烧烫等）。

（5）持凶器（如刀、棍棒、砖、碎瓶子等）故意伤害他人。

（6）故意纵火。

4.必须同时符合以上第 1、2、3 项标准

（二）严重标准

日常生活和社会功能（如社交、学习,或职业功能明显受损）。

（三）病程标准

符合症状标准和严重标准至少已 6 个月。

（四）排除标准

排除反社会性人格障碍、躁狂发作、抑郁发作、广泛发育障碍,或注意缺陷与多动障碍等。

【治疗原则】

品行障碍是多因素所致,而且有明显的人格异常倾向,因此,多种方法综合治疗、长期系统治疗是非常重要的。

（一）家庭治疗

（1）父母咨询指导。

（2）家庭集体治疗改善亲子关系，增强家庭相互支持功能。

（二）行为矫正

（1）解决问题技巧训练：针对症状，帮助儿童分析原因，考虑后果，找到解决问题的方法。

（2）自尊心、自信心培养利用正负反馈技术，逐渐恢复已失去的自尊和自信。

（三）改进教育

（四）治疗躯体问题

如有问题要及时解决，同时注意营养，保证进食富含维生素。和微量元素的食品。

（五）帮助改善社会经济状况

（六）必要的抗精神病药物治疗

抗精神病药物，如氯丙嗪、氟哌啶醇、利培酮等对冲动行为有一定效果，但考虑到药物的不良反应和治疗的长期性，应慎用。锂盐、卡马西平、丙戊酸钠可用于控制攻击行为。

显然，品行障碍的治疗涉及家庭、学校、社会和医院。需要在儿童精神科医师的联络、指导下由父母、教师、社会工作者共同努力，采用多种治疗措施，持之以恒方能见效。

儿童品行障碍及早发现，给予正面教育、行为矫正、调整环境等综合治疗，可望得到矫正。

二、对立违抗性障碍

对立违抗性障碍多见于 10 岁以下儿童，主要为明显不服从、违抗，或挑衅行为，但没有更严重的违法或冒犯他人权利的社会性紊乱或攻击行为。必须符合品行障碍的描述性定义，即品行已超过一般儿童的行为变异范围，只有严重的调皮捣蛋或淘气不能诊断本症。有人认为这是一种较轻的反社会性品行障碍，而不是性质不同的另一类型。采用本诊断（特别对年长儿童）需特别慎重。

【诊断标准】

（一）症状标准

1.至少有下列 3 项

（1）经常说谎（不是为了逃避惩罚）。

（2）经常暴怒，好发脾气。

（3）常怨恨他人，怀恨在心，或心存报复。

（4）常拒绝或不理睬成人的要求或规定，长期严重的不服从。

（5）常因自己的过失或不当行为而责怪他人。

（6）常与成人争吵，常与父母或老师对抗。

（7）经常故意干扰别人。

2.肯定没有下列任何 1 项

（1）多次在家中或在外面偷窃贵重物品或大量钱财。

（2）勒索或抢劫他人钱财，或入室抢劫。

（3）强迫与他人发生性关系，或有猥亵行为。

（4）对他人进行躯体虐待（如捆绑、刀割、针刺、烧烫等）。

（5）持凶器（如刀、棍棒、砖、碎瓶子等）故意伤害他人。

（6）故意纵火。

（二）严重标准

上述症状已形成适应不良，并与发育水平明显不一致。

（三）病程标准

符合症状标准和严重标准至少已 6 个月。

（四）排除标准

排除反社会性品行障碍、反社会性人格障碍、躁狂发作、抑郁发作、广泛发育障碍，或注意缺陷与多动障碍等。

【治疗原则】

对立违抗性障碍治疗原则与反社会性品行障碍相同，同样需要多种方法综合和长期系统治疗。

第三节　品行与情绪混合型障碍

本组障碍的特征是持久的攻击性、社交紊乱性或违抗行为与明确鲜明的抑郁、焦虑或其他情绪不良共存。

【诊断标准】

应足够严重，同时符合品行障碍，以及下述障碍之的标准：特发于童年的情绪障碍，或成年型神经症性障碍或心境障碍。没有足够的研究资料确证本类别是否独立于童年品行障碍。此处包含这个类别，是因为它具有病因学和治疗上潜在的重要性，同时也有助于提高分类的信度。

一、抑郁性品行障碍

本类别需同时具有童年品行障碍和持久而显著的抑郁心境，表现为以下症状如过分忧伤，对日常活动丧失兴趣和乐趣，自责和无望。亦可存在睡眠或食欲不良。

包含：品行障碍伴发抑郁障碍。

二、其他品行与情绪混合性障碍

本类别需同时具有童年品行障碍和持久而显著的情绪症状如焦虑、害怕、强迫症、人格解体或现实解体、恐惧症或疑病症。愤怒与怨恨是品行障碍的而不是情绪障碍的特征；他们既不支持也不排斥本诊断。

包含:品行障碍伴发情绪障碍或神经症性障碍。

第四节　特发于童年的情绪障碍

特发于童年的情绪障碍指起病于儿童时期的焦虑、恐惧、强迫、羞怯等情绪异常,与儿童的发育和境遇有一定关系。

儿童精神病学中传统地将特发于童年和少年的情绪障碍与成年神经症区分开来。此种划分有四大理由。第一,研究发现一致显示,有情绪障碍的儿童大多数在成年期表现正常,只有少数到成年期出现神经症性障碍。反之,许多成年神经症性障碍患者起病于成年,没有明显的童年精神病理作为先导。因此,发生于这两个年龄段的情绪障碍具有不连续性。第二,许多童年情绪障碍似乎是正常发育趋向的突出化而不是本身性质异常的现象。第三,与上项说明有关,常有这样一种理论假设,即童年情绪障碍的心理机制与成年神经症可能不一样。第四,童年情绪障碍不能明确地划归诸如恐怖性障碍或强迫性障碍等设想为特定的分类实体之中。本障碍包括儿童分离性焦虑症、儿童恐惧症、儿童社交恐惧症、儿童广泛焦虑症。

一、儿童分离性焦虑症

儿童分离性焦虑症又称儿童分离性焦虑障碍,指儿童与其依恋对象分离时产生的过度焦虑情绪。

【诊断标准】

1.症状标准　至少有下列 3 项。

(1)过分担心依恋对象可能遇到伤害,或害怕依恋对象一去不复返。

(2)过分担心自己会走失被绑架、被杀害,或住院,以致与依恋对象离别。

(3)因不愿离开依恋对象而不想上学或拒绝上学。

(4)非常害怕一人独处,或没有依恋对象陪同绝不外出,宁愿呆在家里。

(5)没有依恋对象在身边时不愿意或拒绝上床就寝。

(6)反复做噩梦,内容与离别有关,以致夜间多次惊醒。

(7)与依恋对象分离前过分担心,分离时或分离后出现过度的情绪反应,如烦躁不安、哭喊、发脾气、痛苦、淡漠,或退缩。

(8)与依恋对象分离时反复出现头痛、恶心、呕吐等躯体症状,但无相应躯体疾病。

2.严重标准　日常生活和社会功能受损。

3.病程标准　起病于 6 岁前,符合症状标准和严重标准至少已 1 个月。

4.排除标准　不是由于广泛发育障碍、精神分裂症、儿童恐惧症及具有焦虑症状的其他疾病所致。

【治疗原则】

提倡综合治疗,几种方法可同时或先后应用。

1.减少刺激　显然,精神应激与焦虑状态的形成有密切的关系。因此,只要有可能就应该采取措施减少或缓解不良刺激。

2.个别指导　尽量给孩子机会,让他理解这种反应的原因和机制,并指导孩子掌握对付焦虑的方法,如松弛疗法等。

3.父母咨询　需要帮助和支持父母,减少他们对孩子心理行为的过分介入和彼此的过分依赖行为。规劝父母允许孩子更加独立自主是治疗成功的一个重要环节。

4.家庭治疗　患儿是家庭系统中的主要成员,甚至是家庭的核心。儿童时期最主要的关系就是亲子关系。因此,调整整个家庭,是治疗儿童焦虑症的关键。临床上也发现许多住院治愈的情绪障碍儿童回家后不久又复犯;在家庭环境中焦虑不安的儿童到医院环境很快就改变过来。

5.药物治疗　一般以心理治疗和环境调整为主。对症状严重者可短期使用抗焦虑及抗抑郁剂。常用地西泮、阿普唑仑、罗拉,或小剂量多塞平、氟西汀等。

二、儿童恐惧症

儿童恐惧症又称儿童恐怖障碍,指儿童不同发育阶段的特定恐惧情绪。表现对日常生活一般客观事物和情境产生过分的恐惧、焦虑,达到异常程度。

【诊断标准】

1.症状标准　对日常生活中的一般客观事物和情境产生过分的恐惧情绪,出现回避、退缩行为。惊恐时常伴有心悸、出汗、脸色苍白、尿频、瞳孔散大等自主神经症状。

2.严重标准　日常生活和社会功能受损。

3.病程标准　符合症状标准和严重标准至少已1个月。

4.排除标准　不是由于广泛性焦虑障碍、精神分裂症、心境障碍、癫痫所致精神障碍、广泛发育障碍等所致。

【治疗原则】

(一)系统脱敏法

1.渐进地将患儿暴露于其所怕的事物或处境中。

2.放松训练不断地暴露于所怕的刺激,同时进行放松训练,就会减轻伴随这种刺激的焦虑,因此也就减轻了回避行为。①帮助患儿认清焦虑的症状;②减轻焦虑放松法:通过肌肉紧张与松弛的交替并调整呼吸来放松紧张的"神经"。

(二)冲击疗法

也称为暴露疗法,即以恐治恐法。对年龄稍大,身体强壮的儿童可以采用这种疗法。

1.治疗者与患儿之间建立信任关系并使患儿对治疗充满信心。

2.将患者暴露于所恐惧的对象周围。

3.劝说患者继续留在所恐惧的对象周围而不是回避。这种继续的暴露可以切断所惧怕对象与不可忍受的焦虑之间的联系,而缓解恐怖。

（三）示范法及认知行为法

对于年幼的儿童可以通过别人处于患儿所怕的对象周围而轻松无事，来使患儿消除恐怖。年龄较大的儿童应配合认知支持疗法，让他们了解焦虑恐惧的原因，配合行为矫正而克服恐惧心理。

（四）药物治疗

恐惧情绪和回避行为突出的患者可使用抗焦虑药和小量抗抑郁剂。但最佳方案还是综合治疗，即心理行为治疗配合家庭治疗和药物治疗。

三、儿童社交恐惧症

儿童社交恐惧症又称儿童社交性焦虑障碍或儿童社交敏感性障碍，指儿童对新环境或陌生人产生恐惧、焦虑情绪和回避行为，达到异常程度。

【诊断标准】

1.症状标准

（1）与陌生人（包括同龄人）交往时，存在持久的焦虑，有社交回避行为。

（2）与陌生人交往时，患儿对其行为有自我意识，表现出尴尬或过分关注。

（3）对新环境感到痛苦、不适、哭闹、不语或退出。

（4）患儿与家人或熟悉的人在一起时，社交关系良好。

2.严重标准　　显著影响社交（包括与同龄人）功能，导致交往受限。

3.病程标准　　符合症状标准和严重标准至少已 1 个月。

4.排除标准　　不是由于精神分裂症、心境障碍、癫痫所致精神障碍、广泛性焦虑障碍等所致。

【治疗原则】

（一）系统脱敏法

1.渐进地将患儿置身于其所怕的新环境或陌生人所在的处境中。

2.放松训练：首先帮助患儿认清焦虑的症状；在不断地接触于所怕的环境时，进行放松训练，通过肌肉紧张与松弛的交替并调整呼吸来放松紧张的"神经"。逐渐就会减轻伴随这种刺激的焦虑，因此也就减轻了回避行为。

（二）示范法及认知行为法

对于年幼的儿童可以通过别人处于患儿所怕的环境之中而轻松无事来消除患儿恐怖。年龄较大的儿童应配合认知支持疗法，让他们了解焦虑恐惧的原因，配合行为矫正而克服恐惧心理。

（三）药物治疗

恐惧情绪和回避行为突出的患者可使用抗焦虑药和小量抗抑郁剂。但最佳方案还是综合治疗，即心理行为治疗配合家庭治疗和药物治疗。

四、儿童广泛焦虑症

儿童与少年广泛性焦虑症的主诉及自主神经症状均较成人少,诊断需参照以下标准。

【诊断标准】

1.症状标准

(1)以烦躁不安、整日紧张、无法放松为特征,并至少有下列2项。

①易激惹,常发脾气,好哭闹。

②注意力难于集中,自觉脑子里一片空白。

③担心学业失败或交友受到拒绝。

④感到易疲倦、精疲力竭。

⑤肌肉紧张感。

⑥食欲不振,恶心或其他躯体不适。

⑦睡眠紊乱(失眠、易醒、思睡却又睡不深等)。

(2)焦虑与担心出现在2种以上的场合、活动,或环境中。

(3)明知焦虑不好,但无法自控。

2.严重标准　社会功能明显受损。

3.病程标准　起病于18岁前,符合症状标准和严重标准至少已6个月。

4.排除标准　不是由于药物、躯体疾病(如甲状腺功能亢进),及其他精神疾病或发育障碍所致。

【治疗原则】

提倡综合治疗,几种方法可同时或先后应用。

1.减少刺激　显然,精神应激与焦虑状态的形成有密切的关系。因此,只要有可能就应该采取措施减少或缓解不良刺激。

2.个别指导　尽量给孩子机会,让他理解这种反应的原因和机制,并指导孩子掌握对付焦虑的方法,如松弛疗法等。

3.父母咨询　需要帮助和支持父母,减少他们对孩子心理行为的过分介入和彼此的过分依赖行为。规劝父母允许孩子更加独立自主是治疗成功的一个重要环节。

4.家庭治疗　患儿是家庭系统中的主要成员,甚至是家庭的核心。儿童时期最主要的关系就是亲子关系。因此,调整整个家庭,是治疗儿童焦虑症的关键。临床上也发现许多住院治愈的情绪障碍儿童回家后不久又复发;在家庭环境中焦虑不安的儿童到医院环境很快就改变过来。

5.药物治疗　一般以心理治疗和环境调整为主。对症状严重者可短期使用抗焦虑及抗抑郁剂。常用地西泮、阿普唑仑、罗拉,或小剂量多塞平、氟西汀等。

第五节　特发于童年与少年期的社会功能障碍

这是一组起始于发育过程中的社会功能异常,但(与广泛性发育障碍不同)没有明显的、侵害所有领域的功能的体质性社交无能或缺陷作为原发性特征。生活环境异常被认为在许多病例的发病中起关键性作用。发病率没有明显的性别差异。本组障碍主要包括选择性缄默症、儿童反应性依恋障碍。反应性依恋障碍与广泛性发育障碍鉴别要点为:本障碍患儿从患病开始就有社会反应方式异常,成为其在各种场合的行为特征,但如果将患儿放到另一个可以给予持续照顾的正常环境中,就会明显改善,而广泛性发育障碍则无上述特点。尽管反应性依恋障碍患儿可有言语和语言发育损害,但不会出现孤独症的交往性质异常;孤独症患者行为、兴趣及活动方式的持久性局限和刻板不是本障碍的特点。此外,许多正常儿童可以有不安全感,表现为选择性依恋双亲的一方,但不应与反应性依赖障碍混淆,鉴别关键在于本障碍的特征是异乎寻常的不安全感,表现为正常儿童一般不会出现的明显的矛盾性社会反应。

一、选择性缄默症

选择性缄默症指起病于童年早期,在特定场合如学校或陌生人面前,沉默不语,而在其他环境中言谈自如。缄默时,常伴有焦虑、退缩、违抗等情绪。

【诊断标准】

(1)在某种或多种特定社交场合(如学校)长时间拒绝说话,但在另一些场合说话正常或接近正常,其言语理解和表达能力正常。

(2)症状至少已持续1个月,但不包括初入学的第1个月。

(3)排除言语技能发育障碍、广泛发育障碍、精神分裂症及其他精神病性障碍。

【治疗原则】

1.减少刺激　显然,精神应激与选择性缄默状态的形成有密切的关系。因此,只要有可能就应该采取措施减少或缓解不良刺激。

2.个别指导　尽量给孩子机会,让他理解这种反应的原因和机制及这种行为的不良后果,并指导孩子掌握解决的方法,如松弛疗法等。逐渐提高适应各种环境的能力。

3.心理治疗　应以心理及暗示治疗为主,让患儿真正认识到选择性缄默症状与精神冲突带来的痛苦同样严重是治疗成功的关键;要切断"心理上"对选择性缄默症状所带来的获益行为;避免对选择性缄默症状的过分关注和"奖励";利用暗示疗法,消除紧张心理,增强自信。

4.父母咨询　需要帮助和支持父母,减少他们对孩子心理行为的过分介入和彼此的过分依赖行为。规劝父母允许孩子更加独立自主是治疗成功的一个重要环节。

5.家庭治疗　患儿是家庭系统中的主要成员,甚至是家庭的核心。儿童时期最主要的关系就是亲子关系。因此,调整整个家庭,是治疗儿童选择性缄默的关键。临床上也发现许多住院治愈的儿童回家后不久又复发。

6.药物治疗　一般以心理治疗和环境调整为主。对症状严重者可短期使用抗焦虑及抗抑郁剂。常用地西泮、阿普唑仑、劳拉西泮,或小剂量多塞平、氟西汀等。提倡综合治疗,几种方法可同时或先后应用。

二、儿童反应性依恋障碍

儿童反应性依恋障碍是一种以长期的社交关系障碍为特征的儿童精神障碍,患儿长期表现为一种不恰当的应对方式,如过度抑制、过分警惕,或明显的矛盾反应,常伴有情绪紊乱。起病于5岁前,与严重的教养方式不良有关,如心理或躯体的虐待或忽视。

【诊断标准】

1.症状标准

(1)在社交关系中,表现为过度抑制、过分警惕、明显的矛盾反应:(如患儿对养育者的安抚同时出现亲近、冷淡、回避和违抗),或缺乏情感反应、退缩、情绪紊乱,对自己或他人的痛苦表现攻击反应,或恐惧性过度警觉。

(2)有时在与正常成年人交往过程中,有一定的社交应答和反应能力。

2.严重标准　在大多数场合,社交关系明显障碍。

3.病程标准　起病于5岁前,符合症状标准和严重标准至少已1个月。

4.排除标准　排除精神发育迟滞、广泛发育障碍。

【治疗原则】

1.减少刺激　显然,精神应激与儿童反应性依恋障碍的形成有密切的关系。因此,只要有可能就应该采取措施减少或缓解不良刺激。

2.个别指导　尽量给孩子机会,让他理解这种反应的原因和这种行为的不良后果。并指导孩子掌握解决的方法,如松弛疗法等;逐渐提高适应各种环境的能力。

3.心理治疗　应以心理及暗示治疗为主,让患儿真正认识到儿童反应性依恋障碍与精神冲突带来的痛苦同样严重是治疗成功的关键;要切断"心理上"对儿童反应性依恋症状所带来的获益行为;避免对儿童反应性依恋症状的过分关注和"奖励";利用暗示疗法,消除紧张心理,增强自信。

4.父母咨询　需要帮助和支持父母,减少他们对孩子心理行为的过分介入和彼此的过分依赖行为。规劝父母允许孩子更加独立自主是治疗成功的一个重要环节。

5.家庭治疗　患儿是家庭系统中的主要成员,甚至是家庭的核心,儿童时期最主要的关系就是亲子关系。因此,调整整个家庭,是治疗儿童反应性依恋障碍的关键。临床上也发现许多住院治愈的儿童回家后不久又复发。

6.药物治疗　一般以心理治疗和环境调整为主。对症状严重者可短期使用抗焦虑及抗抑郁剂。常用地西泮、阿普唑仑、罗拉,或小剂量多塞平、氟西汀等。提倡综合治疗,几种方法可同时或先后应用。

第六节　抽动障碍

抽动障碍是一种不随意的突发、快速、重复、非节律性、刻板的单一或多部位肌肉运动或发声。抽动可发生于身体的任何部位,是一组或几组肌群同时收缩的结果,表现为各种各样的动作或运动。运动和发声抽动都可分为简单和复杂两类,但界限不清。如眨眼、斜颈、耸肩、扮鬼脸等属于简单的运动抽动;蹦、跳、打自己等属于复杂的运动抽动。清喉声、吼叫、吸鼻动作等属于简单的发声抽动;重复言语、模仿言语、秽语等属于复杂的发声抽动。各种形式的抽动均可在短时间受意志控制,在应激下加重,在 Tourette 轻或消失。抽动多发生于儿童时期,少数可持续至成年。根据发病年龄、临床表现、病程长短和是否伴有发声抽动而分为:抽动症慢性运动或发声抽动障碍、Tourette 综合征。

一、短暂性抽动障碍

短暂性抽动障碍又称抽动症或单纯性抽动,是抽动障碍最常见亚型,特点为急性单纯性抽动,常限于某一部位一组肌肉或两组肌肉群发生运动或发声抽动,通常表现眨眼、扮鬼脸或头部抽动。起病于学龄早期,在 4~7 岁的儿童最常见,男孩多见。

【诊断标准】

(1)有单个或多个运动抽动或发声抽动,常表现为眨眼、扮鬼脸或头部抽动等简单抽动。

(2)抽动天天发生,1 天多次,至少已持续 2 周,但不超过 12 个月。某些患儿抽动只有单次发作,另一些可在数月内交替发作。

(3)18 岁前起病,以 4~7 岁儿童最常见。

(4)不是由于 Tourette 综合征、小舞蹈病、药物或神经系统其他疾病所致。

【治疗原则】

症状较轻者,无须特殊治疗。如抽动症状严重,影响日常生活和学习者,可采用药物治疗。参见 Tourette 综合征治疗。

二、慢性运动或发声抽动障碍

慢性运动或发声抽动障碍是以限于一组肌肉或。两组肌肉群发生运动或发声抽动(但两者不并存)为特征的一种抽动障碍,抽动可以是单一的也可是多种的(通常是多种的),持续 1 年以上。慢性运动或发声抽动障碍以病程长,甚至持续终生,抽动形式持续、刻板为特点。

【诊断标准】

(1)不自主运动抽动或发声,可以不同时存在,常 1 天发生多次,可每天或间断出现。

(2)在 1 年中没有持续 2 个月以上的缓解期。

(3)18 岁前起病,至少已持续 1 年。

(4)不是由于 Tourette 综合征、小舞蹈病、药物或神经系统其他疾病所致。

【治疗原则】

症状较轻者,无需特殊治疗。如抽动症状严重,影响日常生活和学习者,可采用药物治疗。

三、Tourette 综合征

Tourette 综合征又称抽动秽语综合征或发声与多种运动联合抽动障碍。本病最早于 1825 年由 Itard 首先描述,1885 年法国医生 Tourette 报告了 9 例并做了详细叙述,故命名为 Tourette 综合征。Tourette 综合征是以进行性发展的多部位运动和发声抽动为特征的抽动障碍,部分患儿伴有模仿言语、模仿动作,或强迫、攻击情绪障碍,及注意缺陷等行为障碍,起病于童年。是一种慢性神经精神障碍性疾病,可不同程度地干扰损害儿童的认知功能和发育,影响社会适应能力,甚至可迁延致残。

【诊断标准】

1.症状标准　表现为多种运动抽动和一种或多种发声抽动,多为复杂性抽动,二者多同时出现。抽动可在短时间内受意志控制,在应激下加剧,睡眠时消失。

2.严重标准　日常生活和社会功能明显受损,患儿感到十分痛苦和烦恼。

3.病程标准　18 岁前起病,症状可延续至成年,抽动几乎天天发生,1 天多次,至少已持续 1 年以上,或间断发生,且 1 年中症状缓解不超过 2 个月。

4.排除标准　不能用其他疾病来解释不自主抽动和发声。

【治疗原则】

对于诊断明确为抽动秽语综合征者应及早进行治疗。通常以氟哌啶醇为首选药物,其他还可选用泰必利、哌迷清、盐酸可乐定等。

(一)药物治疗

1.氟哌啶醇　自 1961 年就开始用以治疗抽动症和抽动秽语综合征,控制抽动症状效果明显。大约 60%～90%有效,但往往由于不良反应而影响治疗。

(1)方法:通常开始剂量为 0.25～0.5mg,每日 2～3 次,再根据症状效应和不良反应,可隔 3～5 天增加剂量,一般每日总剂量范围为 1.5～15mg。同时可合用抗震颤麻痹药(如盐酸苯海索)以减少锥外系反应。如服药见效,需要维持服药治疗,以免停药后症状可再现。

(2)常见不良反应:儿童服药过程可产生瞌睡、静坐不能、锥体外系反应、认知迟钝而影响学习。有 30%的 Tourette 综合征病例因不能耐受该药的不良反应而终止治疗。因此,应根据每个病例具体情况,调整治疗方案,做到既能有效地控制症状,又不致因药物副反应影响学习。一般剂量不宜过大,从小剂量开始,应缓慢增量。

(3)此药对 Tourette 综合征伴随的行为症状,如注意缺陷多动障碍、强迫症疗效不明显。

2.匹英齐特　有效率为 60%～70%。是一种选择性中枢多巴胺拮抗剂。阻滞突触后多巴胺受体的钙离子通道。近年来,临床用以治疗抽动秽语综合征,其疗效和不良反应与氟哌啶醇相似。

（1）方法：开始剂量 0.5～1mg，每日早晨服药 1 次，隔 3～7 天可小剂量增加，直至抽动症状控制。通常每日剂量范围 3～6mg。

（2）常见不良反应心脏不良反应大，需监测心电图（T 波倒置、U 波出现、QT 间期延长）。治疗前应做心电图检查。服药过程每隔 1～2 个月可复查 1 次心电图。

3.硫必利　本品具有拮抗多巴胺的作用。但疗效不及氟哌啶醇，综合报道有效率为 75.8%。但不良反应小为其优点。

（1）方法：小剂量开始 50～100mg/d，大约 1～2 周见效，治疗剂量一般为 100～600mg/d，常用于症状较轻者。

（2）常见不良反应：轻度头昏、无力、嗜睡。剂量过大可能发生恶心呕吐反应。

4.可乐定　可乐定为中枢性 α_2 受体激动剂，是一种抗高血压药，抗抽动药理作用可能是抑制蓝斑区突触前去甲基肾上腺素的释放而使抽动症状减轻。据临床研究报告，可乐定治疗抽动秽语综合征有效率为 22%～70%。可缓解 Tourette 综合征的运动抽动和发声抽动，改善伴发的注意力不集中和多动症状。但见效时间较氟哌啶醇为缓慢。

（1）方法剂量：0.075mg 每片，起始可从 1/3 片小量服用，逐渐增加。按体重计算剂量为 $3\mu g/(kg\cdot d)$。一般剂量范围为 1/2～1 片，每日 2～3 次。

（2）常见不良反应：可乐定主要不良反应为嗜睡、头昏、口干、直立性低血压；在极少病例中可能使原已存在的心律失常加重。在服药过程应定期测试血压和心电图检查。

5.其他　利培酮、氟西汀、五氟利多、纳曲酮、肌苷、氯硝西泮等药物。如伴强迫症，大多采用氟哌啶醇合并氯丙咪嗪，也可合用舍曲林、氟西汀、帕罗西汀等药物。如伴有自伤行为，可用氟西汀、纳曲酮。如伴有攻击行为可用丙戊酸盐。但这些治疗多为个别报告，缺乏系统的研究资料。近年研究表明，阿立哌唑对 Tourette 综合征有一定疗效，此药的不良反应也较小。

（二）心理支持治疗

除药物治疗之外，应适当安排患儿日常的作息制度和活动内容，避免过度兴奋活动和紧张疲劳，开展韵律性体育活动锻炼。心理治疗包括行为转移法、心理疏导、习惯训练及行为矫正疗法等有助于病情恢复。帮助患儿的家长和学校老师理解患儿所患抽动症和抽动秽语综合征的症状特征和性质，取得他们对于治疗的支持和帮助，良好的社会支持、正确地对待患儿，消除心理上的困扰，以促进康复具有重要意义。

（三）针灸中医治疗也可有一些辅助作用

（四）严重时可进行外科治疗

在治疗过程中需要详细观察，全面评价抽动症状、心理行为表现如社会适应状况，可采用抽动严重程度总体评定量表加以综合评定，全面衡定疗效和治疗的副反应，根据每个病例具体情况调整治疗方案和维持治疗的安排。对于严重的病例，包括有严重的精神症状、行为障碍以及自伤行为者应加强监护管理或住院治疗。抽动症一般预后良好，抽动可随时间逐渐减轻或自行缓解；少数病例症状迁延，但对学习及社会适应一般无影响。抽动秽语综合征是一种慢性神经精神障碍，需要较长时间服药以控制症状。一般到少年后期大部分好转，亦有持续至成年，甚至终生。

第七节　通常起病于儿童少年期的其他行为和情绪障碍

通常起病于童年和少年期的其他行为与情绪障碍是一类儿童日常生活(如排泄、睡眠、进食和说话等)过程中出现的行为与情绪障碍,并非由于器质性疾病所引起。本障碍包容了一组异源性障碍,如非器质性遗尿症、非器质性遗粪症、婴幼儿和童年喂食障碍、婴幼儿和童年异食癖、刻板性运动障碍、口吃、通常起病于童年和少年期的其他特定性行为与情绪障碍和通常起病于童年与少年期的未特定性行为与情绪障碍,共同特点是起病于童年,但在其他许多方面都不一致。某些状况代表了界线明确的综合征,但另外一些则只是不同的症状集合体,缺乏疾病分类学效度,包含于此是因为它们比较多见,伴有心理社会问题,而且不能归到其他综合征里。

一、非器质性遗尿症

非器质性遗尿症指发生于白天或黑夜的排尿失控现象,与患儿的智龄不符,并非是神经系统障碍、癫痫发作,或尿路结构异常所致的膀胱失控。

【诊断标准】

(1)年龄在 5 周岁以上或智龄在 4 岁以上,不能自控排尿而尿床或尿裤。

(2)每月至少有 2 次遗尿,至少已 3 个月,遗尿可作为正常婴儿尿失禁的异常伸延,也可在学会控制小便之后才发生。

(3)不是由于神经系统损害、癫痫发作、泌尿道结构异常等器质性疾病所致,也没有严重的智力低下或其他精神病。

【治疗原则】

(一)习惯行为治疗

充分了解病史,分析造成遗尿的原因,给予相应的治疗措施。建立良好的作息制度和卫生习惯,掌握其尿床时间的规律,定时唤醒或使用闹钟,使之逐渐形成时间条件反射,能及时醒来排尿。此外,控制晚餐后任何形式液体的摄入量,以减少晚间的尿量。

(二)缓解精神压力

首先应了解可能存在的心理矛盾及可能导致遗尿的精神因素,对于可以解决的精神刺激因素,医师应指导父母予以解决,对于已经过去或无法解决的心理因素,则应指导患儿正确对待,帮助解除心理上的压力。

(三)药物治疗

1.三环抗抑郁剂　作用机制不明,可能与抗抑郁作用抗胆碱能作用及改善睡眠有关。常选用小剂量的丙咪嗪、阿米替林、去甲丙咪嗪,有效剂量每晚 25～75mg,对大多数患者可使遗尿次数减少,服药后 1 周左右即可出现疗效,85%的夜尿次数减少,30%可以治愈。但停药后易复发,不良反应大,特别是对心脏的毒性作用,有时可导致意外,故非万不得已,不宜采用。

2.抗胆碱能药物　阿托品或东莨菪碱 0.1～0.3mg,每晚睡前服 1 次,但疗效不如三环类药物。

（四）行为疗法

是目前治疗遗尿最有效的方法，且安全可靠，目前采用较多的是各种操作性处理技术，其中最常用的是 Finley（1973）提出的间断强化法，据此设计的电铃-电路方法，其疗效肯定、持久，治愈率可达 60%～80%。其具体操作如下：让尿床的患儿睡在一个特制的床单上，这个床单内放着分别用纱布包好的两个电极，电极的另一端分别与电铃或蜂鸣器及电池连接，当床单干燥时，电路不通，则电铃也不响，而当患儿开始遗尿时，少量的尿液就会使纱布潮湿导电，因此，可使其中的电路接通，唤醒患儿和（或）他的父母。若患儿未醒，父母应喊醒患儿如厕，并重新接好装置。多次应用后，患儿睡眠时，如果膀胱充盈，会自动起床如厕。治疗期间患儿应与父母同居一室，以便能经常唤醒患儿。因此，这类疗法必须得到家长及患儿的充分合作，且需治疗一段时间后才能显效，出现疗效后，每周给予巩固治疗 1～2 次。则疗效更能持续。

（五）中药及针灸治疗

据中医的经典理论认为遗尿与肾、膀胱有关，提出用补肾法治疗，后世渐渐演化出许多方剂，如六味地黄丸等。还可采用针刺关元、气海、二阴交、大敦、膀胱俞、肾俞诸穴，每天针一次，取穴两对。对某些病例可有一定帮助。

二、非器质性遗粪症

非器质性遗粪症表现为反复随意或不随意地在社会文化背景不能认可的地方大便，大便的物理性质通常正常或接近正常。可以是正常的婴儿大便失控的异常伸延，也可在学会控制大便之后又丧失，还可以是在大便控制正常的情况下故意在不适当的地方大便。

【诊断标准】

（1）年龄或智龄在 4 岁以上，反复出现在不恰当的地方排便（如裤子里、地板上），大便性状通常正常或接近正常。

（2）每月至少有 1 次遗粪，至少已 6 个月。

（3）不是由于精神发育迟滞、脊髓神经病变、意识障碍、腹泻，或肛门括约肌功能障碍所致。

【治疗原则】

从小训练儿童良好的排便习惯是预防本病的关键。最佳训练时期是 1～2 岁，培养儿童每天定时排便，并到允许排便的场所，如厕所、马桶等处排便。及时治愈腹泻、便秘等躯体疾病，避免精神创伤等，对于预防本症的发生均有意义。

1.寻找发病的可能诱因　对于有明显心因者，应给予解除，对于无法去掉的心因或已经过去了的心因刺激，应帮助患儿能正确认识，消除这些因素对患儿的影响。

2.行为治疗　可采用操作性行为疗法。当患儿能正确的排便，不弄脏衣服时，给予阳性强化，而对于不良排便习惯形成的有关因素给予消退性抑制。许多报道此类方法疗效较好。

3.药物治疗　对于单用训练、心理治疗等方法不能解决问题的患儿，可试用丙咪嗪 25～50mg/d，但应注意不良反应，并在医师的指导下服用。

三、婴幼儿和童年喂食障碍

婴幼儿和童年喂食障碍指一种具有多种表现形式的婴幼儿和童年喂食障碍,以拒食和极端追求新奇和不适当的进食方式为主。在食物充足、养育方式比较满意,又没有器质性疾病的情况下,表现进食困难显然超出了正常范围,或者体重不增或下降至少一个月。

【诊断标准】

(1)持续进食不当,或持续反刍或反胃。

(2)在6岁前起病,至少在1个月内体重无变化或下降,或有其他明显的健康问题。

(3)排除影响进食的其他器质性疾病和精神障碍。

【治疗原则】

1.寻找发病的可能诱因　对于有明显心因者,应给予解除,对于无法去除的心因,或已经过去了的心因刺激,应帮助患儿能正确认识,消除这些因素对患儿的影响。

2.培养良好的进食行为并配合心理行为治疗　包括改善环境,对父母的指导及对患儿行为治疗。有几种行为治疗对改善进食症状有效。可采用操作性行为疗法。当患儿能正确进食,给予阳性强化,而对于不良进食行为给予消退性抑制。

3.对于并发的躯体疾病必须同时给予相应的治疗　一般随年龄长大这种症状可逐渐消失。很少持续至成人期。如果不及时治疗会对儿童生长发育带来不可弥补的影响。

四、婴幼儿和童年异食癖

婴幼儿和童年异食癖指发生于婴幼儿和童年期的一种进食障碍,特点为进食不可作为食物的东西(如泥土、肥皂等)。本症可以独立存在,也可以是更广泛的精神障碍(如精神发育迟滞、孤独症等)的组成部分。

【诊断标准】

(1)进食不可作为食物的东西(如泥土、肥皂等)。

(2)症状每周至少2次,至少已1个月。

(3)实际年龄及智龄在2岁以上。

(4)并非其他精神病或智力障碍所致,且此种进食行为并不符合当地习惯或传统。

【治疗原则】

1.寻找发病的可能诱因　积极检查和治疗躯体疾病及相关的精神疾病,培养良好的进食行为。对于有明显心因者,应给予解除,对于无法去掉的心因,或已经过去了的心因刺激,应帮助患儿能正确认识,消除这些因素对患儿的影响。

2.心理行为治疗　包括改善环境,对父母的指导及对患儿行为治疗。有几种行为治疗对改善异食症状有效。可采用操作性行为疗法。当患儿能正确进食,给予阳性强化,而对于不良进食行为给予消退性抑制;厌恶疗法可采用中度电刺激、催吐药物;阳性强化法与厌恶疗法相比,作用要慢。

3.对于并发的躯体疾病必须同时给予相应的治疗　一般随年龄长大而逐渐消失。很少持续至成人期。对于并发严重躯体疾病者。如不及时治疗,可因躯体疾病导致死亡。

五、刻板性运动障碍

刻板性运动障碍指一种随意的、反复的、无意义的(常为节律性)运动,表现为摇摆躯体、摇摆头颅、拔毛、捻发、咬指甲、吮拇指或挖鼻孔等。

【诊断标准】

(1)刻板运动达到躯体受损的程度或显著干扰患儿的正常活动。

(2)症状至少已 1 个月。

(3)不是由于任何其他精神病或行为障碍所致。

(4)如果系精神发育迟滞的伴发症状,此时对两种障碍都需编码。

【治疗原则】

1.寻找发病的可能诱因　积极检查和治疗躯体疾病及相关的精神疾病,培养良好的亏为习惯。对于有明显心因者,应给予解除,对于无法去除的心因,或已经过去了的心因刺激,应帮助患儿能正确认识,消除这些因素对患儿的影响。

2.心理行为治疗　包括改善环境,对父母的指导及对患儿行为治疗。

(1)阳性强化法:当患儿的刻板性运动减少时,应给予阳性强化;而对于不良行为则给予消退性抑制。

(2)厌恶疗法:可采用中度电刺激、催吐药物等。使刻板性运动与不良刺激及厌恶的对象相联系,以达到逐渐消失。

3.并发的躯体疾病必须同时给予相应的治疗。

六、口吃

口吃指一种口语障碍,讲话的特征为频繁地重复或延长声音、音节或单词,或频繁出现踌躇或停顿以致破坏讲话的节律。一过性轻微讲话节律障碍在童年末期很常见,在童年晚期乃至成人也可长期存在,但很轻。只有当严重程度足以妨碍讲话的流畅性时,才能定为一种障碍。口吃可伴有言语或语言发育障碍,此时应并列诊断。

【诊断标准】

(1)经常反复出现语音、音节、单词重复、延长,频繁出现停顿,使言语不流畅,但言语表达的内容无障碍。

(2)症状至少已 3 个月。

(3)不是由于神经系统疾病、抽动障碍和精神病性言语零乱所致。

【治疗原则】

首先是要避免正常儿童发育过程出现的语言不流畅发展为口吃,幼儿出现说话不流畅时,不要指责他,也不要催促说话,不要给予过分的关注,让其放松,使之说话放慢速度,经过一段时间即可自然恢复。其次要让儿童养成良好的说话习惯,吐词清楚,避免模仿口吃患者说话;另外要避免儿童在过分焦虑、着急的情况下说话,更不要去催促他们说话,这样可以减少口吃的发生。

口吃的治疗是要防止发展为慢性口吃,以及防止出现心理并发症。因此,首先的治疗是言语治疗,学龄前期儿童不必进行特殊的言语训练,主要是指导和劝告父母及养育者,减少造成或加重口吃的应激性因素,让儿童得到一个自然松弛的说话环境,使口吃自然消失。学龄期儿童则要进行言语矫正训练,训练包括肌肉放松、协调呼吸和说话、控制言语速度延长已音(母音)的发音等措施。Ryan(1974)报道安装一个计时的微型节拍器放在耳内可以获得更好的治疗效果,对于焦虑明显患者可以服用一些地西泮等抗焦虑药物,帮助减轻焦虑情绪,放松肌肉,加强言语训练效果。对于伴有情绪障碍的患儿,应采取一些心理支持治疗以帮助消除情绪障碍,鼓励他们重建人际关系,增强自信心。

部分口吃患儿不经任何治疗数年后即自愈,Johnson 报道 42% 的学龄期口吃儿童不经任何干预随年龄增长而自愈。另外,有报道 80% 的口吃儿童到少年期即恢复说话流利性。经过语言矫正绝大部分儿童均可以恢复正常。继续口吃者往往变得复杂化与顽固化,进而形成慢性口吃,持续进入成年期,发展至终生。

第八节　精神发育迟滞

精神发育迟滞并不是单一的疾病,而是指一组精神发育不全或受阻的综合征,即指个体在 18 岁之前,由于许多不同的生物学因素或心理社会因素所引起,以智力低下和社会适应困难为特征的一组精神发育受阻和不完全的综合征。

该障碍常见,为人类致残的重要原因。1985 年 WHO 资料报道该障碍轻度患病率约为 3%,中、重度患病率约为 0.3%~0.4%。1988 年全国 8 个省市 0~14 岁儿童流行病学调查,该障碍患病率为 1.20%,其中农村高于城市,男童多于女童,患病率随年龄增长有增高趋势,轻度精神发育迟滞最常见。1993 年全国 7 个地区 9~14 岁儿童流行病学调查,该障碍患病率为 2.84%。

精神发育迟滞病因复杂,包括生物学因素和心理社会因素,或称遗传因素和环境因素。

【诊断标准】

1.诊断要点　需具备以下三点,缺一不可。

(1)智力明显低于同龄人的平均水平,在个别性智力测验时智商(IQ)低于人群均值两个标准差,一般智商在 70 以下。

(2)社会适应困难,表现在个人生活能力和履行社会职责有明显缺陷。

(3)起病于 18 岁以前。

可用各种智力量表对患儿的智力水平进行评定。如 Wechsler 儿童智力量表评估智商。一般智商在 70~89 为边缘智力。可用社会适应行为量表或用同年龄、同文化背景的人群为基准判断患儿的社会适应能力。

2.各种程度的智商标准

(1)轻度精神发育迟滞 50~69。

(2)中度精神发育迟滞 35~49。

(3)重度精神发育迟滞 20~34。

(4)极重度精神发育迟滞 20 以下。

3.ICD-10 中的诊断类别

F70~F79 精神发育迟滞。

F70 轻度精神发育迟滞。

F71 中度精神发育迟滞。

F72 重度精神发育迟滞。

F73 极重度精神发育迟滞。

F78 其他精神发育迟滞(说明:当因伴有躯体缺陷如失明、聋哑、行为严重紊乱或躯体残疾,造成使用通常的手段来评定智能迟滞水平极为困难或根本不可能时,本类别才可使用)。

F79 未特定的精神发育迟滞(说明:存在精神发育迟滞的表现,却因手头资料不足,以致无法将患者划到上述任何类别中)。

4.临床表现

(1)总的临床表现:①智力低下;②社会适应困难。

(2)各种程度的临床表现

①轻度精神发育迟滞:最常见,约占全部患者的 85% 以上,成年后智力水平相当于 9~12 岁正常儿童。一般语言能力发育较好,通过学习,他们对阅读、背诵无多大困难,应付日常生活交谈能力还可以,因此在与其短时间的接触中不易觉察。但其思维活动水平不高,在抽象思维、有创造性要求的活动方面能力差。如能学会试题计算,但解应用题比较困难;阅读书报无大困难,但写作文感到吃力。难以与同龄儿一起升班,需要特殊教育和帮助。日常生活可以自理并能学会一技之长,在他人照顾下从事熟练技能劳动。轻度患者大多性情温顺、安静,比较好管理。可参加社会生产劳动,自食其力。少数患者意志活动缺乏主动性和积极性,需要他人安排和督促。轻度患者还可以建立友谊和家庭。但遇到特殊事件时需要给予支持,以维持社会适应能力。轻度患儿一般无神经系统异常体征和躯体畸形。

②中度精神发育迟滞:约占全部患者的 10%。他们的语言发育水平较差,词汇贫乏,部分患者还发音不清,阅读及理解能力均有限,因此与其短时间接触即能觉察。他们对数的概念模糊,大部分患者甚至不能学会简单的计算和点数。在成年后智力水平相当于 6~9 岁正常儿童,有一定的模仿能力,训练后能学会一些简单的生活和工作即能,大部分可从事简单、重复的劳动。他们的生活技能较差,需要经常的帮助和辅导,才能在社区中生活和工作。多数患者情感反应尚适切,对亲人和常接触的人有感情,可能建立较稳定的关系。多数患者有生物学病因,躯体和神经系统检查常常有异常发现。

③重度精神发育迟滞:约占全部患者的 3%～4%,成年后智力水平相当于 3～6 岁正常儿童。他们语言发育水平低,有的几乎不会说话。由于能掌握的词汇量少,理解困难,表达亦有限,因此与其短时间接触便能觉察。有的患者经常重复单调的无目的动作和行为,如点头、摇摆身体、奔跑、冲撞,甚至自残,有的生活自理能力极差,有的甚至不会躲避危险。表情或情感反应不适当。活动过多,容易冲动,但动作笨拙、不灵活、不协调。少部分患者则发呆少动,终日闲坐。在长期反复训练下有可能提高生活自助能力,部分患者在监护下可从事无危险的简单重复的体力劳动。重度患者几乎均由显著的生物学原因所致,常伴有神经系统功能障碍和躯体畸形,如脑瘫、癫痫等。

④极重度精神发育迟滞:约占全部患者的 1%～2%,成年后智力水平相当于 3 岁以下正常儿童。大多无语言,也不理解他人言语,理解力极差。不能分辨亲疏,不知躲避危险,情感反应原始,只能发出一些表达情绪和要求的喊叫。运动损害明显,部分患儿终生不能行走。生活完全不能自理,全部需人照顾,需终生养护。大多数患者因生存能力薄弱及严重疾病而早年夭折。他们往往具有明显的生物学病因,包括严重的染色体畸变和多数先天性遗传代谢病,中枢神经系统的严重畸形和躯体其他部位的畸形亦十分常见。

(3)伴发精神障碍:精神发育迟滞患者若又发生其他精神障碍,且符合其他精神疾病的诊断标准,则诊断并列,若不符合其他精神疾病的诊断标准,可按临床主要表现分类:精神发育迟滞伴发精神病性障碍;精神发育迟滞伴发行为障碍;精神发育迟滞伴发情感障碍;精神发育迟滞伴发其他精神障碍。

①精神分裂症:精神发育迟滞合并精神分裂症为最常见类型,精神分裂症的患病率较普通人群高 2～3 倍,发病年龄比普通人群早,以情感、行为症状为突出表现,治疗疗效不比智力正常的精神分裂症患者差,并且症状控制后,胜任一般工作情况较正常智力者精神分裂症患者好。而智力正常者的精神分裂症以认知障碍为主。

②注意缺陷多动障碍:在精神发育迟滞患儿中,40%存在过度活动、冲动和注意力不集中,其中 10%～20%符合注意缺陷多动障碍的诊断。

③孤独症:8.9%～11.7%的精神发育迟滞患儿合并孤独症,合并孤独症的精神发育迟滞患儿较同等智力水平的精神发育迟滞患儿预后更差。

④癫痫:癫痫是又一常见共患病。在住院机构中 20%～25%的精神发育迟滞患者合并癫痫;约 15%的癫痫患者患有严重精神发育迟滞。智力水平越低,癫痫程度越重,控制癫痫发作越困难,合并的行为和个性障碍也越突出。

⑤自伤行为:据国外统计在收容所中的精神发育迟滞患者中,有 8%～23%存在自伤行为。典型的自伤行为是一种慢性的、经常重复出现的、有节律的、引起躯体损害的行为,常见的包括咬自己、打自己、撞头等,在极重度精神发育迟滞儿童或成人中最为常见。

⑥攻击行为:智力低下程度越严重,攻击行为也越多。患者之所以出现自伤或攻击行为,可能与要求得不到满足、寻求注意、自我刺激、焦虑抑郁、存在某种躯体疾病等有关。

【治疗原则】

该病的治疗原则是:早期发现、早期诊断、查明原因、尽早干预。应该运用教育训练、药物治疗等综合措施改善患儿症状,促进患儿智力和社会适应能力的发展。

1.医学措施

(1)病因治疗只有少数病因所致的精神发育迟滞可以进行病因治疗,包括遗传代谢性疾病:如苯丙酮尿症(低苯丙氨酸饮食)、半乳糖血症(停用乳类食品,给以米麦粉或代乳粉)、枫糖尿症等(维生素 B_1 治疗);内分泌异常:如先天性甲状腺功能低下(甲状腺素治疗)、地方性克汀病等;先天性颅脑畸形:如颅缝早闭、先天性脑积水(手术治疗)等等。虽然上述病因所致的精神发育迟滞可以进行病因治疗,但只有尽早开始,即在上述病因对患儿智力尚未造成明显损害之前积极治疗,才有可能取得较好疗效。

(2)促进和改善脑细胞功能发育的药物治疗如脑复康(吡拉西坦)、脑活素、赖氨酸等药物。这些药物通过提高脑内部分酶的活性,促进脑内葡萄糖及氨基酸的代谢等而发挥左右。

(3)对症治疗针对合并存在的其他精神障碍或躯体疾病,应予以相应的治疗。如对明显兴奋、幻觉、妄想者可用抗精神病药物;对烦躁易激动者可给予地西泮等;对躯体上的缺陷(如屈光不正、斜视、听觉障碍者)应予以相应的矫正。

2.非医学措施(即照管和教育训练)　教育是精神发育迟滞治疗的重要环节。教育训练越早开始,效果越好。应根据患儿精神发育迟滞程度的不同,确定适合于患儿的个体化教育训练目标。

对于该病重度、极重度患儿,因其生活不能自理,故照管养护非常重要,但在照管养护的同时,仍需要进行长期的训练以使患儿学会简单卫生习惯和基本生活能力。对于中度患儿,在照管的同时,应该加强教育训练,通过学校、家庭、社会的帮助使患儿学会生活自理或部分自理,并能在他人指导照顾下进行简单劳动。对于轻度患儿,更应加强教育训练,加强职业培训,使其学会简单的非技术性或半技术性劳动,以利其独立生活。

【预防原则】

因该病常见,致残率高,绝大多数患儿缺乏有效的治疗措施,因此预防非常重要。按照三级预防原则,主要是:一级预防——做好婚前检查、孕期保健、计划生育;预防遗传性疾病的发生;加强儿童保健。二级预防——症状前诊断和预防功能残疾,即对可疑患儿消除不利因素,定期随访,早期干预。三级预防——减少残疾,提高补偿能力。即对于智力已经低下的患儿,积极干预,尽可能减少其残疾,恢复其功能。

具体预防方法包括:

(1)把好优生关:禁止近亲婚配,育龄妇女或有遗传病家族史的夫妇应接受优生咨询和产前诊断;广泛宣传科普知识,提高优生意识。

(2)加强孕期保健,注意营养,避免接触有害化学物质,戒烟、戒酒,防射线,防病毒感染等;保持愉快的情绪,多听轻松愉快的音乐等;碘缺乏区孕妇注意补碘。

(3)注意围生期保健:防产伤、窒息、感染等。

(4)做好优育、优教工作:合理喂养、加强护理、防意外脑伤害、防感染中毒,注意心理发展和健全人格的培养。尽早对婴幼儿进行语言及智力开发,重视因材施教,培养良好的学习习惯。

(5)注意新生儿筛查:某些先天性代谢障碍,如苯丙酮尿症、甲状腺功能低下可以在产后早期检查出来,给予及时治疗能大大减少精神发育迟滞的发生或减轻智力损伤程度。

（6）做好重危儿童监护工作：对于妊娠期异常和分娩时难产、早产、窒息、足月小样儿及中枢神经系统损伤的儿童应进行追踪观察，定期检查，一旦发现问题进行早期干预。

（7）创造良好的环境：给予必需的适宜刺激，包括感官的刺激和情感的交流，否则容易产生轻度的精神发育迟滞。

（8）科学用脑：人脑潜力很大，早期全面开发对成年后的智力有很大影响。特别是要克服人们习惯用右手，忽视左侧活动刺激的倾向。要注意左右脑全面开发，只有科学用脑才能人尽其才，全面发展。

第十二章　精神药物治疗

第一节　概述

目前精神障碍的治疗主要是通过药物,抗精神病药物的发现于 20 世纪 50 年代,1952 年出现了第一个抗精神病药氯丙嗪,以后的 30 多年陆续研制出作用机制类似的药物均称为传统药物或第一代药物,至 20 世纪 80 年代第二代抗精神病药物的研发和推出,使精神疾病的治疗又迈上了新台阶。

精神药物治疗是以化学药物为手段,对紊乱的大脑神经化学过程进行调整,最终达到控制精神病性症状,改善和矫正病理思维、心境、行为,预防复发,促进社会适应能力,提高生活质量的目的。主要分为抗精神病药、抗抑郁药、心境稳定剂、抗焦虑药、认知改善药几大类。

一、精神药物分类

(一)抗精神病药

也被称为神经阻滞剂,是指主要治疗精神分裂症和其他具有精神病性症状的精神障碍的一类药物。

(二)抗抑郁药物

是一类治疗各种抑郁状态的药物,但不会提高正常人的情绪,抗抑郁剂的临床应用始于 20 世纪 50 年代。

(三)心境稳定剂

也称抗躁狂药,是指对躁狂、抑郁发作具有治疗和预防作用,又不会引起躁狂或抑郁转相或导致发作变频的药物。

(四)抗焦虑药

主要用于减轻焦虑、紧张、恐惧、稳定情绪,兼有镇静催眠作用的药物。

(五)认知改善药

包括精神激活药和改善记忆药。精神激活药具有中枢兴奋作用,可提高注意力,主要用于注意缺陷、多动障碍以及发作性睡病的治疗。改善记忆药可以改善记忆力,延缓疾病进展,主要用于治疗痴呆如阿尔茨海默病和血管性痴呆以及其他脑器质性精神障碍。

二、用药原则

（一）药物治疗方案个体化

由于个体对精神药物治疗的反应存在很大差异，为患者制订治疗方案时就通常需要考虑患者的性别、年龄、躯体状况等因素，还要评估患者既往对药物的反应，是否同时使用其他药物、是否存在共病，以及用药后的反应等多方面因素，决定药物的选择和剂量的调整。

（二）靶症状和药物选择

无论精神病性症状还是抑郁、焦虑症状，都存在临床表现的多样性，患者处于不同的病期，症状表现也有所差异。同一类的精神药物在作用谱上也有一定差异性，在选择用药时需要分析患者的临床特点，优先选择针对性强的药物，以期获得较好的治疗反应。

（三）药物剂量的调整

精神药物剂量的调整应根据个体对药物的耐受程度有所差异，争取最大程度地缓解临床症状，防止病情波动，降低复发率。以最大限度地取得疗效、不发生或发生最小的不良反应为合适剂量，剂量调整过程考虑患者个体情况、各种药物的特点和常规推荐剂量，通常采用逐渐加量法。以免发生严重不良反应影响患者治疗的依从性。

（四）用药方式

目前绝大多数精神药物的剂型为口服常释剂型，对于自愿治疗的患者服用方便。对于兴奋躁动、治疗不合作的患者以及吞咽困难的儿童、老年患者，口服水剂、注射针剂为治疗提供了较大方便，而对于某些需要长期服用维持治疗的患者，特别是精神分裂症患者长效注射针剂常常是较好的选择。

（五）精神药物不良反应的处理

由于精神药物具有许多药理作用，对多种神经递质受体发生作用，所以常常导致较多不良反应，安全性也是重要的考虑因素，处理和预防药物的不良反应与治疗原发病同等重要。以免影响患者的耐受性和依从性。

第二节　抗精神病药

一、抗精神病药的作用机制与分类

（一）传统抗精神病药

传统抗精神病药主要作用是阻断大脑中枢神经系统多巴胺 D_2 受体。脑内多巴胺能系统有 4 条投射通路，中脑边缘和中脑皮质通路与抗精神病作用有关；黑质纹状体通路与锥体外系不良反应有关;下丘脑至垂体的漏斗结节通路与催乳素水平增高导致的不良反应有关。此外,抗精神病药的镇吐作用也与多巴胺受体阻断作用有关。根据传统抗精神病药物的作用特点,可进一步分成两大类。

1.低效价抗精神病药物　对 D_2 受体的选择性较低,临床治疗剂量大,镇静作用强,对心血管系统影响大,肝脏毒性大,抗胆碱能作用强,锥体外系不良反应相对较轻。这类药物包括氯丙嗪、硫利达嗪、氯普噻吨、舒必利等。

2.高效价抗精神病药物　对 D_2 受体选择性高,临床治疗剂量小,对幻觉、妄想等精神病性症状的治疗作用突出而镇静作用不强,对心血管系统影响较小、肝脏毒性低而锥体外系不良反应较强。这类药物包括氟哌啶醇、奋乃静、三氟拉嗪、氟奋乃静、氟哌噻吨、氯普噻吨等。

(二)新型抗精神病药物

1.5-HT 和多巴胺受体拮抗剂类抗精神病药　其作用机制为主要阻断中枢 5-HT 与多巴胺 D_2 受体阻断剂。$5-HT_2/D_2$ 受体阻断比值高者,可能是锥体外系症状发生率低并能改善阴性症状的机理之一,也是新一代抗精神病药的基本特征。与经典抗精神病药物主要阻断 D_2 受体相比,这类药物增加了对 $5-HT_2$ 受体的阻断作用,减轻了单纯阻断 D_2 受体导致的锥体外系不良反应,也不加重阴性症状,并能改善认知症状和情感症状。该类药物以利培酮为代表,还有喹硫平、齐拉西酮等。

2.多受体阻断作用的药物　这类药物主要具有 $5-HT_2$ 和 D_2 受体的阻断作用而具有较强的治疗精神分裂症多维症状的疗效,但对多种与疗效无关的受体的阻断作用可能导致多种不良反应,如过度镇静,体重增加,糖、脂代谢紊乱等。此类药物包括氯氮平、奥氮平、喹硫平等。

3.DA 部分激动剂或 DA 稳定剂类抗精神病药物　这类药物通过其独特的作用机制对额叶皮质 DA 活动减低的通路产生对 DA 功能的激活作用,同时对中脑边缘系统 DA 功能过高的通路产生对 DA 活动的抑制作用,从而达到治疗精神分裂症阳性和阴性症状的疗效,且不易产生锥体外系不良反应和升高催乳素。这类药物以阿立哌唑和氨磺必利为代表。

(三)长效抗精神病药物

长效抗精神病药主要用于慢性精神分裂症的维持治疗和服药依从性差的慢性病例的治疗。口服长效制剂为五氟利多,常用的肌肉注射长效制剂有氟奋乃静葵酸酯、哌泊噻嗪棕榈酸酯、癸氟哌啶醇。长效制剂首次注射剂量应小,根据病情和不良反应调整剂量或注射间隔时间。新型抗精神病药利培酮的长效注射剂第一个结合了新型抗精神病药和长效注射剂型的特点,治疗作用谱较传统长效注射剂广,不良反应也更小。

二、抗精神病药临床应用的一般原则

(一)适应证

抗精神病药物主要用于控制各种精神病性症状,如幻觉、妄想、精神运动性兴奋等。这些症状多见于各型精神分裂症、分裂样精神障碍、分裂情感性精神障碍、偏执性精神障碍、急性短暂性精神障碍等,还适用于伴有精神病性症状的情感障碍、脑器质性精神障碍、躯体疾病并发的精神障碍和精神活性物质所致的精神障碍等。

（二）禁忌证

伴有以下躯体疾病时应慎用或禁用抗精神病药：①严重心血管疾病；②肝功能损伤；③骨髓抑制；④已发生中枢性神经抑制；⑤青光眼；⑥前列腺肥大；⑦尿潴留；⑧震颤性麻痹；⑨严重呼吸系统疾病；⑩肾功能不全。

（三）早诊断早治疗

对精神分裂症一旦做出诊断，应当尽快开始系统的抗精神病药物治疗，延迟治疗往往错过最佳治疗期导致预后不良。对其他精神障碍并发的精神病性症状则视其症状的程度决定是否使用抗精神病药物治疗。

（四）药物的选择及使用方法

根据药物的作用特点选择药物：第一代抗精神病药以改善阳性症状和控制兴奋症状为主，但药物的不良反应比较突出，尤其是锥体外系反应。而第二代药物的优点是作用谱较广，除对精神障碍的阳性症状有效外，对阴性症状、并发的情感症状以及认知障碍等也有明显改善作用，且较少引起锥体外系和迟发性运动障碍，对催乳素的影响小等，安全性较第一代抗精神病药大大提高。适合用于首发患者、阴性症状突出的和伴有明显情感症状的患者；适用于对药物耐受性差的老年患者和儿童、青少年精神障碍患者；也适用于躯体情况差、伴有躯体疾患者、脑器质性精神障碍患者或躯体疾病所致的精神障碍。

治疗精神分裂症应尽可能单一用药，尽量从低剂量开始，根据疗效和耐受性，逐渐调整到适宜剂量。

（五）疗程

精神分裂症的药物治疗分为急性期治疗、巩固期治疗、维持期治疗。

1. 急性期治疗　疗程至少 4～6 周；

2. 巩固期治疗　原有效药物、原剂量至少应用 3～6 个月；

3. 维持期治疗　一般不少于 2～5 年，反复发作、经常波动或缓解不全的精神分裂症患者常需要终身治疗。

三、不良反应及其处理

（一）锥体外系不良反应

是传统抗精神病药最常见的神经系统不良反应，与药物阻断黑质—纹状体通路 DA 受体有关，主要表现为急性肌张力增高、静坐不能、类帕金森症、迟发性运动障碍。通常使用抗胆碱能药物对症处理，但对迟发性运动障碍关键在于预防，抗胆碱能药物会促进和加重症状，应避免使用。

（二）静坐不能

常在治疗 1～2 周后出现，发生率约为 20％。患者主观感到必须来回走动，情绪焦虑或不愉快，表现为无法控制的激越不安、不能静坐、反复走动或原地踏步。使用苯二氮䓬类药和 β

受体阻滞剂等有效。有时需减少抗精神病药物剂量或选用锥体外系反应少的药物。

（三）心血管方面不良反应

常见为体位性低血压和心动过速，也有发生心动过缓和心电图改变如 ST-T 改变及 QT 间期延长。低效价传统抗精神病药物和氯氮平引起较为多见。多发生于用药初期，可减缓加量速度或适当减量，低血压的患者应卧床观察，心动过速可给予 β 受体阻断剂对症处理。

（四）内分泌改变

抗精神病药物增加催乳素分泌是由于结节漏斗多巴胺能的阻滞。妇女常见闭经、溢乳和性欲降低。男性常见性欲丧失、勃起困难和射精抑制。氯丙嗪、氯氮平和奥氮平等可抑制胰岛素分泌，导致血糖升高和尿糖阳性。抗精神病药引起体重增加多见，与食欲增加和活动减少有关。患者应节制饮食。

（五）胆碱能改变有关的不良反应

药物对胆碱能受体的影响可导致口干、视力模糊、尿潴留、便秘等，如患者不能耐受则减药或换用此类作用轻微的药物。

（六）癫痫发作

属较严重的不良反应，氯氮平较易诱发，其他低效价抗精神病药物也可诱发。可减低药物剂量，如治疗剂量无法减到发作阈值以下，建议合用抗癫痫药物，或者换药。

（七）恶性综合征

属一种少见的、严重的药物不良反应。主要表现为：意识波动、肌肉强直、高热和自主神经系统功能不稳定。发生率不高，但死亡率高达 20% 以上。发生机制尚不清楚，常因药物加量过快、药物剂量过高、患者躯体状况较差者较易发生。一旦发生应立即停用所有抗精神病药物，给予支持性治疗。可以使用肌肉松弛剂丹曲林和促进中枢多巴胺功能的溴隐亭治疗。

（八）粒细胞缺乏症

粒细胞缺乏罕见，氯氮平发生率较高，发生率为 1%～2%，严重者可发生死亡。使用氯氮平的患者在最初 3 个月内应每周检查白细胞计数，以后也应注意检测。一旦发现白细胞计数低于 $4.0\times10^9/L$，应立即减量或停药，同时给予促进白细胞增生药和碳酸锂等药物。严重的粒细胞缺乏症应给予隔离和抗感染治疗。卡马西平可增加氯氮平引起粒细胞缺乏症的危险性，应注意避免合用。

四、主要抗精神病药

（一）氯丙嗪

为吩噻嗪类抗精神病药，阻断组胺 H_1 受体发挥镇静作用，对脑内其他多种受体如 α_1 受体、M_1 受体等作用而产生多种不良反应，对于黑质纹状体的 D_2 受体的作用产生锥体外系反应；对于下丘脑垂体部位 D_2 的阻断作用，可产生催乳素水平升高，出现泌乳、体重增加、性功能减退的多种内分泌变化。

该药作为第一个抗精神病药，自 20 世纪 50 年代初问世以来，在国内至今仍是治疗精神分裂症等精神病的主要药物之一。治疗精神分裂症或躁狂症,从小剂量开始,一次 25mg～50mg,一日 2～3 次,每隔 2～3d 缓慢逐渐递增,每次增加 25mg～50mg,治疗量 400～600mg/d。用于其他精神病,剂量应适当偏小。应根据个体情况缓慢加量。

常见不良反应:口干、上腹部不适、食欲缺乏、乏力及嗜睡。可引起直立性低血压、心悸或心电图改变、锥体外系反应等。急性兴奋患者,可首选用 25mg～50mg 氯丙嗪与等量异丙嗪混合静脉滴注或肌肉注射,能快速有效地控制患者的兴奋和急性精神病性症状。疗程视病情而定,可每日肌肉注射 1～2 次,连续 1 周左右。

(二)氯氮平

本品系二苯二氮卓类抗精神病药,属多受体阻断作用类的抗精神病药物。对脑内 5-HT 受体和多巴胺受体的阻滞作用较强。

适应证有:难治性精神分裂症,减少精神分裂症或分裂情感障碍自杀行为的危险性,难治性双相障碍,精神病的暴力攻击性行为以及其他治疗无效的脑部疾病。

靶症状是阳性症状、阴性症状、认知症状、情感症状、自杀行为和暴力攻击性行为。

起效时间:精神病性症状 1 周内即可见效,行为、认知和情感症状需数周才可达到最佳疗效,特别是在难治性患者中,至少 4～6 周才能确定是否有效。传统抗精神病药治疗无效的患者,氯氮平可能有效。对于一些难治性患者,可以合用传统抗精神病药或非典型抗精神病药。

常见不良反应:糖尿病、血脂蛋白异常、出汗、流涎、头痛、头晕、镇静、低血压、心律不齐、口干、恶心、便秘、体重增加。严重的不良反应:粒细胞缺乏症。

开始治疗前一定要查血常规,治疗后的 6 个月内要每周查 1 次,以后 2 周查 1 次。常用剂量范围为 300～450mg/d,起始剂量为 25mg,缓慢加量。停药时也应逐渐停药,突然停药会引起疾病反跳和症状恶化。肝肾和心脏功能损害的患者应慎用,老年患者应减量。

该药在治疗严重的或其他药物治疗无效的精神分裂症患者方面,比传统药物更有效。缺点是有糖尿病、肥胖的患者以及心脏功能损害的患者不宜使用。

(三)利培酮

20 世纪 80 年代初期合成的第一个所谓"策划药",是一种具有独特性质的选择性单胺能拮抗剂。

适应证:精神分裂症;预防精神分裂症的复发、其他精神病性障碍、急性躁狂;双相障碍的维持和双相抑郁的治疗;痴呆中的行为问题、儿童和青少年的行为问题、与冲动控制障碍有关的问题的治疗。利培酮可以改善精神分裂症等精神病性精神障碍的阳性症状,并将其治疗作用扩展到阴性症状和情感症状。

起效时间:精神病性症状在 1 周内改善,但行为、认知和情感稳定的作用需数周才能达到完全的效果,需 4～6 周才能确定药物是否有效,但部分患者需要 16～20 周才能达到较好的反应,特别是认知症状。

不良反应有糖尿病和脂蛋白异常、剂量依赖性的锥体外系症状,和高催乳素血症、头晕、头痛、失眠、焦虑、镇静、恶心、便秘、腹痛、体重增加;严重的不良反应:高血糖症,在老年痴呆患者中可出现脑血管事件,包括卒中、短暂性胸痛等。

治疗急性精神病和双相障碍时剂量为 2～6mg/d,口服,儿童和老年人剂量为 0.5～

2.0mg/d。起始剂量为 1mg/d,分 2 次口服,每天增加 1mg,直至出现最佳效果,一般 4～6mg/d,口服。

有肝肾损害的患者和老年患者起始剂量要小,加药速度要缓慢。有心脏疾病的患者要慎用。利培酮是最常用于儿童和青少年的抗精神病药。不推荐用于哺乳期妇女。

利培酮目前有多种剂型,除了片剂外,还包括:适用于有吞咽困难或其他原因不能服用片剂的患者的口服液。每日 1 次或 2 次。起始剂量 1mg,第 1 周左右的时间内逐渐将剂量加大到每日 2～4mg,第 2 周内可逐渐加量到每日 4～6mg。一般情况下,最适剂量为每日 2～6mg,每日剂量一般不超过 10mg;以及适用于经常复发的患者和药物依从性较差的患者使用的长效针剂,针剂剂量 25～50mg,通常每 2 周注射 1 次,采用臀部深层肌肉注射的方法。

(四)奥氮平

奥氮平于 1982 年合成,它是氯氮平的衍生物,属多受体阻断作用类的抗精神病药物。

适应证:精神分裂症、精神分裂症的维持治疗,与精神分裂症相关的急性激越、急性躁狂、双相障碍的维持治疗,双相Ⅰ型躁狂相关的急性激越、双相抑郁,还有其他精神病性障碍,抗抑郁药物治疗无效的单相抑郁,痴呆的行为紊乱,冲动控制障碍相关的问题。

靶症状:精神病的阳性症状、阴性症状、认知症状和不稳定情绪以及攻击症状。起效时间:精神病性症状在Ⅰ周内改善,但行为症状、认知症状及情感症状需数周才能起效,至少需 4～6 周才能确定是否有效,但在部分患者中需 16～20 周才能起效。

常见的不良反应:糖尿病、血脂异常、头晕、过度镇静、口干、便秘、消化不良、关节痛、背痛、胸痛、心律不齐。严重的不良反应:在老年痴呆患者中出现的脑血管事件,包括卒中、短暂性胸痛等,恶性综合征和抽搐罕见。剂量范围为 10～20mg/d(口服),6～12mg 奥氮平和 25～50mg 氟西汀合用。

起始剂量为 5～10mg,每周增加 5mg,直至出现最佳效果,最大剂量为 20mg/d。每日服药一次即可。

肝脏疾病患者应减少用量,心脏病患者要慎用,老年患者要减少用量。不推荐用于 18 岁以下的患者和哺乳期妇女。奥氮平锥体外系反应少见,治疗依从性较好。

缺点是导致体重增加和不能用于糖尿病患者。奥氮平作为增效剂可以减少其他抗精神病药物以及利培酮的剂量,从而减少锥体外系反应。

(五)阿立哌唑

阿立哌唑属喹啉类衍生物,被一些学者誉为"第三代抗精神病药"或"多巴胺系统稳定剂"。

适应证为:精神分裂症和精神分裂症的维持治疗,其他还有急性躁狂症,双相障碍的维持治疗、双相抑郁,痴呆中的行为紊乱,儿童和青少年的行为障碍,冲动控制障碍伴随的问题。

起效时间:精神病性症状在 1 周内即可改善,但是行为、认知、情感方面的改善需数周才能见效。

治疗的靶症状是精神疾病的阳性症状、阴性症状以及攻击症状、认知症状和情感症状。

需用药 4～6 周后才能决定药物是否有效,但实际上患者使用 16～20 周后疗效更为满意,特别是认知症状的改善。

常见的不良反应:头晕、失眠、静坐不能和激活、恶心、呕吐,开始用药时偶见直立性低血压、便秘、头痛、困倦等。

剂量:15～30mg/d,从小剂量 5～10mg/d 开始。阿立哌唑是一种高脂溶性药物,可每天一次给药。老人和儿童应减少用量。

该药的优势在于对于难治性精神病患者和双相障碍患者有效,特别是担心体重增加和伴有糖尿病的患者以及希望能够快速起效不需剂量滴定者。锥体外系反应与催乳素水平升高的发生率低。缺点是不宜用于希望增加睡眠的患者,老年和儿童患者剂量难以确定。

(六)喹硫平

本品是一新型抗精神病药,为脑内多种神经递质受体拮抗剂。

适应证:精神分裂症,急性躁狂,另外还有其他精神病性障碍,双相障碍的维持治疗,双相障碍抑郁,痴呆的行为紊乱,儿童和青少年的行为问题,与冲动控制相关的疾病。

靶症状:精神病的阳性症状、阴性症状、认知症状和不稳定情绪以及攻击症状。

起效时间:精神病性症状在 1 周内改善,但行为、认知和情感稳定的作用需数周才能达到完全的效果,需 4～6 周才能确定药物是否有效,但部分患者需要 16～20 周才能达到较好的反应,特别是认知症状。

常见的不良反应:糖尿病和脂蛋白异常、头晕、镇静、口干、便秘、消化不良、腹痛、体重增加、心动过速等,直立性低血压通常在开始治疗时或加量时出现。严重的不良反应:高血糖症,恶性综合征和癫痫罕见。剂量范围:治疗精神分裂症时 150～750mg/d,分次服用,治疗急性双相躁狂时 400～800mg/d。

起始剂量为 25mg/d,每日 2 次,每天增加 25～50mg,直至最佳效果,最高剂量为800mg/d。有心脏疾病的患者应慎用,老年患者要减量,不推荐用于 8 岁以下的儿童。不推荐用于孕妇和哺乳期妇女。该药的优势是可用于治疗其他抗精神病药治疗无效的精神疾病和双相障碍患者,喹硫平基本上不引起锥体外系反应,只会导致一过性的催乳素水平升高。

(七)氨磺必利

FDA 批准的适应证包括:治疗剂量 200mg/d,低剂量(小于 300mg/d)对以阴性症状为主的精神分裂症有效,高剂量(大于 400mg/d)则对阳性症状更为有效。氨磺必利锥体外系反应较低,但可以增加催乳素分泌。与氟哌啶醇、利培酮及奥氮平比较,对于阳性症状的改善相似,阴性症状的改善优于氟哌啶醇,而与后两者相当。氨磺必利药理机制与 $5-HT_2/A$ 受体拮抗剂不同,对于经后者治疗无效的患者,可以考虑使用氨磺必利。

(八)齐拉西酮

齐拉西酮是一种新型非典型抗精神病药,用于急性精神分裂症治疗。齐拉西酮对核心精神病性症状、阴性症状、情感症状及认知症状都有疗效。其有效剂量为 80～160mg/d。每日服用两次,逐渐加量。建议齐拉西酮与食物同时服用。齐拉西酮耐受性较好,锥体外系反应发生率较低,早期可能出现困倦、嗜睡、自限性。短期和长期的临床研究发现,齐拉西酮对体重、血糖没有明显影响。但对心电图 Q-Tc 间期有一定的延长作用。

(九)五氟利多

五氟利多为丁酰苯类亚型二苯丁哌啶类衍生物,是唯一的口服长效抗精神病药。抗精神病作用强而持久,口服一次可维持数天至 1 周,亦有镇吐作用,但镇静作用较弱,对心血管功能影响较轻。治疗剂量范围 20～120mg,每周一次。宜从每周 10～20mg 开始,逐渐增量,每周或 2 周增加 10～20mg,以减少锥体外系反应。通常治疗量每周 30～60mg,待症状消失后用原剂量继续巩固 3 个月,维持剂量每周 10～20mg。不良反应为锥体外系反应,长期大剂量使用可发生迟发性运动障碍,亦可发生嗜睡、乏力、口干、月经失调、溢乳、焦虑或抑郁反应等。孕妇慎用本品,哺乳期妇女使用本药期间应停止哺乳。儿童和老年患者用药易发生锥体外系反应,视情酌减用量。

第三节　抗抑郁药

一、抗抑郁药的作用机制和分类

抗抑郁剂是一类治疗各种抑郁状态的药物。抑郁症及各种抑郁障碍的发病机制尚不清楚,较多研究提示中枢神经系统单胺类神经递质传递功能下降为其主要病理改变,故各种抗抑郁药的作用机制均通过不同途径提高神经元突触间隙单胺类神经递质浓度,以期达到治疗目的。根据药物作用机制可将抗抑郁药物分为以下几类。

(一)单胺氧化酶抑制剂

单胺氧化酶抑制剂通过抑制中枢神经系统单胺类神经递质的氧化代谢而提高神经元突触间隙浓度,早年使用的单胺氧化酶抑制剂以苯乙肼为代表,因其与多种药物和食物相互作用,易导致高血压危象和肝损害,目前已不用于临床。改进的单胺氧化酶抑制剂,不良反应明显减少,其代表药物为吗氯贝胺。此药仍不宜与其他类型的抗抑郁药和抗精神病药物合用。换用其他抗抑郁药需停药 2 周以上。

(二)三环类抗抑郁药

三环类抗抑郁药(TCAs)的主要药理作用是对突触前单胺类神经递质再摄取的抑制,使突触间隙 NE 和 5-HT 含量升高从而达到治疗目的。此外对突触后 α_1、H_1、M_1 受体的阻断作用常可导致低血压、镇静和口干、便秘等不良反应。代表药物包括丙米嗪、阿米替林、多塞平、氯米帕明,马普替林属四环类,但其药理性质与三环类抗抑郁药相似。三环类抗抑郁药不良反应较多,耐受性差,过量服用导致严重心律失常并有致死性。

(三)选择性 5-HT 再摄取抑制剂类抗抑郁药

选择性 5-HT 再摄取抑制剂(SSRIs)类抗抑郁药主要药理作用是抑制突触前膜对 5-HT 的重摄取而使其浓度增高。与 TCAs 比较,对急性期和长期治疗的疗效具有高度安全性和耐受性,心血管系统的安全性高。在对焦虑症状的疗效,对老年患者的疗效、耐受性和安全性方面,是在全球范围内公认的一线抗抑郁药物。此类药物包括氟西汀、帕罗西汀、氟伏沙明、舍曲林和西酞普兰。

（四）5-HT₂/A 受体拮抗剂及 5-HT 再摄取抑制剂

5-HT₂A 受体拮抗剂及 5-HT 再摄取抑制剂（SARls）类药物的代表为曲唑酮,特点是镇静和抗焦虑作用比较强,没有 SSRIs 类药物常见的不良反应,特别是对性功能没有影响。

（五）选择性 5-HT 与 NE 再摄取抑制剂

5-HT 与 NE 再摄取抑制剂（SNRIs）类抗抑郁药的代表药物为文拉法辛和度洛西汀,相对单纯的抑制突触前膜对 NE 和 5-HT 的重摄取。此药物特点是疗效与剂量有关,低剂量时作用谱、不良反应与 SSRIs 类似,剂量增高后作用谱加宽,不良反应也相应增加,如引起血压增高。药物起效时间较快,对难治性抑郁有较好的治疗效果。剂效关系明显,对焦虑障碍、强迫症状亦有效。

（六）NE 与 DA 再摄取抑制剂

NE 与 DA 再摄取抑制剂（NDRls）类药物的代表为安非他酮;其抗抑郁疗效与三环类药物相当,并可减轻对烟草的渴求,减轻戒断症状,可用于戒烟。该类药物对食欲和性欲没有影响,但高剂量时可诱发癫痫。

（七）选择性 NE 再摄取抑制剂

选择性 NE 再摄取抑制剂（NRIs）的代表药物为瑞波西汀。

（八）NE 能和特异性 5-HT 能抗抑郁药

NE 能和特异性 5-HT 能抗抑郁药（NaSSAs）类的代表药物为米氮平。另一种药物米安舍林有类似机制。NaSSAs 主要通过阻断中枢突触前去甲肾上腺素能神经元 α_2 自身受体及异质受体,增强 NE、5-HT 从突触前膜的释放,增强 NE、5-HT 传递及特异阻滞 5-HT₂、5-HT₃ 受体,此外对 H₁ 受体也有一定的亲和力,同时对外周去甲肾上腺素能神经元突触 α_2 受体也有中等程度的拮抗作用。

二、抗抑郁药临床应用的一般原则

（一）适应证

抗抑郁药主要用于抑郁症的治疗,同时也适用于各种原因引起的抑郁障碍和各种焦虑障碍的治疗。每种抗抑郁药的有效率为 60%～80%。

（二）治疗原则

对抑郁症的药物治疗应早发现,早治疗。避免造成病程慢性化,影响功能恢复和预后。

（三）治疗时间

抑郁症应实施全程治疗,急性期治疗至少 3 个月;其中症状完全消失者进入巩固期治疗 4～9 个月,尽量使用原有效药物和原有效剂量。复发病例在巩固期后视复发次数和频度还应进行 1～5 年的维持期治疗。

（四）靶症状和药物选择

抗抑郁药作用谱有所差别,最好选择针对性强的药物,如患者临床表现迟滞、激越、焦虑、失眠等都可作为选择药物的参考。

（五）剂量滴定和治疗剂量的选择

三环类药物不良反应多，一般宜从小剂量开始使用，逐渐加大剂量至治疗范围。各种新型抗抑郁药耐受性高，起始量一般即为治疗量，其中文拉法辛作用谱和不良反应随剂量增加，根据临床需要调整剂量。

（六）联合用药问题

首发抑郁症通常单一用药，疗效不佳或不良反应难以耐受可换用作用机制不同的药物，但对难治性抑郁的治疗可以考虑联合应用情感稳定剂或新型抗精神病药物。

（七）抗抑郁药的安全性

与神经递质受体作用相关的不良反应如：产生焦虑、激越、头痛、失眠、性功能障碍、食欲下降、恶心、呕吐、直立性低血压、心动过速、困倦、食欲增加、体重增加、便秘、口干、视力模糊等；三环类抗抑郁药过量服用有严重毒性不良反应，特别是心律失常具有致死性；由于抗抑郁药长期阻断某些神经递质再摄取，它们的受体会适应性地下调，在停药后受体无法立即适应这种变化而出现戒断症状。

三、主要抗抑郁药介绍

（一）氯丙咪嗪

为三环类抗抑郁剂，主要作用在于阻断中枢神经系统去甲肾上腺素和5-HT的再摄取，对5-HT再摄取的阻断作用更强，而发挥抗抑郁及抗焦虑作用，亦有镇静和抗胆碱能作用。作用与丙咪嗪相似，用于治疗各种抑郁状态，也常用于治疗强迫性神经症、恐怖性神经症。治疗抑郁症与强迫性神经症，初始剂量一次25mg，一日2～3次，1～2周内缓慢加至治疗量一日150～250mg，高量一日不超过300mg；治疗恐怖性神经症，剂量为一日75～150mg，分2～3次口服。该药治疗初期可能出现抗胆碱能反应，如多汗、口干、视物模糊、排尿困难、便秘等。肝、肾功能严重不全、前列腺肥大、老年或心血管疾病患者慎用。不得与单胺氧化酶抑制剂合用。孕妇慎用，哺乳期妇女使用本药期间应停止哺乳。老年患者酌情减少剂量，缓慢加量。

（二）帕罗西汀

为强效、高选择性5-HT再摄取抑制剂。

适应证有抑郁症、强迫症、惊恐障碍、社交焦虑障碍、创伤后应激障碍、广泛性焦虑、经前期紧张症。

靶症状：抑郁情绪、焦虑、睡眠障碍，特别是失眠，惊恐发作、回避行为、再经历、警醒。

起效时间：失眠或焦虑在治疗的早期就可缓解。治疗作用需2～4周才可出现，若治疗6～8周仍然无效，需要增加剂量或判定无效。

常见的不良反应：性功能障碍、胃肠道反应、失眠、镇静、激越、震颤、头痛、头晕、出汗等。严重的不良反应：罕见的癫痫发作、诱发躁狂、激活自杀观念。

剂量范围：20～50mg/d，起始剂量为10～20mg，需等待数周才能决定是否有效，每周加量10mg。停药时应缓慢减量，以免出现戒断反应。

肝肾损害和老年患者使用时应减少剂量。慎用于儿童。不推荐用于孕妇和哺乳期妇女。

该药的优势是用于各类型的抑郁症、强迫症、惊恐障碍、社交焦虑症等。缺点是不适用于睡眠过多的患者、阿尔茨海默病和认知障碍患者以及伴有精神运动性迟滞、疲乏、精力差的患者。

（三）氟西汀

为选择性 5-HT 再摄取抑制剂。

适应证有抑郁症、强迫症、经前期紧张症、贪食症、惊恐发作、双相抑郁，其他还有社交焦虑障碍、创伤后应激障碍。

靶症状：抑郁情绪、动力和兴趣缺乏、焦虑、睡眠障碍，包括失眠和睡眠过多。氟西汀与奥氮平合用可以治疗双相抑郁、难治性单相抑郁和精神病性抑郁。

起效时间：通常需要 3～4 周。

常见不良反应：性功能障碍、胃肠道反应、失眠、镇静、激越、震颤、头痛、头晕、出汗、出血等。严重的不良反应：罕见的癫痫发作、诱发躁狂、激活自杀观念。

剂量范围：治疗抑郁症和焦虑症时 20～80mg/d，治疗贪食症时 60～80mg/d。

不能与单胺氧化酶抑制剂合用。肝脏损害和老年患者要减量。用 SSRIs 治疗心肌梗死后的抑郁可减少心脏事件的发生，改善生存率和情绪。儿童患者应慎用。

该药的优点是可用于各种抑郁障碍，强迫症及饮食障碍等。缺点是不适用于治疗厌食症患者、激越及失眠患者。起效相对较慢。

（四）舍曲林

选择性抑制中枢神经系统对 5-HT 的再摄取。

适应证有抑郁症、经前期紧张症、惊恐障碍、创伤后应激障碍、社交焦虑障碍、强迫症，其他还有广泛性焦虑障碍。

靶症状：抑郁情绪、焦虑、睡眠障碍，包括失眠和睡眠过多，惊恐发作、回避行为、再经历、警醒。在治疗的早期部分患者可出现精力和活动增加。治疗作用需 2～4 周才可出现，若治疗 6～8 周仍然无效，需要增加剂量或判定无效。

常见的不良反应：性功能障碍、胃肠道反应、失眠、镇静、激越、震颤、头痛、头晕、出汗等。严重的不良反应：罕见的癫痫发作、诱发躁狂、激活自杀观念。

剂量范围：50～200mg/d。有肝脏损害的患者应减量。老年患者剂量要小，加药应慢。在儿童患者中，已批准用于治疗强迫症。不推荐用于孕妇。可用于治疗产后抑郁，但要停止哺乳。

该药的优势是为治疗不典型抑郁的一线用药，对疲乏和精力差的患者效果较好。缺点是不宜用于治疗伴有失眠、肠易激综合征的患者，剂量需要滴定。

（五）西酞普兰

是一种二环氢化酞类衍生物。

适应证有抑郁症，其他还有经前期紧张症、强迫症、惊恐发作、广泛性焦虑障碍、创伤后应激障碍以及社交恐惧症。

起效时间为 2～4 周。

靶症状:抑郁情绪、焦虑、惊恐发作、回避行为、再经历以及警醒,其他还有睡眠障碍,包括失眠或睡眠过多。

常见的不良反应:性功能障碍、胃肠道反应、失眠、镇静、激越、震颤、头痛、头晕、出汗。严重的不良反应:罕见的癫痫、诱发躁狂。

常用剂量为 20～60mg/d,起始剂量为 20mg/d,缓慢加量。

该药的优点是较其他抗抑郁剂更易耐受,可用于老年患者以及使用其他 SSRIs 过度激活或镇静的患者。缺点是剂量需要滴定以达到最佳疗效。

(六)艾司西酞普兰

艾司西酞普兰是西酞普兰的单一右旋光学异构体,对 5-HT 再摄取抑制作用强于西酞普兰,且更加持久、稳定。FDA 批准的适应证:抑郁症、广泛性焦虑发作、社交焦虑障碍以及惊恐障碍。2009 年 3 月 FDA 批准艾司西酞普兰用于治疗 12～17 岁的青少年抑郁症。我国 SFDA 批准的适应证:抑郁障碍、伴随或不伴随广场恐惧症的惊恐障碍。艾司西酞普兰的起始剂量为 10mg,每日 1 次,可随食物一同服用,服用 10mg 疗效不佳的患者,可在 1 周左右加量至 20mg。艾司西酞普兰耐受性好,不良反应较少,不良反应与其他 SSRIs 类药物类似,常见的不良反应:恶心、失眠、胃肠道不良反应等。艾司西酞普兰对体重没有明显影响。优点是抗抑郁和抗焦虑起效比较快,对严重的抑郁症效果较好。

(七)文拉法辛

为二环结构,剂型有普通剂型及缓释剂型两种,具有对 NE 和 5-HT 双重再摄取抑制作用。

适应证:抑郁症、广泛性焦虑发作、社交焦虑障碍,其他还有惊恐障碍、创伤后应激障碍、经前期紧张症。

靶症状:抑郁情绪,精力、动力和兴趣降低,睡眠障碍、焦虑。通常起效时间需要 2～4 周,治疗 6～8 周后仍然无效,需要增加剂量或判定无效。

常见的不良反应:随着剂量的增加,不良反应增加,包括头痛、神经质、失眠、镇静、恶心、腹泻、食欲减退、性功能障碍、衰弱、出汗等,还可见抗利尿激素分泌异常综合征、剂量依赖性高血压。严重罕见的不良反应:癫痫及诱发躁狂和激活自杀观念。

常用剂量范围:治疗抑郁症时为 75～225mg/d,缓释剂为顿服,非缓释剂分成 2～3 次服用;治疗 GAD 时剂量为 150～225mg/d。起始剂量为 75mg(缓释剂)或 25～50mg(非缓释剂),每 4d 的加药量不应超过 75mg/d,直至出现最佳效果;最大剂量可达 375mg/d。应缓慢停用。肝肾疾病及老年患者应减量,心脏疾病患者和儿童要慎用。不推荐用于孕妇,服用时不应哺乳。

该药的优势是可用于治疗迟滞性抑郁、不典型抑郁伴焦虑的患者,缺点是不能用于治疗高血压或边缘性高血压患者。

(八)氟伏沙明

选择性 5-HT 再摄取抑制剂。

适应证有强迫症,其他还有抑郁症、惊恐障碍、广泛性焦虑、社交焦虑障碍、创伤后应激障碍。

通常起效时间需要 2～4 周,部分患者开始使用的早期就可改善睡眠或焦虑。

常见的不良反应:性功能障碍、胃肠道反应、失眠、镇静、激越、震颤、头痛、头晕、出汗等。严重的不良反应:罕见的癫痫发作、诱发躁狂、激活自杀观念。剂量范围:治疗强迫症为 100～300mg/d,治疗抑郁症为 100～200mg/d。起始剂量为 50mg/d,4～7d 增加 50mg/d,直至最佳疗效。最高剂量为 300mg/d。用于肝脏损害的患者时应减小剂量。老年患者和儿童患者起始剂量要低,加量缓慢。不推荐用于孕妇。

该药的优势是可以治疗抑郁焦虑混合的患者。由于作用于 ε1 受体,可以快速出现抗焦虑和抗失眠的作用。还可用于治疗精神病性抑郁和妄想性抑郁。缺点是不能用于治疗有肠易激综合征和多种胃肠道不适的患者。

(九)米氮平

米氮平具有 NE 和 5-HT 双重作用机制的新型抗抑郁剂,被称为 NE 和特异性 5-HT 能抗抑郁剂。

适应证:抑郁症、惊恐发作、广泛性焦虑障碍和创伤后应激障碍。米氮平对重度抑郁和明显焦虑、激越的患者疗效明显且起效较快,对患者的食欲和睡眠改善明显,过度镇静和引起体重增加是较为突出的不良反应。对失眠和焦虑的作用可短期内见效,但对抑郁的治疗作用通常需要 2～4 周。若 6～8 周内无效,应增加剂量或判定无效。

常见的不良反应:口干、便秘、食欲增加、体重增加、镇静、头晕、多梦、意识障碍、类流感症状、低血压。严重的不良反应:罕见的癫痫,诱发躁狂或激活自杀观念。

剂量范围为 15～45mg/d,晚上服用。起始剂量为 15mg/d,每 1～2 周增加剂量直至出现最佳效果,最高剂量为 45mg/d。与单胺氧化酶抑制剂合用可引起血清素综合征。慎用于心、肝、肾功能受损的患者、儿童。老年患者要减量。不推荐用于孕妇和哺乳期妇女。当米氮平每天的剂量≥15mg 时,抗组胺作用被 NA 的传递所抵消,可减少镇静与嗜睡的作用。

该药的优势是适合治疗特别担心性功能障碍的患者、症状性焦虑患者、联合使用药物的患者,作为增效剂增加其他抗抑郁药的效果。缺点是不宜用于担心体重增加的患者和精力差的患者。

(十)曲唑酮

为 5-HT 的再摄取抑制剂。

适应证:抑郁症、失眠、焦虑。靶症状:抑郁、焦虑、睡眠障碍。

起效时间:治疗失眠的作用起效快;治疗抑郁的作用需 2～4 周,若治疗 6～8 周仍然无效,需要增加剂量或判定无效。

常见的不良反应:恶心、呕吐、水肿、视力模糊、便秘、口干、头晕、镇静、疲乏、头痛、共济失调、震颤、低血压、昏厥。严重的罕见不良反应:阴茎持续勃起、癫痫、诱发躁狂或激活自杀观念。

剂量范围为 150～600mg/d。单药治疗抑郁症时,起始剂量为 150mg/d,分次服用,每 3～4d 增加 50mg/d,最大剂量门诊患者为 400mg/d,住院患者为 600mg/d,分 2 次服用。治疗失眠时,起始剂量为每晚 25～50mg,通常为 50～100mg/d。慎用于有肝脏损害的患者和儿童,不推荐用于心肌梗死的恢复期。老年患者应减量。妊娠期头 3 个月避免使用,哺乳期妇女使用时应停止哺乳。

该药的优势是治疗失眠时不会产生依赖,可辅助其他抗抑郁药治疗残留的失眠和焦虑症状,可治疗伴焦虑的抑郁症,且极少引起性功能障碍。缺点是不适用于乏力、睡眠过多的患者和难以忍受镇静不良反应的患者。

(十一)度洛西汀

选择性 5-HT 和 NE 再摄取抑制剂。

适应证:抑郁症、广泛性焦虑症。

推荐起始剂量每日 30mg,有效剂量 60mg。

度洛西汀耐受性较好,常见不良反应:恶心、口干及失眠,可能出现对性功能的影响。度洛西汀有升高血压的作用,建议定期监测血压,闭角型青光眼患者慎用。

该药的主要优势是对抑郁症所伴随的躯体症状以及慢性疼痛症状的改善更为明显,缺点是初始用药发生恶心、呕吐的不良反应较严重,一般需要减低初始剂量以增强患者对该药物治疗的依从性。

(十二)安非他酮

是一种相对较弱的去甲肾上腺素及多巴胺再摄取抑制剂。适用于抑郁症以及和行为矫正联合用于戒烟。有速释剂、控释剂及缓释剂等剂型。

速释剂建议起始量为 100mg,每日 2 次;控释剂和缓释剂起始剂量为 150mg,每日服用 1 次即可,治疗第 4d 起,速释剂可加量至每次 100mg,每日 3 次;控释剂每次 150mg,每日 2 次;缓释剂 300mg,每日 1 次。剂量应当维持在 300mg/d,使用 4 周,疗效不佳者可加至 400mg/d(控释剂)或 450mg/d(速释剂或者缓释剂)。该药耐受性好。常见的不良反应:头痛、失眠、恶心和上呼吸道不适,有可能引起兴奋、激越以及易激惹。少数患者可能出现药物所致的幻觉和妄想等精神症状,与多巴胺激动剂同时使用有可能导致谵妄、精神症状或者静坐不能,不适合用于有精神病性症状的抑郁症。

该药对性功能没有影响,也不导致体重增加。不能与单胺氧化酶抑制剂同时使用,因为可能引起高血压危象。

(十三)吗氯贝胺

是新一代可逆性单胺氧化酶抑制剂。

治疗的适应证:抑郁症和社交焦虑障碍。

起效时间需 2～4 周,若 6～8 周内无效,需增加剂量或判定无效。需维持治疗以预防症状复发。

靶症状:抑郁情绪。

常见的不良反应:失眠、头晕、激越、焦虑、坐立不安、口干、腹泻、便秘、恶心、呕吐、泌乳。严重的不良反应:恶性高血压、诱发躁狂或激活自杀观念、癫痫。常用剂量为 300～600mg/d,起始剂量为 300mg,分 3 次服用,缓慢加量,最大剂量为 600mg/d。饭后服用可减少与酪胺的相互作用。与其他增加 5-HT 能作用的药物合用时会引起致死性血清素综合征，应避免合用。慎用于心、肝、肾功能损害的患者，老年患者更易出现不良反应，不推荐用于 18 岁以下的儿童。

该药的优势是用于治疗不典型抑郁症、重性抑郁症和难治性抑郁、焦虑障碍。缺点是不能用于无法限制饮食的患者和不能与吗氯贝胺联合使用药物的患者。

（十四）瑞波西汀

选择性 NE 再摄取抑制剂。

适应证有抑郁症、心境恶劣、惊恐发作、注意力缺陷、多动障碍。能改善动力缺乏及负性自我感觉等症状。

起效通常需要 2～4 周，若治疗 6～8 周抑郁情绪仍无改善，应增加剂量或判定无效。应维持治疗以免症状复发。

常见的不良反应：失眠、头晕、焦虑、激越、口干、便秘、尿潴留、性功能障碍以及剂量依赖的低血压。严重的不良反应：罕见的癫痫、诱发躁狂、激活自杀观念。

常用剂量范围为 8mg/d，分 2 次服用，最大剂量为 10mg/d。起始剂量为 2mg/d，每日分 2 次服用，1 周后加至 4mg/d，分 2 次服用。心脏疾病患者慎用，肝肾疾病及老年、儿童患者慎用。不推荐用于孕妇和哺乳期妇女。

该药的优点是可用于治疗疲倦、无动力的患者，有认知障碍的患者和精神运动性迟滞的患者，其改善社会功能和职业功能的效果较 SSRIs 好。缺点是一天需要服药 2 次。

第四节　心境稳定剂

一、概述

心境稳定剂是指对躁狂或抑郁发作具有治疗和预防作用，且不会引起躁狂与抑郁转相或导致频繁发作的药物。

（一）锂盐

碳酸锂的作用机制目前尚未阐明，不但影响患者昼夜生理节律及内分泌系统，对中枢神经递质的关系也十分复杂。

适应证：躁狂抑郁症的躁狂发作，有躁狂史的躁狂抑郁的维持治疗，其他适应证还有双相障碍、抑郁症、血管性头痛和中性粒细胞减少症。

起效需 1～3 周。

靶症状：情绪不稳定和躁狂。治疗开始前应检查肾功能并确定是否肥胖。治疗过程中要监测血锂浓度和体重，对于体重增加超过 5% 者，要注意是否发生糖尿病、血脂蛋白异常，或考虑换用其他药物。

常见的不良反应：共济失调、构音困难、谵妄、震颤、记忆力问题、多尿、烦渴、腹泻、恶心、体重增加、皮疹、白细胞增多等。严重的不良反应：肾损害、肾源性糖尿病、心律不齐、心血管改变、心动缓慢、低血压、心电图 T 波低平或倒置,罕见癫痫发作。出现震颤时可加用普萘洛尔20～30mg,每日 2～3 次。

常用剂量:急性期治疗为 1800mg/d,分次服用。维持治疗 900～1200mg/d,分次服用。但因个体差异大,最好测定患者血锂浓度以确定治疗量。急性期血锂浓度维持 0.6～1.2mmol/L,维持期血锂浓度维持在 0.4～0.8mmol/L;老年患者治疗以血锂浓度不超过1.0mmol/L为宜。起始剂量为 300mg,每日 2～3 次,根据血药浓度逐渐增加剂量。药物的治疗剂量与中毒剂量接近,容易发生中毒。严重锂中毒可引起昏迷和死亡。不推荐用于严重肾损害和心脏疾病的患者。服排钠利尿剂及大量出汗可增加锂盐的毒性。老年患者和器质性疾病患者在治疗剂量就可能出现神经毒性反应。儿童慎用。不推荐用于孕妇和哺乳期妇女。

该药的优势是治疗欣快性躁狂、难治性抑郁、减少自杀的危险性、与不典型抗精神病药和(或)情感稳定剂如抗癫痫药丙戊酸盐合用效果好。缺点是用于治疗烦躁性躁狂、混合性躁狂和快速循环型躁狂、双相障碍的抑郁期效果较差。对于预防躁狂发作的效果比预防抑郁发作的效果好。

(二)抗癫痫药类心境稳定剂

丙戊酸盐和卡马西平是疗效比较肯定、临床应用广泛的药物,其他一些抗癫痫药物也被认为具有情感稳定剂作用,包括拉莫三嗪、托吡酯和加巴喷丁。

1.丙戊酸盐　为广谱抗癫痫药主要药物为丙戊酸钠与丙戊酸镁。

适用于躁狂、单独出现的或与其他类型的癫痫相关的复杂性部分发作、简单的或复杂的失神发作、多种癫痫类型包括失神发作、预防偏头痛,其他还有双相障碍的维持治疗、双相抑郁、精神病、精神分裂症。

靶症状:情绪不稳定,预防偏头痛,部分发作。对于急性躁狂,数天内起效;作为情感稳定剂,需数周到数月发挥最佳作用。

常见的不良反应:镇静、震颤、头晕、共济失调、衰弱、头痛、腹痛、恶心、呕吐、腹泻、食欲降低、便秘、消化不良、体重增加、脂质调节异常等。严重的不良反应:罕见的肝毒性和胰腺炎,有时可致死。合用普萘洛尔 20～30mg,每日 2～3 次,可减少震颤。合用含有锌和硒的多种维生素可减少秃头症的发生。

剂量范围:治疗躁狂为 1200～1500mg/d。治疗非急性躁狂时起始剂量:250～500mg/d,缓慢增加。治疗急性躁狂时,起始剂量为 1000mg/d,快速加量。肝损害的患者禁用。老年患者应减量,加量应缓慢。用于儿童时应严密监测。在妊娠期头 3 个月服用可致畸形。哺乳期妇女使用是安全的。

该药的优势是治疗双相障碍的躁狂相,与锂盐和(或)非典型抗精神病药合用效果好。缺点是不适用于双相障碍的抑郁相,会导致镇静和体重增加。

2.卡马西平　是一个多用途药物,也被广泛地用于双向障碍的治疗。

适应证有双相障碍、精神病、精神分裂症。

起效时间:对于急性躁狂,需数周才能起效。情感稳定剂的作用需数周到数个月才能达到最佳效果。该药能够完全缓解症状如癫痫、躁狂、疼痛等,应继续维持治疗以防止症状复发。一旦停药后,慢性神经性疼痛一般都会复发。靶症状:不稳定的情绪,特别是躁狂以及疼痛。

常见的不良反应：过度镇静、头晕、意识障碍、头痛、恶心、呕吐、腹泻、视力模糊、良性白细胞减少症及皮疹。

严重的不良反应：罕见的再生障碍性贫血、粒细胞缺乏症、严重的皮肤病反应、心脏问题、诱发精神病性症状或躁狂、抗利尿激素分泌失调综合征、癫痫大发作频率增加。治疗期间必须监测有无异常出血或瘀肿、口周疼痛、感染、发热或咽部疼痛。有骨髓抑制的患者禁用，不能与MAOls合用。有肾脏疾病的患者必须减量，肝功能损害和心脏功能损害的患者慎用。老年人和儿童减量。

常用剂量为 $400\sim1200mg/d$，6 岁以下的儿童为 $10\sim20mg/(kg \cdot d)$。停药过快会使双相障碍的症状复发。妊娠期头 3 个月应用可能导致胎儿先天性异常。建议哺乳期妇女停药。卡马西平对经锂盐或其他情感稳定剂治疗无效的患者可能有效，作为治疗躁狂的二线或三线用药。

3.拉莫三嗪　近期才被美国 FDA 正式批准的心境稳定剂，应用于双相 I 型障碍维持治疗和抗癫痫治疗。口服完全吸收，生物利用度为 98%，肝脏代谢，半衰期 25h。拉莫三嗪对双相障碍抑郁症状的作用大于躁狂症状，该药很少诱发躁狂、轻躁狂或快速循环。

适用于双相抑郁及快速循环。

起始剂量 25mg/d，缓慢加量，第 3 周时增加至 50mg，第 4 周时增加至 100mg，随后每周增加 $50\sim100mg$ 至有效剂量 200mg/d，最高剂量 400mg/d，每天一次顿服。与丙戊酸钠或曲唑酮合用时滴定剂量减半。一般不用于双相急性躁狂发作。

常见的不良反应：头晕、头痛、视力模糊或复视、共济失调、恶心、呕吐、失眠、疲倦和口干。拉莫三嗪不引起体重增加，但可能引起危及生命的皮疹反应。

（三）钙通道拮抗剂

钙通道拮抗剂有可能成为一类新的抗躁狂药。研究证实一些钙通道阻断剂对一些常规心境稳定剂正规治疗无效的双相患者有效，也比较适合用于那些有躯体疾患的双相障碍患者。常用钙通道拮抗剂有维拉帕米、尼莫地平等。

（四）非典型抗精神病药物

第二代抗精神病药物中利培酮、奥氮平、喹硫平等，也具有抗躁狂与抗抑郁的心境稳定作用，可以作为补充或辅助治疗措施，与心境稳定剂联合使用来治疗双相障碍。

二、心境稳定剂的使用原则

（一）适应证

主要用于双相情感障碍，包括躁狂相，抑郁相、快速循环型、混合型的治疗，并且用于预防各种形式的复发。对难治性抑郁症、精神分裂症的某些类型也可以加用情感稳定剂。

（二）对情感障碍的治疗，首先明确诊断和病期

对躁狂相，应首选碳酸锂、丙戊酸盐、卡马西平这样的情感稳定剂，疗效不好或躁狂症状严重的应加用非典型抗精神病药物。如果疗效仍不理想，再考虑 2 种以上情感稳定剂联合或使

用增效剂。双相情感障碍的抑郁相治疗上不主张积极使用抗抑郁药,如果使用,应当联合使用情感稳定剂,减低转相的可能性。单独使用抗抑郁药还容易使双相情感障碍发展为快速循环型或混合型,使治疗更为困难。快速循环型和混合型的治疗应在情感稳定剂的基础上加用非典型抗抑郁药,此时不应单独使用抗抑郁药。

(三)定期监测血药浓度

碳酸锂治疗窗最窄,有效量和中毒量最接近,个体差异较大,治疗初期应根据血药浓度判断剂量是否合适,避免剂量不足无效或过量中毒。卡马西平和丙戊酸盐也最好监测血药浓度。

(四)联合用药

双相情感障碍的治疗多需要联合用药,特别是躁狂相。以心境稳定剂为主,通常需联合非典型抗精神病药物。对于难以控制的躁狂状态,有时还需要 2 种以上情感稳定剂或加情感稳定剂的增效剂以及苯二氮卓类药物。联合用药时需注意避免药物之间的相互作用。

(五)维持期用药的问题

双相情感障碍常是慢性过程障碍,其治疗目标除缓解急性期症状外,还应坚持长期治疗原则以阻断循环反复发作。患者经过急性期、巩固期治疗病情稳定后,维持期治疗大约还需要 2~3年。

第五节 抗焦虑药

一、概述

抗焦虑药是主要用于消除或减轻紧张、焦虑、惊恐、稳定情绪和具有镇静催眠作用的药物,主要用于治疗广泛性焦虑障碍和惊恐障碍,也可与其他药物合用治疗其他精神障碍伴随的焦虑症状。在 20 世纪 50 年代以前,巴比妥类药物曾是应用最多的镇静催眠药,但其安全指数低,且具有明显的依赖问题,现已不用于治疗焦虑障碍。20 世纪 60 年代,焦虑症的治疗主要是用苯二氮卓类抗焦虑药。80 年代以后,一些传统的抗抑郁药如氯米帕明以及 5-HT 部分激动剂丁螺环酮用于治疗某些亚型的焦虑症。90 年代以来,SSRIs 和其他抗抑郁药逐渐代替传统抗焦虑药成为治疗焦虑症的一线用药。目前应用的抗焦虑药主要有以下几类。

(一)苯二氮卓类药物

由于苯二氮卓类药物具有明确的抗焦虑作用,且安全性高,是广泛使用的抗焦虑药。其优点是具有成瘾性,有些药可以使抑郁症状恶化,出现精神运动障碍及认知功能障碍,易引起反跳,并且有滥用的可能,不易长期应用。

1.地西泮 苯二氮卓类药物,抗焦虑剂,肌松剂,抗癫痫药。

适应证:焦虑障碍、焦虑症状,急性激越、震颤、乙醇戒断中的急性震颤、谵妄和幻觉状态等,其他还有失眠。

　　靶症状:惊恐发作、焦虑、癫痫和肌阵挛。

　　常见的不良反应:镇静、疲乏、抑郁、头晕、共济失调、言语迟缓、衰弱、记忆力下降、意识障碍、兴奋性过高、神经质。

　　严重的不良反应:呼吸系统抑制、肝肾损害。

　　常用剂量范围:口服 4～40mg/d,分次服用;静脉(成人):5mg/min,静脉(儿童):每3min0.25mg/kg。半衰期为 20～50h。肝肾功能损害患者和老年患者剂量要低,起始剂量要小,加药应缓慢。不推荐用于孕妇和哺乳期妇女。

　　2.氯硝西泮　苯二氮卓类药物,抗焦虑药和抗癫痫药。

　　适应证:伴或不伴广场恐惧的惊恐发作、焦虑障碍、急性躁狂、急性精神病和失眠。

　　靶症状:惊恐障碍和焦虑。

　　常见的不良反应:镇静、疲乏、抑郁、头晕、共济失调、言语迟缓、记忆力下降、意识障碍、兴奋性过高、神经质。严重的不良反应:呼吸系统抑制,特别是与中枢神经系统抑制剂合用时,罕见肝肾功能损害。

　　治疗惊恐发作的剂量为 0.5～2mg/d,分次服用或睡前一次服用。肝肾功能损害患者及老年、儿童患者应减量。不用于孕妇和哺乳期妇女。

　　该药的优势是半衰期长,为 30～40h,较其他苯二氮卓类药物滥用的可能性小。缺点是产生耐受性,需要增加剂量。该药是精神科治疗焦虑最常用的苯二氮卓类药物。

　　3.劳拉西泮　苯二氮卓类药物,抗焦虑药,抗癫痫药。

　　适应证:焦虑症,与抑郁症状相关的焦虑等,其他还有失眠、肌阵挛、乙醇戒断性精神病、头痛、惊恐发作、急性躁狂。

　　靶症状:惊恐发作、焦虑。

　　常见的不良反应:镇静、疲乏、抑郁、头晕、共济失调、言语迟缓、衰弱、记忆力下降、意识障碍、兴奋性过高、神经质,罕见低血压等。严重的不良反应:呼吸系统抑制。常用剂量范围为2～6mg/d,分次口服,注射用药是 4mg,缓慢注射。半衰期为 10～20h。不推荐用于孕妇和哺乳期妇女。

　　该药的优势是快速起效,常用于治疗精神分裂症、双相情感障碍和其他疾病相关的激越。缺点是易引起滥用。

　　4.艾司唑仑　苯二氮卓类的新型抗焦虑药,其镇静催眠作用是硝西泮的 2.4～4 倍。具有广谱抗惊厥作用,用于焦虑、失眠、紧张、恐惧及癫痫大、小发作,亦用于术前镇静。

　　成人常用剂量:用于镇静、抗焦虑剂量为一次 1～2mg,每日 3 次服用;用于催眠,剂量为一次 1～2mg,睡前一次服用。常见的不良反应有口干、嗜睡、头晕、乏力等,大剂量可有共济失调、震颤等。本药有依赖性,但较轻,长期应用后,停药可能发生撤药症状,表现为激动、抑郁等。对本药耐受量小的患者初用量宜小,逐渐增加剂量。肝肾功能损害患者和老年患者剂量要低,起始剂量要小,加药应缓慢。不推荐用于孕妇和哺乳期妇女。

　　5.阿普唑仑　苯二氮卓类药物,抗焦虑药。

　　适应证:广泛性焦虑障碍和惊恐障碍,其他还有抑郁症伴随的焦虑、经前期紧张综合征、肠易激综合征和其他与焦虑有关的躯体症状、失眠、急性躁狂和急性精神疾病等。治疗短期焦虑症状时,使用几周后即可停用或根据需要继续使用。对于慢性焦虑,治疗一般可以减轻甚至消除症状,但是停药后症状可能复发。

常见的不良反应:镇静、疲乏、衰弱、抑郁、头晕、言语迟缓、记忆力差、意识障碍或兴奋性高。严重的不良反应:呼吸系统抑制,特别是当与中枢神经系统抑制剂过量使用时。

口服剂量:通常 $1\sim4mg/d$,对惊恐障碍 $5\sim6mg/d$,分次服用。半衰期为 $12\sim15h$。哺乳期妇女和孕妇不建议使用。肾损害者慎用,肝损害者及老年患者应缓慢加量。

(二)5-HT 部分激动剂

通过影响突触前和突触后的 5-HT/A 受体产生作用,对突触后的部分激活作用减轻 5-HT 的神经传递,发挥抗焦虑作用;对突触前 5-HT 自身受体的部分激活作用促进 5-HT 从突触前的释放,发挥抗抑郁作用。这类药物以丁螺环酮为代表,同类药物还有伊沙匹隆、吉吡隆、坦度螺酮。

丁螺环酮的适应证有焦虑障碍、焦虑症状的短期治疗,其他还有抑郁焦虑混合状态和难治性抑郁。

靶症状:焦虑。

起效时间一般是 $2\sim4$ 周,若治疗 $6\sim8$ 周后仍然无效,需要考虑增加剂量或判定无效。该药能够减轻甚至彻底消除症状,但是停药后症状可能复发,慢性焦虑障碍需要长期维持治疗以控制症状。

常见的不良反应有头晕、头痛、神经质、镇静、兴奋、恶心、静坐不能。

常用剂量范围为 $20\sim300mg/d$。起始剂量为 15mg,分两次服用,然后每 $2\sim3d$ 增加 5mg,直至出现效果。最大剂量为 60mg/d。不能与单胺氧化酶抑制剂合用。严重肝肾损害者禁用。儿童使用是安全的,老年人应减量。不推荐用于孕妇和哺乳期妇女。

该药的优点是安全,无依赖性和戒断症状,不会产生性功能障碍或体重增加。缺点是起效需 4 周。治疗常作为增效剂使用。

(三)作用于苯二氮䓬类受体的非苯二氮䓬类催眠药

唑吡坦和佐匹克隆。这两类药物半衰期短,分别为 3h 和 6h,快速诱导入睡,缩短入睡潜伏期,用药 6 个月后未发现戒断和反跳现象。主要用于入睡困难,次日无"宿醉效应",对记忆的不良影响小。

(四)β 受体阻滞剂

由于 β 受体阻滞剂可影响自主性焦虑症状如心动过速、震颤、出汗等自主神经症状,进而减轻与行为相关的焦虑症状,被用于焦虑障碍的治疗。代表药物为普萘洛尔。

(五)有抗焦虑作用的抗抑郁药

选择性 5-HT 再摄取抑制剂、SNRIs 类、SARIs 类和 NaSSAs 类抗抑郁药都有良好的抗焦虑作用。对焦虑障碍中的多种亚型如广泛性焦虑障碍、惊恐发作、强迫症、社交焦虑障碍、创伤后应激障碍、恐惧症以及与双相 I 型有关的激越都可以作为首选药物使用。

(六)有抗焦虑作用的非典型抗精神病药

奥氮平可有效缓解焦虑症状,常作为强化剂用于焦虑症的治疗。

二、抗焦虑药的使用原则

（一）适应证

广泛性焦虑障碍、惊恐障碍、强迫症、社交焦虑障碍、创伤后应激障碍、睡眠障碍、急性兴奋状态的辅助治疗，抑郁状态的辅助治疗，精神分裂症并发焦虑症状的辅助治疗以及抗精神病药物不良反应的对症治疗。

（二）抗焦虑药物的选择和用药趋势

苯二氮卓类抗焦虑剂目前仍被广泛应用，常被选择用于一般安眠、各种焦虑障碍和抗抑郁药、抗精神病药、情感稳定剂的增效药物。苯二氮卓类药物具有成瘾性，长期维持用药导致对药物依赖性而使所需剂量越来越高。20 世纪 90 年代各种抗抑郁药成为治疗各种焦虑障碍的首选药物，而苯二氮卓类药物渐渐退居为增效剂。在治疗早期，抗抑郁药尚未起效时，它们能较快减轻症状，并能改善睡眠。在抗抑郁药起效后，应尽量在 2 周左右减低或停用苯二氮卓类药物，一般不超过 6 周。以免发生依赖性。

（三）个性化的用药原则

使用苯二氮卓类药物应根据患者病情、年龄、躯体情况、是否合并其他药物或饮酒情况全面考虑。苯二氮卓类药物依其半衰期长短和作用时间不同，对急性焦虑状态，宜选择快速和中等速度起效的口服药物，一日多次给药或注射给药，慢性焦虑可使用作用时间长的药物，每日单次给药。作安眠药使用时应对入睡困难者给予快速起效的药物，而对早醒者应给予中长效药物。

（四）安全性问题

药物依赖和药物滥用：本类药物易出现耐受性增高，长期使用可产生药物依赖。各药物之间可交叉耐受或依赖。长期使用较大剂量的苯二氮卓类药物，骤停时可产生包括震颤、多汗、烦躁、失眠乃至抽搐的戒断症状。一般使用期限不超过 6 周。对于已经发生成瘾的，一般选择半衰期长的药物替代半衰期短的药物，然后减量撤药，对长半衰期药物成瘾，则考虑用有镇静作用的抗抑郁药同时渐减苯二氮卓类药物。苯二氮卓类药物与抗抑郁药、抗精神病药物和情感稳定剂联合使用的情况非常多见，需要注意药物间相互作用的问题。

第六节　认知改善药

一、概述

认知改善药包括两类：一类为改善注意力的药物，主要为精神激活药；另一类为记忆改善药，主要为胆碱酯酶抑制剂。认知改善药还包括其他药物，如新型抗抑郁药和不典型抗精神病药。

二、精神激活药

精神激活药即中枢神经系统兴奋剂,能够提高中枢神经系统功能,主要用于改善注意力。主要是通过加强多巴胺系统的功能起作用。长期应用会引起药物依赖和成瘾。临床上主要用于治疗儿童注意缺陷多动障碍、发作性睡病等。主要包括以下几种药物:

(一)苯丙胺

属中枢兴奋剂,是治疗注意缺陷与多动障碍的药物之一,主要作用于大脑皮层和脑干网状结构激活系统,产生中枢兴奋作用。用苯丙胺治疗时产生欣快感。

不良反应主要是心动过速、血压增高,中毒时出现瞳孔放大、反射亢进、出汗、寒战、厌食、恶心或呕吐、失眠、异常行为如攻击行为、夸大、过度警觉、激越等。严重时可能出现循环衰竭、抽搐、谵妄、意识障碍、昏迷等。长期应用会出现人格和行为改变,如冲动、攻击、易激惹、多疑和偏执性精神病。长期大量应用后突然停用会导致戒断反应,表现为抑郁心境、衰弱、食欲亢进、睡眠障碍和多梦。

(二)哌甲酯

属中枢兴奋剂,能兴奋中枢的多种精神活动,是治疗注意缺陷与多动障碍的一线用药。

适应证:注意缺陷多动综合征、发作性睡眠,其他还有难治性抑郁。

靶症状:注意力集中及注意力的广度受损、多动、冲动性、躯体和精神乏力、白天嗜睡、抑郁。

首次剂量后立即起效,需数周达到最佳效应。

常见的不良反应:失眠、头痛、抽动加重、神经质、易激惹、过度兴奋、震颤、头晕、厌食、恶心、腹痛、体重减轻,能暂时减缓正常发育以及视力模糊。严重的不良反应:精神病性发作、抽搐、心悸、心律不齐、高血压、罕见恶性综合征、轻躁狂、躁狂或自杀观念。

常用剂量范围:注意缺陷多动综合征:6 岁及 6 岁以上儿童剂量为 2mg/(kg·d),最大剂量为 60mg/d;成人剂量为 20～30mg/d,最大可用至 40～60mg/d。发作性睡病:20～60mg/d,分 2～3 次服用。心脏疾病患者应慎用,老年患者要减量,未有关于 6 岁以下儿童用药安全性和疗效的资料。不推荐用于孕妇和哺乳期妇女。不适用于药物滥用者及双相障碍和精神病患者。

(三)可乐定

是一种降压药,是一种 α_2-肾上腺素能受体激动剂,直接激动下丘脑及延脑的中枢突触后膜 α_2 受体,激动抑制性神经元,减少中枢交感神经冲动传出,从而反馈性抑制中枢蓝斑区去甲肾上腺素的合成和释放,降低去甲肾上腺素能活性,起到减轻多动及抽动症状的作用,能改善注意力不集中、多动和情绪不稳定症状,也具有减少抽动症状的作用,适用于并发抽动症状、攻击行为、对立违抗行为以及失眠的注意缺陷与多动障碍患者。

（四）精神激活药物使用原则

1.正确掌握药物适应证和禁忌证

适应证：儿童注意缺陷多动障碍和发作性睡病。治疗儿童注意缺陷多动障碍时，应同时结合其他治疗，包括心理治疗、教育治疗和社会功能训练以进行综合有效的治疗。6 岁以下者应以教育和行为矫正为主，6 岁以上的学龄儿童才考虑合用药物治疗。对中重度注意力不集中、注意时间短、多动、情绪不稳定、冲动行为症状效果较好。排除药物的禁忌证方可使用。

2.选择药物及掌握使用方法　选择药物时，要充分了解药物的性能、治疗方案、量—效关系、不良反应、维持用药剂量、疗程等。药物剂量要个体化，从小剂量开始每隔一至数日逐渐加量。3 岁以下儿童不推荐使用，3～5 岁的儿童，起始剂量为 2.5mg，每日 1 次；起始剂量可以为 5mg，每日 1 次或 2 次。根据其作用和不良反应每周调整剂量，日剂量范围为 5～40mg。

3.药物依赖和药物滥用　苯丙胺极易引起滥用，起始应给予最小剂量，根据个体情况进行调整。长期使用很容易产生药物依赖，导致对药物的耐受性以及社会功能致残，因此应避免长期使用。

三、改善记忆药

改善记忆药对记忆力和认知功能及行为都有一定改善，延缓疾病进展。对记忆力和认知功能及行为都有一定改善，疗效大都不十分突出，不足以给实际生活能力带来明显改善。用于治疗各种原因所致的痴呆。

（一）使用原则

在开始应用胆碱酯酶抑制剂进行治疗前，潜在的可以治疗的痴呆原因必须予以排除，阿尔茨海默病的诊断必须经过再次详细的神经系统检查后才能确诊。详细的神经心理检查可以区分阿尔茨海默病的早期体征。精神检查应注意抑郁、焦虑和精神症状。

1.适应证　可用于治疗阿尔茨海默病、血管性痴呆以及其他疾病并发的痴呆。虽不能逆转痴呆，但可延缓疾病的进展。

2.病期与疗效　目前的改善记忆药仅能延缓痴呆的进展，而不能够逆转病理改变。据报道，痴呆患者的平均生存年限为 5 年。

3.联合用药的安全性问题　主要是他克林，因其抑制 CYP4501A2，可使部分药物血药浓度增高，容易引起中毒。

（二）作用机制与分类

1.胆碱能药　阿尔茨海默病中最早出现的神经递质改变之一是胆碱能，由于在症状出现的第一年内，皮质和海马处的乙酰胆碱合成酶和胆碱乙酰转移酶的合成可能降低 40%～90%，因此胆碱能的功能发生显著改变。Meynert 基部核团也出现进行性神经元丧失，这也与该病记忆力进行性减退有关。恢复阿尔茨海默病胆碱功能和改善记忆力最好的办法是通过抑制胆碱酯酶来减少乙酰胆碱的破坏。目前采用的方法有：

（1）增加乙酰胆碱的合成与释放：如乙酰胆碱前体胆碱和乙酰胆碱释放剂 4-氨力农。

（2）乙酰胆碱酯酶抑制剂：通过抑制乙酰胆碱的降解提高乙酰胆碱水平，改善患者的记忆障碍。此药在阿尔茨海默病早期最有效，因为此时突触后胆碱的靶点还存在。有一些证据表明，胆碱酯酶抑制剂甚至可以延缓一些患者中潜在的退行性变的病程。

1）他克林是1993年美国FDA专门批准的用于治疗早老性痴呆的第一个药物，是一种非选择性可逆性的胆碱酯酶抑制剂，但因其半衰期短，一天需服用4次，药物相互作用多，有肝脏毒性，目前已作为二线治疗。该药的治疗作用和不良反应是剂量相关的，因作用时间短，因此需要剂量滴定。

2）盐酸多奈哌齐是1996年获美国FDA批准上市的第二个用于治疗老年性痴呆的药物，用于改善阿尔茨海默病的注意力或至少延缓其记忆力丧失的速度。它是一种可逆的、长效的、选择性的哌啶类乙酰胆碱酯酶抑制剂。该药服用方便，常见的不良反应为胃肠道反应，但是为一过性的。

3）加兰他敏经FDA批准用于治疗老年性痴呆的另外一种高选择性、竞争性乙酰胆碱酯酶抑制剂，没有肝毒性。

适应证有阿尔茨海默病，其他还有痴呆所致的记忆障碍，以及其他原因所致的记忆障碍、轻度认知损害。

起效时间：记忆或行为的改善需6周，退行性变过程的稳定约需数月。

靶症状：阿尔茨海默病中的记忆丧失和行为症状以及其他痴呆所致的记忆丧失。

常见的不良反应：恶心、呕吐、腹泻、食欲丧失、胃酸分泌增多、体重减轻、头痛、头晕、疲乏和抑郁。常用剂量范围为16～24mg/d，起始剂量为8mg，每日2次，可增加到16mg，每日2次，最高剂量为32mg/d。心、肝、肾功能损害的患者要慎用。老年患者清除率减低。不推荐用于儿童、孕妇和哺乳期妇女。

4）石杉碱甲是中国科学院上海药物研究所从蛇足石杉提取出的一种生物碱，是一种强效乙酰胆碱酯酶抑制剂。对多种认知功能缺陷的动物模型有增强、改善的作用，除了提高中枢胆碱能系统功能外，也能提高脑内多巴胺、单胺及GABA能功能，石杉碱甲还具有明显的神经细胞保护作用，能对抗多种损伤剂造成的细胞凋亡和氧化应激。

2.自由基清除剂 AD脑细胞死亡过程可能有氧化自由基的参与，自由基引起的β-淀粉样蛋白沉积与细胞膜产生反应，引起细胞内氧化过程，导致自由基释放。因此，减少自由基生成和保护神经元免受自由基损害的药物对AD可能有治疗作用。维生素E和司来吉兰有抗氧化作用，已作为自由基清除剂用于帕金森病的治疗。

3.神经营养因子 有人提出营养因子代谢紊乱可能与AD神经病理有关。资料表明在神经发育的各个阶段，神经元的存活都受神经营养因子的影响。因此神经营养因子可用于AD治疗。营养因子包括神经生长因子、神经元存活因子和轴突伸长因子，其中以神经生长因子较为重要。

4.代谢增强剂 喜德镇，能够改变第二信使cAMP的水平，是多巴胺、5-HT和去甲肾上腺素能受体的部分激动剂。数项研究表明，高剂量的喜德镇可治疗痴呆，特别是当认知损害轻微时。还有研究表明情绪改善较认知改善还要明显。

5.谷氨酸受体拮抗剂 美金刚，FDA批准治疗中度至重度阿尔茨海默病。

其他适应证包括：轻度至中度阿尔茨海默病、其他疾病所致的记忆障碍、轻度认知损害以及慢性疼痛。

美金刚为低至中度亲和力的非竞争性 NMDA 受体阻断剂，其 NMDA 拮抗作用能够阻断与阿尔茨海默病相关的谷氨酸受体长期兴奋。美金刚的绝对生物利用度约为 100%，最大吸收峰为 3～8h，食物不影响美金刚的吸收。在 10～40mg 剂量范围内的药代动力学呈线性。常用的剂量范围：10mg/d，每日 2 次。起始剂量为 5mg/d，以后每周增加 5mg；每日大于 5mg 时应分次服用。最大剂量 20mg/d。

常见不良反应有头晕、头痛和疲倦。少见的不良反应有焦虑、肌张力增高、呕吐、膀胱炎和性欲增加。有癫痫发作的报告，多发生在有惊厥病史的患者。肾功能损害者慎用，注意剂量应下调，不建议严重肾功能损害者使用。肝功能损害者不需要调整剂量。

6.碳酸锂　最近的分子生物学研究发现了锂盐的两个新作用，即长期的锂盐治疗能抑制 GSK-3β。GsK-3β 能调节 tau 和 β-连环蛋白的水平，此两种成分在 AD 的中枢系统退行性变中起作用。同时，锂盐能增加重要的保护性蛋白 Bcl-2 的水平。这些发现都说明锂盐的长期效应有神经保护作用。

7.非典型抗抑郁药　抗抑郁药 5-HT 激动剂噻奈普汀有神经保护作用，研究发现抑郁症患者治疗后，海马处神经元树突的数目和长度增加，海马体积增加。动物研究发现，该药有改善记忆的作用。

8.新型抗精神病药　奥氮平有神经保护作用，可以改善认知，增加全脑灰质的体积。

第十三章　无抽搐电痉挛治疗与重复经颅磁刺激治疗

第一节　无抽搐电痉挛治疗

　　无抽搐电痉挛治疗(MECT)又称改良电休克治疗,是利用短暂适量的电流刺激大脑,引起患者脑细胞同步放电,产生一次癫痫大发作,从而脑内的神经递质代谢也会产生相应改变,而达到治疗精神障碍的一种方法。由于在通电治疗前先做静脉麻醉并注射适量肌肉松弛剂,因而患者无明显抽搐发作。

一、MECT 治疗适应证和禁忌证

【适应证】

(1)抑郁状态、严重抑郁,有严重消极观念、自伤、自杀企图和行为或明显自责自罪者。

(2)极度兴奋躁动、冲动伤人者。

(3)缄默、违拗、拒食、拒药、木僵状态或亚木僵状态。

(4)精神疾病处于精神运动性兴奋,或有严重的焦虑、强迫者。

(5)明显幻觉、妄想。

(6)癫痫性精神障碍、分离转换障碍、严重应激反应等。

(7)药物治疗效果不明显、对药物不能耐受或不适于药物治疗者。

(8)难治性精神疾病或须长期维持治疗者。

【禁忌证】

除对麻醉药物和肌松剂过敏者,无抽搐电痉挛治疗无绝对禁忌证。尽管如此,有的疾病可增加治疗的危险性(即相对禁忌证),必须高度注意。具体禁忌证如下所述。

(1)最近的颅内出血,大脑占位性病变或其他增加颅内压的病变。

(2)心脏功能不稳定的心脏病、心肌炎、严重的心律失常。

(3)嗜铬细胞瘤,出血或不稳定的动脉瘤畸形。

(4)严重高血压。

(5)青光眼、视网膜脱离。

（6）急性重症全身感染性疾病。

（7）严重呼吸系统疾病如严重的支气管炎、哮喘、活动性肺结核。

（8）服用对循环及呼吸有明显抑制作用的药物，如利血平片等。

（9）严重的肝、肾及内分泌疾病。

（10）由于躯体疾患引起的明显营养不良者。

（11）严重骨和关节疾病、韧带断裂等。

（12）儿童、孕妇应慎用。

二、MECT 治疗方法

【MECT 术前准备工作】

（1）应向患者和家属进行必要的解释，解除紧张恐惧情绪，争取合作，签署知情同意书。

（2）应详细询问病史、查体、必要的理化检查，包括心电图、血生化、脑电图，胸部和脊柱 X 线照片等。

（3）治疗前应将抗精神病药物减量，剂量以中小剂量为宜；新型抗抑郁药可接近治疗量；碳酸锂应为每日 750mg 以下。如果没有特殊情况应停用抗癫痫药物，如果患者同时患有癫痫时可将抗癫痫药物减为半量。治疗前一天晚上，尽量避免服用长效安定类的镇静安眠药物，以免影响治疗的效果。

（4）每次治疗前应测体温、脉搏、呼吸和血压。

（5）治疗前 6 小时内禁饮食，避免在治疗过程中发生呛咳、误吸、窒息等意外事故；临近治疗前先排空大、小便，取出活动义齿、发夹及各种装饰物品，清除所有化妆，去除指甲油，解开领扣及腰带。

（6）治疗室应安静、宽敞明亮，备好各种急救药品和器械，室温应保持在 18～26℃。

（7）打开 MECT 治疗仪和多参数监护仪，开通氧气；准备好所需药品及牙垫等；抢救设备为应急状态。

【MECT 术中工作】

（1）患者平躺于治疗床上，为患者监测血氧饱和度及心电，连接好脑电监测电极及 MECT 电极（MECT 电极位置在太阳穴处，并与眼球保持一定距离，头带必须保持一定松紧度），观察患者血氧饱和度及心率。

（2）依据患者体重计算麻醉药及肌松药的用量（麻醉药：丙泊酚，1.0～2.5mg/kg；依托咪酯，0.2～0.6mg/kg；肌松药，0.5～1.2mg/kg。首次治疗时依据此标准，根据患者的具体情况调整后续治疗时药物使用剂量，做到药物剂量个体化）。

（3）用 0.9％生理盐水 10～20ml 开通静脉通道，确保静脉通畅后，遵照医嘱依次推注下列三种药物。阿托品 0.5mg，以 0.9％生理盐水稀释至 1ml，心率在 80～100 次/min 时减半，心率超过 100 次/min 时停用；患者如有心血管疾病时，依据具体情况作出调整。丙泊酚或依托咪酯作为诱导麻醉剂，至睫毛反射迟钝或消失即可；麻醉深度根据患者躯体情况而定。氯化琥珀胆碱以 0.9％生理盐水稀释至 5ml，迅速推入，使肌肉松弛。由于氯化琥珀胆碱的作用与性别、年龄、肌肉发达程度等有关，个体差异较大，使用剂量可酌情而定。

（4）测量电阻（应为 200～3000Ω 之间，低为短路，高为断路），调节好相应能量，首次治疗者应根据患者的年龄、服药情况而定，再次治疗者应根据上一次治疗情况而定。

（5）使用麻醉药和肌松药后，注意观察患者血氧饱和度，保持呼吸道通畅，同时面罩加压给氧，使患者的血氧饱和度尽量保持 90%～100%，待患者肌肉完全松弛（约 60～90s）后放好牙垫（应垂直放入牙垫，防止唇、舌损伤），行 MECT 治疗。

（6）强直期结束后取出牙垫，根据血氧饱和度变化随时加压给氧，去除患者呼吸道的分泌物，待仪器描记完毕后，取下所有头部电极片。直到患者自主呼吸恢复，呼吸频率均匀，血氧饱和度平稳不再下降，取出静脉穿刺针，去除心电监护，将患者送入恢复室观察。

（7）一次有效的治疗应具有以下指标：脑电监测指标的抑制指数和峰值强度应达到一定数值（具体数值因设备而定），发作时间应在 20～120s。发作过程中，由于交感神经兴奋可观察到患者面部潮红、结膜充血、瞳孔放大、心率明显加快。部分患者的面部肌肉及四肢远端可出现轻度节律抽动。

【MECT 术后工作】

患者在恢复室观察 10～30min，此时注意观察患者的血氧饱和度，如有缺氧，应及时面罩加压给氧，当患者意识完全清醒后，无明显头痛、恶心、胸闷、心悸等不适感时可离开观察室。

三、MECT 治疗相关不良反应

1.头痛、头晕、恶心、呕吐、发热　是 MECT 治疗后常见的不良反应，临床上多为一过性表现，一般为 0.5～1h，很少超过 1h，MECT 治疗和麻醉药物均有可能导致此类反应，其中依托咪酯多见，可以考虑换用其他麻醉药物，部分患者会缓解。不缓解的患者，轻者无需特殊处理，严重者对症处理。

2.呼吸道梗阻　由于麻醉药物的使用，呼吸道梗阻发生率高，其中以舌后坠较为常见，故治疗后恢复期应密切观察。处理时症状轻者将患者头部后仰，托起下颌即可打开呼吸道；重者可置入口咽通气道。偶见喉痉挛的患者，可给予加压人工通气，无效者可以静推氯化琥珀胆碱 25～50mg。

3.认知功能影响　大多数患者在接受电痉挛治疗之后都会出现一定程度的认知功能改变，轻者表现为近记忆力减退，重者可有远记忆力下降、注意力集中困难、反应速度减慢，甚至表现为一定程度的意识障碍。MECT 引起认知功能改变与很多因素有关，如刺激波形、抽搐形式、治疗次数、频率、电流强度、刺激电量、单次刺激波宽、电极安放位置、合并用药等，患者治疗之前的躯体状况及神经系统功能状态也会对认知功能变化有影响，治疗以对症处理为主，如促大脑代谢治疗等。

4.吸入性肺炎　由于在 MECT 治疗前严格禁食、禁水 6 小时以上，在治疗后一般不会出现严重的反流现象，有些患者虽然分泌物较多，但对于多数患者来说，在自主呼吸恢复之前吞咽反射已经出现，因此一般情况下不会出现误吸现象；只有当患者分泌物较多，自主呼吸恢复时伴有缺氧，且未给予及时处理的情况下，才有可能出现误吸情况。如出现误吸情况以对症处理为治疗原则。

5.谵妄状态　一般表现为简单机械的重复动作、神志模糊、表情茫然、定向力障碍、对命令无反应、激越、不宁等,无危险性的患者无需处理,约十几分钟症状会自行缓解,对于持续时间长、伴有危险行为的患者可在治疗结束后静推丙泊酚 30～60mg 或地西泮 10～20mg,对仍然无效者要加强护理,防止患者发生意外。目前机制尚不清楚,可能反映了大脑在治疗后导致神经代谢活性增强,也可能与麻醉相关。

四、MECT 治疗疗程

MECT 治疗疗程视病情而定,一般以 6～12 次为 1 个疗程。病情急重者可每天 1 次,连续治疗 3～6 次以后隔 1～2 日 1 次。难治性精神疾病的疗程可适当延长,随着药物的调整,可逐步过渡到每周 1～2 次或更长间隔。长期维持治疗的患者,间隔时间可根据具体情况调整,一般每月 1～2 次。

第二节　重复经颅磁刺激治疗

一、重复经颅磁刺激

经颅磁刺激(TMS)是一种在脑的特定部位给予磁刺激的新技术,由 Barker 等在 1985 年首先创立,其作用原理是把一绝缘线圈放在特定部位的头皮上,当围绕线圈的强烈电流通过时,就会产生强度为 1.5～2.5 特斯拉(Tesla,磁场强度单位)的局部磁场,局部磁场会以与线圈垂直的方向透过头皮和颅骨,进入皮质表层的一定深度。初始电流强度的快速波动会导致磁场的波动,磁场的波动又会导致在皮层表层产生继发性电流(大约仅为初始电流强度的 1/10万),产生的感应电流可影响神经细胞的功能。在某一特定皮质部位给予重复刺激的过程,称作重复经颅磁刺激(rTMS)。

rTMS 的刺激线圈有多种。大的圆线圈穿透性较强,作用面积也比较大;小型 8 字线圈作用面积小,空间局限性较好,刺激运动皮层的空间分辨率可以达到 0.5～1.0cm,但穿透性较弱,只能达到脑内 3cm 的深度。刺激频率在 1Hz 或以下为低频 rTMS,1Hz 以上为高频rTMS。不同频率的 rTMS 对运动皮层的调节作用不同,高频 rTMS 使刺激部位大脑皮层的兴奋性增加,低频 rTMS 降低皮层的兴奋性。

二、rTMS 治疗参数

rTMS 治疗参数包括刺激部位、强度、频率、刺激时间、疗程等。

1.刺激部位　rTMS 治疗精神疾患时,线圈刺激部位多集中在额叶,额叶作为人类大脑发育的最晚脑区,与大部分精神疾病关系密切,而且该部位易于定位及进行磁刺激。常见的刺激部位左背侧前额叶、右背侧前额叶、左前额叶、双侧额叶等。治疗精神分裂症幻听症状时,刺激部位选择为颞顶叶。

2.刺激的强度　刺激强度用运动阈值(MT)进行定量。运动阈值是指将线圈置于颅骨外对应运动皮质处,逐渐增加刺激强度,直至对侧手指出现运动,此时的刺激强度即为运动阈值。rTMS治疗精神障碍的强度范围80%~130%的运动阈值,最大不超过130%。

3.刺激的频率　刺激的频率范围为1~25Hz。

4.刺激时间　时间参数包括:一个刺激序列时间、序列间隔时间,每天的刺激时间(完成每日总刺激序列所需时间)以及总的治疗天数。当然刺激频率和刺激时间决定了序列刺激数及刺激总数。

上述治疗参数的组合选择形成基本治疗方案。例如频率20Hz,刺激强度为80%,一个序列刺激时间为2s,一个序列刺激数为40,序列间隔时间为58s,每天20个刺激序列,每周5天,持续2周共10个工作日。这是治疗精神分裂症阴性症状常常选用的治疗方案。

2008年在意大利举行的经颅磁刺激共识会议上,成立了由各国专家组成的"TMS安全工作组(STMSCG)",并于2009年发表了"TMS临床及研究应用指南"。对1998年美国国立卫生研究院出台的"TMS安全应用指南"进行了补充,后者被国际临床神经生理学会采用。该指南就不同强度下的序列间隔时间做出规定,当强度大于100%时,序列间隔时间不得小于5s。下表为不同频率及强度下对一个序列的最大刺激时间和刺激数的规定。

三、rTMS基本操作技术

rTMS不需要全身麻醉,在门诊很容易操作,并且安全性高,不良反应少。现在的rTMS刺激仪多实现了参数的电脑化管理,操作界面简洁直观。各厂家rTMS仪操作过程有所不同。一般而言,rTMS仪的基本操作过程如下。

(1)检查电源是否连接好,如果旋钮控制强度,则将控制旋钮旋至最小。

(2)将线圈与磁刺激器相连接。切记:连上刺激线圈之后才能打开治疗仪。

(3)打开开关。

(4)在操作屏幕上,然后在测试选择项目下,选择其中运动诱发的磁刺激项目。

(5)测量运动阈值(用于确定刺激强度,同一患者无需每次都进行测定)首次的患者需要测量运动阈值。方法:使患者处于安静放松坐姿,右手掌心向上,自然放松。然后使用8字线圈、单脉冲TMS间断刺激左侧大脑运动中枢,逐渐加大刺激强度,每次刺激前后至少间隔5s,刺激点可沿运动中枢的颅外对应位置移动,当右手任一手指出现可见抽动,出现频率≥1/2刺激数时,此时rTMS仪的输出强度即为100%MT。

(6)通过强度刺激旋钮确定刺激强度。

(7)rTMS接受者取坐姿,背对仪器,线圈放在所选择的颅骨某部位上。背外侧前额叶(DLPFC)的定位:阈值测定点(手指出现抽动时线圈中点)前外5cm;如果rTMS仪器配备红外定位装置,则可以根据患者的MRI图像资料准确定位。

(8)在操作屏幕上选定刺激频率。

(9)在操作屏幕上选择刺激序列时间等其他参数组合(现在大部分 rTMS 刺激仪具有刺激程序保存功能,以便下次治疗时直接调用刺激程序)。

(10)按下"激发"按钮。

(11)治疗完成后,将线圈放回支架上。

(12)关机顺序关闭操作屏幕,关闭刺激仪开关,最后关闭电源开关。

四、rTMS 治疗精神障碍及其疗效

目前用 rTMS 进行治疗的精神科疾病主要包括抑郁症和精神分裂症。还有,少部分研究 rTMS 治疗强迫症、创伤后应激障碍(PTSD)及个别研究 rTMS 对孤独症、注意缺陷多动障碍(ADHD)、图雷综合征、惊恐障碍等。

1.抑郁症　rTMS 作为治疗抑郁症的一种方法,研究最为深入。荟萃分析表明 rTMS 具有中度抗抑郁作用。在全世界 20 多个 rTMS 研究中心,大部分已经都证实 rTMS 对抑郁症的疗效。在抑郁症治疗参数的选择上,刺激频率的差别较大。1Hz、10Hz、20Hz 均被发现对治疗抑郁症有效。刺激部位的选择:目前,背侧前额叶(DLPFC)是抑郁症刺激最常选择的治疗靶点。影像学的研究发现较为一致的结果:抑郁症患者左侧前额叶各区 CBF 和代谢异常降低。影像学的发现为治疗靶点的选择提供了一定的指导。加拿大、新西兰、以色列等国家较早批准了 rTMS 应用于抑郁症的治疗。美国 FDA 于 2008 年批准 rTMS 治疗仪用于抑郁症的治疗,并规定:成年抑郁症患者的抑郁发作,经过一种抗抑郁剂在最小有效剂量和疗程治疗后,疗效不佳者可以进行 rTMS 治疗。

到目前为止,国内外研究表明 George 等对高度耐药性的双相和单相抑郁症患者用 rTMS 进行了开放性研究,他们使用高频率(20Hz),共治疗 5 天,用汉密尔顿抑郁量表(HDRS)评分;发现 2 例患者明显进步,2 例患者有一定进步。Pascual-Leone 等对 17 例重型抗药性抑郁症患者进行了随机双盲对照研究,连续 5 天为 1 个疗程,共 5 个月。结果发现,刺激左背外侧前额可使 HDRS(25.2～13.8)和 BDI(47.9～25.7)评分明显改善,其中 15 例患者在最初 2 周症状有明显改善。Figiel 等报道用 rTMS 治疗 50 例难治性抑郁症患者,21 例症状明显改善。Nahas 等报告 rTMS 治疗抑郁症(DSM-Ⅳ)孕妇获得成功。

国内学者分别应用高、低频治疗抑郁症患者,都取得较好的临床疗效。北京大学第六医院的李斌彬等人组 60 例符合 DSM-IV 诊断标准的抑郁症患者随机分配至低频组和高频组治疗 4 周,刺激部位为背外侧前额叶。发现低频和高频同样对抑郁症有效,4 周末显效率优于 2 周末(27.6% vs 7.8%)。所以在治疗时间上,建议 4 周治疗以获得患者症状最大程度的缓解。

2.精神分裂症　rTMS 治疗精神分裂症的研究抑郁症相比较少。但现有的国内外临床研究(包括 meta 分析研究)认为 rTMS 对精神分裂症幻听及阴性症状有效。病理和药理学研究表明,精神分裂症的病理生理学表现包括中枢神经系统的兴奋和抑制功能紊乱。应用 rTMS 治疗精神分裂症的研究中,有报道低频率 rTMS 作用左侧前额叶皮质可以改善幻听症状,而高频率 rTMS 刺激该部位可以改善阴性症状。Vercammen 等研究了低频率 rTMS 对精神分

裂症的作用。结果发现，左侧颞顶区刺激组幻觉出现次数显著减少，双侧颞顶区刺激组言语性幻听也得到显著改善。

　　Hajak 和 Jin 报告高频刺激左前额叶背外侧，真刺激组较伪刺激组 PANSS 阴性症状评分有显著改善。

　　北京大学第六医院完成了北京市科委重大项目之一"rTMS 对精神分裂症幻听和阴性症状疗效及机制研究"。共入组 272 例，刺激部位为 DLPFC，高频（10Hz）治疗阴性症状，低频刺激（1Hz）治疗幻听。rTMS 治疗阴性症状的研究结果表明，接受真刺激治疗的患者与对照组患者相比，阳性和阴性症状量表（PANSS）评分阴性症状评分亦改善，改善主要体现在行为活动增多，愿意与人交往。阴性症状评定量表（SANS）分值改善体现在思维贫乏、情感平淡、意志缺乏、兴趣（社交）、注意障碍等条目上。本研究 rTMS 治疗顽固性幻听的结果显示，接受真刺激治疗的患者与对照组患者相比，幻听的表现有所改善。因本研究的平均病程为长（17.00＋12.81 年），把研究对象以病程长短分别分析，发现病程 10 年内及病程 10～20 年患者组中，真刺激组幻听量表（AHRS）评分改善显著高于对照组，病程在 20 年以上没有发现显著差异。提示顽固性幻听的治疗效果与病程的长短有关，病程越短越有疗效，病程长相对疗效差。

　　3. 强迫症　　rTMS 治疗强迫症的研究相对较少，在两项随即对照研究中，刺激频率为 1Hz，其中一项研究，部位为左侧前额叶眶回，强度为 80％；另一项研究刺激部位为双侧辅助运动区，强度为 100％。治疗后强迫症状缓解。

　　4. 创伤后应激障碍　　rTMS 治疗创伤后应激障碍的临床研究虽少，但结果相对一致。高频相比低频刺激右背外侧前额叶更能够缓解创伤后应激障碍的焦虑障碍。

五、rTMS 治疗需要考虑的安全问题

　　1. 体内存在金属物　　理论上讲，由于电磁效应，rMTS 线圈会对其磁场范围内的磁体、可磁化金属物品（钛金属不是磁化金属）、线圈、电极产生影响，金属可能会发热、磁体会受磁力作用移动；线圈则会产生感应电流。影响的大小则取决物体性质及磁场强度。

　　rTMS 治疗中需要进行安全考虑的医疗植入物包括：①脑皮层刺激阵列电极；②深部脑刺激电极（DBS）；③人工耳蜗；④迷走神经刺激器（VNS）；⑤心脏起搏器；⑥颅骨替代金属片；⑦金属假牙；⑧骨折后金属固定物等。

　　2. 癫痫发作史　　虽然引发抽搐是 rTMS 的可能不良反应之一，现有的资料显示，低频 rTMS 在癫痫患者中的应用较安全，且 meta 分析认为低频 rTMS 对顽固性癫痫有效。国外一项研究中低频 rTMS 应用于 152 名癫痫患者中，未出现由 rTMS 诱发的抽搐。有综述国外资料显示 rTMS 在癫痫人群中引发抽搐的比率是 1.4％（4/280），考虑到患者服用抗癫痫药物可能防止了 rTMS 引发抽搐。到目前为止还没有在未服药的癫痫患者中 rTMS 治疗诱发癫痫发作的资料。

　　3. 严重或近期发作的心血管疾病　　严重心血管疾病并非 rTMS 所独有的需要考虑的安全问题，虽然没有证据表明 rMTS 对心血管系统有不良影响，而且 rMTS 也用于治疗心肌梗死

后死的抑郁状态。但如果患者严重心律失常或近期有心肌梗死发作史,需要请心血管科医生会诊,对可能的风险做出评估后,谨慎决定是否接受 rMTS 治疗。

4.脑外伤、脑卒中史　rMTS 临床上用于脑卒中、脑外伤后的康复,以及脑外伤、脑卒中后继发的抑郁状态的治疗。所以脑外伤或脑卒中史并非 rMTS 的绝对禁忌证。

如果患者有近期脑外伤史、rMTS 线圈激发时引起的头皮收缩可能加重患者疼痛感,则不考虑 rTMS 治疗。近期的脑卒中,待患者处于康复期,在与神经科医师会诊后,决定是否接受 rTMS 治疗。

5.孕期妇女　在距离 rTMS 线圈远处,磁场很快就衰减了,理论 rTMS 对胎儿没有直接影响。国外资料显示 rTMS 治疗患有抑郁症的孕期妇女时,未发现对患者和胎儿有不良影响。考虑到有关精神分裂症孕期妇女资料不足,我们建议对于孕期妇女,谨慎使用 rTMS 治疗,线圈应当避免接近患者腹部。

6.儿童精神分裂症患者　尽管有近 80 多个 rTMS 用于近 300 名儿童神经系统异常治疗的临床研究,均未报道有不良影响的发生。已经开展的 rMTS 治疗儿童注意缺陷多动障碍(ADHD)以及自闭症的研究,也未报道不良影响。但考虑到儿童期神经系统仍然处于发育阶段,且 rTMS 缺乏治疗儿童精神分裂症患者的安全相关资料。我们建议儿童精神分裂症患者,谨慎使用 rMTS 治疗,对于药物治疗无效的、伴顽固性幻听的患儿才考虑 rTMS 治疗。

六、rTMS 的不良反应与处理

rTMS 安全性高,不良反应少,患者一般都能耐受。rTMS 不良反应如下。

1.头痛　rTMS 所致头痛性质类似于紧张性头痛,由于头皮肌肉反复受刺激收缩所致,发生率 10%～30%。持续时间多较短暂,多可自行缓解,若持续时间较长或难以忍受时,可服用阿司匹林等解热镇痛药对症治疗。目前未发现 rTMS 可能引发偏头痛或者其他严重头痛。

2.癫痫发作　据 1998 年 TMS 安全性国际工作组报道,自 TMS 使用以来至 1998 年,全世界 TMS 研究中共报道 9 例癫痫发作,与频率过高、强度过大有关。自 1998 年世界 TMS 学会颁布治疗指南并规定最高频率及最大刺激强度后至 2008 年,报道 6 名患者出现癫痫发作。考虑到总体治疗人数,rTMS 导致癫痫发作的发生率要小于许多药物。

3.对听力的影响　高频 rTMS 在治疗时,最大噪声可能超过 140dB,当刺激部位在背侧额叶,靠近耳旁,长时间治疗可能短暂增加患者的听力阈值。治疗前应当询问患者是否带有助听器,如有可摘取助听设备。如果无法摘除,请使用耳塞或隔音耳机。对于明显伴有焦虑、易激惹的患者,治疗前应当对这一点予以告知,以免患者受到惊吓或感到不适。

4.牙痛　曾有个案报道 rTMS 刺激背外侧前额叶导致患者牙痛的报道,可能是由于 rTMS 刺激到三叉神经通过颞神经投射至口齿区所致。

5.对认知功能的影响　rTMS 对认知功能没有负性影响,同时有研究发现 rTMS 可以增加患者工作记忆。

综上所述,目前认为 rTMS 是一种安全性耐受性较好的治疗方法。rTMS 对精神疾病的治疗作用日益显现,特别对抑郁症及精神分裂症的治疗已引起广泛研究治疗。rTMS 疗效相对有限,然而其无痛无创的特点更容易为患者所接受。事实上,加拿大、新西兰、以色列等国家较早批准了 rTMS 应用于抑郁症的治疗。美国 FDA 于 2008 年批准 rTMS 治疗仪用于抑郁症的治疗。磁刺激理论的完善及其在脑科学、临床医学方面的应用有着重要的临床意义,将 rTMS 与脑功能成像技术相结合以进一步明确及提高治疗精神疾病的疗效是今后研究的重点。

第十四章　心理治疗

第一节　心理治疗一般规范

心理治疗是指治疗者借助心理学的方法（语言的和非语言的）帮助患者改变其心理活动，解决患者的情感、认知及行为等方面问题的一类治疗方法。

心理治疗的目的是减轻或消除患者的痛苦和症状，去掉不良的思维和行为方式，改善患者的人际关系，提高对环境的适应能力。

良好的医患关系（治疗者与被治疗者的关系）是心理治疗的基础，是各种治疗方法产生疗效的前提。治疗应遵循一定的理论和原则，在自愿的基础上进行，并对患者的隐私予以保密。

心理治疗是一门理论性、经验性和实践性较强的治疗技术，它不同于一般的"思想工作"，不是简单的批评、教育及开导。治疗者与被治疗者之间应是一种职业性联系，生活中人们对求助者的安慰、劝解及帮助不能称为心理治疗。

一、分类与形式

心理治疗的分类方法很多，其形式多种多样，可根据不同的理论体系或学派进行分类，如精神分析学派的心理治疗、行为主义学派的心理治疗、人本主义学派的心理治疗，也可根据不同的治疗对象和参加人数来划分，如个别治疗、团体治疗、家庭治疗、婚姻治疗、儿童和青少年的心理治疗、老年期的心理治疗等。此外还有许多其他的分类方法与形式。

依据一定的理论、有一定方法学的专门的（或特殊的）心理治疗也被称为狭义的心理治疗，与之相对应的为广义的心理治疗。广义的心理治疗主要强调医生与患者接触时"心理治疗性"的基础的行为方式和态度（理解、接纳、支持），治疗者不一定是心理治疗的专业人员，而是涉及从事临床工作的各科医务人员。

二、适应证

凡是有交往能力的患者均可接受广义的心理治疗，如昏迷者不具有交往能力，则无法接受治疗。狭义的或专门的心理治疗主要适用于各类神经症，如焦虑障碍、恐怖障碍、强迫障碍、躯体形式障碍,以及癔症、人格障碍、进食障碍、性障碍、恶劣心境、适应障碍、物质滥用等。专门的心理治疗也适用于心身疾病以及某些非急性期或康复期的重性精神病患者。

各种治疗方法均有其各自的适用范围,同一类障碍也可采用不同的治疗方法。

三、心理治疗的作用方式

治疗者在与患者的交往中(治疗性人际互动),通过语言和非语言的形式来探索和影响患者的情感、体验及行为。心理治疗的作用方式主要涉及以下几方面:

1.支持与安慰 在感情上理解患者,认真对待他们的主诉或痛苦,肯定和鼓励积极的方面。

2.学习与教育 指导患者改变不良的思维方式、学习新的行为方式、缓解痛苦的情绪体验。

3.分析与自我探索 帮助患者分析和探索自我,搞清被压抑的愿望或要求,解决好心理冲突,去掉自卑及自责。

4.宣泄 促使患者把内心的痛苦和压抑的情感释放或排解出来,从而减轻内在的压力和负担。

5.暗示 利用暗示和自我暗示的心理过程使患者接受治疗者的意图,达到治疗目的。

四、影响疗效的因素

1.治疗方法 心理治疗的方法很多,它们来源于不同的理论体系,有不同的适用范围,较难相互比较。现有的研究并不能证明某种技术在方法学上占有绝对优势,即治疗方法本身对疗效的影响并不十分重要。

2.治疗关系 治疗者与被治疗者之间的治疗联盟关系对心理治疗的效果有着十分重要的意义,往往比治疗技术更重要,它是各种技术或方法产生作用的前提,是治疗的"催化剂"。

3.患者因素 患者的动机、求治欲、对病因(心理因素致病)的认识、压力或痛苦程度、继发疾病获益的程度、心理社会因素的可调节性(是否可以改变)、情感的体验能力、领悟能力、交往能力及智能状态等因素对心理治疗的效果均有影响。如治疗动机不明确、疾病获益明显,则可导致不良预后。

4.治疗者因素 对治疗有积极作用的治疗者的特性包括富有同情心、善解人意、乐于助人、能够倾听、有主见、有耐心、真诚、理智、灵活、宽容等;此外,治疗者的交往能力、耐受挫折的能力等对疗效也有影响。

五、对专业人员的要求

心理治疗的专业人员为医生和心理学工作者。有经验的或经过培训的护士也可组织患者进行某些集体形式的治疗,如森田治疗、放松训练、音乐治疗等。

从事心理治疗的专业人员应具有一定的学历,并经过相应的职业培训。作为专业人员,除具有扎实的专业理论知识及实践经验外,还应具有良好的职业道德、较强的责任感及健康的心理状态,应本着对患者负责的态度认真、谨慎地处理每一问题,要尊重患者或求助者的人格、保护他们的利益。

第二节　医患关系技术

心理治疗技术种类繁多,大致可以分为建立和维持治疗关系的技术与促进变化的技术两大类。任何一种临床治疗过程都是在治疗师与患者之间形成的互动关系情境之中发生的,良好的治疗关系使参与到治疗过程的各方能够设身处地进行相互沟通、交流,保障各种诊疗措施的有效实施。

关系技术是各种心理治疗所共有的,是各种促变技术得以发挥作用的基础,在处理精神科以外的问题时也成为重要的非特异性治疗因素。所以,医患关系不仅仅是伦理问题,而且也是一个重要的治疗技术范畴。

一、适应证

(1)在精神卫生领域临床工作中作为特殊心理治疗的基础性技术。

(2)临床医学各专业建立、维持医患关系时作为辅助技术。

二、禁忌证

(1)无绝对禁忌证。

(2)与低龄患者建立关系时不完全适用。

(3)对有意识障碍、明显精神病性症状和中重度精神发育迟滞、痴呆的患者不完全适用。

三、操作方法及程序

1.摆正治疗师的位置与角色　医患关系应该以平等、理性、坦诚为基础,不是互相利用、操纵的关系。不同的患者对治疗师有不同的期望,不同的治疗师有相对稳定的治疗关系观念和个人风格。治疗师应自始至终注意调整与患者之间的价值观差异、期待差异,建立顺当和有效的互动关系,保证有适当的依从性。

2.开始医患会谈　迅速建立信任感,尽快与患者间建立和睦、亲善、默契的治疗关系。

(1)主动示好、问候、做自我介绍,避免不利的表情、姿势、体态。

（2）挑起话题，介绍环境，观察对方反应。随后，让对方有讲话机会。

（3）空间与设施安排要保护隐私，安静、整洁。

3.接纳与反映　神情专注，鼓励对方说话，显示对患者情感状态的理解。在患者陈述时，将其没有表达出来的情感、态度或思想点明或者映照出来，加强对方对隐蔽的体验的感知和理性化、言语化能力。

4.告知治疗规划（结构技巧）　对治疗过程的性质、条件、可能的努力方向、局限性和可能达到的目标作适当的定义和解释，使患者对自己的位置、权利和义务有较清晰的定向。简要说明所需时间、费用。对于重要的治疗措施、重大分歧、潜在危险，须请患者或其委托人、监护人做出"知情同意"与"知情选择"并在有效文书上签字，以提高依从性、分担风险。

5.倾听　倾听既是采集信息的过程，也是主动接纳、关切的过程；不仅要听说出来的，还要解析和评价静默或中断现象的原因和意义，把握自己介入的时机。

6.引导　自然、灵活地保持和转换话题，指引或影响患者思路，保障访谈效率和质量。涉及家庭、性问题及与其他人的关系问题时要谨慎。

7.宽慰和承诺　提供支持、保证，对其行为及有用的信念进行强化性的奖赏、鼓励，培植对于将来奖赏的期望，保持探讨问题、解决问题的兴趣，降低焦虑和不安全感。

8.一般性暗示　随着以上工作的推展，逐渐使对方情绪和身体放松，安静，对治疗师发出的信息接受性逐渐增高，批判性逐渐削弱，注意越来越集中，意识相对狭窄，与主题相关的想象增加，思想受到诱导，进入一种放松的警觉状态。

9.终止治疗　心理治疗有始有终，适当时候要考虑如何结束一次访谈、一个疗程，解除治疗关系。40～50min 是许多治疗流派用来计算治疗费的单位时间。家庭治疗常达到 90～120min。总疗程的长短变异很大。

为了强化访谈的效果，治疗师对会谈进行总结和评论，反映、交流访谈中的印象和感受，感谢对方的合作，指出其表现出的优点和长处。最后，预约下次访谈时间，并且布置间歇期要做的"家庭作业"。

四、注意事项

（1）治疗关系贵在自然、坦诚、融洽，避免机械、刻板、做作。

（2）使用支持、保证技术时，尊重患方自主性，注意自我保护，承诺适当。

（3）治疗师应避免被患者依恋、崇拜、敬畏；避免在工作关系基础上发展朋友关系、商业关系、性关系。这些关系不利于促进治疗变化，容易导致越界行为。

（4）保密原则：

①尊重患者的个人隐私权。有关信息应专门保存，无关人员不得接触。

②为防止意外事件的发生，以下情况不能保密，并由治疗师及时向有关人员告知：其他人有生命危险；来访者自杀倾向明显；近亲乱伦；老年人、儿童被虐待。

第三节　常用的个体心理治疗方法

一、暗示——催眠技术

本条限于专业人员针对特定临床问题,诱导意识状态改变而系统使用的暗示及催眠技术。

(一)适应证

1.直接暗示　用于对症处理各科临床上常见的焦虑、急性心因性反应,转换性癔症患者的急性躯体功能性障碍、睡眠障碍。

2.系统的催眠治疗

(1)心身性障碍及躯体问题:慢性疼痛、偏头痛、紧张性头痛、急性疼痛;克罗恩病、消化性溃疡;哮喘、花粉热;原发性高血压;血管运动性疾病;性功能障碍;恶心、呕吐;继发性及医源性焦虑、恐惧、抑郁等情绪反应;外科术前准备、睡眠障碍。

(2)神经症性障碍:恐惧症、强迫症、抑郁反应、创伤后应激障碍、躯体形式障碍(如转换性障碍、躯体化障碍、疑病症、身体变形障碍及疼痛障碍)。

(3)行为障碍:咬指甲、遗尿症、吸烟、肥胖、学习困难及体育竞技压力。

(二)禁忌证

(1)对早期精神病、急性期精神病、边缘型及偏执性人格障碍、中重度抑郁症不做催眠治疗;对分离性障碍患者及癔症性人格障碍者慎用。

(2)在滥用的情况下,群体性催眠可使具有依赖、社会不成熟、暗示性过高等人格特征的参与者发生明显的退化、幼稚化。

(三)操作方法及程序

1.前期准备　通过预备性会谈、暗示性实验或量表检验受试的个体性反应方式,评测接受暗示的程度及负性情绪或态度。

2.直接暗示　利用医患关系及医师的权威角色,营造合适氛围,直接使用言语,或借助适当媒介,实施直接针对症状的暗示。

(1)告知诊断和解释。

(2)用坚定的口吻进行安慰、鼓励,做出有信心的承诺。

(3)针对突出症状或体征,将患者注意力集中于患部的运动、感觉,或某种心理体验,或治疗师声称能产生特殊躯体效应的媒介,并预示变化。

(4)让患者体验预期的躯体变化,用仪式性的操作强化变化体验,如:服用安慰剂;皮下注射能产生疼痛但对身体无害的注射用水(>1ml)、静脉推注能产生短暂热感但对身体无显著影响的 20% 葡萄糖酸钙 10~20ml;进行某种器械或设备的操作等。操作过程中持续暗示变化,直至症状或体征消失或减轻。

3.催眠诱导

(1)关系：建立信任的关系，可以在坐位或卧位进行，多采用闭眼减少分心。

(2)注意集中：盯视墙面某点或距眼 20～40cm 的物体尖部；讲故事，诱导内向性注意集中。故意强调促进性的感知觉；预先整合一些不协调的感知觉。

(3)调整语音模式：同步——与患者呼吸达到节律性同步；重复——频繁重复词汇或整句话；标记——通过改变说话的方向、声音，强调、突出暗示内容；困惑——通过杂乱信息，使妨碍催眠的惯常思维模式失去效力；分离——将患者从一种意识状态引向另一种；批准——用肯定语式对显出个性特点的行为进行强化，或者可以把它们当作已经出现的催眠表现的标记加以肯定、默许，使之加深。

(4)判断催眠程度：催眠状态中经暗示出现的变化涉及到感觉、认知、记忆、时间知觉、行为意志等方面，并伴有可观察、记录的生理现象。可以据此判断催眠深度。

4.治疗阶段　入静达到合适的深度后，接着进一步做催眠性治疗。

(1)催眠后暗示：把在治疗阶段已经由暗示而引起的变化与将来出现的诱发因素联系。

(2)遗忘：暗示患者对入静状态中加工过的内容发生遗忘。

(3)重新定向：重新收回所有使入静状态不同于日常意识状态的暗示，并将患者的注意力重新导向现实情境。最后让患者睁开眼，活动肢体。须与其交谈，休息 20min，确保已完全解除催眠。

（四）注意事项

(1)催眠术易被滥用。治疗师必须具相应资质，接受过规范、系统的催眠技术培训，且在督导师指导下治疗过患者。

(2)不是对于器质性疾病的对因治疗方法。对于转换性癔症症状、体征，仅作为对症、缓解方法。

(3)不推荐集体形式的催眠治疗；禁止非专业人员在医疗机构外以疗病健身术名义，使用群体性暗示技术有意或无意地诱导意识改变状态。

二、解释性心理治疗

对心理、行为及人际情境中的关系或意义提出假设，使患者用新的参照系来看待、描述心理和行为现象，澄清自己的思想和情感，以新观点理解病理性问题与各种内外因素的关系，获得领悟，学习自己解决问题。

（一）适应证

适用于各种疾病，用于增加患者对自身人格发展、当前临床病理问题及其处理策略的认识，改变功能不良的信念、态度和思维方式。

（二）禁忌证

(1)无绝对禁忌证。对有意识障碍、明显精神病性症状和中重度精神发育迟滞、痴呆的患者不适用。

（2）对有偏执倾向者慎用对质、阐释。

（三）操作方法及程序

1.直接解释　按引发感受、干预力度和发挥作用的时间不同,分为以下 4 个层次。

（1）反映:治疗师给患者的解释信息不超过公开表达出来的内容。

（2）澄清:稍微点明患者的表达中所暗含、暗示的,但自己未必意识到的内容,帮助患者将以往只是模糊感受到的心理体验言语化。

（3）对质:利用患者呈现出来的情感和思想作为材料,提醒患者注意暗含的,但没有意识到或不愿承认的情感和思想。

（4）主动阐释:直接导入全新的概念、意义联系或联想。

2.隐喻性阐释技术　通过类比语言、象征性思维进行的交流活动,利用比喻、象征的方法来促进患者形成自己对问题的理解。可用故事、阅读、看录像等传达治疗师自己的阐释,也可由此用间接的方式增加体验、促进领悟,促成患者产生自己的阐释。

（四）注意事项

（1）掌握好时机和内容,访谈早期多做反映和澄清,访谈深入后增加对质和阐释。接近访谈结束时,让患者有机会做出自己的阐释。

（2）在"因果关系"阐释中包含可控制的原因,尽量不用不可控制原因,提供积极的阐释。

三、精神分析及分析性心理治疗

以精神分析理论为基础的心理治疗,统称为分析性心理治疗。经典精神分析旨在对患者的人格结构进行改造、重建,已不太常用;而短程治疗重在通过处理无意识冲突来解决现实生活情境中的问题,尤其是当前的人际关系问题。

（一）适应证

（1）神经症;有高度完美主义特征的抑郁症;部分性功能障碍及性心理障碍;部分人格障碍,如强迫性、癔症性、回避性、自恋性、自我挫败性人格障碍,以及经选择的边缘性人格障碍、混合性人格障碍。

（2）其他心理卫生问题,如难以与别人建立亲密关系;缺乏决断;回避倾向;自我挫败行为;与权威、上司的关系问题;害羞;迁延持久的悲伤;与分离或被拒绝有关的问题。

（二）禁忌证

（1）存在妨害建立稳定、有效的移情关系的因素。

（2）病理性撒谎、罪犯,超我发展欠成熟者。

（3）智力及言语能力不足以充分表达内心体验者。

（三）操作方法及程序

1.经典精神分析

（1）设置:每周 3～4 次、每次 50～60min,历时 3～4 年;患者躺在沙发上,看不见治疗师,而治疗师可以观察到患者,让患者自由联想。

（2）建立治疗联盟：患者与治疗师之间构成非神经症性的、合理的、可以理解的和谐关系。

（3）治疗采取移情、反移情、阻抗处理、梦的解析、自由联想、解释和重建、修通等技术。

（4）修通：由领悟导致行为、态度和结构的改变。

2.分析性心理治疗　　在不同程度上使用经典精神分析的基本概念和技术，但有以下特点：

（1）短程治疗每周1～2次，一般全程治疗不多于50次，每次45～50min。

（2）方法较为灵活。处理移情不再是中心任务；不太强调治疗师保持中立；治疗过程中更关心现在、现实，鼓励、赞扬患者，减少挫折、幻想和对过去的关注；少用或不用自由联想；对问题的解释少用引向"不可改变"结论的说法。

（四）注意事项

（1）以追求领悟为主要目标的疗法，对患者智力、人格、动机要求高。要克服过度智力化在患者方面引起的失代偿，促进认知与情感、行为实践的整合。

（2）防止治疗师过分操纵、以自我为中心。注意经典原则与现实性、灵活性的统一。

四、行为治疗

环境中反复出现的刺激，包括人自己行为的结果，通过奖赏或惩罚的体验，分别"强化"或"弱化"某一种行为。行为治疗的任务是设计新的学习情景，使合适的行为得到强化、塑型，使不合适的行为得到弱化、消退。

（一）适应证

（1）各型神经症性障碍。

（2）发育障碍。

（3）康复治疗，慢性精神疾病患者的日常生活技能训练，社会行为的矫正。减少慢性疾病的消极影响。

（二）禁忌证

（1）存在复杂内心冲突的神经症，以及明显的人格障碍，属于相对禁忌证。

（2）冲击疗法引起强烈的心理不适，厌恶疗法的负性痛苦刺激可能有严重不良反应，部分患者不能耐受，须在征得患者、家属的知情同意后慎用；尤其对于有心血管疾病的患者和心理适应能力脆弱者，要避免使用。

（三）操作方法及程序

1.行为的观测与记录　　定义目标行为：辨认并客观和明确地描述行为过度或行为不足的具体内容。

2.行为功能分析　　对来自环境和行为者本身的，影响或控制问题行为的因素做系统分析。包括行为问题是否属于习得的；属于行为缺陷或不足，还是行为过剩；周围环境怎样影响问题行为，问题行为所导致的后果；与患者的动机及引起问题行为的先行刺激有何关系。

以分析为基础，确定靶行为——在整个治疗过程中或各个治疗阶段中需要加以改变的具体问题行为。

3.放松训练

(1)渐进性放松:采取舒适的坐位或卧位,从上到下,渐次对各部位的肌肉先收缩5～10s,同时深吸气和体验紧张的感觉;再迅速地完全松弛30～40s,同时深呼气和体验松弛的感觉,如此反复进行。练习时间从几分钟到30min。

(2)自主训练:自主训练有6种标准程式,即沉重感(伴随肌肉放松);温暖感(伴随血管扩张);缓慢的呼吸;心脏慢而有规律的跳动;腹部温暖感;额部清凉舒适感。在指导语的暗示下,缓慢地呼吸,由头到足的逐部位体验沉重、温暖的感觉,即可达到全身放松。

4.系统脱敏疗法

(1)评定主观不适单位(SUD)。通常以5分、10分或100分制评定。让患者学会按标准衡量自己的主观感觉。

(2)松弛训练:按前述方法训练6～8次训练,并且布置家庭作业。要求能在日常生活环境中可以随意放松,达到运用自如的程度。

(3)设计不适层次表:让患者根据自己的实际感受,对每一种刺激因素引起的主观不适进行评分(SUD),然后按其分数高低将各种刺激因素排列成表。

(4)系统脱敏:由最低层次(或合适的较低层次)开始脱敏,进行针对该层次刺激的松弛训练,直至暴露于刺激因素时不再产生紧张焦虑,然后转入针对上一个层次的松弛训练。在脱敏之间或脱敏之后,将新建立的反应迁移到现实生活中,即现场脱敏,不断练习,巩固疗效。脱敏过程需要8～10次,1/d或隔日1次,每次30～40min。

5.冲击疗法　冲击疗法又称为满灌疗法。让患者直接面对大量引起焦虑、恐惧的情况,甚至过分地与惧怕的情况接触,使恐怖反应逐渐减轻、消失。治疗前应向患者介绍原理与过程,告诉患者在治疗中须付出痛苦的代价。

6.厌恶疗法　通过轻微的惩罚来消除适应不良行为。当某种适应不良行为即将出现或正在出现时,当即给予一定的痛苦刺激,如轻微的电击、针刺或催吐药,使其产生厌恶的主观体验。对酒依赖的患者的治疗可使用阿扑吗啡(去水吗啡)催吐药。

7.自信训练　运用人际关系的情景,帮助患者正确地和适当地与他人交往,表达自己的情绪、情感。

(1)情景分析:了解来访者对某类事情的态度和看法。

(2)寻找适当行为:治疗师与患者共同找出问题领域中的适宜行为,观察他人有效的行为,使患者认识到同一种问题还可能有另一种解决或应对方法。

(3)实际练习:采用角色扮演的方法,使患者在这一过程中通过主动模仿而学习新的行为方式。

(4)迁移巩固:每次自信训练进行完后,给对方反馈,布置家庭作业或鼓励来访者把学习到的新的行为运用到实际生活中去。

8.模仿与角色扮演　帮助患者确定和分析所需的反应,提供榜样行为和随时给予指导、强化。

9.塑造法　用于培养一个人目前尚未做出的目标行为。步骤:

(1)定义目标行为。

（2）确认初始行为。

（3）选择塑造步骤，循序渐进。

（4）提供强化刺激。

（5）对各个连续的趋近行为实施差别强化。

（四）注意事项

对于精神病理现象从条件化作用的角度作出过分简单化的理解和处理，可能对于存在复杂内心冲突的神经症患者产生"症状替代"的效应，在消除一些症状的同时导致出现新的症状。

五、认知治疗

认知技术旨在冲击患者的非理性信念，让患者意识到当前困难与抱持非理性观念有关；教会他们更有逻辑性和自助性的信念，而且鼓励他们身体力行，验证这些新信念的有效性。与行为治疗联系紧密，是应用得最多的心理治疗方式之一。

（一）适应证

用于治疗抑郁症、焦虑障碍（包括惊恐发作、恐惧症、广泛性焦虑症、创伤后应激障碍）、自杀及自杀企图、强迫症、成瘾行为、非急性期精神分裂症、睡眠障碍、心身疾病、进食障碍、人格障碍、婚姻冲突及家庭矛盾、儿童的品行及情绪障碍、性功能障碍及性变态等。

（二）禁忌证

无绝对禁忌证。对存在精神病性思维障碍、偏执人格特征的对象慎用。

（三）操作方法及程序

（1）识别与临床问题相关的认知歪曲，如"全或无"认知模式；以偏概全，过度泛化；对积极事物视而不见；对事物做灾难性推想，或者过度缩小化；人格牵连，将事件往人（包括自己）的主观原因上联系；情绪化推理，宁可相信直觉，不愿接受事实。

（2）识别各种心理障碍具有特征性的认知偏见或模式，为将要采用的特异性认知行为干预提供基本的努力方向。

（3）建立求助动机。患者和治疗师对靶问题在认知解释上达成意见统一，对不良表现给予解释并且估计矫正所能达到的预期结果。

（4）计划治疗步骤：

①通过交谈和每天记录想法来确定其不恰当的思维方式。

②通过提问，使患者检查其不恰当思维的逻辑基础。

③让患者考虑换一种思考问题的方式。

④鼓励患者真实性检验，验证这些替代的新解释结果如何。

⑤指导自我监测思维、情感和行为，说明和示范替代性的认知内容和认知模式。

（5）指导患者发展并应用新的认知和行为，代替适应不良性认知行为。

（6）改变有关自我的认知。作为新认知和训练的结果，患者重新评价自我效能。治疗师通过指导性说明来强化患者自我处理问题的能力。

（四）注意事项

使认知和行为两者达到"知行统一"最关键。应避免说教或清谈。在真实性检验的实施阶段，患者易出现畏难情绪和抵抗，要注意在治疗初期奠定好医患关系的基础。

六、家庭治疗

家庭治疗是以家庭为干预单位，通过会谈、行为作业及其他非言语技术消除心理病理现象，促进个体和家庭系统功能的一类心理治疗方法。

（一）适应证

适应证较广，适用于儿童、青少年期的各种心理障碍，各种心身障碍，夫妻与婚姻冲突，躯体疾病的调适，精神病性障碍恢复期等。

家庭治疗主要用于核心家庭中。符合下列方面的情况均可进行家庭治疗：

（1）家庭成员有冲突，经过其他治疗无效。

（2）"症状"在某人身上，但反映家庭系统有问题。

（3）在个别治疗中不能处理的个人的冲突。

（4）家庭对于患病成员的忽视或过分焦虑。

（5）家庭对个体治疗起到了阻碍作用。

（6）家庭成员必须参与某个患者的治疗。

（7）个别心理治疗没有达到预期在家庭中应有的效果。

（8）家庭中某人与他人交往有问题。

（9）家庭中有一个反复复发、慢性化的精神疾病患者。

（二）禁忌证

禁忌证是相对的，重性精神病发作期、偏执性人格障碍、性虐待等患者，不首选家庭治疗。

（三）操作方法及程序

1.一般治疗程序

（1）澄清家庭背景。

①观察、诊断家庭动力学特征，了解家庭的交互作用模式，如：相互交流的方式与倾向；等级结构及代际界限；子系统的结盟关系；与外部世界的关系。

②家庭的社会文化背景。

③家庭在其生活周期中的位置。

④家庭的代际结构：夫妻原家庭的结构，在各自原来家庭中的地位与体验；目前家庭的结构与交流受原家庭代际关系影响的程度及其对子女的影响。

⑤家庭对"问题"起到的作用。

⑥家庭解决当前问题的方法和技术：家庭成员针对问题或矛盾冲突时采用的方法、策略及其效能；是否存在不适当的防御机制或投射过程。

⑦绘制家谱图：常采用家庭中三代的关系系统的结构示意图，既可从生物、心理和社会几

方面提供信息,也可用于建立治疗关系、规划治疗方法、评价效果等。

(2)规划治疗目标与任务:引起家庭系统的变化,创造新的交互作用方式,促进个人与家庭的成长。

①打破不适当的、使问题或症状维持的动态平衡环路,建立适应良好的反馈联系,以使症状消除。

②重建家庭结构系统,消除家庭中回避冲突的惯常机制,引入良好的应付方式,改善代际关系与家庭成员间的相互交流。

③引发家庭中可见的行为变化,优先于对问题的领悟。

④提高解决问题、应付挑战的能力。给"问题"家庭提供新的思路和选择,发掘和扩展家庭的内在资源。

(3)治疗的实施:治疗师每隔一段时间,与来诊家庭中的成员一起座谈。每次历时 1~2h。两次座谈中间间隔时间开始较短,一般 4~6 天,以后可逐步延长至 1 个月或数月。总访谈次数一般在 6~12 次,亦有单次治疗后即好转而结束的情况。超过 12 次仍未见效时,应检查治疗计划并重新确定该家庭是否适合此种形式的治疗。

(4)终止治疗:通过一系列的家庭访谈和治疗性作业,如果家庭已经建立起合适的结构,成员间的交流已趋明晰而直接,发展了新的有效的应付机制或解决问题的技术,代际间的等级结构、家庭内的凝聚力、成员中独立自主的能力得到了完善和发展,或是维持问题(症状)的动态平衡已被打破,即可结束家庭治疗。

(5)疗程:家庭治疗的时间长度一般在 6~8 个月内。仅仅以解决症状为主,治疗需时较短;而希望重新塑造家庭系统,则需要加长疗程。

2.言语性干预技术　常取循环提问、差异性提问、前馈提问、假设提问和积极赋义和改释等。

3.非言语性干预技术　主要通过家庭作业如症状处方和角色互换练习等。

(四)注意事项

(1)治疗师须同时处理多重的人际关系,保持中立位置或多边结盟。

(2)干预对象和靶问题不一定是被认定为患者的家庭成员及其症状。首次访谈时要在澄清来诊背景基础上,合理使用关系技术中的"结构"和"引导"。

(3)部分干预技术有较强的扰动作用,应在治疗关系良好的基础上使用,否则易于激起阻抗,甚至导致治疗关系中断。

七、危机干预

危机是个体面临严重、紧迫的处境时产生的伴随着强烈痛苦体验的应激反应状态。危机干预是对处于困境或遭受挫折的人予以关怀和短程帮助的一种治疗方式。

(一)适应证

当事人新近处于有特定原因的紧急情况之下,伴有严重的焦虑、恐慌、悲哀、抑郁反应,心理功能失衡或受抑制。常用于个人和群体性灾难的受害者、重大事件目击者,尤其是自杀患者和自杀企图者。

（二）禁忌证

精神病性障碍的兴奋躁动、激越，较显著的意识障碍。

（三）操作方法及程序

1.危机干预的一般目标

（1）疏泄被压抑的情感。

（2）帮助认识和理解危机发展的过程及与诱因的关系。

（3）教会问题解决技巧和应对方式。

（4）帮助患者建立新的社交网络，鼓励人际交往。

（5）强化患者新习得的应对技巧及问题解决技术，鼓励患者积极面对现实和注意社会支持系统的作用。

2.危机干预的步骤

（1）第一阶段——评估问题或危机：初期，全面了解和评价危机的诱因或事件、寻求心理帮助的动机，建立起良好的治疗关系，取得对方的信任。尤其须评价自杀或自伤的危险性，如有严重的自杀倾向时，可考虑转至精神科门诊、急诊，必要时住院治疗。

（2）第二阶段——制订治疗性干预计划：针对即刻的具体问题，考虑社会文化背景、家庭环境等因素，制定适合当事者功能水平和心理需要的干预计划。

（3）第三阶段——治疗性干预：按干预计划实施，因人制宜地采用下述心理治疗技术，对有自杀危险的当事者首要任务为避免自杀的实施。

（4）第四阶段——危机的解决和随访：4～6周后多数危机当事人会渡过危机，情绪症状得以缓和，此时应及时中断干预性治疗，以减少依赖性。在结束阶段，应该注意强化新习得的应对技巧，鼓励当事者在今后面临或遭遇类似应激或挫折时，应用解决问题的方式和原理来自己处理危机，自己调整心理失衡状态，提高自我的心理适应和承受能力。

3.特殊心理治疗技术　根据患者情况和治疗师特长，采用相应的治疗技术，包括综合性地运用关系技术、短程心理动力性治疗、认知治疗、行为治疗、家庭治疗、催眠、放松训练；对有严重症状，心理反应强烈者，应配合使用抗焦虑、抗抑郁甚至抗精神病药物，建议休养，等等。主要分为3类技术：

（1）沟通和建立良好关系的技术。

（2）支持技术：主要是给予精神支持，而不是支持当事者的错误观点或行为。可以应用暗示、保证、疏泄、环境改变、镇静药物等方法。如果有必要，可考虑短期的住院治疗。

（3）解决问题技术：①解释危机的发展过程，使当事者理解目前的境遇、理解他人的情感，树立自信，循序渐进地引导设计有建设性的问题解决方案，用以替代目前破坏性的、"钻牛角尖"式的信念与行为；②注意社会支持系统的作用，培养兴趣，鼓励积极参与有关的社交活动，多与家人、亲友、同事接触和联系，减少孤独和隔离。

（四）注意事项

在治疗初期注意保持较高的干预力度与频度，以保证干预效果逐步巩固。特别要防范已实施过自杀行为的人再次自杀;非精神科医师在处理自杀行为的躯体后果(如中毒、外伤、窒息)等情况后应酌情提供力所能及的心理性帮助,或申请精神科会诊。

八、团体心理治疗

团体心理治疗是在团体情境中提供心理帮助的一种心理治疗的形式。通过团体内人际交互作用,促使个体在互动中通过观察、学习、体验,认识自我、探讨自我、接纳自我,调整和改善与他人的关系,学习新的态度与行为方式,以发展良好的生活适应的过程。

(一)适应证

现代集体工作主要有 3 种:心理治疗、人际关系训练和成长小组。心理治疗的重点是补救性、康复性的,组员可以是患者,也可以是有心理问题的正常人。社交行为障碍明显者,以及治疗师担心个别治疗会加剧患者依恋的情况,比较适合集体治疗。后两种集体是成长和发展性的,参加者是普通人,目的是为了改善关系,发挥潜能,自我实现。

(二)禁忌证

有以下情况者不宜纳入:有精神病性症状;有攻击行为;社交退缩但本人缺乏改善动机;自我中心倾向过分明显、操纵欲强烈者。

(三)操作方法及程序

1.形式　由 1～2 名组长主持,通过共同商讨、训练、引导,解决组员共有的发展课题或相似的心理障碍。集体的规模 3～10 人,活动几次或十余次。间隔为每周 1～2 次,每次时间 1.5～2h。

2.治疗目标

(1)一般目标:减轻症状、培养与他人相处及合作的能力、加深自我了解、提高自信心、加强集体的归属感和凝聚力等。

(2)特定目标:每个治疗集体要达到的具体目标。

(3)每次会面目标:相识、增加信任、自我认识、价值探索、提供信息、问题解决等。

3.治疗过程　集体心理治疗经历起始、过渡、成熟、终结的发展过程。集体的互动过程会出现一些独特的治疗因素,产生积极的影响机制。

4.组长的职责　注意调动集体组员参与积极性;适度参与并引导;提供恰当的解释;创造融洽的气氛。

5.具体操作程序

(1)确定集体的性质。

(2)确定集体的规模。

(3)确定集体活动的时间、频率及场所。

(4)招募集体心理治疗的组员。

(5)协助组员投入集体。

(6)促进集体互动。

6.集体讨论的技术　集体讨论的技术:脑力激荡法,耳语聚会,菲力普六六讨论法,揭示法,其他常用技术,如媒体运用、身体表达、角色扮演、绘画运用。

(四)注意事项

团体心理治疗对于人际关系适应不佳的人有特殊用途。但其局限性在于:

(1)个人深层次的问题不易暴露。

(2)个体差异难以照顾周全。

(3)有的组员可能会受到伤害。

(4)在集体过程中获得的关于某个人的隐私事后可能无意中泄露,给当事人带来不便。

(5)不称职的组长带领集体会给组员带来负面影响。因此,集体心理治疗不适合于所有的人。

(五)森田疗法

森田疗法是 20 世纪 20 年代日本的森田正马创立的一种心理治疗方法。主要适用于神经症患者。该理论认为,神经症的症状是患者因情绪的变化而将正常的心理、生理现象均视为病态所致。情绪难以自行控制,而行动可受个人的意志支配。森田疗法试图通过改变行为来促使情绪的恢复,并以"顺其自然","照健康人那样做,便成为健康人"等原则指导治疗。

此外,森田疗法也注重患者性格的修养,注重治疗者的身教或示范作用。森田疗法强调现实生活对人的影响,不追溯过去,启发患者"从现在开始",在现实生活中接受治疗,鼓励并指导患者像健康人一样生活,由此使患者从症状中解放出来。

1.基本理论

(1)神经质症:这是森田关于神经症的理论,简单地说是一种素质论,他认为神经质的倾向任何人都有,而这种倾向强烈者称为神经质。森田的神经质包括普遍神经质(神经衰弱)、强迫观念(恐惧症)、发作性神经症(焦虑症)。

(2)疑病性素质:森田把神经质发生的基础称为疑病性素质,具有这种素质的人对自己的身心过分地担心,在某种情况下,把任何人都常有的感受、情绪、想法过分地认为是病态,并将注意力集中于此种感觉上,使之对此感觉更加敏感,进一步导致注意力的更加集中。

(3)生的欲望和死的恐怖:森田认为神经质的人"生的欲望"过分强烈,他所指的生的欲望包括从自我保存、食欲等本能的,到想获得被人们承认、向上发展的那种社会心理的欲望。而死的恐怖中包含了在对欲望追求的同时,怕引起失败,对死及疾病的恐怖,怕种种具有心理价值的东西失去等。

(4)精神交互作用和思想矛盾:森田认为神经质发病最重要的是疑病性素质,对症状发展起重要作用的是精神交互作用,所谓精神交互作用是指在疑病基础上所产生的某种感觉,由于注意力的集中使此种感觉更加敏感,过敏的感觉进一步使注意力更加集中并逐渐固定,从而形成症状,形成疾病。而人的主观、客观、情感与理智、理解与体验之间常有矛盾,森田称之为思想矛盾,如试图用理智去解决这些矛盾就会导致精神交互作用。

2.森田疗法的主要技术　森田疗法可在住院条件下进行(住院式),也可在门诊中进行(门诊式)。治疗前要向患者说明治疗过程,告知患者要严格按要求去做。整个治疗过程以"接受症状、忍受痛苦、顺其自然、为所当为"十六字方针为指导原则。

（1）住院治疗的 4 期：

①卧床期：将患者独自隔离起来，绝对卧床，此期持续约 1 周，主要目的是解除患者的精神痛苦，消除烦恼和焦虑情绪，其次是使身心疲劳得到调整。

②轻作业期：持续 1 周，仍禁止患者与他人交往，卧床时间缩短为 7～8h，白天可到户外呼吸新鲜空气，自本期开始要求患者写日记。此期目的是激发患者自发活动的欲望。当患者出现比较强的参加体力劳动的愿望时，可转入第 3 期——重作业期。

③重作业期：持续 1～2 周，患者可自行选择体力劳动，如庭院劳动、田间劳动等，同时让患者多读书。培养患者的毅力、自信，使患者体验到成功的喜悦，增加工作的兴趣。

④社会实践期：为返回现实生活做准备，进行一些适应外界环境变化的训练。

（2）森田疗法的特点：

①不问过去：即不追溯过去，而是重视现实生活。通过现实生活去获得体验性认识，启发患者"从现在开始"，"让现实生活充满活力"，"像健康人一样生活就会变得健康"，回到现实中去追求健康人的生活态度。

②不问情绪只重视行动：森田理论认为人的情绪不可能由自己的力量所左右，而行为可由自己的意志所支配，强调通过改变患者的行动，促使情绪的恢复，用"顺其自然"、"事实唯真"以及"照健康人那样做，便成为健康人"等原则来指导治疗。

③在现实生活中接受治疗：森田疗法不用特殊设施，在现实环境中，一方面让患者作为正常人过普通人的生活，另一方面给他们以生活指导似的治疗，通过现实生活中的活动，使患者从症状的束缚中解放出来。

④森田日记：在治疗中要求患者记日记，对日记内容进行要求，要做到"不问症状"，只记录每天生活内容和体验，鼓励患者在生活中发现意义。医生会以森田疗法的原则对日记进行批改，作为指导治疗的一部分。

第四节　心理咨询

　　心理咨询主要是指咨询者根据来访者的需求，针对他们存在的心理问题或困惑给予指导、建议或帮助。心理咨询可以看作是通过两人间的对话来缓解痛苦的一种方法。其目标在于通过支持及适当的建议指导，帮助来访者或患者自己发现解决问题的方法。心理咨询在技术上的要求一般低于某些专门的或特殊的心理治疗。心理咨询的适用范围较广，临床上对下列情况有效：适应障碍、轻度抑郁、正常的及病理性的悲伤、童年期性虐待的后遗症、强奸及意外等其他形式的创伤、产后抑郁、流产及死产、物质依赖等。同时，心理咨询还涉及健康人生活中遇到的各种问题，如人际关系、恋爱、婚姻、子女教育、求学、就业等问题。咨询技巧是医疗实践整体的一部分，尤其是在初级保健和精神病学中，咨询技巧对于采集病史，评估与确保依从性等方面非常有帮助。除了面对面的咨询外，还可有书信及电话等形式。

　　心理咨询中普遍应用的是 Rogers C R 的方法。Rogers（1961 年）认为最关键的是咨询人员和来询者之间建立一种所谓的情感协调的相互关系，建立这一咨询关系的方法包括以下内容。

一、无条件地积极关注

积极关注是把被咨询者看作是一个完全独立的人,尊重被咨询者的感受和经验,不管被咨询者的态度是积极的还是消极的都一概加以尊重,对他们表达的思想和行为不加评判,而是鼓励他们自己判断个人的行为表现。

二、共情

按照 Rogers 的意见,它是心理咨询的实质所在,指的是咨询者能敏锐地和设身处地地理解被咨询者的思想、感情,并让被咨询者体会到咨询者的理解。共情是心理咨询的基础,建立了共情的咨询关系即可解除咨询对象的顾虑和负担,加强感情协调关系的发展,加速心理咨询的顺利开展。

三、表达

咨询者在咨询中的情感、言语、行为应该是坦诚的、一致的,以无条件的积极态度接受被咨询者,同时能理解被咨询者的心情和站在被咨询者的立场上看待事物。重要的是,咨询者不但要具有上述品质,还要能把它表达出来,能让被咨询者体验到这些品质。咨询者不只是通过他在咨询过程中的所作所为表现出他所应具有的上述品质,而且有意识地主动地应用语言以及解释、说明或讨论的各种机会,自然的、真诚、坦率地表达出来。

四、广提选择

广提选择是指咨询者和被咨询者就咨询的问题开展积极讨论,通过各个方面来启发后者对他的问题解决方法的认识,从而加强他独立思考能力,增强自立能力。广提选择不同于给人直接提建议,它的目的在于强化被咨询者通过自觉的努力,以自己力量解决自己的咨询问题。咨询者要注意由被咨询者的客观实际出发,启发他着眼于多方面来考虑,力求改变自我认识,找出适应或应付环境或人际关系的最有效途径和方法。在讨论过程中多用"你可不可以",而不是"你应不应该"这样的句式。

第十五章　康复治疗

第一节　住院期间精神康复治疗概述

一、康复治疗的目的

通过开展各项康复措施,使精神病患者因患病而丧失的家庭、社会功能得以最大限度地恢复,使精神残疾程度降到最低,留存的能力得以最大地发挥。

1.预防精神残疾的发生　早期给予患者充分的治疗,实施全面的康复措施,会取得良好的治疗效果。使多数患者达到治愈或缓解,加强巩固治疗措施,防止复发,防止导致精神残疾。

2.尽可能减轻精神残疾的程度　对难以治愈的患者,要尽可能地防止其精神衰退,对于已经出现精神残疾者,也应设法逐步提高其生活自理能力,以减轻精神残疾程度,从而减轻家庭负担。

3.提高精神残疾患者的社会适应能力　康复的过程就是使患者适应和再适应社会生活的过程。同时也减少对社会的不良影响。

4.恢复劳动能力　通过各种康复措施训练,使患者具有代偿性工作和生活技能,使其尚存的能力得以充分发挥,争取能够达到独立做一些工作,或操持部分家务,能自己支配安排与享受闲暇时光。

二、康复治疗的内容及方法

1.改变环境的不良作用　要让医护人员都认识到环境可以成为影响患者行为的工具,要用恰当的环境影响他们保持或建立社会所接受的行为,这样才能使患者的社会功能不会衰减,以使早日回归社会。

2.改变观念　医护人员要鼓励患者自己的事情自己做,而不是由护士把吃饭、穿衣全部包下来,如让他们打扫卫生、刷洗碗筷、自己洗衣、自己整床、叠被等。

3.让患者生活自理　创造条件让他们自己穿衣,自己吃饭。

4.教给患者自己管理自己　如组织休养员委员会,经常讨论住院期间应做些什么,应怎样帮助别人、应怎样认识自己的疾病、应怎样争取早日出院、应怎样锻炼自己的生活能力等等,安排患者在医院中的生活内容"满负荷"运转。

总之,在住院环境中,工作人员要指导、鼓励患者做力所能及的事情,要为他们设置问题,使他们有机会面对问题,并学会解决问题;使住院环境成为促进恢复社会功能的工具,不能让患者长期过着僵化、禁锢的生活,通过住院来减缓精神衰退,力争精神残疾得以恢复。

第二节　住院期间精神疾病康复的组织管理程序

精神康复的目的在于通过各种康复措施及康复训练使患者恢复其社会功能,或为患者重建某种社会技能,使之能完成社会生活的要求。这项工作的开展及完成,需要有一定的工作程序和步骤,可以按照以下的程序和步骤进行。

1.康复前的检查和评定　康复的目的之一是纠正患者的不恰当的行为,建立和巩固良好的行为,因此,在康复前应做行为评估。

行为与环境条件、个人情况、知识水平以及年龄、性别都有密切关系。总之,要根据行为出现的时间、地点、频度、不同文化背景等来判断患者的行为是否正常。

行为的评估和记录:在社区、家庭及住院情况下,有条件者都应对患者的不良行为的出现,进行计数、计时、观察、评定与记录。只有这样,当经过行为康复训练后,才能通过对比显示出疗效。

2.制订康复目标　根据家庭、社会对患者的要求以及患者的实际存在的能力来确定康复目标。对功能较好的康复者也应当制订切实可行的康复计划和目标。

3.确定康复进程　根据康复诊断的功能缺损的严重程度和康复目标的难度大小,以及人力、物力情况和病情、家庭、社会的需要,制订康复疗程,康复疗程可短至数月,也可长至数年。具体进程如下:

(1)明确康复措施:如使用行为矫正法还是功能训练法等。

(2)制订具体的康复步骤:定出短期康复目标或长期康复目标的时间表。

(3)康复疗程中的阶段总结:在疗程结束时,进行康复疗效评估。

(4)制订新的康复目标与康复进程。

第三节　住院期间精神康复的步骤

一、使动性缺乏的行为训练

长期住院的患者可能会有使动性缺乏,这是精神康复的重要障碍。所谓"使动性缺乏"是指患者缺乏使动性,表现为患者能够完成的行为,他从不主动去做这些行为,要经过护理人员反复督促、命令才去做。

缺乏始动性,一般认为属于行为缺损的范畴,行为缺损只用抗精神病药物治疗无明显效果,行为缺损需要在制订精神康复计划时,使用行为矫正疗法干预才会有效。

如将患者一天的活动内容安排好,让他们在康复师或娱疗护士的督促、指导下完成各种活动,还可以把患者组织起来,使用代币奖酬疗法来不断强化患者的恰当行为,如打扫房间、参加学习、自我修饰仪表等。

二、社会交往技能的缺损的康复

社会交往技能的缺损是妨碍患者回归社会的重要障碍,也是实施康复计划的障碍之一,因此,在住院期间,应用行为矫正疗法对精神分裂症所致的社会交往技能缺损进行治疗,也是住院精神康复的重要内容之一,并可取得很好的效果。

社会交往技能是就躯体、智力及情绪技能而言,这些技能有利于患者在社会中生活、学习及工作,因此社交技能训练的目的在于增加患者回归社会的机会。

具体方法:训练之前先对患者的社交技能进行评定,其中包括院内设施虚用中的人际交往技能的评定,如病友之间的交往,通过医院内的设施获得社会信息等。经过功能评定后,再通过一定的调查方法来了解患者的强化物,以便使用恰当的强化物进行强化,取得较好的效果。

三、出院前训练

训练患者出院后接受康复的准备,其中包括向患者提供疾病的知识,继续用药预防复发的知识和出院后的求医信息等。

第四节　精神康复的基本内容

一、药物治疗的自我管理

由于精神分裂症患者的治疗执行能力很差,有 80% 的出院患者不能按医嘱用药,这是门诊患者的主要问题,也是引起复发的主要因素,因此解决患者能按计划用药的问题是当务之急,对患者进行半定式技能训练就是解决用药问题的有效方法,药物治疗的自我管理程式训练对防止复发有显著疗效。

Liberman(1986)将训练编成了一个训练程式,共分以下 6 个部分:

(1)人际交往基本技能训练:因为药物治疗的自我处置需要人际交往技巧,所以需要进行此项训练。

(2)介绍药物治疗自我管理程式:康复师要把训练目的告诉患者,并了解患者对服药的看法。

(3)传授有关抗精神病药物的知识:让患者掌握抗精神疾病药物的一般常识,使其知道为什么在急性期要用抗精神病药物,症状被控制后为什么还要用维持量治疗,服维持量药物对疾病有何益处等,使患者对抗精神病药物有大概了解。

(4)讲述正确的自我用药方法:让患者学会正确用药的程序,如何认清药物不良反应,什么是正常的治疗反应。使患者通过学习掌握安全用药的方法。

(5)教患者如何识别药物不良反应:可发给患者自评量表,如是否口干、食欲好不好、今天是否服了药,是否有疲乏无力感等等,还要教给患者一旦出现药物不良反应应该如何应对的措施。

(6)传授患者向医师求助的技能。

二、症状自我监控程式化训练

症状自我监控技能训练程式由四个部分组成:

(1)识别病情复发的先兆症状的知识和技能。

(2)监控先兆症状的技能,使患者掌握将先兆症状及早控制的技能。

(3)处置持续症状的技能训练。

(4)在日常交往过程中拒绝饮酒和吸毒的技能,患者在出院后难免在和亲友交往过程中有劝酒和诱导吸毒的可能,在症状自我监控程式化训练中需教会患者拒绝酒精和毒品的技能。

参加技能训练者为症状基本缓解的出院患者。

三、回归社会技能程式化训练

经过药物自我处置程式化训练和症状自我监控程式化训练后可进入回归社会技能程式化训练,进入回归社会技能训练阶段主要目的是为患者能够顺利重新融入社会准备条件,其内容包括:

(1)正确处理来自社会压力的技能,比如在感到有心理压力时用娱乐的办法予以缓解。

(2)正确度过出院后闲暇时间的技能。

(3)制订每天的活动计划的技能。

(4)正确进行约会和遵守约会的技能。这部分技能的重要性不可低估,这是重返社会的重要技能。

(5)寻找工作机会技能的培训。

四、工作能力康复

所谓"工作治疗"(简称工疗)作为康复手段由来已久,并被证实对患者的社会技能恢复有明确的效果。从康复的角度来看,可以将"工作"视为在一定时间内有目的活动,其活动具有社会含义。有的活动并不一定按市场价值规律予以回报,也可以无酬金,甚至在某种情况下还得自己付费获得工作治疗的机会,但这些活动的确对患者的某些社会功能恢复有益。

职业训练的基本内容包括以下两个方面:

1.工作的基本技能训练　"基本技能"是指所有工作岗位都需具有的技能,具体包括以下内容:①准时上班;②个人卫生及仪容整洁,并与身份、环境相协调;③能正确利用工作休息时间;④能够接受与工作有关的表扬或批评;⑤能听从具体的指令;⑥具有完成工作任务的责任感;⑦具有帮助同事及求助于同事的能力;⑧能遵守工作中的规则、纪律;⑨对交谈有正常的反应,并有主动与同事交谈的能力。

这些技能可在职业训练过程中由康复医师或作业康复师进行指导、帮助、训练及逐项评定,评定的方法可采用优、良、中、差等级评分。

2.职业特殊技能的训练　职业特殊技能的训练是指为适应某一职业、工种所必须具备的特殊技能。在选择此项技能训练之前,要了解患者就业情况或过去工作的性质、工种及具体需要的技能是什么,应与家属、工作单位领导取得联系,在决定学习何种职业技能时,应与患者单位的领导及其家属取得共识。

第五节　精神障碍患者的康复训练计划

精神疾病所导致的脑功能障碍,特别是慢性残留症状,如:记忆力减退、注意力不易集中、表情呆滞、动作迟缓等,药物治疗的效果不大,需要依赖康复治疗;而长期的社会功能障碍,更需要完整的康复治疗,使大脑发挥其最大的潜能,并将环境不利的因素减至最低,以减少精神疾病导致的脑功能及社会功能障碍。故康复治疗是慢性精神疾病患不可缺的治疗。而康复训练,就是改善患者的脑功能及社会功能障碍的一种有效的手段,能够提高社会劳动技能,采用的方法一般是心理社会康复即心理社会干预。

心理社会干预即在精神疾病与精神残疾的康复过程中,采用心理、社会的处置方法参与治疗与康复。心理社会干预也称心理社会处置,即精神康复医学所采用的各种心理社会康复措施与康复手段的总称。心理社会康复主要针对慢性精神疾病与残疾。采用生物-心理-社会性干预,针对医院的具体情况,制订相应的康复计划。

具体康复项目安排包括以下内容:

1.与外界保持联系的重建　①人际交往环境的建立;②要求患者对自己的现在和未来做出计划。

2.改善认知功能　主要运用角色扮演、情景剧、心理剧、团体心理辅导和社交功能训练等技术,配以团体游戏、主题讨论、放松训练和阅读等方法。改善患者情感淡漠,行为退缩等阴性症状,增进患者的情感表达和共性能力,提高社交技能,使者更多的利用婚姻、友谊、工作等有力的社会支持资源,减少挫折感,降低复发风险。

3.自我照顾能力的康复　利用行为治疗的原则,训练其自我照顾的能力。

4.时间管理能力的康复　教导患者如何妥善安排时间,维持正常的生活作息。

5.压力挫折处理能力的康复　利用支持性心理治疗包括叙事疗法及压力应对策略等技巧,增进患者处理压力挫折的能力,并提高其自信心。

6.动作技巧的康复　针对患者精细动作及手眼协调的障碍,设计不同的活动,以增进其动作能力。

7.家居生活的康复　通过家庭咨询与治疗,增进家庭成员间的沟通,使家庭成为支持患者的强动力;通过模拟家居生活训练,增强患者的家居劳动能力。

8.职业康复　利用以上各种不同的技巧,增进患者的工作能力,并安排适当的工作场所,以使患者能真正的独立自主。例如开展康复科超市,提高对周围环境的适应能力,为回归社会做好充分的准备。

第六节　技能训练程式概述

19世纪50年代抗精神病药物的应用,掀起了一场治疗重性精神疾病的革命,一些病因未明的精神疾病康复者经治疗预后不良的事实有所改变。实践证明,药物治疗确实大大减少了精神疾病康复者的症状,并对恢复康复者的认知功能障碍、社会生活能力下降和情感不协调或退缩带来了希望。

然而,数十年的经验表明,单靠药物治疗并不能完全治愈目前原因不明的精神疾病,如精神分裂症和情感障碍等。尤其重要的是,药物治疗的最大局限是它不能提高康复者的认知功能和适应所处社会的能力,甚至当康复者的精神症状消失后,其认知功能和社会功能的损害仍难以恢复。

为了巩固疗效和帮助出院的康复者重新回归社会,可把心理—社会康复干预技术与适当的药物治疗巧妙地结合起来,包括帮助康复者在出院后获得缓解压力所必须具备的技能,以及降低重大生活事件对精神疾病康复者影响的处置技能等,上述能力对促进其康复而回归社会具有十分重要的意义。

一、药物自我处置技能训练程式

(一)药物自我处置技能训练程式的领域

药物自我处置技能训练程式的设计,是为了帮助精神疾病康复者逐渐独立地使用抗精神病药物来治疗自己的疾病。包括4个技能领域:①获得抗精神病药物作用的有关知识,让康复者了解抗精神病药物对他们有什么帮助;②学会自我管理和评价药物作用的正确方法,目的是帮助康复者学会正确使用药物的方法和评价药物对其所起的作用;③识别和处置药物的不良反应,让康复者知道什么是药物的副反应,学会用什么方法来帮助处理这些副反应;④学会与医务人员联系商讨有关药物治疗问题的技能,在这部分中康复者学习如何从医务工作者寻求适宜的帮助,以及如何有效地与他们进行交流。

（二）药物自我处置技能训练程式的内容及目的（见表 15-1）

表 15-1　药物自我处置技能训练程式的内容及目的

技能领域	内容	目的
技能领域 1	获得抗精神病药物作用的有关知识	学习药物如何起作用的知识，了解为什么需要维持治疗和服药有何益
技能领域 2	学会自我管理和评价药物作用的正确方法	学会正确的服药和评价药物疗效的方法
技能领域 3	识别和处置药物的不良反应	学习服药会产生副反应的知识，学习如何处理这些不良反应
技能领域 4	学会与医务人员联系商讨有关药物治疗问题的技能	学习当服药过程中出现问题时寻求帮助的方法。例如，如何给医院医生打电话？如何汇报症状和病情的进展等

（三）药物自我处置技能领域的学习步骤（见表 15-2）

表 15-2　药物自我处置技能领域的学习步骤

4 个步骤	每个步骤的具体内容
内容介绍	介绍将进行训练的主题，解释需要掌握技能的内容，鼓励康复者积极参加
医患互动环节	康复师和患者示范应掌握和使用的各种技能，用提问和回答的方法复习所学技能
角色扮演	康复者之间相互练习使用这些技巧
解决新出现的问题	解决使用这些技能时出现的问题

二、症状自我监控技能训练程式

（一）症状自我监控程式分为四项技能领域

1. 技能领域 1　识别病情复发的先兆症状。
2. 技能领域 2　监控病情复发的先兆症状。
3. 技能领域 3　识别和处置持续症状。
4. 技能领域 4　拒绝饮酒和吸毒。

（二）症状自我监控技能训练程式的内容及目的（见表 15-3）

表 15-3　症状自我监控程式四个技能领域的目标

技能领域	目标
技能领域 1 识别病情复发的先兆症状	●了解慢性精神病常见的先兆症状 ●学会如何去区分个人的先兆症状 ●学会在他人的帮助下观察个人的先兆症状
技能领域 2 监控病情复发的先兆症状	●学会在区分个人先兆症状和持续症状、药物不良反应和正常情绪变化时，从专业人员那里获得帮助 ●学会用具体的方法处理先兆症状 ●学会制订一套突发事件处理计划

技能领域	目标
技能领域 3 识别和处置持续 症状	●学会如何辨别个人的持续症状 ●学会在区分个人先兆症状和持续症状、药物不良反应和正常情绪变化时从专业人员那里获得帮助 ●学会用具体的方法识别和对付持续症状 ●学会观察持续症状
技能领域 4 拒绝饮酒和吸毒	●知道酒和毒品的危害以及戒除它们的好处 ●学会拒绝饮酒、吸毒的技能 ●学会如何抵制依赖这些东西,消除焦虑、抑郁和增强自尊心 ●学会如何与专业人员讨论酒和毒品的危害

（三）症状自我监控技能训练程式的学习步骤（见表 15-4）

表 15-4   症状自我监控技能训练程式的学习步骤

训练步骤	学习活动
1.内容介绍	介绍各个技能领域的组成部分,激发康复者的兴趣
2.医患互动环节一问题/回答 （询问问题）	康复师和患者示范应掌握和使用的各种技能,用提问和回答的方法复习所学技能
3.角色扮演	练习、演示各技能领域
4.解决新出现的问题	解决在运用技能时出现的问题

三、回归社会技能训练程式

（一）回归社会技能训练程式的主要内容

1.训练时所用的方法技巧   回归社会技能训练中所讲述的技能可以通过下面的学习活动来讲解。

（1）每次训练的介绍:康复师制订明确的实际训练目标,给出教学目的,最重要的是鼓励康复者参与训练。

（2）医患互动,示范/提问/回答:在医患互动的每一个环节,演员将演示康复者需要掌握的各种技能。康复师在休息的时段,就表演的内容进行提问,以便于保持和吸引康复者的注意力并以此测试他们对于所训练内容的掌握情况。

（3）角色表演:在康复师的帮助下,康复者有序地表演他们在医患互动场景中所看到的技能。

（4）解决问题练习:康复者学会监测自己病情变化,解决服用药物和社会生活中所遇到的问题或寻求帮助。

（5）资源的管理问题:在训练如何解决问题的过程中,康复者学会知何获得解决问题所需要的资源或条件,如资金、人和交通等。

(6)实践练习:在康复师的帮助下,康复者把自己在录像中所学的技能技巧应用于生活中。

(7)评估康复者进步:康复者需要自觉完成所给的家庭作业,如在病房、家里或其他的场合,应用他们在前一期的训练中所掌握的技能。

在完成回归社会技能训练以后,需要填写各种表格检查学习收获,同时也有助于巩固所学的技能。

2.哪些人应该参加回归社会技能训练　参加回归社会技能训练的人包括:

(1)复发性精神疾病:如精神分裂症、双相情感障碍、强迫症、反复发作的抑郁症等。

(2)准备出院或准备重返社会的康复者:应该注意的是具有片断妄想、幻觉的康复者不应该被排除在外,除非这些症状能够影响整个训练活动的进行。

训练可以根据康复者的具体情况延长或缩短训练时间,训练可以单独或以小组方式进行,但是成组的训练更有利于提供一个好的学习环境。小组训练还可以节省时间和经费,并且能给康复者提供观察和同别人交往的机会,因而具有很多有利之处,如社会化、支持鼓励、多样化的示例,而且还可以有效利用资源。此外,由于康复师和康复者之间的明显的心理健康差距,康复者心理的相互接纳有一定困难,而康复者之间更容易相互接纳和相互学习。进行技能训练最好是以 6～8 人为一组,如果两个康复师合作的话,小组的人数可以适当增加。

3.训练应该在哪里进行　训练可以在医院、日间治疗中心、住所或其他便利于康复者活动的社会场合进行。

"回归社会技能训练程式"有利于康复者从医院到社会的过渡,康复者可以在医院接受全部的课程训练,或者在住院期间开始训练,并在转入社会生活中后继续进行。

4.实施技能训练需要什么

(1)合格的康复师不一定需要有精神病理学、心理学、护理学、社会工作或教育专业的学位,作为一个合格的康复师最重要的事情是要有热情、有耐心、能敏感地觉察每一位康复者的需要。对于康复师来说,按照手册中所述步骤进行训练是非常重要的,但是在训练的过程中他们也可以采用自己的教学风格和表达方式,他们应能在不同的情况下合理地实施详细的训练步骤。

(2)进行训练的时间:每一次训练需要 30～90min。每一星期至少要有 3 次训练,如果训练不能有规律地进行,康复者就会忘记他们所学的大部分的内容,在复习时就会花费更多的时间。因为每期的内容比较少,最理想的是一天一次进行训练,同时根据参加训练的康复者的具体情况可以灵活地选择要训练的内容,比如有双相性情感障碍或抑郁症的康复者,与社会隔绝的症状不明显,所以不必要对他们进行与人约见的技能训练,但需要进行辨认自己病情复发症状的训练。

(3)康复师准备的时间:康复师需要仔细地备课并预览录像内容,以提高训练的效果。

(4)材料:康复师需要有"回归社会技能训练程式"的训练用光碟和 DVD 放映机,黑板和不受干扰的房间。房间应能容纳 6 名康复者、1～2 名康复师和训练设备。在角色演练时康复师可以用摄像机将康复者角色演练时的表现摄录下来,并放给康复者观看,为他们提供反馈。

(5)来自管理部门的支持:完成这些训练项目要有来自管理部门的支持,需要的支持包括准备的时间,设备及训练的场所。

(6)训练时应承担的义务:工作人员和管理人员应遵循让康复者恢复正常生活的原则。

5.回归社会技能训练的重要性　住院治疗常常不能很好地和出院后在社会中继续治疗相结合,如还没有充分了解自己的病情和所服用的药物时,患者已经要出院了;精神科的医生不能详细地了解患者出院后在社会中的生活情况;社区的医生或家庭不能有效地为精神疾病患者提供生存于社会中所需要的服务等。康复者恢复正常的生活的最有效方法就是出院后有机会接受适应社会技能的训练,不幸的是大多数康复者不知道怎么去适应社会,对于大多数出院后的康复者来说,他们不知道病后怎么调养,事实上他们甚至不知道在出院后还应该进行继续治疗。

病情发作住院—复发再住院的循环,很大程度上是由于不恰当的继续治疗引起的。研究表明,在康复者出院之前同社区工作人员见面有助于出院后的继续治疗,了解症状、药物的疗效、可能出现的不良反应和处理药物问题的方法等,都有利于增强出院后服用药物的疗效。回归社会技能训练,特别强调教给精神疾病患者处理自己病情的技能和融入社会所需要的技巧。包括让康复者积极地投入训练,工作人员和康复者的密切互动并完成训练项目。

(二)回归社会技能训练程式的训练指南

课程指南提供具体的计划让康复者更顺利、有效地进行回归社会训练。指南的某些部分附有检查表,可用于检查已完成的训练步骤。在使用检查表前简单了解一下项目训练的目的、程序、所具备的条件和参加训练的康复者的情况,对工作很有好处。

1.训练目的　回归社会训练项目旨在教会原患精神疾病的康复者有以下技能:

(1)辨别出院后或开始独立生活前可能出现的症状和行为。

(2)参与制订出院后或者开始独立生活的计划。

(3)与社区防治人员联系。

(4)了解服药的好处。

(5)解决因服药而产生的问题。

(6)减少病情复发的次数。

回归社会训练项目的目标是让精神疾病患者学会在社会中独立生活的技能和知识,从而逐渐脱离别人监护而独立生活。

2.回归社会技能训练程式的技能领域目录　经过回归社会技能训练课程,教会康复者技能和知识,让他们从住院治疗较容易地过渡到正常的社会生活中。训练内容如下:

技能领域1:对训练程式的介绍。

技能领域2:复习精神疾病的表现。

技能领域3:出院前的准备。

技能领域4:回归社会的计划。

技能领域5:与社区进行联系。

技能领域6:应付社区中的压力。

技能领域7:制订日常计划。

技能领域8:约会和践约。

技能领域9:把应急计划带回社区。

3.训练步骤

(1)康复师宣讲各训练阶段的目标,解释要用到的术语,鼓励他们参加学习。康复者要考虑怎么学习这些内容对自己才有利。

(2)医患互动,示范/问题/回答,每一示范环节,演员都扮演康复者如何学习各种技能和知识。康复师要随时停下来,向康复者提问康复师手册上的问题,这样让康复者集中注意力观看表演,并检查他们是否完全理解学习的内容。

(3)角色扮演:康复者练习示范中演示的技能,每组康复者互相提出积极的反馈意见,并提出改进的建议。

(4)资源管理:康复者学会监控与自己的病情、药物和生活有关的问题,并有能力求助,有能力获得解决问题的资源和条件,如钱、人和交通工具等。

(5)实际练习:康复者在康复师的帮助下把从录像里学到的技能运用到生活中。

(6)家庭作业:康复者独立完成课堂上所学到的内容,经常与治疗人员或康复师联系和获取帮助。

(7)评估康复者进步:在完成回归社会训练后,康复者使用检查表检查学习收获和巩固效果,如果产生治疗问题或症状变化时是否具有处理紧急情况以及求助的能力。

4.准备工作

(1)训练组织形式和时间安排。回归社会训练项目采取小组训练的形式,由 8 名康复者、一名康复师(如果有必要还要有一个助手)参加。小组训练是最有效地进行回归社会训练的形式。如果一个小组有 8 个以上的康复者参加训练时,每个人主动参与学习活动的机会就会减少,因此小组规模扩大时,每次训练阶段的时间也应增加,必要时还可以进行一对一训练。

具有不同功能的康复者参加程式训练时,可以根据具体情况分成不同的训练小组。

根据小组规模大小和患者注意力能够集中的时间长短,每个训练阶段需要 30～90min。如果某一训练阶段的学习内容比较多,可以灵活地把训练分成两个比较简短的训练阶段。

每一阶段开始时要简短地回顾前一阶段学习的内容,或者康复师也可以在开始时询问患者前一阶段的作业情况。

每一阶段结束时要简短回顾本阶段的学习内容,这样康复师可以根据情况决定是进行下一阶段学习还是再进行复习。

每周至少要进行 3 个训练阶段。如果训练课程不够频繁,康复者会忘掉学到的部分内容,重新复习将浪费很多时间。当然,训练间隔时间不要太长,每次训练内容也不要太多。所有的学习活动要按照指南的内容顺序进行,如果打乱顺序或者跳过某些学习活动,会影响训练效果。

(2)需要的条件设备、时间和场地进行回归社会训练项目,需要以下条件:①每周有足够的训练时间;②足够大的场地进行小组训练,并保证不受干扰;③一块黑板;④放光碟的设备;⑤训练指南、训练用光碟和充足的练习册;⑥助手和录像设备(任选)。

有了设备和场地,你就可以进行回归社会课程训练,可以进行训练的地方如医院、诊所、精神康复中心、社区训练场所、社区精神卫生中心、民众疗养所和办公室等。

(3)康复师条件:进行回归社会项目训练,康复师不需要有高深的护理、社会工作、精神疾病学、教育学、心理学或者任何康复学科的知识,但是需要以下条件:①热情、热心和耐心;②及时发现患者的需要;③有治疗长期精神疾病患者的经验;④尊重每位康复者。积极鼓励患者正确回答问题,对患者做出的努力和微小的进步提出真实、真诚的表扬。

(4)行政支持:尽管回归社会训练项目可以由一个康复师独立指导进行,但是如果有领导和同事的帮助支持,任何程式训练都会更有效地进行,领导的支持和同事的帮助对程式训练至关重要。

领导的支持包括配给所需的条件,使康复师有充足的时间训练患者;在书面文件中也要强调康复活动的重要性;还有要对康复师的工作提出表扬和鼓励,并协助他们解决问题,就像参加训练的康复者一样,康复师的工作也需要有受到重视的感觉。

(5)适合参加训练的康复者:回归社会项目是为患长期的、复发性精神障碍的康复者,尤其是精神分裂症、既有狂躁症状又有抑郁症状的患者和复发性抑郁症康复者设计的。有幻觉和其他症状的患者不能参加这个训练,否则如果他症状严重会影响整个小组的学习,比如大声叫喊或威胁他人。康复者能否参加训练要参照以下标准:①理解对每项学习活动的介绍;②能够集中注意力,并与康复师合作;③可以参加小组训练;④康复者理解参加回归社会的技能训练对自己有帮助。

(6)寻求技术帮助:在进行回归社会程式训练时,如果要咨询有关问题或者需要获得技术上的帮助,可以写信、发传真或打电话给设计、试验并对程式有所改进的工作人员。

(7)角色扮演:角色扮演练习可以让康复师和康复者练习如何进行角色扮演练习。角色扮演贯彻程式训练的始终,它可以让康复者在友好的气氛中练习学习到的知识技能。角色扮演练习也可以让康复者学习社交技能,有助于他们提高与社会服务机构联系、防止疾病复发、增进人际交往技能。

(8)对康复者的知识技能进行测试:测试的目的是检查康复者对回归社会程式训练知识的掌握情况,可以根据测试的结果对康复者的进一步康复做出计划和评估,包括对参加回归社会技能训练和其他的社会独立生活技能的训练的评估。

测试方法:测试中的问题是从回归社会技能训练中选出来的,应该测两次,训练开始前测试一次,整个训练结束之后再测试一次。

第十六章 临床精神医学与法律相关问题

除了民事和刑事司法体系涉及许多精神医学问题,如刑事责任能力、民事行为能力、受审能力的评定等,精神医学的临床工作也涉及大量法律相关问题。这些问题或者需要立法加以规范,或者在工作实践中涉及较多法律纠纷,但无论何种情况,从保护性医疗的角度看,都需要引起临床工作者的高度重视。

临床精神医学较其他医学领域更多涉及法律问题,主要是由于如下几方面原因:首先,精神疾病会影响患者的思维和行为方式,导致一些患者不能作出客观决策,因而即便症状严重,他们也常常不会主动寻求专业帮助,或者即便由他人协助前往诊治,他们也不肯接受精神卫生服务。在这些情况下,往往需要由第三者(如监护人)代为作出决策,或者需要违背患者意愿而实施治疗措施(如强制性住院和治疗)。

其次,精神疾病患者在几乎任何一个社会都是处于边缘状态,偏见和歧视使得他们无法得到应有的医疗服务,或者只能得到较低质量的服务,加之患者本身对其应得的尊重与权益麻木或根本不知,由此也增加了提供精神卫生服务的人员(如医务人员)侵害患者基本公民权和人权(如隐私权、知情同意权等)的危险。

第三,精神疾病的特点也可导致由于疾病状态或者精神药物治疗引起的系列安全问题,如攻击、自杀自伤、擅自出走、意外死亡等,从而引发医患纠纷甚至法律诉讼。

我国现行的法律法规虽然零星涉及了一些精神卫生相关问题如患者的监护问题等,但针对上述各种情况的全面而完整的法律规范仍显严重滞后,2012 年 10 月 26 日全国人大常委会通过了《中华人民共和国精神卫生法》,并于 2013 年 5 月 1 日起实施。国际上,这些问题通常是经由精神卫生专门立法来解决的。尤其是近十几年来,随着人们对患者权益和临床安全性的日益重视,国际社会在精神卫生立法方面进行了大量卓有成效的努力,在立法基本原则和临床行为规范等方面形成了许多的共识。这些原则和共识对于任何精神卫生机构和工作者来说,都是需要牢记并遵守的。随着精神卫生立法工作在我国的逐步展开,随着公民法律意识的不断提高,精神科临床工作必将步入高度法制化规范化的轨道。

第一节 非自愿医疗与监护

现代精神卫生服务源于救济院、疯人院等收容性机构。非自愿入院与治疗也因此贯穿于现代精神医学的整个发展历史进程中,成为了临床精神医学非常独特而且重要的一个组成部分。迄今绝大多数国家和地区的精神卫生立法主要内容都是放在对自愿医疗的倡导和对非自愿医疗措施的限制与规范方面。

我国目前主要实行的非自愿住院方式为医疗保护住院和强制住院,而且非自愿住院是我国精神疾病患者主要的住院方式。据上海市精神卫生中心对 1996—2000 年连续 5 年门诊初诊情况的调查分析,发现自愿来院就诊的比例仅 7.2%,其余绝大多数均为陪诊。尽管这一数据不说明自愿住院的实际比例,但这些需要陪诊的患者如果住院的话,估计绝大多数都将是非自愿住院。而据 2002 年对全国 17 家医疗机构 2333 例新人院患者的调查,自愿入院的患者占 18.5%,医疗保护入院的占 59.5%,强制入院的占 22%。这一现状与绝大多数欧美国家不同,在那些国家,精神卫生机构中自愿入院的患者人数一般要占人院患者总数的 70% 以上,这是由于在国外,医疗机构通常鼓励自愿住院以有利于对患者的治疗和管理,为此,一些没有自主决定自愿住院能力的患者也被以自愿入院的方式收住了,因为其标准宽松到了仅仅是"理解入院条件"就被认为可以自愿入院,而且这样做也得到了法律的许可。由此看来,我国对自愿入院的要求还是比较严格的;相反,我国非自愿住院的标准却过于宽松。随着医疗纠纷的增多、精神卫生法律知识的普及,非自愿住院固有的如管理上要求更高、工作人员和医疗机构责任更大、医患关系更难调和等则会相应暴露出来。因此提高自愿住院率的问题应值得我们今后认真考虑。

非自愿住院通常需要有比较严格的标准。这类标准传统上分为英国模式和美国模式两大派。英国模式以患者"(因病情严重而)需要得到治疗"为主要标准,强调治疗的恰当性、监护人和医生在作出住院决定上的权力;美国模式则以患者"具有(针对自身或他人的)危险性"为主要标准,强调正当程序和警察在决定住院方面的权力。

我国颁布的《精神卫生法》强调医疗诊断的自愿原则,同时规定疑似精神障碍者的近亲属也有送诊的义务。此外,《精神卫生法》第二十八条规定,疑似精神障碍者当有伤害自身、危害他人安全的危险或行为时,除近亲属外,所在单位和当地公安机关也有送诊义务。与美国的立法相似,以"具有(针对自身或他人的)危险性"为标准。

在住院原则方面,我国《精神卫生法》除规定精神障碍者本人自愿以外,第三十条对非自愿住院的几种情况作出了具体规定,即"以往发生伤害自身的行为,或者有伤害自身的危险的",由监护人决定住院(相当于某些地方已颁布精神卫生法的医疗保护住院);而当"已经发生危害他人安全的行为.或者有危害他人安全的危险的",监护人应当同意住院。如果监护人不同意或阻碍实施住院的,由公安机关协助医疗机构让患者住院。为慎重诊断,《精神卫生法》还规定再诊断和进行医学鉴定的程序。以上条款内容反映了我国精神卫生立法既保护疑似精神障碍者的本人权益,又对特殊情况处理作出了规定。今后在精神卫生法执行过程中会遇到很多具体问题,需进一步探讨。

根据国际立法的有关要求,我国《精神卫生法》也设置有"紧急住院观察"这种非自愿住院的过渡形式,这在许多国家是唯一留给警察行使权力的一种方式,除此之外的非自愿住院均需要法庭或中立的审核机构的裁决。观察时间的限制在各国出入很大。目前,我国正规使用紧急住院观察这种入院方式的还不多,在具体执行中应注意以下一些环节。

(1)被观察者不一定已有明确的精神科诊断。所有"疑似患者"都适用这种入院形式。

（2）当有伤害自身、危害他人或者危害社会行为的精神疾病患者或者疑似精神疾病患者（以下统称被检查者）按照法规规定的程序被送至精神卫生医疗机构时,应当由 2 名以上精神科执业医生对其精神状态进行检查评定。

（3）护送被检查者至医疗机构的监护人或者近亲属应当在取得医生出具的紧急住院观察通知书并签署住院同意书后,代为或者协助患者办理入院手续。

（4）属于公安部门或其他相关部门、人员护送来院者,应当在取得医生出具的紧急住院观察通知书的同时通知被检查者的监护人前来医疗机构签署住院观察同意书并办理入院观察手续;被检查者的监护人联系不到时,该护送者应当暂时代为签署住院观察同意书并办理入院观察手续,同时继续联系被检查者的监护人,直到其到场并重新签署住院观察同意书和办理入院观察手续。

（5）对于实施紧急住院观察的被检查者,医疗机构应当有专门的紧急住院观察室,并配备专人观察和护理;被检查者的监护人应当陪伴并承担医疗看护职责。

（6）医疗机构应当在实施紧急住院观察后的规定时日内作出的处理结论包括:由监护人或者公安部门协助监护人办理出院手续后带回;由监护人办理医疗保护住院手续后转为医疗保护住院;按照强制住院的相关法规规定办理强制住院手续后转为强制住院。

第二节　知情同意

精神疾病患者的知情同意是一个较为复杂而且长期受到临床医生忽视的问题。当前强调依法维护患者的知情同意权有这样几方面的原因:①努力让患者自主、理性地作出决定是为了体现对患者基本人权的尊重。②出于防卫性医疗的需要,即一旦发生法律纠纷,医务人员能够举证指出相关诊治内容已经取得患者本人或者其监护人的充分理解与同意,从而有利于减轻或免除法律责任。③让患者或其家属更直接主动地参与到诊疗方案的制订与选择中来,以利于提高治疗的依从性,改善远期预后和总体功能。

一、精神能力

国外在司法实践上常根据认知能力来定义知情同意的精神能力,但问题是当患者的行为受到情绪的影响时(如重性抑郁症患者),其认知能力也许并未受损。因此,法学界和医学界对于"知情同意能力"的定义一直存在较大的分歧。我国过去有的地方法规将"自知力"作为知情同意能力的判定指标,使临床医生在评估患者的知情同意能力时可以更多地运用其熟悉的专业知识。这样的做法在法律上的可行性可以在今后的具体实践中进一步予以检验。

患者表达同意的精神能力往往受到许多生理、心理因素的影响,临床上应把自知力评定作为一个连续性的过程。因为一个刚入院的患者也许无自知力,但经过一段时间的治疗之后会重新具有自知力。此外,自知力被赋予了法律意义之后,评定上还可能遇到这样一个矛盾,就是医学意义上指向疾病的自知力一般是泛指的,而法律意义上的自知力应当指向具体的问题。

如何将两者很好地结合起来将是我们今后操作过程中应认真探讨的课题。最近我们就这一问题已经开展了系列的调研,并已编制完成"精神障碍者知情同意能力检查评估表"用于临床评估知情同意能力时参考。该评估表主要包括了对自身病情的理解和认识、对治疗方法的理解和认识,以及对住院必要性的理解和认识等内容,较为完整地体现了知情同意必要的精神能力的要求。

二、告知

从法律上讲,知情同意实质上是医患之间达成的契约,契约双方签署合同之前应是平等、对契约内容充分理解和自愿的。相对于医生而言,患者的医学知识处于劣势地位,因此患者在未充分知晓和理解相关的医学知识时所做的知情同意在法律上无效,所以医生有告知义务。

告知通常以医学标准来衡量:绝大多数医生在某种特定的情况下应告知什么,或者在某个特定问题上通常医生应告知什么。而在有些司法实践中,也可能会采用以患者为中心的标准,其核心是:为了做出合理的决定,一个处于患者地位的理性的人需要知道什么样的"具体"的内容。

在精神科临床工作中需要注意告知患者或者其监护人的内容主要涉及以下一些范围,建议医生在作病历记录时参考。

(1)病情、诊断结论、治疗方案、可能利弊、其他选择和预后判断。

(2)患者被要求参与的医学教学、科研或者接受新药和新的治疗方法临床试用的目的、方法以及可能的利弊。

(3)精神外科手术的目的、方法以及可能的利弊。

(4)有关患者的肖像或者视听资料的使用目的、使用范围以及时限。

(5)对患者通信和会客予以限制的理由以及时限。

三、自愿

法律规定患者的同意应当是自愿的。因此医生不得以任何引诱、强迫、欺骗、欺诈的手段来影响患者的决定过程。在评估患者的同意是否为真正自愿时,通常会参考当时的各种相关情况,包括精神科执业医生的态度、环境条件及患者的精神状态。

四、例外情况

知情同意在临床具体操作时会遇到许多障碍,因此国外通常会通过法律来定义一些例外情况,也就是无需获得患者知情同意的情况。比如在美国,一般就有4种例外情况:①急诊时。②无知情同意能力。③治疗特权。④主动放弃。需要注意的是,这些例外并非绝对的,多数情况下,即便患者本人属于"例外",仍然需要获得其监护人或者其他法定代理人代行知情同意。我们当然也希望在执行我国的相关法律法规时能有一些适合我们日常工作的例外情况规定,因为这不仅关系到医疗纠纷的处理,而更重要的还在于,这种例外其实是对患者健康负责的考虑。

五、书面知情同意

国家《精神卫生法》规定,凡"导致人体器官丧失功能的外科手术"和"与精神障碍治疗有关的实验性临床治疗"均需要书面知情同意,但我们认为其他一些知情同意也还是可以以书面的形式来体现。因为从实用性来看,根据相关的举证责任、过错责任原则,在诉讼中知情同意书可以作为一个重要的证据。

知情同意书就患者而言有两方面的作用:一方面患者以后不可能宣称他未被充分告知,知情同意书写明了所告知的内容及表明了知情同意的发生。若使用知情同意书,则它应成为告知过程的一部分。但另一方面,知情同意书意味着患者和医生之间达成了一致,且以后该合同中不能增加新的内容。签订知情同意书表明经过协商之后患者同意所提供的信息。

知情同意书对医生最大的不利是该合同中可能会漏掉治疗的可能危险或药物不良反应。另外,由于任何知情同意书都不可能尽善尽美,因此它只能为医生提供有限的法律保护。医生保护自身免于因缺乏知情同意而败诉的最好办法是在病历中记录知情同意过程。这样的记录可以反映出下列几个方面。

(1)告知给患者(监护人)的内容。

(2)患者(监护人)有无理解所告知内容的精神能力(自知力)。

(3)表示患者(监护人)理解该内容的可靠证据。

(4)患者(监护人)的同意是否为自愿的。

第三节　隐私保密与特许证明

隐私保密是指患者在私下所讲和所写的信息如果未经口头或书面的许可,有不得被外界知晓的权利。特许证明则派生于隐私保密权,是一种关于证据的法律规定,指的是此特权持有者(如精神疾病患者)享有防止掌握隐私信息的人(如精神科医生)在法律程序中泄露隐私的权利。

一、隐私保密

医患关系一旦建立,医生就自动地承担起保证患者的隐私不予泄露的义务,《执业医师法》中已有明确规定。但是这种义务并不是绝对的,在有些情况下公开隐私既是符合道德的,也是合法的。

各国精神卫生法律均规定,自行行使隐私权利的,须为具有完整精神能力的患者;而精神能力不完整的(如完全或者部分丧失自知力的)精神疾病患者,则由其承担医疗看护职责的监护人代理行使隐私权利。

精神卫生工作中隐私保护的范围在不同国家各不相同,从临床实践来看,我们认为主要应当有以下几个方面。

(1)患者的病情、诊断、治疗和预后判断。

(2)患者向医疗机构提供的个人史、过去史、家族史材料。

(3)患者或者其监护人提供的书信和日记等资料。

(4)有关精神疾病患者的肖像或者视听资料。

未经患者或者其监护人的许可,精神卫生专业人员不得将在精神检查和治疗患者时获得的上述信息披露给其他个人或团体。但是,有下列情况之一者除外。

(1)患者有可能实施危害他人或者危害社会的行为时。

(2)患者有可能实施危害自身的行为时。

(3)担任高度责任性工作的患者(如公交车驾驶员、民航领航员等),因精神症状的影响而表现出明显的对事物的判断和控制能力受损。

(4)司法部门取证时。

对于上述前3种情况,医生在开始评估或治疗时,就应该向患者或监护人解释清楚保守秘密的不利之处。因学术交流等需要在书籍、杂志等出版物,或者影视宣传资料中公开患者的病情资料时,应当隐去能够识别该精神疾病患者身份的资料,这些资料包括如下。

(1)真实姓名。

(2)家庭住址。

(3)工作单位。

(4)具体工作或者职务。

(5)与其有密切接触的亲属或者同事或者朋友的姓名和住址。

如果患者的身份无法被充分地掩饰,则必须得到该患者的同意,当患者完全或者部分丧失自知力时,应当得到其承担医疗看护职责的监护人的同意。如果没有患者的同意,一旦文章中的对象被识别,精神科医生就有可能面临法律的诉讼和道德的谴责。

如果是在为第三方作评估,如司法鉴定、就业或入学前的心理评估、残疾评定或者劳动能力评定等,则医生与患者之间不存在治疗关系,也就不涉及保密的义务。从一开始就应告诉被鉴定人或者被评估者,精神科医生从他那里获得的信息并不受到有关保密的道德或法律的约束。而且,医生不会将鉴定或者评估报告直接交给被评估者本人,而是直接送给相关的第二方。如果被鉴定人或者被评估者接受了鉴定或评估,这就意味着默认。

二、出具证明

我国有关法律法规都已经明确规定,患者可以在门诊或者出院以后向医疗机构索要门诊或者住院治疗的医疗证明、摘抄或者复印病历资料等。但这应当有一定的条件和手续限制,例如,应当在患者门诊或者出院以后的一定时限内申请索要,过期不予受理。索要医疗证明必须提交书面申请,写明索要的理由。所在医疗机构的医务科(处)经过审核并受理以后,应当尽快开具加盖公章并注明出具日期的医疗证明给患者或者其监护人。

但是，完全或者部分丧失精神能力的精神疾病患者本人要求摘抄或者复印病历资料，或者索要医疗证明，精神卫生医疗机构或精神科医生有权予以拒绝。

如果患者或者其监护人已经涉及民事纠纷或者刑事案件，则医生可以向其说明，其索要的证明材料在其案件中并不具有法律效力，而应当进行司法鉴定。

在民事诉讼或者劳动争议仲裁中需要索取精神疾病患者的病历资料或者复印件，或者医疗证明时，法院或者劳动争议仲裁委员会的承办人应当先取得精神疾病患者本人或者其监护人同意，并持有介绍信和患者（或监护人）的委托书。当事人的律师需要索取材料或者证明时，也应当向医疗机构出具市或者区（县）司法局的介绍信以及前述的委托书。

第四节　住院患者的安全问题

住院患者发生安全事故是精神科最容易导致医疗和法律纠纷的问题，据美国的统计，仅在"可以预防的药物不良反应"、"约束与隔离使用不当"，以及"患者自杀"三方面产生的赔偿金额就占了精神科医疗纠纷赔偿总额的70%。防范住院患者的安全问题已经成为各国依法保护医患双方利益的极为重要的措施。

总体上讲，要减少安全事件导致的法律纠纷、依法开展精神卫生服务，在临床上需要重视以下几个重要环节。

1.大力开展法律法规和规章、规范、常规等的培训　随着保护性医疗意识的不断加强，管理部门和相关学术团体都在不断制订并推出各种规范化文件，但关键是，这些内容一定要深入每位工作人员的思想和行动中，不断地强化训练和跟踪考核是达到目标的唯一途径。

2.制订完善和细化的院内规章制度，严格遵守并加强监督管理　为了使规范化操作成为日常习惯，还必须在不违背法律法规和上级规章等的前提下，根据医疗机构的具体情况，制订切实可行的院内规章与操作流程，并严格遵照实行。在有些法律纠纷中，完善的院内规章以及实施的具体记录可以有效地保护医护人员，使其免除法律责任。

3.做到勤解释、勤告知、勤观察、勤检查、勤记录　精神科工作有许多与一般内外科不同的要求和特点，而且传统上精神科医患之间（包括医生与患者家属之间）是单向不对等的交流关系，也就是医生具有某种"父权"，采取的多是命令式交流。这种习惯如不加以转变，必然会导致越来越多的纠纷。

4.建立良好互动的医患关系　许多医患纠纷是产生于相互之间缺乏沟通或缺乏互信，尤其是患方对医方心存不满的情况下。因此，建立良好互动的医患关系显得尤为重要。如果本来医患关系不错的话，有时候即便工作人员有小的差错或失误，也往往能得到患方的谅解，不至于发展到穷追猛打的地步。

5.在硬件环境和软件建设方面切实注意保护性医疗　精神科患者往往住院时间较长，且家人一般不在身边陪伴，因此住院的软硬件环境显得非常重要，设身处地的考虑硬件建设以为患者创造安全舒适的环境是每个精神卫生机构必须加以重视的。此外，工作人员的态度、良好的娱乐和交往安排等都能起到意想不到的防范医患纠纷的作用。

以下结合容易导致住院患者安全问题的几个方面如自杀行为、攻击伤害行为和患者擅自离院(出走)问题等,介绍一些防范策略。

一、住院患者的自杀行为

(一)特征

据英国一项大规模的调查,该国 10%～16% 的自杀发生于住院精神疾病患者中而在病房中最常见的自杀方式是上吊,最常使用于上吊的是皮带和挂窗帘的钩子;约 1/4 的住院自杀死亡发生于入院后第 1 周;约 1/5 的住院患者自杀发生于按常规巡视的间隔时期;精神疾病过程中的自杀往往起意于几秒至几小时之间,且意图十分强烈,只要发现有扇未上锁的窗、一块施工工地、一件不易被注意的致命工具,患者就会趁机自杀;1/3～1/2 的自杀死亡是在请假出院期间。此外,治疗依从性也与自杀行为密切相关:约 1/5 的自杀患者在死前 1 个月治疗依从性差;13%～29% 治疗依从性差的自杀患者所患疾病是精神分裂症;半数以上的这类自杀患者在自杀前一段时间中曾被精神卫生工作者当面规劝过要坚持服药。这项调查还发现,大多数精神卫生工作者都认为,住院患者的自杀大多是可以避免的。

(二)自杀的干预

住院机构中的干预措施通常应包括对患者进行自杀风险的筛查评估、认真复习临床病历尤其是既往自杀或冲动史的详细记载、对高危患者制订合理的治疗计划和安全策略以及实施该计划与策略等内容。具体步骤包括如下。

1.全面评估 包括高危因素、自杀意念、自杀史、目前情绪、对治疗和治疗者的态度、目前精神状况等。

2.讨论 目标是通过与患者的交流沟通来建立良好的关系,在此基础上可以尝试签署"零伤害协议",即要求患者在有自杀意念的时候先暂缓采取自杀行动,立即报告工作人员。这种协议虽然没有法律效力,但实践中发现往往能够起到预防自杀死亡的效果。

3.环境干预 包括与家属社区协同采取干预措施(如保管自杀工具、减少生活事件、让他人陪伴患者等),以及动用社会资源(如危机干预热线、警察、患者所在单位等)共同进行预防。

4.医疗干预 包括采用心理治疗、抗抑郁药物治疗和无抽搐性电休克治疗(ECT)等方法。

5.随访评估 对干预成功的病例还应当进行系统的随访与评估,以保持干预效果。

6.宣传普及知识 对公众的心理危机防范和应对知识教育在预防自杀方面也起着非常重要的作用。

二、住院患者的擅自离院

据英国 3 家医院的调查发现,住院患者擅自离院的年发生率为 5.12%～37.06%,少数患者有反复发生的倾向,平均发生次数为每人 1.17～2.71 次;不过,仅少数造成严重后果,而71.4%～95.4% 的出走并未造成明显的危害后果。据对这些患者进行的调查发现,住院患者擅自离院的原因主要有以下几种。

（一）住院患者擅自离院原因

（1）未得到适当的治疗。

（2）被工作人员强迫服药。

（3）感到在病房里不安全。

（4）病房里噪声太大。

（5）外出的要求得不到允许。

（6）被工作人员骚扰。

（7）被其他患者威胁但未能得到工作人员帮助。

（8）与工作人员争吵或意见不合。

（9）工作人员不肯倾听患者的诉说。

（10）工作人员对患者蛮横或态度粗暴。

（11）工作人员捉弄患者。

（12）工作人员的态度让患者感觉自己不受欢迎。

总之，从以上调查结果可以发现，导致患者出走的原因多数还是源于工作人员一方，可以说，只要医疗机构在这方面采取了充分的措施，绝大多数擅自离院事件是可以避免的。

（二）防止住院患者擅自离院的措施

（1）病房软硬件环境应让患者感到快乐、安全，喜欢在这种环境中生活；患者应当有独立性和适当的自由，能参与病房的各种活动。

（2）要鼓励亲戚朋友探视患者，但须劝告他们不要煽动或施加压力让患者擅自离院，要让他们认识到，患者擅自离院会使治疗方案前功尽弃。

（3）要改变和纠正某些工作人员的态度。病房工作人员不得故意骚扰患者、捉弄或粗暴对待患者。他们应当尽力对患者采取热情和灵活的态度，在适当的条件下与患者分享活动，使其感到是受欢迎的。应同情和倾听患者的想法，对受到其他患者威胁的患者应当加以保证并与其讨论受到威胁的具体内容，让患者感到受到了重视，从而安全放心地住院治疗。

（4）应定期对患者进行咨询，使其感到自己在住院期间没有被忽略，而是得到了有益的帮助。

（5）工作人员之间以及工作人员和患者之间的沟通渠道应当畅通，以避免患者多心或者猜疑。

（6）应尽可能地从鼓励患者相互关心的角度，让患者愿意告诉工作人员病房中发生的任何不同寻常的事件（如某位患者想逃跑等）。

（7）对初入院的患者应当给予特别警惕，因为逃跑往往发生在入院后最初的一段时期。此外，对有逃跑倾向的患者（如由警察护送入院的、强制入院的、无业的、有酒精或其他物质滥用史的患者）以及已知有过逃跑历史的患者，应加以密切观察。

（8）对已知曾经怂恿他人逃跑的患者应当加强监督并对其进行心理疏导。

（9）对曾多次逃跑的患者要进行行为矫正，例如定期给予软饮料或其他合适的"代币"的奖励，奖励其留在医院坚持治疗。

（10）为了不使患者因为厌倦而逃跑，应当提高各种娱乐、工疗和其他活动对患者的吸引力；增强患者参与活动的兴趣，同时鼓励其参加病房之间或医患之间的台球或其他游戏性的比赛。

（11）一旦发生了逃跑事件，病房工作人员应当及时开会回顾和讨论如何避免或减少这类事件发生。

三、住院患者的攻击伤害行为

国内外调查发现，住院精神疾病患者攻击伤害行为的发生率一般在 10% 左右，但涉及人身伤害的事件并不太多，仅约 3% 造成一定的伤害后果。而单纯口头攻击和对财物的攻击（如摔东西、砸门窗等）的发生率比较高，可达 30% 以上。医务和社会工作者是最易受到患者暴力攻击的对象。Flannery（1996 年）曾指出，医务（尤其是与精神卫生服务有关的）工作已成为美国受暴力伤害危险最高的职业之一。护士遭患者攻击致伤的受伤率甚至超过了建筑行业的工伤率。在英国，人们一般认为最常遭他人辱骂和口头威胁的应当是公共交通运输和公共事业管理部门的职员，但调查发现，这些职员遭辱骂和威胁的比例是 63%，而在医疗行业的工作人员中，此比例竟高达 73%，且有 5% 的医护人员报告曾遭遇武器威胁。具体来说，63% 的基层保健人员、60% 的社会工作者、21% 的综合性医院（尤其是精神科）工作人员在过去 1 年中曾遭遇过暴力攻击。21% 的受害者在受侵害后曾考虑过离职。同样在英国，每个精神科住院病房中平均每 7～11 日就会发生 1～2 起针对工作人员的暴力事件，这还不包括那些未被工作人员记录的、不太严重的事件。

据国外资料，容易出现攻击伤害行为的精神障碍按发生比例排序依次为：物质滥用、人格障碍、器质性精神障碍、精神分裂症、情感障碍、其他精神障碍。

（一）与患者暴力攻击行为相关的环境因素

（1）家庭不稳定。

（2）成长于暴力性的环境。

（3）伙伴群体偏好暴力。

（4）有能够接触到的武器和明确的受害者。

而发生攻击伤害行为的危险因素一般包括男性（通常男女性之比为 10∶1）、种族（有些种族比较偏好暴力，但这点在研究者间尚有争议）、年纪较轻、工作和居住不稳定、有酒精滥用史、有药物滥用史、以前有过暴力行为等。其中既往暴力攻击行为史是最有效的预测当前暴力攻击行为的因子。

（二）防范攻击伤害行为的措施

根据我国国内的实际情况，防范住院患者的攻击伤害行为应重点采取下列措施。

1.进行攻击伤害行为的风险性评估　对患有下列疾病和具有下列症状者应提高警惕。

（1）既往有暴力攻击史。

（2）有攻击倾向的妄想症状、原发性冲动、命令性幻听等。

（3）有冲动行为的人格障碍者。

（4）患有脑器质性疾病，如脑外伤、脑动脉硬化、癫痫性人格等。

（5）抑郁症状伴焦虑发作和易激惹的患者。

2.采取有力的医疗措施　对上述住院对象应采取迅速有效的医疗措施，尽快控制精神症状（后述）。

3.加强护理观察　有条件的安排家属陪伴，护理上应列为重点观察对象。

4.工作人员的热情态度　过去事实告诉我们，患者发生攻击伤害行为常与工作人员的不良态度有关。

5.必要时应当机立断地采取隔离约束手段　以下讨论隔离约束措施的意义及有关具体实施问题。

限制精神疾病患者人身自由的措施一方面是精神科特殊的治疗手段（如用于行为治疗时）或者辅助措施（如控制患者的危险行为时），在临床工作中必不可少；另一方面由于它极容易被滥用于其他目的，因而按照现代立法精神通常都是对其严加规定，要求尽量减少使用。各国法律对于精神科使用约束隔离措施的规定同样也是大相径庭，但最基本的条件无非都是患者马上会有针对自身或者他人的危险行为。我国《精神卫生法》和《上海市精神卫生条例》对此都有原则性的规定，如上海市的规定为："因医疗需要或者为防止发生意外必须对住院治疗的精神疾病患者暂时采取保护性安全措施的，应当由精神科执业医师决定，并在病程记录内记载和说明理由。精神疾病患者病情稳定后，应当解除有关措施。"其操作性需要在实际工作中加以细化界定。

首先，"医疗需要"和"为防止发生意外"这两个必要条件均需要落实具体内容；其次，由精神科执业医师决定并记录一般情况下可以做到，但在紧急情况下有什么样的例外要求？第三，"患者病情稳定"的评定标准有待准确定义。对照国外的做法，我们建议使用约束、隔离等限制患者人身自由的措施的"适应证"如下。

（1）用其他方法来控制患者的冲动行为无效或明显不适合时，通过采取这一措施来避免患者伤害自身或者危害他人。

（2）为了避免中断治疗计划或者损害患者的身体健康。

（3）作为一种行为治疗的方式（但还应更具体地说明理由）。

（4）减少过分的感觉刺激（这仅指使用隔离措施而言）。

（5）遵从患者自己的合理要求（如患者告诉医生自己不能控制其冲动行为，要求对其加以限制，但这种情况下应先考虑使用隔离，无效时才考虑用约束）。

不过，对于躯体情况较差或者躯体与精神状况极不稳定的患者、老年患者、儿童患者等，最好在考虑采取约束隔离措施前仔细评估风险与效益，不要轻易使用约束和隔离。对于有明显自杀企图的患者，可以在严密观察下使用约束措施，但不要采用隔离。有严重药物反应或者药物过量，需要密切检测意识、躯体状况和药物剂量的患者，也只能在密切观察下谨慎使用这类措施。

　　在具体操作上,也可以参照一些国家的做法,比如在紧急情况下可以由护士、护工等根据医生的口头医嘱先采取"紧急约束"或者"紧急隔离"的措施,医生应在 3 小时以内亲自检查患者、完成书面医嘱和病程记录。以后应当至少每日检查 1 次患者。而护理人员则应每 30 分钟观察 1 次隔离或约束的患者。连续隔离或约束达 72 小时时,病房主任应当对患者进行检查评估,以确定是否继续约束隔离。

　　快速镇静是迄今最为常用的药物干预患者暴力攻击行为的方法。传统的 RT 方法是在较短时限内给予患者一定剂量的抗精神病药物,以达到控制其冲动和激惹症状的目的。这类抗精神病药物包括氟哌啶醇、氯丙嗪、利培酮等,通常是肌内注射给药。近年来,临床上倾向于在 RT 时使用苯二氮䓬类药物,尤其当患者系初次使用精神药物,或者既往用药情况不详时。肌内注射的 RT 疗法最常用的是:①反复注射劳拉西泮(罗拉)。②反复注射氟哌啶醇。③交替注射劳拉西泮和氟哌啶醇。④反复注射劳拉西泮加氟哌啶醇。此外,肌内注射非典型抗精神病药物如奥氮平、齐哌西酮等也可作为较为安全的选择。

　　除药物治疗外,在我国也常用电休克疗法(ECT)或无抽搐性电休克治疗法(MECT)等来快速控制具有冲动和暴力行为的患者。

参 考 文 献

1.梁龙腾.常见精神疾病的诊疗与护理.上海:上海交通大学出版社,2015

2.张晋碚.精神科疾病临床诊断与治疗方案.北京:科学技术文献出版社,2010

3.郝伟.精神科疾病临床诊疗规范教程.北京:北京医科大学出版社,2009

4.粟克清.常见重性精神疾病社区防治手册.北京:人民卫生出版社,2011

5.马辛.精神科诊疗常规.北京:中国医药科技出版社,2012

6.郑瞻培,王善澄,翁史旻.精神医学临床实践.上海:上海科学技术出版社,2013

7.翁永振.精神疾病社区防治手册.北京:人民卫生出版社,2011

8.张朝东,刘盈.神经精神系统与疾病.上海:上海科学技术出版社,2008

9.张理义.心理障碍的急诊处理.北京:人民卫生出版社,2009

10.闫春雷,徐月红,康建军.实用神经系统疾病症状体征鉴别诊断.北京:军事医学科学出版社,2006

11.徐俊冕.心理疾病治疗理论与实践.北京:人民卫生出版社,2012

12.徐汉明.抑郁症治疗与研究.北京:人民卫生出版社,2012

13.袁勇贵.抑郁障碍共病理论与实践.南京:东南大学出版社,2014

14.(美)MarcE.Agronin.阿尔茨海默病及其他类型痴呆临床实践指南.上海:上海交通大学出版社,2015

15.贾建平.中国痴呆与认知障碍诊治指南.北京:人民卫生出版社,2010

16.陆林,孙伯民.精神外科学脑疾病的治疗新技术.北京:北京大学医学出版社,2017

17.亓高超,姚凤亮,杨哲.临床精神科疾病诊疗学.天津:天津科学技术出版社,2011

18.郑瞻培,高哲石.精神科疾病临床治疗与合理用药.北京:科学技术文献出版社,2007

19.耿立坚,崔颖.神经与精神科常见疾病用药分册.湖北:湖北科学技术出版社,2015

20.毕晓莹.神经内科疾病的精神心理障碍.上海:上海科学技术出版社,2015

21.吴文惠,包斌.脑、精神疾病与药物作用机制.北京:科学出版社,2010

22.喻东山.精神疾病临床治疗手册.江苏:江苏科学技术出版社,2009

23.李广智.精神分裂症.北京:中国医药科技出版社,2013

24.周会爽.实用精神疾病诊治与护理.河北:河北科学技术出版社,2012

25.李广智.强迫症.北京:中国医药科技出版社,2013